护理综合案例分析

主　编　王　涛　张　华　蒙莉萍

主　审　刘笑然

副主编　李　斌　卢飞杏　邓智慧

编　者　（按姓氏笔画排序）

王　青（海南省人民医院）　　　　陈　东（海南医学院）

王　涛（海南医学院）　　　　　　陈　芳（海南省人民医院）

王少萍（海南省人民医院）　　　　陈洪娇（海南医学院第一附属医院）

王丹心（海南医学院第一附属医院）　陈积容（海南省第二卫生学校）

王清华（海南省人民医院）　　　　林冬枚（海南省第二卫生学校）

韦　景（海南省卫生学校）　　　　欧阳芸（海南医学院第二附属医院）

韦玉敏（海南医学院）　　　　　　季秋霞（海南省第三卫生学校）

邓智慧（海南省第二卫生学校）　　夏杰琼（海南医学院）

卢飞杏（海南省卫生学校）　　　　徐　立（海南医学院第一附属医院）

汤琼瑶（海口市妇幼保健院）　　　黄玉泉（海南医学院第一附属医院）

李　东（海南省第二卫生学校）　　黄海燕（海南省人民医院）

李　斌（海南省人民医院）　　　　梅　媛（海南医学院）

李敏香（海南医学院第二附属医院）　曹兰玉（海南医学院）

何海霞（海南省人民医院）　　　　符海英（海南省卫生学校）

张　华（海南医学院）　　　　　　蒙莉萍（海南医学院第一附属医院）

张　翔（海南医学院第一附属医院）　颜时姣（海南医学院）

张和妹（海南省人民医院）　　　　潘　娇（海南省卫生学校）

编写秘书　曹兰玉（海南医学院）

科学出版社

北　京

内 容 简 介

　　本教材为四篇十八章，涉及临床案例 140 余例，内容涵盖内科、外科、妇科、儿科、急救等相关疾病知识。前三篇主要由案例资料、案例问题引导、案例分析、案例小结四部分组成。第四篇为常用护理技术，包括基础护理技术和常用急救技术，此篇以案例导入，明确实训目的，在操作过程中结合案例进行沟通解释，体现整体护理及人文关怀。

　　本教材坚持理论与实践相结合，主要面向护理学专业高职"3＋2"的学生，强化培养学生分析问题和解决问题的评判性临床思维能力。本教材旨在以教材为学习载体，大力培养临床实用型人才，注重护理实践能力的提高，增强人文关怀意识。

图书在版编目（CIP）数据

护理综合案例分析 / 王涛，张华，蒙莉萍主编.—北京：科学出版社，2019.10

　　ISBN 978-7-03-061920-4

Ⅰ.①护… Ⅱ.①王… ②张… ③蒙… Ⅲ.①护理学–病案 Ⅳ.①R47

中国版本图书馆 CIP 数据核字（2019）第 150542 号

责任编辑：张天佐　胡治国／责任校对：郭瑞芝
责任印制：赵　博 ／ 封面设计：陈　敬

科 学 出 版 社 出版

北京东黄城根北街 16 号
邮政编码：100717
http://www.sciencep.com
三河市春园印刷有限公司印刷
科学出版社发行　各地新华书店经销

*

2019 年 10 月第 一 版　　开本：787×1092　1/16
2024 年 4 月第五次印刷　　印张：26 1/4
字数：610 000
定价：98.00 元
（如有印装质量问题，我社负责调换）

序

随着高等教育大众化和国家对职业教育的政策扶持，各地区正在大力发展职业教育，加大对职业教育的投入，同时十分重视中等职业教育与高等职业教育的过渡与衔接。现阶段，护理专业人才的社会现实需求不仅数量大，而且层次和水平不断提高。然而，高等职业院校护理专业培养的人才在数量和质量上都不能满足社会的需求。目前海南省对中、高职护理教育的衔接仍处于探索阶段，如何提高护理学专业高职"3＋2"学生的培养质量，为社会输送合格的护理专业人才是各院校迫切需要解决的问题。

"3＋2"高职护生已经过3年护理中等职业教育，基本掌握了护理学专业基本理论、知识和技能，具有一定分析解决问题的能力，对知识选择性较强，但同时存在对理论知识理解不透彻、缺乏评判性思维、理论联系实际的能力不强、对整体护理理念缺乏深刻的认识等不足。当进入新的一轮专科学习时，若仍沿用传统的教学模式，容易使学生失去学习的兴趣与动力。教材是学习的载体，如何根据学生情况编写合适的教材是推动"3＋2"高职护理教育改革、提高教学质量的重要措施。

本教材以案例形式导入，结合案例资料提出问题，引导学生思考，并整合学生所学知识进行分析，旨在培养学生的评判性思维，提高其分析及解决问题的能力；同时坚持理论与实践相结合，设定真实的临床情境，注重在护理操作过程中加强沟通解释，体现人文关怀。希望本教材能为广大高职"3＋2"护生、护理学教师、新上岗护士及实习护生提供参考，帮助其将理论与实践更好地衔接。

编　者

2018 年 6 月

前　言

　　本教材的编写系"医教协同"路径之开拓，由海南省卫生系统各院校、各三级甲等医院相关领域具有专业教育背景及临床经验的专家共同撰写完成。本教材分为四篇十八章，涉及临床案例140余例，内容涵盖内科、外科、妇科、儿科、急救等相关护理知识。前三篇主要由案例资料、案例问题引导、案例分析、案例小结四部分组成。案例资料以临床常见病、多发病为编写主线，提供疾病的真实病史资料，体现本教材的实用性特色。结合案例资料提出3～5个问题进行案例问题引导，启发思考。案例分析部分主要针对案例引导的问题，整合相关知识进行解析。案例小结是对案例内容进行归纳，帮助掌握重点内容。第四篇为常用护理技术，包括基础护理技术和常用急救技术，此篇以案例导入，明确实训目的，在操作过程中结合案例进行沟通解释，体现整体护理及人文关怀。希望本教材能为广大高职"3＋2"护生、护理学教师、新上岗护士及实习护生提供参考学习材料，帮助其更好地衔接理论与实践。

　　本教材的编写过程得到了各位编委及其同事的大力支持与帮助，在此表示诚挚的感谢！本教材涉及内容广泛，虽几经修改，但由于编者个人水平有限，不足之处在所难免，望广大读者批评指正。

编　者

2018 年 6 月

目 录

第一篇　成人护理

第一篇 成人护理

第一章 呼吸系统疾病

案例一 肺 炎

 学习目标

掌握：肺炎的临床表现和护理措施。

熟悉：肺炎的辅助检查和治疗方法。

了解：肺炎的病因及发病机制。

一、案例资料

【一般资料】 王某，女性，69 岁，汉族，小学文化，退休职工。

【主诉】 咳嗽、咳痰、发热 2 周，加重 1 天。

【病史】 患者于 2 周前无明显诱因出现咳嗽、咳痰，呈白色黏液痰，量少，不易咳出，发热，未测体温，伴胸闷、气促，有阵发性憋闷感，持续时间长短不一，在社区医院给予口服药物治疗（具体不详），症状未缓解。1 天前患者再次出现发热，伴恶心、呕吐、乏力，到门诊就诊。胸部 CT 示肺部感染，痰涂片可见革兰氏阳性球菌。门诊拟"细菌性肺炎"收入院。既往无特殊病史，否认药物及食物过敏史。

【护理体检】 T 38.9℃，P 80 次/分，R 22 次/分，BP 130/80mmHg，身高 1.57m，体重 58kg。患者神志清楚，口唇无发绀，咽部无充血，双侧扁桃体无肿大。气管居中，胸廓对称，双肺呼吸音粗、可闻及湿啰音。

【辅助检查】 胸部 CT：双肺多发渗出实变灶，考虑感染。痰涂片：可见革兰氏阳性球菌。

【入院诊断】 细菌性肺炎。

【诊疗过程】 患者入院后完善血常规、痰涂片、心电图等检查；遵医嘱给予抗感染、化痰、解痉平喘、吸氧等对症治疗。

二、案例问题引导

问题 1：患者入院诊断为细菌性肺炎，依据是什么？

问题 2：细菌性肺炎的临床表现有哪些？

问题 3：该患者存在哪些主要护理问题？

问题 4：应对该患者采取哪些护理措施？

三、案例分析

问题 1：患者入院诊断为细菌性肺炎，依据是什么？

依据：该患者为老年女性，因"咳嗽、咳痰、发热 2 周，再次发热 1 天"入院。体格检查，双肺可闻及湿啰音，胸部 CT 示双肺多发渗出实变灶，考虑感染，痰涂片可见革兰氏阳性球菌。

知识链接

肺炎（pneumonia）指终末气道、肺泡和肺间质的炎症，可由多种病因引起，如感染、理化因素、免疫损伤等。细菌性肺炎是最常见的肺炎，其中肺炎链球菌肺炎居社区获得性肺炎的首位。因肺炎细菌学检查阳性率低，培养结果报告相对滞后，故在临床上按病因分类应用较困难。因此，基于病原体流行病学调查资料，按患病环境分类可协助肺炎的诊治，有利于指导经验治疗。按患病环境可将肺炎分为社区获得性肺炎（community acquired pneumonia，CAP）、医院获得性肺炎（hospital acquired pneumonia，HAP），HAP以呼吸机相关性肺炎（ventilator-associated pneumonia，VAP）最为多见，且治疗和预防较困难。

问题 2：细菌性肺炎的临床表现有哪些？

（1）症状：细菌性肺炎的症状取决于病原体和宿主的状态，症状可轻可重。常见症状包括咳嗽、咳痰或原有呼吸道症状加重，甚至出现脓性痰或脓血，伴或不伴胸痛。患者多数有发热。病变范围大者可出现呼吸困难、呼吸窘迫。严重者可出现神志和血压改变，甚至休克。

（2）体征：早期无明显肺部异常体征，重症者可出现呼吸频率加快、鼻翼扇动、"三凹征"或发绀。肺实变者出现叩诊浊音、触觉语颤增强和支气管呼吸音等，部分可闻及湿啰音。并发胸腔积液者患侧胸部叩诊浊音、触觉语颤增强、呼吸音减弱。

（3）并发症：感染性休克、呼吸衰竭、胸膜炎、脓胸、肺脓肿、脑膜炎和关节炎等。

问题 3：该患者存在哪些主要护理问题？

该患者存在的主要护理问题：①体温过高，与肺部感染有关；②清理呼吸道无效，与气道分泌物增多、痰液黏稠等有关；③气体交换障碍，与肺实质炎症、呼吸面积减少有关；④有休克的危险，与肺部感染有关。

问题 4：应对该患者采取哪些护理措施？

（1）发热的护理：①温水擦浴，协助患者温水擦浴以逐渐降低体温，使用降温措施 30min 后观察并记录降温效果。出汗后及时用温水擦浴、更换衣服和床单，避免受凉。②用药，遵医嘱使用抗生素，观察其疗效并注意有无发热、皮疹、胃肠道不适等不良反应，患者一旦出现严重不良反应，应及时与医生沟通，并作相应处理。③饮食，给予足够热量、蛋白质和富含维生素的流质或半流质饮食，以补充因发热引起的营养物质消耗。鼓励患者多饮水，每天 1500～2000ml，以保证足够的摄入量。④病情观察，密切观察并记录患者生命体征及主要症状，警惕感染性休克等并发症的发生。

（2）促进有效排痰的护理：指导患者深呼吸和有效咳嗽，遵医嘱进行雾化治疗，协助患者每 1～2 小时翻身 1 次，并给予叩背，以促进痰液排出。痰液黏稠，无力咳出时可经鼻腔吸痰。密切观察患者咳嗽、咳痰情况，详细记录痰液的颜色、量和性质。按医嘱及实验室检查要求正确留取痰标本。

（3）氧疗护理：当患者胸闷、气促时遵医嘱给予氧疗。一般用鼻导管给患者吸氧，注意观察氧疗效果，患者气促有无减轻。根据血气分析结果和患者临床表现及时调整氧流量或浓度。氧疗有效的指标：患者呼吸困难减轻、呼吸频率减慢、发绀减轻、心率减慢、活动耐力增加。

（4）感染性休克的评估与护理：患者生命体征、神志、皮肤、血气分析、尿量、休克指数等出现异常情况，应立即通知医生，并备好抢救物品，积极配合抢救治疗。感染性休克的治疗首先应快速评估并稳定患者的生命体征，尽早经验性使用抗生素，同时积极确定病原体。

1）体位：患者取仰卧中凹位，抬高头胸部约 20º，抬高下肢约 30º，有利于呼吸和静脉血回流。

2）吸氧：用鼻导管或面罩给予中、高流量吸氧，必要时用无创呼吸机辅助呼吸，维持 $PaO_2 > 60mmHg$，改善缺氧状况，血气分析每小时 1 次。

3）补充血容量：快速建立两条以上静脉通道，遵医嘱给予平衡液或右旋糖酐补液。补液速度的调整应考虑患者的年龄和基础疾病，尤其是患者的心功能状况，中心静脉压可作为调整补液速度的指标，中心静脉压 $< 5cmH_2O$ 可适当加快补液速度；中心静脉压达到或超过 $10cmH_2O$ 时，补液速度则不宜过快，以免诱发急性心力衰竭。

4）用药护理：①遵医嘱输入多巴胺、间羟胺等血管活性药物。根据血压调整滴速，维持收缩压在 90～100mmHg 为宜，以保证重要器官的血液供应，改善微循环。②有明显酸中毒时可应用 5% $NaHCO_3$ 静脉滴注，因其配伍禁忌较多，宜单独输入。③联合使用广谱抗菌药物控制感染时，应注意药物疗效和不良反应。

四、案例小结

肺炎是终末气道、肺泡和肺间质的炎症，常见症状包括咳嗽、咳痰或原有呼吸道症状加重，患者多数有发热。本案例患者主要出现体温过高、清理呼吸道无效等护理问题，护理时应注意观察患者生命体征、神志、血气分析、尿量等是否出现异常变化，做好降温和协助排痰等对症护理，遵医嘱使用抗生素、化痰、解痉平喘药物，及时识别并做好感染性休克的护理。护理感染性休克患者应将其摆放至中凹卧位，给予中高流量吸氧，快速补充血容量，同时遵医嘱使用血管活性药物、5% $NaHCO_3$ 及广谱抗生素等药物治疗。

（梅　媛）

案例二　慢性阻塞性肺疾病

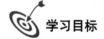 学习目标

掌握：慢性阻塞性肺疾病的护理评估、护理措施及健康教育。
熟悉：慢性阻塞性肺疾病的诊断及治疗原则。
了解：慢性阻塞性肺疾病的病因及发病机制。

一、案例资料

【一般资料】　吴某，男性，81 岁，汉族，初中文化，退休职工。

【主诉】　反复咳嗽、咳痰、气促 20 余年，再发 1 周。

【病史】　患者于 20 余年前无明显诱因出现咳嗽、咳白色黏液样痰，以晨起为主，伴活动后气促，休息后气促可缓解，多于天气变化及感冒后出现，10 年前曾就诊于外院，明确诊断为慢性阻塞性肺疾病、慢性肺源性心脏病、心功能 Ⅱ 级。患者于 1 周前因受凉出现咳嗽、咳痰、气促症状加重，咳黄色黏稠痰，量多，不易咳出，伴双下肢水肿、食欲减退而就诊入院。患者近期睡眠一般，二便正常，体重无明显减轻。有吸烟史 60 余年，每日 1 包，至今仍未戒烟。适龄结婚，育有 6 女 2 子，家人均体健。否认冠心病、高血压、糖尿病等病史。

【护理体检】　T 36.3℃，P 82 次/分，R 26 次/分，BP 130/70mmHg。患者坐轮椅被送入院，神志清楚，自动体位，查体合作，对答切题，面色潮红多汗，眼结膜水肿，颈静脉无怒张，肝颈静脉反流征阴性，桶状胸，双肺呼吸音粗，呼气相延长，双下肺可闻及湿啰音，未闻及干啰音，口唇轻度发绀，不能平卧，心率 82 次/分，律齐。腹软，全腹无压痛及反跳痛，肝脾肋

下未触及，肠鸣音正常，双下肢轻度水肿。

【辅助检查】 患者于 10 年前肺功能检查：FEV_1/FVC（第 1 秒用力呼气容积/用力肺活量）68.6%，FEV_1 40%预计值，提示极重度混合性通气功能障碍。入院后吸氧（2L/min）；急查血气分析：pH 7.387，$PaCO_2$ 69mmHg，PaO_2 41.6mmHg，BE 12.1mmol/L；血常规：WBC 21.04×10^9/L，N% 88.7%；血沉（红细胞沉降率）：54mm/h；心脏彩超：右心房、右心室及左心房增大，肺动脉增宽，重度肺动脉高压。胸部 CT 平扫：①双下肺感染，②慢性支气管炎、肺气肿并多发肺大泡形成。

【入院诊断】

慢性阻塞性肺疾病急性加重期；慢性肺源性心脏病、心肺功能代偿期；Ⅱ型呼吸衰竭。

【诊疗过程】 患者入院后经完善相关检查，使用注射用哌拉西林钠他唑巴坦钠及左氧氟沙星注射液联合抗感染治疗，同时予氧疗、祛痰、止咳、解痉、平喘、保持呼吸道通畅、改善通气等治疗。

二、案例问题引导

问题 1：患者入院诊断为慢性阻塞性肺疾病急性加重期的依据是什么？
问题 2：如何应用预见性护理对该患者的病情进行护理评估？
问题 3：如何为该患者进行氧疗？
问题 4：该患者存在哪些主要护理问题？
问题 5：应对该患者采取哪些护理措施？

三、案例分析

问题 1：患者入院诊断为慢性阻塞性肺疾病急性加重期的依据是什么？

依据：患者反复咳嗽、咳痰、气促 20 余年，再发 1 周。患者于 10 年前肺功能检查：FEV_1/FVC 68.6%，FEV_1 40%预计值，提示极重度混合性通气功能障碍。于 1 周前因受凉出现咳嗽、咳痰、气促症状加重，咳黄色黏稠痰。胸部 CT 平扫：双下肺感染；血常规：WBC 21.04×10^9/L，N% 88.7%；血沉：54mm/h。

> **知识链接**
>
> 慢性阻塞性肺疾病（chronic obstructive pulmonary disease，COPD）是一种以气流受限为特征的可以预防和治疗的疾病，气流受限不完全可逆，呈进行性发展。本病以起病缓慢、病程较长、反复急性发作为特点，分为缓解期与急性发作期。急性发作病因最常见为细菌或病毒感染。本病治疗护理的目标就是减少急性发作，延缓疾病的发展，减少或延缓并发症出现。肺功能检查是判断气流受限的主要客观指标，FEV_1/FVC 是评价气流受限的敏感指标，FEV_1 占预计值的百分比是评估 COPD 严重程度的良好指标。吸入支气管舒张剂后 FEV_1/FVC<70%及 FEV_1<80%预计值，可确定不完全可逆的气流受限，即可确诊慢性阻塞性肺疾病。

问题 2：如何应用预见性护理对该患者的病情进行护理评估？

（1）生命体征评估：体温、心率、血压、呼吸变化，并判断呼吸困难及缺氧的程度。

（2）评估患者的排痰能力：患者于 1 周前因受凉出现咳嗽、咳痰、气促症状加重，咳黄色黏稠痰，量多，不易咳出。说明患者排痰能力较差，患者存在痰堵窒息的风险，除了床边准备吸引装置外，还应积极采取排痰及控制感染措施。

（3）肺部听诊：患者双肺呼吸音粗，呼气相延长，双下肺可闻及湿啰音。

（4）并发症肺源性心脏病的评估：患者双下肢水肿，食欲减退，心脏彩超提示右心房、右心室及左心房增大，肺动脉增宽，重度肺动脉高压。说明患者存在肺源性心脏病，并出现右心功能不全、体循环淤血。如果出现颈静脉怒张及肝颈静脉反流征阳性，说明右侧心力衰竭加重。

（5）神志变化评估：患者出现神志或精神行为异常时及时报告医生并做血气分析检查，及时发现肺性脑病的出现。

> **知识链接**
>
> 肺性脑病是因各种慢性胸肺疾病伴发呼吸衰竭，导致低氧血症和高碳酸血症而出现各种神经、精神症状的临床综合征。诊断肺性脑病的三大要点：①有肺、气管、肺血管及胸廓的慢性疾病；②CO_2潴留；③神经、精神症状。肺性脑病的临床表现：随着$PaCO_2$水平的升高，患者神志可出现先兴奋、后抑制的现象，早期表现为夜间失眠、烦躁，而白天嗜睡（昼夜颠倒现象）；有些患者可表现为肌肉震颤或扑翼样震颤、间歇抽搐等，严重时表现为神志淡漠、昏睡甚至昏迷。患者夜间失眠切忌应用镇静催眠药，以免抑制呼吸，加重CO_2潴留，加重或诱发肺性脑病。

（6）并发症呼吸衰竭评估：根据血气分析结果，判断是否存在呼吸衰竭和酸碱失衡及其程度。

（7）观察氧疗效果。

> **知识链接**
>
> 预见性护理就是护士运用护理程序对患者进行全面综合的分析与判断，对疾病的发生、发展及病情变化规律，可能出现的并发症，现存的和潜在的护理风险问题，以及患者的身心状况、病情严重程度做出评估，提前预知存在的护理风险，从而采取预见性护理措施，避免护理并发症的发生，保障患者安全。

问题3：如何为该患者进行氧疗？

患者存在Ⅱ型呼吸衰竭，不宜吸入高浓度氧气，氧疗原则是鼻导管低流量（1～2L/min）持续吸氧（每天至少15h以上），或文丘里面罩低浓度（30%以下）持续吸氧。患者不宜选择的氧疗工具是普通面罩（最高吸入氧浓度60%）及无重吸面罩（最高吸入氧浓度99%），因为这两种面罩吸入的氧浓度都较高，排气孔又小，容易快速纠正缺氧并加速CO_2潴留。因为Ⅱ型呼吸衰竭患者$PaCO_2$长期处于高水平，呼吸中枢失去了对二氧化碳刺激的敏感性，呼吸的兴奋主要依靠低氧对外周化学感受器的刺激来维持，如吸入高浓度氧，解除低氧对外周化学感受器的刺激作用，便会抑制患者呼吸，使CO_2潴留加重，甚至呼吸停止。因此氧疗的目标是维持PaO_2在8kPa（60mmHg）或血氧饱和度（SO_2）90%左右即可。

问题4：该患者存在哪些主要护理问题？

该患者目前存在的主要护理问题：①气体交换障碍，与通气不足、呼吸肌疲劳有关；②清理呼吸道无效，与气道分泌物过多、无效咳嗽有关；③活动无耐力，与心、肺功能减退有关；④体液过多，与右心功能不全、体循环淤血有关；⑤有皮肤完整性受损的危险，与水肿及被迫长时间半坐卧位有关。

问题5：应对该患者采取哪些护理措施？

（1）协助患者采取舒适的半坐卧位，必要时采取端坐身体前倾位，使膈肌下降并使辅助呼吸肌参与呼吸；室内保持合适的温度、湿度，冬季注意保暖，避免直接吸入冷空气；规范的氧疗护理；合理应用抗生素控制感染；使用支气管舒张剂雾化吸入改善通气；注意观察患者呼吸形态及 SO_2、血气分析结果的变化；根据血气分析结果，必要时使用机械通气，指导患者呼吸功能锻炼。

知识链接

　　呼吸功能锻炼最常用的方法是缩唇呼吸及腹式呼吸。由于患者气道长期存在慢性非特异性炎症反应，气道壁弹性结构被破坏，通气功能下降，呼气相气道过早塌陷至肺泡内残气过多。缩唇呼吸的原理是通过缩唇形成的微弱阻力来延长呼气时间，增加气道压力，延缓气道塌陷。锻炼的方法：患者闭嘴经鼻吸气，然后通过缩唇（吹口哨样）缓慢呼气，吸气与呼气时间比为 1∶2 或 1∶3。因为缩唇的程度与呼气流量在患者实际练习时不容易把握，动作也容易遗忘，因此目前临床上常采用吹气球来代替（有肺大泡除外）。膈肌是人体最大的呼吸辅助肌，腹式呼吸是对膈肌肌力的训练，最佳目标是患者将腹式呼吸作为日常呼吸的形态。因为腹式呼吸训练需要增加能量的消耗，因此只能在疾病稳定期训练。锻炼的方法：患者可取立位、平卧位或半卧位，两手分别放于前胸部和上腹。用鼻缓慢吸气时，膈肌最大程度下降，腹肌松弛，腹部凸出，手感到腹部向上抬起。呼气时经口呼出，腹肌收缩，膈肌松弛并随腹腔内压增加而上抬，推动肺部气体排出，手感到腹部下降。两种呼吸方法结合应用效果更佳。

　　（2）指导患者有效咳嗽方法，叩背或使用排痰机震颤排痰，床边准备吸引装置，必要时吸痰并遵医嘱使用化痰药物，保持呼吸道通畅。加强营养，提高患者抵抗力及咳嗽能力。

　　（3）做好生活护理，满足患者日常生理需求。

　　（4）严密观察患者水肿情况及出入量的变化，控制输液速度，输液量应以患者前一天尿量加 500ml 为宜。

　　（5）皮肤护理：每天擦浴一次，保持皮肤清洁；睡气垫床，每 2h 协助患者翻身，注意预防皮肤受损，必要时骶尾部预防性给予减压敷料保护。

四、案例小结

　　COPD 与慢性支气管炎、肺气肿密切相关。慢性支气管炎指排除慢性咳嗽的其他各种原因后，患者每年慢性咳嗽、咳痰达 3 个月以上，并持续 2 年。肺气肿指肺部终末细支气管远端气腔出现异常持久的扩张，并伴有肺泡壁和细支气管的破坏。当慢性支气管炎、肺气肿患者肺功能检查出现气流受限并且不能完全可逆时，则诊断为 COPD。而 COPD 随着通气功能障碍的加重，肺泡内残气量增加，肺泡壁毛细血管网受压部分闭塞，通气血流比值失调，导致低氧与 CO_2 潴留，加重呼吸衰竭；而患者长期的缺氧与 CO_2 潴留又会引起肺血管的收缩，增加肺循环的阻力，形成肺动脉高压，最终导致慢性肺源性心脏病；随着患者 $PaCO_2$ 水平的升高，CO_2 对患者中枢神经的作用导致肺性脑病，患者开始出现神经系统的改变。因此 COPD 不是单独存在的一种疾病，在护理此类患者时应对患者进行正确评估，及时预防或处理呼吸衰竭或肺性脑病，急性期积极控制感染。稳定期做好康复指导（家庭氧疗、呼吸功能锻炼、气道管理、加强营养、预防急性发展诱因、合理用药），以减少急性发作，延缓疾病发展，达到改善患者的生存质量、提高其生活自理能力的目的。

（黄玉泉）

案例三 支气管哮喘

 学习目标

掌握： 支气管哮喘的定义、诱发因素、病情观察和护理措施。

熟悉： 支气管哮喘的临床表现和治疗方法。

了解： 支气管哮喘的病因及发病机制、辅助检查和诊断要点。

一、案例资料

【一般资料】 郭某，男性，66岁，汉族，小学文化，农民。

【主诉】 反复喘息发作30余年，再发3天，加重半天。

【病史】 患者于30余年前开始出现反复喘息发作，天气变化易诱发，伴气促，偶伴咳嗽，咳少许白痰，曾于当地医院确诊为"支气管哮喘"，予解痉、平喘治疗后缓解出院，长期口服氨茶碱片，上述症状仍然反复发作。3天前上述症状再次发作，伴有气促，有少许咳嗽、咳痰，无畏寒、发热，当地诊所给予口服中药治疗（具体不详），症状未缓解。半天前喘息加重，气促、呼吸困难明显，端坐呼吸，伴大汗，服用氨茶碱片及吸入沙丁胺醇雾化剂后症状也无改善，今家属送至笔者所在医院急诊就诊。体格检查：P 131次/分，R 34次/分，BP 180/110mmHg，SO_2 92%，双肺听诊可闻及哮鸣音，急诊给予吸氧、静脉注射甲泼尼龙琥珀酸钠、雾化吸入沙丁胺醇溶液及布地奈德混悬液、静脉滴注氨茶碱注射液等解痉平喘治疗及微量泵泵入硝普钠控制血压等治疗后，血压降至正常，其余症状未改善，急诊以"重度支气管哮喘"收入院。患者有吸烟史30余年，否认有高血压、糖尿病、冠心病、肾病等病史，否认食物及药物过敏史。二便正常，食欲尚可，近期体重无明显变化。患者自发病以来，对病情感到焦虑，睡眠差。

【护理体检】 T 36.5℃，P 131次/分，R 34次/分，BP 180/110mmHg，SO_2 92%。患者神志清楚，呈急性面容。胸廓前后径增宽，肋间隙增宽，可见吸气相"三凹征"，双肺叩诊呈过清音，听诊双肺呼吸音弱，可闻及哮鸣音，少许湿啰音。心率131次/分，律尚齐，各瓣膜听诊区未闻及杂音。双下肢无水肿。

【辅助检查】 急诊查血气分析：pH 7.237，$PaCO_2$ 65.3mmHg，PaO_2 41mmHg。血常规：WBC $12.5×10^9$/L，NE $6.6×10^9$/L，NE% 52.7%。心电图提示窦性心动过速。

【入院诊断】 重度支气管哮喘；Ⅱ型呼吸衰竭；高血压3级。

【诊疗过程】 患者入院后，予告病重、心电监护、无创呼吸机辅助呼吸（支持参数：IPAP 16cmH₂O，EPAP 4cmH₂O，FiO_2 50%），改善通气及保证氧合。完善胸部CT、肺功能、痰培养、血培养、炎症感染指标等检查，同时给予哌拉西林钠他唑巴坦钠抗感染，甲泼尼龙抗炎，雾化吸入沙丁胺醇溶液及布地奈德混悬液、多索茶碱解痉、补液等综合治疗。动态监测血气。

二、案例问题引导

问题1： 患者入院诊断为重度支气管哮喘，依据是什么？

问题2： 支气管哮喘的诱发因素有哪些？

问题3： 该患者为何要进行肺功能检查？

问题4： 该患者存在哪些主要护理问题？

问题5： 应对该患者采取哪些护理措施？

三、案例分析

问题 1：患者入院诊断为重度支气管哮喘，依据是什么？

依据：患者为老年男性，因反复喘息发作 30 余年，再发 3 天，加重半天入院，曾于当地医院诊断为支气管哮喘，有吸烟史 30 余年，量少。体格检查：急性面容，可见吸气相"三凹征"，双肺叩诊呈过清音，双肺呼吸音弱，可闻及哮鸣音。急查血气分析：pH 7.237，$PaCO_2$ 65.3mmHg，PaO_2 41mmHg。

> **知识链接**
>
> 支气管哮喘（bronchial asthma）简称哮喘，是由嗜酸性粒细胞、肥大细胞、T 淋巴细胞、中性粒细胞、平滑肌细胞、气道上皮细胞等多种细胞及细胞组分参与的气道慢性炎症性疾病。这种慢性炎症与气道高反应性有关，出现广泛多变的可逆性气流受限。中华医学会呼吸病学分会哮喘学组近年来认为哮喘是一种异质性疾病。典型的临床表现为反复发作的喘息、气急、伴有哮鸣音的呼气性呼吸困难、胸闷或咳嗽等症状。常在夜间及凌晨发作或加重，多数患者可自行缓解或经治疗后缓解。支气管哮喘如不及时诊治，随病程延长可导致气道不可逆性狭窄和气道重塑。

问题 2：支气管哮喘的诱发因素有哪些？

具有哮喘易感基因的人群发病与否受环境因素的影响较大，哮喘的诱发因素包括以下两种。

（1）变应原性因素：室内变应原（尘螨、家养宠物、蟑螂），室外变应原（花粉、草粉），职业性变应原（饲料、油漆、活性染料），食物（鱼、虾、蛋类、牛奶），药物（阿司匹林、抗生素、普萘洛尔）。

（2）非变应原性因素：季节变化、大气污染、吸烟、运动、肥胖、妊娠等。

问题 3：该患者为何要进行肺功能检查？

临床上通过肺功能检查的各项指标进行综合分析以评价患者肺功能的状况，并为疾病的诊断和治疗提供依据，因此，哮喘患者需进行肺功能检查。检查项目包括：①通气功能检测，哮喘发作时呈阻塞性通气功能障碍改变，其中 FEV_1／FVC＜70%或 FEV_1 低于正常预计值的 80%是判断气流受限最重要的指标。②支气管激发试验，用以评估气道反应性，该患者为哮喘急性发作期，不进行本检查。③支气管舒张试验，用以评估气道的可逆性改变，在吸入支气管舒张剂 20min 后重复检测肺功能，FEV_1 较用药前增加≥12%，且绝对值增加≥200ml 则可判断为支气管舒张试验阳性，提示存在可逆性气道阻塞。④PEF 及其变异率测定，哮喘发作时 PEF 下降。若昼夜 PEF 变异率≥20%，则符合可逆性气道改变的特点。

问题 4：该患者存在哪些主要护理问题？

该患者存在的主要护理问题：①气体交换障碍，与支气管痉挛、气道炎症、气道阻力增加有关；②清理呼吸道无效，与气道分泌物增多、痰液黏稠等有关；③活动无耐力，与缺氧、端坐呼吸有关；④焦虑，与哮喘长期存在并反复急性发作有关；⑤睡眠形态紊乱，与呼吸困难、焦虑有关。

问题 5：应对该患者采取哪些护理措施？

（1）氧疗护理：遵医嘱做好无创呼吸机辅助呼吸的护理。

1）操作前护理

A. 患者准备：做好患者护理教育，以消除恐惧，取得配合，提高依从性，同时也可以提高患者的应急能力，以便在紧急情况下（如咳嗽、咳痰或呕吐时）患者能够迅速拆除连接，提高安全性。

B. 连接呼吸机的准备：协助患者摆好体位，选择好给氧的通路；选择适合患者脸型的面罩并正确置于患者面部，鼓励患者扶持面罩，用固定带将面罩固定；调整好面罩的位置和固定带的松紧度，使之佩戴舒适且漏气量最小。

2）操作中护理：指导患者在治疗过程中使用鼻罩时要闭口呼吸，注意咳痰和减少漏气等；有规律地放松呼吸，以便与呼吸机协调；鼓励患者主动排痰并指导吐痰的方法。

A. 病情监测：监测患者的意识、生命体征、呼吸困难和呼吸窘迫的缓解情况、呼吸频率、脉搏血氧饱和度、血气分析、心电图、面罩舒适程度和对呼吸机设置的依从性。

B. 通气参数的监测：包括潮气量、吸气压力、呼气压力、通气频率等参数的设置是否合适、是否有漏气及人机同步性等。

3）操作后护理

A. 帮助患者树立信心。

B. 撤机：在逐渐降低压力支持水平的同时，逐渐减少通气时间，先减少白天通气时间，再减少夜间通气时间。

C. 呼吸机的消毒与保养：呼吸机使用后要按要求进行拆卸，彻底清洁和消毒，然后再按原结构重新安装调试备用。

D. 注意并发症的预防及护理，常见并发症有口咽干燥、皮肤损伤、胃胀气、误吸及排痰障碍等。

（2）促进有效排痰的护理：指导患者深呼吸和有效咳嗽，遵医嘱进行雾化治疗，协助患者每1~2h翻身叩背，以促进痰液排出。护理人员应指导该患者正确用药，不可自行减量或停药，并密切观察药物的不良反应，及时处理。

（3）用药注意事项

1）哌拉西林钠他唑巴坦钠：用药前需进行皮试，检查是否过敏，患者为高血压3级，需要控制盐摄入量，在使用本药时应定期检查血清电解质水平。

2）糖皮质激素：甲泼尼龙静脉滴注用药的主要不良反应是并发感染，还需注意观察有无钠潴留、胃肠道穿孔或出血等不良反应。布地奈德雾化吸入需注意观察患者有无口腔念珠菌感染、声音嘶哑和咽部不适，指导患者吸药后用清水漱口可减轻局部反应和胃肠吸收。

3）沙丁胺醇：遵医嘱按需间歇用药，不宜长期、单一、大量使用，用药过程中观察患者有无心悸、骨骼肌震颤、低钾血症等不良反应。

4）多索茶碱：静脉注射时浓度不宜过高，速度不宜过快，注射时间宜在10min以上，以防发生中毒症状。不良反应主要包括恶心、呕吐、心律失常、血压下降和尿多，偶有呼吸中枢兴奋，严重者可引起抽搐甚至死亡。

（4）休息与体位：患者端坐呼吸，应为其提供床旁桌支撑身体以减少体力消耗。注意患者体位的舒适与安全，可用枕头支撑肩、臂、骶、膝部，以避免受压。协助患者完成日常的生活自理。

（5）心理护理：该患者因病情长期存在并反复急性发作而感到焦虑，护理人员应多巡视患者，耐心解释病情和治疗措施，通过暗示、诱导等方法分散患者注意力，使其身心放松，缓解过度紧张情绪，以减轻哮喘发作的症状和控制病情。

（6）促进睡眠的护理：为保证患者的睡眠，避免其他因素的干扰，可安置患者在单独病房内，协助患者采取有效措施维持坐位睡眠，保证吸氧，减轻呼吸困难。减少压力和恐惧，维持足够睡眠，防止病情加重。

四、案 例 小 结

支气管哮喘是由多种细胞与细胞组分参与的气道慢性炎症性疾病，典型的表现为反复发作的喘息、气急、伴有哮鸣音的呼气性呼吸困难、胸闷、咳嗽等。本案例患者主要出现气体交换障碍、清理呼吸道无效、活动无耐力、焦虑及睡眠型态紊乱的护理问题，护理时应加强协助排痰和无创呼吸机辅助呼吸的护理，从活动、用药方面对患者进行健康教育，使其缓解过度紧张情绪，保证睡眠，以减轻哮喘发作的症状和控制病情。

（梅　媛）

案例四　支气管扩张

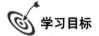 **学习目标**

掌握：支气管扩张的定义、临床表现、病情观察和护理措施。
熟悉：支气管扩张的辅助检查和处理原则。
了解：支气管扩张的病因及发病机制。

一、案 例 资 料

【一般资料】　黄某，男性，35 岁，汉族，大专文化，公司职员。

【主诉】　反复咳嗽、咳痰 20 余年，再发伴间断发热 1 周。

【病史】　患者于 20 余年前常因天气变化和劳累后反复出现咳嗽，咳大量脓臭痰，易咳出，与体位改变有关，曾住院治疗，明确诊断为"支气管扩张合并肺部感染"，予抗感染、化痰等对症治疗好转后出院，但上述症状反复。1 周前，患者无明显诱因再次出现咳嗽增多，咳黄色脓臭痰，黏稠，不易咳出，活动后气促，休息后可缓解，夜间可平卧，伴畏寒、发热，最高体温 39.2℃，恶心、呕吐，呕吐物为胃内容物，未见咖啡样物，无夜间盗汗、阵发性呼吸困难，无胸闷、心悸，无腹胀、腹痛，曾在当地医院输液治疗 4 天（具体药物不详），症状未缓解，遂来笔者所在医院就诊，门诊以"双侧支气管扩张"收入院。患者精神一般，食欲、睡眠欠佳，二便正常，近期体重无明显减轻。

【护理体检】　T 38.5℃，P 96 次/分，R 24 次/分，BP 120/70mmHg，身高 1.78m，体重 58kg。患者体型消瘦，呈慢性病容，神志清楚。双肺呼吸音粗，双中下肺可闻及大量湿啰音，未闻及哮鸣音。心率 96 次/分，律齐，各瓣膜听诊区未闻及杂音。可见杵状指。

【辅助检查】　胸部 CT 示左肺上叶舌段、右肺中叶及双肺下叶支气管扩张伴感染；纵隔内有多发肿大淋巴结。

【入院诊断】　双侧支气管扩张合并肺部感染。

【诊疗过程】　患者入院后完善血常规、生化全套、血气分析、痰培养等相关检查。遵医嘱使用抗生素，予低流量吸氧、祛痰药、体位排痰、增强免疫力等治疗。待病情稳定后，建议经支气管镜吸引排痰、局部治疗。

二、案 例 问 题 引 导

问题 1：患者入院诊断为双侧支气管扩张合并肺部感染，依据是什么？

问题 2：支气管扩张的临床表现有哪些？

问题 3：该患者应采取什么引流体位进行体位排痰？

问题4：该患者存在哪些主要护理问题？

问题5：应对该患者采取哪些护理措施？

三、案 例 分 析

问题1：患者入院诊断为双侧支气管扩张合并肺部感染，依据是什么？

依据：患者为青年男性，反复咳嗽、咳痰20余年，再发伴间断发热1周入院，既往住院已明确诊断为"支气管扩张合并肺部感染"。体格检查：双中下肺可闻及大量湿啰音。胸部CT示左肺上叶舌段、右肺中叶及双肺下叶支气管扩张伴感染，可明确诊断。

> **知识链接**
>
> 支气管扩张（bronchiectasis）多继发于急、慢性呼吸道感染和支气管阻塞，反复发生支气管炎症，致使气管壁结构破坏，从而引起支气管异常和持久性扩张。多见于儿童和青年。患者多有童年麻疹、百日咳或支气管肺炎病史。临床特点为慢性咳嗽、咳大量脓痰和（或）反复咯血。儿童支气管扩张不同于成人，是由于先天性支气管发育不全或其他原因导致的支气管壁弹性组织和肌肉组织受到破坏。由于儿童多不会咳痰，早期症状易被忽视，部分患儿甚至到出现心肺功能异常才就诊，严重影响患儿的生长发育、生存质量及预后。因此，对于慢性咳嗽超过8周的患儿应考虑支气管扩张。

问题2：支气管扩张的临床表现有哪些？

（1）症状

1）咳嗽、咳痰：主要症状为持续或反复的咳嗽、咳痰或大量脓痰。患者晨起和晚上入睡前常发生阵发性咳嗽、咳脓痰，痰量与体位改变有关。

2）呼吸困难和喘息：有广泛的支气管扩张或有潜在的慢性阻塞性肺疾病时，患者会出现不同程度的呼吸困难和喘息。

3）反复咯血：半数患者可发生不同程度的反复咯血，可为痰中带血或大量咯血，部分患者仅以反复咯血为唯一症状，临床称为干性支气管扩张，常见于结核性支气管扩张或引流良好的上叶支气管。

4）反复肺部感染及中毒症状：病变累及周围肺实质出现肺炎，并表现为同一肺段反复发生肺炎且迁延不愈。大量脓痰排出后，症状可有所缓解。可出现发热、乏力、食欲缺乏、消瘦、贫血等全身中毒症状。

（2）体征：早期或干性支气管扩张无明显异常的肺部体征。听诊闻及湿啰音是支气管扩张的特征性表现，以肺底部最多见。有时可闻及哮鸣音。病变严重尤其是伴有慢性缺氧、肺心病和右心衰竭的患者可出现杵状指（趾）。

问题3：该患者应采取什么引流体位进行体位排痰？

体位引流又称为重力引流，是利用重力作用使呼吸道内分泌物流入气管、支气管并排出体外的方法。其效果与需要引流部位所对应的体位有关。引流体位的选择取决于分泌物潴留的部位和患者的耐受程度，原则上应抬高病灶位置，使引流支气管开口向下。首先引流肺上叶，再引流肺下叶后基底段。该患者胸部CT示左肺上叶舌段、右肺中叶及双肺下叶支气管扩张伴感染。具体引流体位：①左肺上叶舌段取坐位；②右肺下叶取头低足高略向左侧俯卧位；③左肺下叶取头低足高略向右侧俯卧位；④右肺中叶取头低足高略向左侧仰卧位。患者如不能耐受头低足高，应及时调整姿势，如右肺下叶引流，可平卧后用枕头垫高髋部，身体略向左侧倾斜。

依据病变部位、病情和患者状况，每天 1～3 次，每次 15～20min，早晨清醒后立即进行引流效果最佳。一般在餐前 1h 或餐后 1～2h 进行，以预防胃食管反流、恶心、呕吐等不良反应。引流时需有护理人员或家属协助观察患者有无头晕、疲劳、出汗、脉搏细弱、面色苍白等表现。体位引流结束后，协助患者取舒适体位，漱口。观察患者咳痰情况，听诊肺部呼吸音的变化，评价并记录体位引流的效果。

问题 4：该患者存在哪些主要护理问题？

该患者存在的主要护理问题：①清理呼吸道无效，与呼吸道大量黏稠脓痰有关；②气体交换障碍，与肺实质炎症有关；③体温过高，与肺实质炎症有关；④营养失调，低于机体需要量，与慢性感染迁延不愈导致机体消耗有关；⑤有出血的危险，与气管壁结构破坏、血管破裂引起咯血有关。

问题 5：应对该患者采取哪些护理措施？

（1）促进有效排痰的护理：指导患者深呼吸和有效咳嗽、胸部叩击、体位排痰及吸入疗法等，遵医嘱使用祛痰药物，观察并记录排痰效果。

（2）氧疗护理：当患者胸闷、气促时遵医嘱给予氧疗。一般用鼻导管给患者吸氧，注意观察氧疗效果，以及患者气促有无减轻。若患者出现大咯血窒息后需要给予高浓度吸氧。

（3）发热的护理：协助患者温水擦浴以逐渐降低体温，使用降温措施 30min 后观察并记录降温效果。遵医嘱使用抗生素。鼓励患者多饮水，以保证足够入量。

（4）饮食护理：给患者提供高热量、高蛋白、富含维生素和纤维素的食物，少量多餐。避免过冷、过热、油炸、辛辣食物诱发咳嗽。指导患者在咳嗽后及进食前、后漱口，以保持口腔清洁，增进食欲。鼓励患者多饮水，饮水量每天在 1500ml 以上，以提供充足的水分，利于稀释并排出痰液。

（5）咯血的护理：密切观察患者有无咯血、生命体征及意识变化，有无窒息征象等。

1）休息与体位：小量咯血患者以静卧休息为主，大量咯血患者应绝对卧床休息，尽量避免搬动患者。协助患者取患侧卧位，可防止病灶向健侧扩散并有利于健侧肺通气。

2）饮食与排泄：大量咯血者应禁食；小量咯血者宜进食少量温、凉流质食物，避免过冷或过热食物诱发或加重咯血。多饮水，多食纤维素含量丰富的食物，以保持排便通畅，避免用力排便使回心血量增加、肺循环压力增高而诱发咯血。

3）对症护理：安慰患者，防止患者因过度紧张、恐惧而屏气致声门痉挛。咯血后及时用清水漱口或行口腔护理，防止因口咽部异物刺激引起剧烈咳嗽而诱发咯血。对精神极度紧张、剧烈咳嗽者，可遵医嘱给予小剂量镇静药或镇咳药。

4）保持呼吸道通畅：嘱患者将气管内痰液和积血轻轻咳出，痰液黏稠无力咳出者可吸痰。重症患者在吸痰前、后适当提高吸氧浓度，以防吸痰引起低氧血症。咯血时轻拍患者健侧背部，嘱患者不要屏气，以免诱发喉头痉挛，使血液流出不畅形成血块，导致窒息。

5）用药护理：垂体后叶激素可使小动脉收缩，减少肺血流量从而减轻咯血。静脉滴注时速度勿过快，避免患者出现面色苍白、出汗、心悸、胸闷、腹痛、水样腹泻等不良反应。年老体弱患者使用镇静药和镇咳药后，须密切观察呼吸中枢和咳嗽反射受抑制情况，尽早发现因呼吸抑制导致的呼吸衰竭及不能咯出血块导致的窒息。

四、案例小结

支气管扩张表现为支气管异常和持久性扩张，其临床特点为慢性咳嗽、咳大量脓痰和（或）反复咯血。本案例患者主要出现清理呼吸道无效、气体交换障碍、体温过高、营养失调：低于机体需要量、有出血的危险等护理问题。护理时应加强体位引流的护理，合理氧疗，增加营养，遵医嘱使用抗生素、祛痰药及增强免疫力的药物，并观察疗效及不良反应，缓解患者焦虑情绪，及时识别并处理大咯血、窒息。

（梅　媛）

案例五　肺　癌

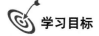 **学习目标**

掌握：肺癌的临床表现和护理措施。

熟悉：肺癌的诊断和治疗。

了解：肺癌的病因及健康指导。

一、案 例 资 料

【一般资料】　王某，男性，67岁，汉族，初中文化，退休职工。

【主诉】　咳嗽、气促4个月，加重伴咳血丝痰10天。

【病史】　患者于4个月前开始出现咳嗽、咳痰，呈阵发性咳嗽，咳少许白色黏液样痰，不易咳出，活动后气促明显，休息后稍缓解，夜间可平卧，无畏寒、发热，10天前开始咳血丝痰，到当地医院就诊，行胸部CT提示右肺占位性病变。近1个月体重约减轻3kg，体力下降明显。患者主诉小时候发生过胸部外伤，现遗留左前胸部塌陷。有长期吸烟史，至今未戒（15岁开始吸烟，每天10支）。否认药物及食物过敏史。已婚，育有2个子女，爱人身体健康，家庭关系和睦。

【护理体检】　T 36.5℃，P 86次/分，R 20次/分，BP 120/86mmHg，疼痛评分为0分，身高1.61m，体重48kg。患者神志清楚，应答切题，由家人搀扶步入病房，自主体位，查体合作。气管居中，颈静脉无怒张，全身浅表淋巴结未触及肿大，胸廓畸形，左前胸部塌陷，胸壁无静脉曲张及皮下气肿，双侧胸廓扩张度不对称，未触及胸膜摩擦感，双肺叩诊呈过清音，双肺呼吸音稍粗，双肺可闻及湿啰音及散在哮鸣音。咳嗽无力，易疲劳，咳少量暗红色血痰。因其缺乏医学知识，家属要求对患者隐瞒诊断，患者心理无压力，情绪稳定。

【辅助检查】　胸部CT提示：右肺门占位性病变，考虑肿瘤合并阻塞性肺炎，双上肺纤维化灶，左肺下叶慢性炎症肺气肿、左肺上叶多发肺大泡，右肺门及纵隔淋巴结肿大。左侧胸膜增厚、粘连。血气分析：pH 7.398，$PaCO_2$ 47.33mmHg，PaO_2 92.33mmHg，BE 2mmoL/L。血常规：WBC 5.22×10^9/L，RBC 3.92×10^{12}/L，Hb 109g/L，PLT 217×10^9/L。肝肾、凝血功能等未见异常。

【入院诊断】　右肺阴影性质待查：肺癌可能性大。

【诊疗过程】　患者入院后完善相关检查，联合抗感染、化痰、止血、解痉平喘等对症治疗1周后，患者咳嗽、咳痰减少，咯血停止。在气管镜下行肿物组织病理活检术。病理结果回报提示肺小细胞癌。给予第一周期EP方案化疗（顺铂80mg＋依托泊苷0.1g）。化疗期间患者出现恶心、食欲差，给予注射用昂丹司琼预防性止呕处理。第1周期化疗结束后，复查肝肾功能未见明显异常，咳嗽、咳痰减少，无咯血及气促，给予办理出院。

二、案例问题引导

问题 1：患者入院诊断为右肺阴影性质待查：肺癌可能性大，应如何确诊？

问题 2：肺癌的临床症状与体征有哪些？

问题 3：该患者存在哪些主要护理问题？

问题 4：对该患者应采取哪些护理措施？

三、案 例 分 析

问题 1：患者入院诊断为右肺阴影性质待查：肺癌可能性大，应如何确诊？

患者入院前在当地医院胸部 CT 已提示右肺门占位性病变，考虑肿瘤合并阻塞性肺炎，但是尚未明确肿瘤的性质，采用支气管镜下活检术取出组织进行病理学检查，病理活检明确诊断为肺小细胞癌。

> **知识链接**
>
> 　　肺癌的远期生存率与早期诊断密切相关，因此，我们要善于发现身边的肺癌高危人群。为了做到肺癌早期诊断，我们应该注意加强以下工作：①普及肺癌防治知识，40 岁以上、长期重度吸烟者或有危险因素接触史者应该每年进行体检，特别是低剂量 CT 筛查。②对以下可疑肺癌症状者应尽早筛查，如无明显诱因的刺激性咳嗽持续 2～3 周，治疗无效；短期内持续或反复痰中带血；反复发作的同一部位肺炎，抗感染治疗效果不显著；原因不明的四肢关节疼痛及杵状指（趾）；无中毒症状的胸腔积液，尤其是呈血性、进行性增加的患者。肺癌的诊断包括影像学检查的解剖学诊断及细胞病理学检查的细胞学诊断。支气管镜检查后的护理要注意观察患者是否有发热、咳嗽及咯血情况。如经皮穿刺肺活检术后，除了观察体温、咳嗽、咯血情况外，还应注意患者呼吸及胸痛变化，出现气胸要及时处理。

问题 2：肺癌的临床症状与体征有哪些？

肺癌早期常表现为刺激性干咳、咳血丝痰，随着肿瘤增大压迫、组织坏死及转移，患者可出现气短喘鸣、大咯血、发热、体重下降、胸痛、声音嘶哑、下咽困难、胸腔积液、上腔静脉阻塞综合征及胸外转移相应的症状与体征。

问题 3：该患者存在哪些主要护理问题？

该患者目前存在的主要护理问题：①营养失调，低于机体需要量，与肺癌致机体过度消耗及摄入量不足有关；②有窒息的危险，与咳嗽无力及咯血有关；③活动无耐力，与肺癌消耗及基础病（肺气肿）有关。

问题 4：对该患者应采取哪些护理措施？

（1）饮食护理：向患者及其家属强调增加营养与促进康复、配合治疗的关系，了解患者的饮食习惯，与患者和家属共同制订既适合患者饮食习惯，又有利于疾病康复的饮食计划。原则是给予高蛋白、高热量、高维生素、易消化的食物，并且各营养素要合理搭配。避免产气类食物，如薯类、豆类、韭菜等。同时注意调配食物的色、香、味，提供良好的就餐环境。化疗期间患者食欲及消化能力下降时，可以采用少量多餐饮用或在两顿正餐之间补充肠内营养粉或其他营养素，甚至可以考虑静脉补充营养。同时，化疗前后遵医嘱预防性地使用中枢止吐药，最大限度地减少化疗药对患者食欲的影响。

（2）窒息的护理：床边准备负压吸引装置，在患者发生大咯血或咳痰困难、窒息时紧急使用。指导有效的咳嗽方法，密切观察患者咳嗽能力、痰液黏稠度及咯血量的变化。遵医嘱用药止血及雾化吸入促进痰液排出。

（3）休息与活动：根据患者体力适当增加卧床休息时间，维持足够的睡眠。协助患者完成日常的生活护理。给予低流量吸氧可以提高患者的活动耐力。

四、案 例 小 结

肺癌是起源于支气管黏膜或腺体的恶性肿瘤，其发病一般认为与下列因素有关：吸烟、职业致癌因子、空气污染、电离辐射、饮食缺乏 β 胡萝卜素、遗传等。护士作为健康知识传播者，应主动普及肺癌防治知识，以预防为主。实施高危人群筛查，早诊断、早治疗。在护理患者时，针对患者存在的问题采取相应的护理措施，做到个性化护理。目前该患者尚不知晓疾病诊断，心理上没有负面影响，但随着疾病的进展、反复的化疗或出现疼痛，患者可能会产生焦虑或恐惧心理，应做好相应的护理，提高患者的生存质量，体现人文关怀。

（黄玉泉）

案例六 气　　胸

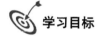 **学习目标**

　　掌握：气胸的临床表现和胸腔闭式引流管的常规护理。
　　熟悉：气胸的临床类型及特点。
　　了解：气胸的病因及发病机制。

一、案 例 资 料

【一般资料】　贾某，男性，19 岁，未婚，汉族，大学二年级学生。

【主诉】　胸痛、气促 1 天。

【病史】　患者于 1 天前无明显诱因突发左侧胸痛，呈针刺样，无向他处放射，当时感心悸、气促，经休息后症状可稍缓解，偶有咳嗽，咳白色黏痰，坚持上课 1 天后感觉症状有所加重，即来急诊科就诊。行胸部 CT，提示左侧液气胸，收入院治疗。既往体健。

【护理体检】　T 37.2℃，P 86 次/分，R 22 次/分，BP 120/80mmHg。患者步行入院，气管居中，双侧胸廓对称，左肺叩诊呈鼓音、听诊呼吸音，语颤也减弱，右肺呼吸音粗，双肺未闻及干湿啰音。心率 86 次/分，律齐，各瓣膜听诊区未闻及杂音。生活可自理，患者及其家属治疗态度积极。

【辅助检查】　胸部 CT 示左侧液气胸，左肺组织压缩 80%，肺不张或炎性渗出；左侧少许胸腔积液。血气分析、血常规、生化检查均正常。

【入院诊断】　左侧液气胸。

【诊疗过程】　患者入院当天采用中心静脉导管进行左侧胸膜腔穿刺闭式引流术，术后水封瓶内可见气泡逸出，水柱随呼吸波动。同时给予抗感染、止咳及氧疗。第二天患者主诉气促仍无改善，检查胸腔闭式引流管水柱无波动，无气泡逸出，左肺听诊呼吸音基本消失，紧急复查胸片提示左侧液气胸，肺组织压缩约 90%，考虑引流管堵塞。立即更换 22F 胸导管重新行左侧胸腔穿刺闭式引流术，术后气体引流通畅。经处理后患者胸闷气促症状缓解。第 4 天水封瓶内水柱可随患者呼吸上下波动，但没有气体逸出，患者呼吸平顺，听诊双肺呼吸音均正常，夹闭胸导管观察患者无胸闷气促等不适。第5天复查胸片提示左侧气胸较前明显吸收，左肺基本复张；左侧胸腔积液吸收，给予拔除胸导管。第7天办理出院。

二、案例问题引导

问题1： 根据患者的症状、体征及治疗效果，你认为该患者气胸属于自发性气胸的哪种类型？依据是什么？

问题2： 气胸的临床表现有哪些？

问题3： 如何给气胸患者进行氧疗？

问题4： 患者采取胸腔闭式引流排气减压措施后，存在哪些护理风险问题？

问题5： 应采取哪些预见性护理措施避免患者发生护理风险？

三、案例分析

问题1： 根据患者的症状、体征及治疗效果，你认为该患者气胸属于自发性气胸的哪种类型？依据是什么？

患者气胸诊断属于原发性自发性气胸，临床类型属于闭合性（单纯性）气胸。

依据：患者没有外伤及医疗侵入操作史，既往体健，休息中突发左胸针刺样痛、气促，胸部CT提示左侧气胸，左肺组织压缩80%。经胸腔闭式引流4天后症状消失，复查胸部CT提示左侧气胸较前明显吸收，左肺基本复张。拔除引流管观察两天，没有再次出现症状。

知识链接

胸膜腔是不含气体的密闭的潜在性腔隙。气体进入胸膜腔造成的积气状态称为气胸（pneumothorax）。气胸可分成自发性、外伤性和医源性三类。根据脏层胸膜破裂情况及其发生后对胸腔内压力影响的不同，自发性气胸通常分为以下三种类型。①闭合性（单纯性）气胸：胸膜破裂口较小，随肺萎缩而闭合，空气不再继续进入胸膜腔。②交通性（开放性）气胸：破裂口较大或因两层胸膜间有粘连或牵拉，使破口持续开放，吸气与呼气时空气自由进出胸膜腔。③张力性（高压性）气胸：裂口呈单向活瓣或活塞作用，吸气时胸廓扩大，胸膜腔内压变小，空气进入胸膜腔，呼气时胸膜腔内压升高，压迫活瓣使之关闭，致使胸膜腔内空气越积越多，内压持续升高，使肺脏受压，纵隔向健侧移位，影响心脏血液回流。此型气胸对机体呼吸循环功能的影响最大，必须紧急抢救处理。

问题2： 气胸的临床表现有哪些？

（1）症状：起病前有的患者可能有持重物、屏气、剧烈体力活动等诱因，但大多数患者可在正常活动或安静休息时发生，偶有在睡眠中发病者。大多数起病急骤，患者突感一侧针刺样或刀割样胸痛，持续时间短暂，继之胸闷和呼吸困难，可伴有刺激性咳嗽。少数患者可发生双侧气胸，以呼吸困难为突出表现。积气量大或原已有较严重的慢性肺疾病者，呼吸困难明显，患者不能平卧。如果侧卧，则被迫健侧卧位，以减轻呼吸困难。张力性气胸时胸膜腔内压骤然升高，肺被压缩，纵隔移位，迅速出现严重呼吸循环障碍。患者表情紧张、胸闷、挣扎坐起、烦躁不安、发绀、冷汗、脉速、虚脱、心律失常，甚至发生意识不清、呼吸衰竭。

（2）体征：取决于胸膜腔积气量的多少和是否伴有胸腔积液。少量气胸体征不明显，听诊呼吸音减弱具有重要意义。大量气胸时，气管向健侧移位，患侧胸部隆起，呼吸运动与触觉语颤减弱，叩诊呈过清音或鼓音，心或肝浊音界缩小或消失，听诊呼吸音减弱或消失。液气胸时胸内有振水声。血气胸如失血量过多，可使血压下降，甚至发生失血性休克。

问题 3：如何给气胸患者进行氧疗？

根据患者缺氧的严重程度选择适当的给氧方式和吸入氧流量，保证患者 $SO_2 > 95\%$。由于胸腔内气体分压和肺毛细血管内气体分压存在压力差，每日可自行吸收胸腔内气体容积（胸片的气胸面积）的 $1.25\% \sim 2.20\%$。给予（间断高浓度吸氧）普通面罩吸氧 10L/min、2～3h，每天 3 次，以提高肺毛细血管内气体分压，加大与胸腔内气体分压的压力差，有利于促进胸膜腔内气体的吸收。同时也可以预防长期吸入高浓度氧造成肺损伤。

问题 4：患者采取胸腔闭式引流排气减压措施后，存在哪些护理风险问题？

（1）胸导管意外脱落导致胸腔与大气相通，形成开放性气胸，或气体引流突然中断致胸腔内压骤升。

（2）水封瓶意外倒地、严重倾斜或管道连接口松脱导致胸腔与大气相通，大气压将大量空气压入患者胸腔。

（3）胸腔内及切口感染。

（4）未能及时发现置管过程损伤大血管导致的血胸或引流不畅，致使发展为高压气胸，导致患者发生呼吸循环衰竭。

问题 5：应采取哪些预见性护理措施避免患者发生护理风险？

（1）妥善固定胸导管：高举平台双重固定，胸导管出胸腔后与皮肤形成接近 90º 的较大弧度，再进行二次固定。引流管长度既要便于患者翻身活动，又要避免引流管过长扭曲受压。对清醒患者做好健康宣教，对于躁动不能配合的患者，给予适当的保护性约束。

（2）防止意外：床边常规准备两把大号止血钳，搬动患者时使用止血钳将引流管双重夹紧，防止在搬动过程中发生引流管滑脱、漏气或引流液反流等意外情况。若胸腔引流管不慎滑出胸腔时，立即捏闭引流口皮肤，同时派人通知医生，嘱患者呼气，迅速用凡士林纱布及胶布封闭引流口。同时严密观察患者病情变化，然后再考虑是否需要重新置管。如果引流管连接处脱落，立即用双钳双重夹闭胸导管，再重新消毒更换引流管及水封瓶。

（3）保证引流装置全程密闭：胸导管及引流管各连接口要吻合密紧，引流管出口在水封瓶内，没入水下 1～2cm 与大气隔绝，并保持水封瓶持续直立，水封瓶挂于床沿或置于地上不易被踢到的稳妥处，并对患者及家属做好宣教。

（4）预防胸腔内及切口感染

1）水封瓶位置：任何时候水封瓶内液平面都应低于引流管胸腔出口平面 60cm，以利于有效引流及防止水封瓶内液体反流进入胸腔。

2）防止胸腔积液、积血或渗出物堵塞引流管：可根据病情定时捏挤引流管，应由胸腔端向引流瓶端的方向挤压，切不可由外向胸腔内挤。

3）引流装置及伤口护理：严格执行无菌操作，一次性使用引流装置每周至少更换一次或根据医嘱及引流情况增加更换次数；伤口敷料每 1～2 天更换 1 次，有分泌物渗湿或污染时随时更换。

（5）护理观察：引流管内的水柱随呼吸上下波动或气体自水封瓶液面逸出表示引流通畅。必要时可请患者做深呼吸或咳嗽，以便观察。若水柱波动不明显，液面未见气泡冒出，患者无胸闷、呼吸困难，则可能肺组织已复张。若患者症状缓解不明显，甚至出现呼吸困难加重、发绀、大汗、胸闷、气管偏向健侧等症状，可能为引流管不通畅或部分滑出胸膜腔，应立即通知医生及时更换导管或作其他处理。如同时引流液体，应观察和记录引流液的量、色和性状，若引出鲜红色血液应及时报告医生，同时严密观察患者血压变化及出血量。

四、案 例 小 结

气胸中的张力（高压）性气胸属于呼吸系统的急危重症，闭合性或交通性气胸均可以发展为张力性气胸。不管是哪一种类型的气胸，均应及时诊断，及时处理，严密观察病情变化及发展。稳定小量气胸患者可以保守治疗，多数患者需要给予排气减压处理。呼吸困难、肺压缩严重、交通性或张力性气胸的患者需及时进行胸腔闭式引流术，必要时加用负压吸引装置促进气体的排出。在护理过程中注意护理风险管理，实施预见性护理，规避风险，保障患者安全。同时注意患者的情绪及心理变化，对有恐惧心理的患者做好陪伴、安抚、鼓励等心理护理措施，体现人文关怀。做好出院指导，避免诱发气胸复发的行为，如一年内尽量避免乘坐飞机，避免游泳、潜水、登山、跑步等激烈运动，避免用力排便、弯腰屏气扛重物等。

（黄玉泉）

案例七　肺　结　核

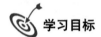

学习目标

掌握：肺结核的传播途径及预防控制方法、临床表现、病情观察和护理措施。

熟悉：肺结核的辅助检查和处理原则。

了解：肺结核的病因及发病机制。

一、案 例 资 料

【一般资料】　何某，男性，71岁，黎族，小学文化，农民。

【主诉】　反复咳嗽、咳痰1年余，加重1个月。

【病史】　患者约1年前无明显诱因出现咳嗽、咳痰，咳白色黏痰，时有黄痰，量中等，病程中有发热，无畏寒、寒战，无胸痛、气促，无夜间盗汗、咯血，无呼吸困难，在当地社区医院多次间断给予药物治疗后症状好转，具体治疗不详，未明确诊断。患者于1个月前咳嗽、咳痰增多，咳黄色黏稠样痰，量多，夜间盗汗，疲乏无力，无畏寒、发热，无胸痛、气促，无咯血，予中药治疗后症状无好转，遂到我院就诊。胸部CT提示右肺多发病灶，考虑继发型肺结核病空洞形成。痰涂片可见结核分枝杆菌。门诊拟"肺结核"收住院。生活可自理，精神、食欲、睡眠一般，二便正常，近1个月体重明显减轻。患者缺乏疾病相关知识，担心疾病预后。

【护理体检】　T 37.5℃，P 88次/分，R 22次/分，BP 130/80mmHg，身高1.7m，体重65kg。患者神志清楚，全身浅表淋巴结未触及肿大，口唇无发绀，咽部无充血。气管居中，胸廓对称，双肺呼吸音稍粗，双肺未闻及干、湿啰音。心率88次/分，律齐，各瓣膜听诊区未闻及杂音。

【辅助检查】　胸部CT：右肺内可见斑片状高密度灶影，有不规则空洞影。PPD试验结果硬结直径为18mm（＋＋）。痰涂片可见结核分枝杆菌。

【入院诊断】　肺结核。

【诊疗过程】　患者入院后行胸部CT、结核菌素（PPD）试验、痰培养＋药敏，痰涂片诊断抗酸杆菌、细菌、真菌，完善相关检查。遵医嘱给予抗感染、化痰、四联抗结核等治疗，并上报传染病例。

二、案例问题引导

问题1：患者入院诊断为肺结核，依据是什么？

问题**2**：肺结核的临床表现有哪些？

问题**3**：PPD 试验的方法、结果判定及临床意义是什么？

问题**4**：该患者存在哪些主要护理问题？

问题**5**：应对该患者采取哪些护理措施？

三、案 例 分 析

问题**1**：患者入院诊断为肺结核，依据是什么？

依据：患者为老年男性，反复咳嗽、咳痰 1 年余，加重 1 个月。胸部 CT 示右肺内可见斑片状高密度灶影，有不规则空洞影。PPD 试验结果硬结直径为 18mm（＋＋）。痰涂片可见结核分枝杆菌。

知识链接

　　肺结核（pulmonary tuberculosis）是结核分枝杆菌引起的呼吸道慢性传染性疾病，以咳嗽、咳痰、咯血、低热、盗汗、消瘦为主要特征。飞沫传播是肺结核最重要的传播途径，经消化道和皮肤等其他途径传播现已较罕见。传染源主要是痰直接涂片阳性的肺结核患者。结核病的易感人群包括细胞免疫系统不完善的婴幼儿、老年人、HIV 感染者，以及使用免疫抑制剂、慢性疾病患者等免疫力低下者。痰结核分枝杆菌检查是确诊肺结核最特异的方法，也是制订化疗方案和考核疗效的主要依据。临床上以直接涂片镜检最简单、快速、易行和可靠，但欠敏感，若抗酸杆菌呈阳性，肺结核诊断基本可成立。为提高检出率，应收集患者深部痰液并连续多次送检。痰结核菌培养法常作为结核病诊断的"金标准"，一般需培养 2～8 周，培养至 8 周仍未见细菌生长则报告为阴性。

问题**2**：肺结核的临床表现有哪些？

各型肺结核的临床表现不尽相同，但有共同之处。

（1）症状

1）全身中毒症状：发热是最常见的症状，多为长期午后低热。部分患者有乏力、食欲减退、盗汗和体重减轻等。育龄女性可有月经不调或闭经。若肺部病灶进展播散时，可有不规则高热、畏寒等。

2）呼吸系统症状

A. 咳嗽、咳痰：咳嗽、咳痰两周以上或痰中带血是肺结核的常见可疑症状。多为较轻的干咳或咳少量黏液痰。有空洞形成时，痰量增多；若合并其他细菌感染时，痰呈脓性且量增多；合并厌氧菌感染时有大量脓臭痰；合并支气管结核时，表现为刺激性咳嗽。

B. 咯血：约 1/3 的患者有不同程度的咯血，患者常有胸闷、喉痒和咳嗽等先兆。

C. 胸痛：炎症累及壁层胸膜时可引起胸痛，为胸膜性胸痛，随呼吸运动和咳嗽加重。

D. 呼吸困难：当病变广泛和（或）患结核性胸膜炎大量胸腔积液时，可有呼吸困难。

（2）体征：因病变范围和性质而异。病变范围较小者可无异常体征。渗出性病变范围较大或干酪样坏死时，则可有肺实变体征。较大的空洞性病变听诊可闻及支气管呼吸音。形成较大范围的纤维条索时，可见纵隔及气管向患侧移位，患侧胸廓塌陷、叩诊浊音、听诊呼吸音减弱并可闻及湿啰音。结核性胸膜炎早期有局限性胸膜摩擦音，之后出现典型胸腔积液体征。支气管结核可有局限性哮鸣音。

问题**3**：PPD 试验的方法、结果判定及临床意义是什么？

（1）方法：PPD 试验通常取 0.1ml（5IU）结核菌素，在左前臂屈侧作皮内注射，注射 48～

72h 后测量皮肤硬结的横径和纵径，得出平均直径 ＝（横径＋纵径）/2。

（2）结果判定：硬结直径≤4mm 为阴性（－），5～9mm 为弱阳性（＋），10～19mm 为阳性（＋＋），≥20mm 或虽＜20mm 但局部有水疱、坏死或淋巴管炎为强阳性（＋＋＋）。

（3）临床意义：PPD 试验广泛应用于检出结核分枝杆菌的感染，也是卡介苗接种后效果的验证指标，而非检出结核病的指标。其对成人结核病的诊断意义不大。结核菌素试验对婴幼儿的诊断价值较成人更大，因年龄越小，自然感染率越低，3 岁以下强阳性反应者，应视为有新近感染的活动性结核病，应积极治疗。结核菌素试验阴性除提示没有结核菌感染外，还可见于初染结核菌后 4～8 周，机体尚未充分建立变态反应；机体免疫功能低下或受抑制时，如使用糖皮质激素及免疫抑制剂、营养不良、麻疹、水痘、重症结核、肿瘤、HIV 感染和结核性脑膜炎等情况，结核菌素反应也可暂时消失，待病情好转，结核菌素试验又会转为阳性反应。

问题 4：该患者存在哪些主要护理问题？

该患者存在的主要护理问题：①清理呼吸道无效，与结核菌感染致呼吸道大量黏稠脓痰有关；②营养失调：低于机体需要量，与机体消耗增加、食欲减退有关；③疲乏，与结核病毒性症状有关；④缺乏结核病治疗的相关知识；⑤有出血的危险，与肺结核出现气管壁结构破坏、血管破裂引起咯血有关。

问题 5：应对该患者采取哪些护理措施？

（1）促进有效排痰的护理：指导患者深呼吸和有效咳嗽、胸部叩击等排痰，痰液应吐入纸巾，含有痰液的纸巾应焚烧处理，接触痰液后用流动水洗手。

（2）饮食护理

1）制订膳食计划：肺结核是一种慢性消耗性疾病，宜提供高热量、高蛋白、富含维生素的易消化饮食，忌烟、酒及辛辣刺激食物。蛋白质可增加机体的抗病能力及机体修复能力，建议每天蛋白质摄入量为 1.5～2.0g/kg，其中鱼、肉、蛋、牛奶等优质蛋白摄入量应占一半以上。多进食新鲜蔬菜和水果，以补充维生素，食物中的维生素 C 有减轻血管渗透性的作用，可以促进渗出病灶的吸收。

2）增进食欲：增加膳食品种，尽量采用患者喜欢的烹调方法以增进患者的食欲，食欲减退者可少量多餐。

3）监测体重：每周测体重 1 次并记录，观察营养状况是否改善。

（3）休息与活动：合理休息可以调整新陈代谢，使机体各器官的功能得到调节与平衡，并减低机体耗氧量、呼吸次数和深度，使肺脏获得相对休息，有利于病灶愈合。休息的程度与期限取决于患者的代谢功能、病灶的性质与病变趋势。患者目前症状较明显，应多卧床休息。对患者进行呼吸道隔离，开窗通风，保持空气新鲜，每天用紫外线消毒病室。有效抗结核治疗 4 周以上且痰涂片证实无传染性或传染性极低的患者，应恢复正常的家庭和社会生活，可减轻患者的社会隔离感和焦虑情绪。

（4）健康教育

1）用药指导：护理人员应向患者及其家属强调早期、联合、适量、规律、全程抗结核化学治疗的重要性，督促患者按医嘱服药；向患者说明化疗药的用法、疗程、可能出现的不良反应及表现，督促患者定期检查肝功能及听力情况，如出现巩膜黄染、肝区疼痛、胃肠不适、眩晕、耳鸣等不良反应要及时与医生联系，不要自行停药，大部分不良反应经相应处理可以消除。

2）正确留取痰标本：肺结核患者有间断且不均匀排菌的特点，故需多次查痰，应指导患者正确留取痰标本。通常初诊患者应留 3 份痰标本（即时痰、清晨痰和夜间痰）。夜间无痰者，应在留取清晨痰后 2～3h 再留 1 份。复诊患者应每次送检 2 份痰标本（夜间痰和清晨痰）。

3）切断传播途径：该患者住院治疗时需要进行呼吸道隔离。肺结核主要通过飞沫传播，患者咳嗽或打喷嚏时应用双层纸巾遮掩；不随地吐痰，痰液应吐入纸巾中再焚烧处理；接触痰液后用流动水清洗双手。餐具煮沸消毒或用消毒液浸泡消毒。衣物、寝具、书籍等污染物可在烈日下暴晒 6h 以上进行杀菌。患者外出时应戴口罩。督促患者治疗期间定期复查、定期随访。

4）疾病预后：经过正确治疗，大部分患者可以治愈。

（5）咯血的护理：密切观察患者有无咯血、窒息征象。护理措施详见本章案例四"支气管扩张"的护理。

知识链接

常用抗结核药的不良反应和注意事项。①异烟肼不良反应：周围神经炎、偶有肝功能损害。注意避免与抗酸药同时服用，注意消化道反应、肢体远端感觉及精神状态。②利福平不良反应：肝功能损害、过敏反应。注意体液及分泌物有无呈橘黄色，监测肝毒性及过敏反应。注意药物相互作用，可加速口服避孕药、降血糖药、茶碱、抗凝血药的排泄而使药效降低或失败。③链霉素不良反应：听力障碍、眩晕、肾功能损害。注意进行听力检查、监测听力变化及有无平衡失调，了解尿常规及肾功能。④吡嗪酰胺不良反应：胃肠道不适、肝功能损害、高尿酸血症、关节痛。监测肝功能尤其是 ALT 水平，注意关节疼痛、皮疹等，监测血尿酸浓度。⑤乙胺丁醇不良反应：视神经炎。注意检查视觉灵敏度和颜色的鉴别力。

四、案例小结

肺结核是结核分枝杆菌引起的呼吸道慢性传染性疾病，飞沫传播是最重要的传播途径，传染源主要是痰直接涂片阳性的肺结核患者。痰结核分枝杆菌检查是确诊肺结核最特异的方法。本案例患者主要出现清理呼吸道无效、营养失调（低于机体需要量）、疲乏等护理问题。护理时应促进排痰并正确留取痰标本；制订膳食计划并增进食欲；指导患者坚持用药；做好肺结核相关健康教育；及时识别并处理大咯血、窒息等并发症。

（梅 媛）

案例八 呼 吸 衰 竭

 学习目标

掌握： 呼吸衰竭机械通气患者的观察要点及呼吸机相关性肺炎的预防措施。

熟悉： 根据血气分析结果诊断呼吸衰竭方法。

了解： 有创机械通气的并发症。

一、案例资料

【一般资料】 刘某，男性，79 岁，汉族，初中文化，退休职工。

【主诉】 咳嗽 3 天，发热、气促 10 余小时，加重 5h。

【病史】 患者于 3 天前出现咳嗽，呈阵发性干咳，无咳痰，未予任何处理。10 余小时前患者出现发热，体温最高达 39℃，伴有胸闷、气促、肢体乏力，无畏寒、寒战，自行服用退热药（具体不详）。5h 前，患者气促加重，门诊测 BP 230/110mmHg，HR 124 次/分，R 30 次/分。胸部 CT 提示双肺散在多发炎症。发现血压升高 4 年余，最高达 170/95mmHg，不规律服药控制（具体不详）。否认冠心病、糖尿病、肾病等慢性病史，否认药物及食物过敏史。适龄婚育，育有 2 子 1 女。

【护理体检】　T 38.4℃，P 110 次/分，R 30 次/分，BP 188/110mmHg，SO_2 89%。患者以平车送入院，神志清楚，可简短对答，呼吸困难，不能平卧，口唇稍发绀，颈软，颈静脉无充盈，肝颈静脉反流征阴性，双肺呼吸音粗，可闻及湿啰音及哮鸣音。心界向左侧扩大，心率 110 次/分，律齐，腹部稍隆起，腹肌软，无压痛及反跳痛，肠鸣音正常。双下肢轻度水肿。四肢肌力检查不能配合，但可自行活动，肌张力正常。

【辅助检查】　心电图：窦性心动过速，左心室高电压。胸部 CT：双肺散在多发炎症，双侧胸腔少量积液。血常规：WBC $16.81×10^9$/L，HGB 122g/L，PLT $275×10^9$/L，N% 88%。血气分析：pH 7.448，$PaCO_2$ 30.2mmHg，PaO_2 63mmHg，BE −3.6mmol/L，吸氧浓度 40%，氧合指数 158mmHg。其他检查无明显异常。

【入院诊断】

重症肺炎Ⅰ型呼吸衰竭；双侧胸腔积液；高血压 3 级（重度）。

【诊疗过程】

患者入院后经无创呼吸机辅助通气，联合抗感染、抑酸、护胃、化痰、平喘、维持水电解质平衡、纠正电解质紊乱等对症治疗。5h 后患者症状无改善，并出现血压骤降，呼吸衰竭进一步加重。立即给予气管插管术，进行有创机械通气，用去甲肾上腺素联合多巴胺组液微量泵泵入提升血压，继续给予抗感染和对症支持等治疗，患者病情逐渐好转，顺利脱机拔管。

二、案例问题引导

问题 1：患者被诊断为重症肺炎Ⅰ型呼吸衰竭的依据是什么？

问题 2：患者气管插管机械通气后的护理观察要点有哪些？

问题 3：患者气管插管机械通气后主要存在哪些护理风险？

问题 4：如何针对该患者存在的护理风险采取预见性护理？

三、案 例 分 析

问题 1：患者被诊断为重症肺炎Ⅰ型呼吸衰竭的依据是什么？

依据：患者有咳嗽、伴发热症状，血常规检查 WBC $16.81×10^9$/L，N% 88%，入院时呼吸 30 次/分，双肺听诊可闻及湿啰音及哮鸣音，胸部 CT 提示双肺散在多发炎症。血气分析提示吸氧浓度 40% 的情况下 PaO_2 63mmHg，$PaCO_2$ 30.2mmHg，氧合指数 158mmHg，随时有气管插管呼吸机辅助呼吸可能。

知识链接

呼吸衰竭是指各种原因引起的肺通气和（或）换气功能严重障碍，使静息状态下也不能维持足够的气体交换，导致低氧血症伴（或不伴）高碳酸血症，进而引起一系列病理生理改变和相应临床表现的综合征。明确诊断有赖于动脉血气分析，在水平面静息状态、呼吸空气条件下，PaO_2 < 60mmHg，伴或不伴 $PaCO_2$ > 50mmHg，并排除心内解剖分流和原发心排血量降低所致的低氧血症，即可诊断为呼吸衰竭。呼吸衰竭的分类：PaO_2 < 60mmHg，$PaCO_2$ 降低或正常为Ⅰ型呼吸衰竭。主要见于肺换气功能障碍，如严重肺部

感染、急性肺栓塞等。$PaO_2 < 60mmHg$，$PaCO_2 > 50mmHg$ 为Ⅱ型呼吸衰竭。氧合指数是用来评估患者呼吸功能的一项指标，计算公式：氧分压/用氧浓度（PaO_2/FiO_2）。正常值为 $400 \sim 500mmHg$，氧合指数小于 $300mmHg$ 则提示呼吸功能障碍。判断患者呼吸功能不能单纯以 PaO_2 的分值水平来评价。

问题2：患者气管插管机械通气后的护理观察要点有哪些？

观察要点：①生命体征、神志、SO_2，特别是血压及 SO_2 变化；②血气分析结果；③呼吸机运行情况、报警原因；④呼吸机管道与人工气道连接密闭性；⑤呼吸机湿化罐湿化液及温度；⑥蓄水杯位置及冷凝集水量；⑦呼吸机各参数及监测患者指标变化，如呼吸机设置的潮气量（VT，每次呼吸吸入气体的量）、监测患者实际的 VT；呼吸频率（f）、分钟通气量（$MV = VT \times f$）、气道压力、呼气末正压（PEEP）、用氧浓度（FiO_2）等；⑧气管导管插管深度及固定、口唇口腔黏膜完整性；⑨吸痰指征、痰液性质、痰量及咳嗽能力；⑩枕后及耳郭皮肤受压情况。

知识链接

呼吸机的设置包括以下三大步骤。①模式选择：根据患者病情选择，常用模式有辅助-控制通气（A/C）、同步间歇指令通气（SIMV）、持续气道正压通气（CPAP）、压力支持通气（PSV）。②参数设置：送气压力（PI）、吸气时间（Ti）、VT、f、FiO_2、PEEP、触发灵敏度（流速触发 $2 \sim 5L/min$，压力触发 $-1.5 \sim -0.5cmH_2O$）。③报警设置：高压报警一般为 $40cmH_2O$、高潮气量报警一般为 $15ml/kg$、低潮气量报警设置为 $250ml$、低通气量报警设置为 $4L/min$、高呼吸频率报警设置为 35 次/分、窒息时间（上限 $30s$，下限 $15s$）。

问题3：患者气管插管机械通气后主要存在哪些护理风险？

主要存在的护理风险：①气管导管的非计划拔管或导管堵塞导致患者窒息；②呼吸机相关性肺炎（ventilator-associated pneumonia，VAP）；③气管食管瘘；④呼吸机相关性肺损伤（ventilator-associated lung injury，VALI）。

问题4：如何针对该患者存在的护理风险采取预见性护理？

（1）气管导管妥善固定；移动患者时避免牵拉到导管；患者适当镇静、镇痛及约束，对清醒患者做好宣教，但是宣教不能代替约束，并建议使用手套式约束带，因为气管内导管会给患者带来巨大的不适，患者会出现无意识拔管。至少每 4h 评估导管的固定松紧度及外露长度。床边准备简易呼吸气囊，导管意外脱落或呼吸机故障时紧急应用辅助通气。严密观察患者心率、血压、SO_2 变化，评估吸痰指征，及时清除气道内痰液，充分湿化气道，严密观察出入量，保证患者摄入足够的液体，预防痰栓形成。

（2）严格落实呼吸机相关性肺炎的预防措施。

知识链接

呼吸机相关性肺炎（VAP）是指气管插管或气管切开患者在接受机械通气 48h 后发生的肺炎。呼吸机撤机、拔管 48h 内出现的肺炎也属于 VAP。VAP 是 ICU 机械通气患者常见并发症，可严重影响重症患者的预后。具体措施如下：①严格执行手卫生制度。②如无禁忌，床头抬高 $30° \sim 45°$，可减少胃内容物反流导致的误吸；必要时每 $4 \sim 6h$ 监测胃潴留量，喂食前翻身拍背、吸痰，避免喂食后立即吸痰导致呕吐及误吸。③加强口腔护理，选用氯己定漱口液每天至少口腔护理 3 次。④避免经鼻气管插管，因为经鼻气管插管继发鼻窦炎是 VAP 的高危因素。⑤维持气囊压力在 25~30cmH_2O，每 4h 监测一次，防止气囊压过低导致上呼吸道分泌物流入下气道。⑥使用声门下可吸引的气管导管，并进行声门下分泌物引流及冲洗。⑦镇静不宜过深，应保留患者的咳嗽反射，并且每天一次停用镇静剂评估是否可以撤机拔管。⑧如病情允许，尽早停用应激性溃疡预防药物。⑨预防下肢深静脉血栓形成。⑩呼吸机管道固定低于人工气道的入口，蓄水杯处于最低位，蓄水杯冷凝集水及时倾倒，原则不超 2/3 杯，管道中无冷凝集水积蓄。

（3）采用气囊压力表进行气囊压力监测，每 4h 调整一次，维持气囊压力在 25~30cmH_2O。声门下冲洗前提高气囊压力至 40cmH_2O，冲洗后要及时调整压力至 25~30cmH_2O，避免冲洗时误吸及高压气囊长时间压迫气管壁导致溃疡穿孔而引起气管食管瘘。

知识链接

气管食管瘘就是气管食管联通。气管的后壁是很薄的气管膜部与食管相连，如果气管内壁长期受高压力的气囊压迫，会引起气管壁黏膜缺血损伤、坏死，导致气管食管瘘。气管食管瘘最大的危害就是消化道内的内容物会倒流到呼吸道内，造成肺部感染及强酸的胃内容物直接对肺组织的伤害，病死率极高。

（4）根据病情选择最适合患者的通气模式，为了避免呼吸机相关性损伤，机械通气应避免高潮气量和高平台压，吸气末平台压不超过 30cmH_2O，以免气压伤、容积伤，同时设定合适 PEEP，以防肺萎陷伤。严密观察患者呼吸、氧合、双肺呼吸音、胸廓等情况，出现气胸应立即行胸腔闭式引流术。

四、案 例 小 结

呼吸衰竭不是独立存在的一种疾病，引起呼吸衰竭的病因很多，肺通气和肺换气的任何一个环节的严重病变都可导致呼吸衰竭。Ⅰ型呼吸衰竭常见于重症肺炎、肺水肿、肺栓塞、气胸、严重创伤等。本病例患者肺部感染较重，存在脓毒症休克，采用升压药维持血压的同时应严密观察血压的变化，防止血压过高诱发急性左心衰竭。严密观察尿量变化，评估组织血液灌注情况，正确使用抗生素控制感染。使用无创呼吸机时，严密观察患者的配合程度，保持呼吸道通畅，观察 SO_2 的变化。对严重缺氧无法纠正时能及时判断，及时插管行有创通气，避免延误治疗。气管插管机械通气后最主要的护理风险是气管导管的非计划拔管及 VAP 的发生，应严格落实以上预见性护理措施。在未采取镇静、镇痛治疗时，应陪伴并安慰鼓励患者，注意观察患者情绪及心理变化，防止其产生紧张恐惧心理，体现人文关怀。

（黄玉泉）

第二章　循环系统疾病

案例一　原发性高血压

 学习目标

掌握：原发性高血压的临床表现和护理措施。

熟悉：原发性高血压的辅助检查和治疗方法。

了解：原发性高血压的病因及发病机制。

一、案例资料

【一般资料】　王某，女性，51 岁，汉族，初中文化，农民。

【主诉】　头晕、头痛、恶心 6 天。

【病史】　患者于 6 天前无明显诱因出现头晕、头痛，恶心，无呕吐，测血压 200/100mmHg，门诊拟"高血压"收入院。患者于 7 年前有脑梗死病史，否认有高血压、糖尿病、慢性阻塞性肺气肿及其他疾病病史；月经初潮 15 岁，每次持续 5～7 天，月经周期为 28～30 天，经期规律，已绝经多年；已婚，育有子女；家族中无类似疾病；患者缺乏疾病相关知识，担心疾病预后。

【护理体检】　T 36.5℃，P 106 次/分，R 20 次/分，BP 198/122mmHg。患者步行入院，自主体位，查体合作，情绪焦虑；身高 156cm，体重 75kg，BMI 30.81kg/m²，腰围 87cm；颈静脉无怒张、无杂音；心前区无异常隆起或凹陷，心尖搏动点位于左第 5 肋间锁骨中线内 0.5cm 处，无抬举性心尖搏动，未触及震颤，无心包摩擦感，心界无扩大，胸骨左缘第 3～4 肋间闻及收缩期杂音，未闻及心包摩擦音。

【辅助检查】　三酰甘油 2.75mmol/L（＜1.7mmol/L）；胸部 X 线：心影呈主动脉型增大，主动脉硬化；心脏彩超：左心室壁非对称性增厚，左心室流出道重度狭窄。

【入院诊断】　高血压（3 级或很高危）。

【诊疗过程】　患者入院后查血脂、心肌酶、电解质、肌钙蛋白、血生化等，行 12 导联心电图、心脏彩超、胸片、冠状动脉造影等相关检查。监测血压变化。给予降压、调血脂、扩张冠状动脉、抗血小板、抗凝、控制心室率、改善循环、营养心肌等治疗。血压控制良好，做好宣教并办理出院，嘱患者定期门诊复诊。

二、案例问题引导

问题 1：患者诊断为高血压（3 级或很高危），依据是什么？

问题 2：高血压的临床表现有哪些？

问题 3：该患者存在哪些主要护理问题？

问题 4：应对该患者采取哪些护理措施？

问题 5：如何指导患者规范使用降压药？

三、案例分析

问题 1：患者诊断为高血压（3 级或很高危），依据是什么？

依据：患者为中年女性，7 年前有脑梗死病史。患者头痛、头晕、恶心 6 天，为高血压典型的临床表现，入院后非同日 3 次测量，收缩压≥140mmHg 和（或）舒张压≥90mmHg，可诊断为高血压。患者最高血压 200/100mmHg，其收缩压＞180mmHg，符合高血压水平定义和分级（《中国高血压防治指南》2010 版）中的高血压 3 级。患者 BMI 为 30.81kg/m^2，腰围 87cm；护理体检：胸骨左缘第 3～4 肋间闻及收缩期杂音，辅助检查示三酰甘油 2.75mmol/L，胸部 X 线显示主动脉硬化，心脏彩超示左心室壁非对称性增厚，左心室流出道重度狭窄，根据高血压患者心血管危险分层标准，患者高血压 3 级合并 3 个其他危险因素，可诊断为高血压 3 级或很高危。

问题 2：高血压的临床表现有哪些？

（1）症状：原发性高血压大多数起病缓慢，缺乏特殊临床表现，导致诊断延迟，仅在测量血压时或发生心、脑、肾等并发症时才被发现。常见症状有头晕、头痛、颈项板紧、疲劳、心悸、耳鸣等症状，但不一定与血压水平成正比，也可出现视物模糊、鼻出血等较重症状。

（2）体征：一般较少，应重点检查周围血管搏动、血管杂音、心脏杂音等项目。心脏听诊可闻及主动脉瓣区第二心音亢进、主动脉瓣区收缩期杂音或收缩早期喀喇音。

（3）高血压急症（hypertensive emergencies）和亚急症（hypertensive urgencies）：高血压急症指原发性或继发性高血压患者，在某些诱因作用下，血压突然或显著升高（一般超过180/120mmHg），同时伴有进行性心、脑、肾等重要靶器官功能不全的表现。高血压急症包括高血压脑病、颅内出血、脑梗死、急性心力衰竭、急性冠状动脉综合征、主动脉夹层动脉瘤、子痫、急性肾小球肾炎等。高血压亚急症指血压显著升高但不伴靶器官损害。患者可以有血压明显升高造成的症状，如头痛、胸闷、鼻出血和烦躁不安等。高血压急症与高血压亚急症的唯一区别标准是有无新近发生的急性进行性严重靶器官损害。

（4）并发症：①脑血管病，包括脑出血、脑血栓形成、腔隙性脑梗死和短暂性脑缺血发作；②心力衰竭和冠心病；③慢性肾衰竭；④主动脉夹层。原发性高血压大多数起病缓慢，缺乏特殊临床表现，仅在测量血压时或发生心、脑、肾等并发症时才被发现。

问题 3：该患者存在哪些主要护理问题？

该患者目前存在的护理问题：①慢性疼痛，头痛与血压升高有关；②有跌倒的危险，与高血压、头晕有关；③焦虑，与缺乏疾病知识、担心疾病预后有关；④肥胖，与不良生活习惯有关。

问题 4：应对该患者采取哪些护理措施？

（1）缓解头痛的护理：①头痛时嘱患者卧床休息，抬高床头，改变体位时动作缓慢；②为患者提供安静、温暖、舒适的环境，尽量减少探视，避免情绪激动、精神紧张；③告知患者头痛主要与血压高有关，血压恢复正常且平稳后头痛症状可减轻或消失；④指导患者使用放松技术，如心理训练、音乐治疗、缓慢呼吸等。

（2）防止跌倒的措施：①患者头晕，血压高时应卧床休息，如厕和外出时有人陪伴；有恶心呕吐时，应将痰盂放在患者伸手可及处，呼叫器也应放在患者手边，防止取物时跌倒。②直立性低血压的预防和处理：告知患者避免长时间站立，尤其在服用降压药的最初几个小时；卧位、坐位或蹲位不能突然站起，动作宜缓慢；选择在平静休息时服药，且服药后应休息一段时间才进行活动；避免用过热的水洗澡或洗蒸气浴；不宜大量饮酒。

（3）心理护理：由于缺乏高血压相关知识，担心预后，患者出现焦虑情绪。告知患者焦虑常会引起休息和睡眠障碍，讲解高血压的病因、治疗过程，指导其休息和放松，减轻其焦虑情绪。

知识链接

失眠会导致睡眠时间减少，而睡眠时间减少会增加高血压的风险。Vgontzas 等评估了失眠和实际睡眠时间对于高血压的联合作用，通过随机抽样的1741名宾夕法尼亚州成年人的横断面调查发现，失眠和高血压风险显著相关。睡眠时间<5h与>6h相比，患高血压的风险增加。

（4）指导患者改变不良生活习惯：①清淡饮食，建议使用定量盐勺控制钠盐，每天摄入量低于6g；减少味精、酱油等含钠盐调味品的使用；减少食用含钠较高的加工产品，如咸菜、火腿等。适量摄入蛋白质，增加新鲜蔬菜、水果的摄入，增加膳食中钙的摄入。②控制体重，限制总热量，尤其控制油脂类的摄入量。③建议血压稳定后每周进行3~5次有氧运动，每次30min，如步行、慢跑、骑车、游泳和跳舞等，运动强度建议选用中等强度。评价方法分为根据主观感觉和客观表现两种。主观感觉：运动中心搏加快、微微出汗、自我感觉有点累；客观表现：运动中呼吸频率加快、微微喘，可以与人交谈，但是不能唱歌。步行速度为每分钟120步左右；运动中的心率＝170－年龄。

知识链接

高血压与肥胖密切相关,减轻体重可以改善降压药物的效果及降低心血管事件的风险。衡量超重和肥胖最简便和常用的生理测量指标是体重指数（body mass index，BMI）和腰围，其中 $18.5kg/m^2 \leqslant BMI < 24.0kg/m^2$ 为正常，$24.0kg/m^2 \leqslant BMI < 28.0kg/m^2$ 为超重，$BMI \geqslant 28.0kg/m^2$ 为肥胖；腰围主要反映中心型肥胖的程度，成年人正常腰围<90/85cm（男/女），腰围≥90/85cm（男/女）需控制体重，腰围≥95/90cm（男/女）需要减重。

问题5：如何指导患者规范使用降压药？

（1）一旦确诊高血压，就需长期服药。

（2）定期测量血压，定时、定量服药，切忌无不适时减少服药，头晕不适时加大剂量或血压正常就停药。

（3）忌频繁换药，因每一种药物起到稳定的作用都需要一定的时间，如降压药没有明显的不良反应且血压控制满意，可长期使用，没必要更换。

（4）建议早上服药。患者血压为夜间构型，夜间服药易引起低血压，器官供血不足，甚至诱发脑血栓、心绞痛、心肌梗死等。

四、案例小结

高血压是以动脉血压持续升高为特征的心血管综合征，分为原发性高血压和继发性高血压。本案例患者被诊断为原发性高血压。该患者血压持续升高，最高血压200/100mmHg，伴有腹型肥胖、血脂异常两个危险因素，还有左心室壁非对称性增厚和脑梗死病史，符合高血压3级或很高危诊断。绝大部分高血压可以预防，可以控制，但难以治愈。高血压一旦发生，需要终身管理，通过对患者进行健康指导，让其了解高血压的危险因素，改变不良生活方式，坚持终身治疗，减少高血压并发症的发生。

（王 青）

案例二 冠状动脉粥样硬化性心脏病

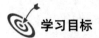 **学习目标**

掌握：冠状动脉粥样硬化性心脏病的临床表现和护理措施。
熟悉：冠状动脉粥样硬化性心脏病的辅助检查和治疗方法。
了解：冠状动脉粥样硬化性心脏病的病因及发病机制。

一、案例资料

【一般资料】 陈某，男性，66岁，汉族，高中文化，工人。

【主诉】 反复胸闷痛1周。

【病史】 患者于1周前反复出现前胸闷痛，多在餐后，常持续几个小时方可缓解；无发热、咳嗽咳痰、心悸、气促等不适。发作时查心电图示 $V_4 \sim V_6$ 导联 ST 段压低 0.1～0.2mV，诊断"冠状动脉粥样硬化性心脏病"，为进一步诊疗收入院；既往有高血压、高脂血症、哮喘、腔隙性脑梗死等病史，最高血压 180/100mmHg，服用氨氯地平治疗；否认糖尿病、肾病、外伤等病史；无吸烟、嗜酒史；已婚育，夫妻关系和睦，爱人体健。患者缺乏疾病相关知识，担心疾病预后。

【护理体检】 T 36.2℃，P 92 次/分，R 20 次/分，BP 139/81mmHg。患者神志清楚，发育正常，营养中等，慢性病容，自主体位，体格检查合作。心前区无异常隆起，心尖搏动于左侧第 5 肋间锁骨中线内 1.0cm，搏动范围直径约 1.5cm，无震颤及心包摩擦感，心尖抬举性搏动，心浊音界正常，心音有力，心率 92 次/分，律齐，各瓣膜区未闻及杂音。

【辅助检查】 三酰甘油 2.26mmol/L、总胆固醇 7.13mmol/L、载脂蛋白 B 1.61g/L、低密度脂蛋白胆固醇 4.27mmol/L。心脏彩超：主动脉瓣局部钙化并轻度反流，左心室收缩功能指标：测值正常。冠状动脉造影：左主干正常，前降支管壁欠规则，中段病变狭窄 95%；回旋支管壁欠规则；右冠状动脉管壁欠规则。

【入院诊断】 冠状动脉粥样硬化性心脏病，不稳定型心绞痛；高血压 3 级（极高危）。

【诊疗过程】 患者入院后完善相关检查，给予抗血小板聚集、调血脂、扩张冠状动脉、降血压、改善循环等药物治疗，行经皮冠状动脉介入术（percutaneous coronary intervention，PCI），在前降支植入支架 1 枚。经积极治疗和护理，患者恢复良好，做好宣教并办理出院，嘱患者定期门诊复诊。

二、案例问题引导

问题 1：患者入院诊断为冠状动脉粥样硬化性心脏病、不稳定型心绞痛，依据是什么？

问题 2：冠状动脉粥样硬化性心脏病的临床表现有哪些？

问题 3：目前该患者最有效的治疗手段是什么？

问题 4：该患者存在的护理问题有哪些？

问题 5：应对该患者采取哪些护理措施？

三、案例分析

问题 1：患者入院诊断为冠状动脉粥样硬化性心脏病、不稳定型心绞痛，依据是什么？

依据：患者有高血压、高脂血症病史；临床表现为反复胸闷痛，多在餐后，持续几个小时方可缓解。三酰甘油 2.26mmol/L、总胆固醇 7.13mmol/L、载脂蛋白 B 1.61g/L、低密度脂蛋白胆固醇 4.27mmol/L。心脏彩超：主动脉瓣局部钙化并轻度反流。左心室收缩功能指标：测值正常。发作时查心电图示 $V_4 \sim V_6$ 导联 ST 段压低 0.1～0.2mV。冠状动脉造影：前降支管壁欠规则，中段狭窄 95%。

知识链接

冠状动脉粥样硬化性心脏病（coronary atherosclerotic heart disease）是指冠状动脉粥样硬化导致血管腔狭窄、阻塞和（或）冠状动脉功能性改变（痉挛），从而使心肌缺血、缺氧或坏死而引起的心脏病，统称冠状动脉性心脏病（coronary heart disease，CHD），简称冠心病，又称缺血性心脏病（ischemic heart disease）。根据冠心病的各种危险因素、典型发作性胸痛和心肌缺血的查证，一般即可以建立诊断。目前冠状动脉造影是诊断冠心病的"金标准"。

根据病理解剖和病理生理变化，冠心病有不同的临床分型。1979 年，WHO 曾将冠心病分为无症状性心肌缺血、心绞痛、心肌梗死、缺血性心肌病、猝死 5 型。近年根据发病特点和治疗原则将本病分为慢性冠状动脉病（chronic coronary artery disease，CAD）[或称慢性缺血性综合征（chronic ischemic syndrome，CIS）]和急性冠状动脉综合征（acute coronary syndrome，ACS）两大类。前者包括稳定型心绞痛、冠状动脉正常的心绞痛（如 X 综合征）、无症状性心肌缺血和缺血性心力衰竭（缺血性心肌病）。后者是由于冠状动脉粥样硬化斑块破裂、血栓形成或血管持续痉挛而引起的急性或亚急性心肌缺血和（或）坏死的临床综合征，主要包括不稳定型心绞痛、非 ST 段抬高型心肌梗死、ST 段抬高型心肌梗死和冠心病猝死。

问题 2：冠状动脉粥样硬化性心脏病的临床表现有哪些？

冠状动脉粥样硬化性心脏病的临床表现主要为发作性胸痛。

（1）稳定型心绞痛

1）症状：以发作性胸痛为主要临床表现，典型疼痛的特点如下所示。

A. 部位：主要在胸骨体中、上段之后，或在心前区，界限不很清楚，常放射到左肩、左臂内侧达环指和小指，或至颈、咽或下颌部。

B. 性质：常为压迫样、憋闷或紧缩样感，偶伴有濒死感。有些人仅觉胸闷而非胸痛，发作时患者往往不自觉地停止原来的活动，直至症状缓解。

C. 诱因：体力劳动、情绪激动、饱餐、寒冷、吸烟、心动过速、休克等。其疼痛的发生往往是在劳力和情绪激动的当时，而不是在之后。

D. 持续时间：疼痛出现后常逐渐加重，持续 3～5min，一般不超过 15min。一般休息或舌下含服硝酸甘油可缓解。

2）体征：心绞痛发作时可出现面色苍白、出冷汗、心率增快、血压升高，心尖部听诊有时出现第四或第三心音奔马律；可有暂时性心尖部收缩期杂音，其原因为心乳头肌缺血所致功能失调引起的二尖瓣关闭不全。

（2）不稳定型心绞痛

1）症状：不稳定型心绞痛的胸痛部位、性质与稳定型心绞痛相似，但具有以下的特点。

A. 原有稳定型心绞痛在一个月内疼痛发作的频率增加、程度加重、时限延长、诱因发生改变，硝酸酯类药物缓解作用减弱。

B. 1～2 个月新发生的较轻负荷所诱发的心绞痛。

C. 休息状态下、夜间发作心绞痛或轻微活动即可诱发，发作时表现为 ST 段抬高的变异型心绞痛。

2）体征：体检时能听到一过性第三心音或第四心音，以及由于二尖瓣反流引起的一过性收缩期杂音，不具有特异性，当然详细的体格检查还是可以发现相关的危险因素，并可作为判断预后的重要依据。

问题 3：目前该患者最有效的治疗手段是什么？

患者冠状动脉造影显示前降支管壁欠规则，中段狭窄 95%。该患者最有效的治疗手段为 PCI，在前降支中段行球囊扩张并置入支架。

问题 4：该患者存在的护理问题有哪些？

该患者目前存在的护理问题：①急性疼痛：胸痛，与心肌缺血、缺氧有关；②活动无耐力，与心绞痛发作时心肌血氧的供需失调有关；③焦虑，与担心 PCI 效果、缺乏疾病康复保健知识有关；④有心脏灌注不足的危险，与介入治疗后患者冠状动脉急性或亚急性闭塞有关；⑤有出血的危险，与介入治疗有关。

问题 5：应对该患者采取哪些护理措施？

（1）缓解胸痛：①应立即停止正在进行的活动，就地休息；②安慰患者，解除紧张不安的情绪，以减少心肌耗氧量；③给予氧气吸入，保证患者血氧饱和度在 95% 以上；④评估患者疼痛的部位、性质、程度、持续时间。

（2）休息与活动：①评估患者由于心绞痛发作而带来的活动受限程度。②为患者制订活动计划，心绞痛发作时应立即停止活动；PCI 术后患者不需要卧床休息，在病房内适当活动；出院后鼓励患者参加适当的体力劳动和有氧运动，时间可持续 20~60min，频率为每周 3~5 次，最大活动量以不发生心绞痛症状为度，避免竞赛活动和屏气用力动作，避免过度紧张的工作和长时间工作。③观察与处理活动中的不良反应，监测患者活动过程中有无胸痛、呼吸困难、脉搏增快等不良反应，出现异常情况应立即停止活动，并给予含服硝酸甘油、吸氧等处置。

（3）心理护理：护士与患者建立相互信任的关系，主动介绍 PCI 配合和术后的护理知识，指导患者低盐、低脂饮食，少量多餐，解除患者由于缺乏相关知识而产生的思想顾虑，缓解其焦虑情绪。

（4）术中监测导管定位、造影、球囊扩张时心电及血压的变化，发现低血压、心律失常等异常时报告医生并采取相应措施。术后行 12 导联心电图检查，与术前心电图对比，严密观察患者有无胸痛情况，如有胸痛行心电图检查，了解是否有心肌缺血表现，必要时行急诊冠状动脉造影。嘱患者出院后服用抗血小板聚集药物（如氯吡格雷和阿司匹林）至少 1 年（或遵医嘱），预防支架内血栓形成。如有胸痛应立即到医院就诊。

（5）观察患者桡动脉穿刺点有无出血、血肿，保持穿刺肢体腕部制动，气囊充气式压迫器每 2h 缓慢抽气 1~2ml（螺旋式压迫器每 2h 旋转按钮放松 2 圈），注意边减压边观察，若发现渗血，及时适当还原压力，直至止血，必要时报告手术医生，给予重新压迫。

四、案 例 小 结

冠状动脉粥样硬化性心脏病是指冠状动脉粥样硬化使血管腔狭窄、阻塞和（或）因冠状动脉功能性改变（痉挛）导致心肌缺血缺氧或坏死而引起的心脏病，简称冠心病。1979 年 WHO 曾将之分为无症状性心肌缺血、心绞痛、心肌梗死、缺血性心肌病、猝死 5 型。结合本案例患者的病史、临床表现、心电图、心脏彩超和冠状动脉造影结果，诊断为冠状动脉粥样硬化性心脏病，不稳定型心绞痛。给予抗血小板聚集、调血脂、扩张冠状动脉、降低心肌氧耗、降血压、改善循环和 PCI 治疗。术后落实病情观察、疼痛护理、心理护理、心脏康复指导、用药指导等护理措施，控制冠心病的各种危险因素，延缓冠状动脉粥样硬化进展，降低患者再发心血管事件和心血管死亡风险。

（王　青）

案例三　急性心肌梗死

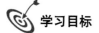 **学习目标**

掌握：急性心肌梗死的临床表现和护理措施。
熟悉：急性心肌梗死的辅助检查和治疗方法。
了解：急性心肌梗死的病因及发病机制。

一、案例资料

【一般资料】　张某，女性，74 岁，汉族，初中文化，农民。

【主诉】　胸痛 6h。

【病史】　患者于 6h 前睡醒时出现胸闷痛，呈胸前区持续性疼痛，放射至左上肢及背部，伴气促、大汗淋漓、恶心、头晕，遂到医院急诊；心电图检查提示 $V_2\sim V_6$ 导联出现异常高大两肢不对称的 T 波，肌钙蛋白 T 0.096μg/L，考虑"急性心肌梗死"收入院；患者否认既往有高血压、糖尿病、高脂血症、重大外伤等病史；否认吸烟、嗜酒、药物过敏史。月经初潮年龄 13 岁，每次月经持续 4~6 天，月经周期 30 天。已绝经多年，绝经后无异常阴道流血。已婚，育有 4 女，家人体健。患者缺乏疾病相关知识，担心疾病预后。

【护理体检】　T 36.7℃，P 56 次/分，R 19 次/分，BP 121/67mmHg。患者神志清楚，急性面容，查体合作；全身皮肤无出血点及瘀斑，睑结膜无苍白；心界不大，心尖搏动位于左锁骨中线内侧 0.5cm，无抬举感，无震颤，心音低，心率 56 次/分，律齐，未闻及病理性杂音及心包摩擦音。

【辅助检查】　肌钙蛋白 T 0.096μg/L，CK 460.7U/L（正常：男 38~174U/L，女 26~140U/L），CK-MB 37.7U/L，三酰甘油 1.82mmol/L，C 反应蛋白 10.96mg/L，N 端脑钠肽前体 2030ng/L，血常规、电解质、凝血功能正常。心脏彩超示左心室前间壁中下段及心尖部运动稍减弱，少量心包积液，左心室收缩功能正常，左心室舒张功能指标示顺应性欠佳。急诊科心电图检查提示 $V_2\sim V_6$ 导联出现异常高大两个不对称的 T 波；入院后心电图示 I 、aVL、aVR 导联 ST 段抬高 0.05~0.1mV，II 、III 、aVF、$V_5\sim V_6$ 导联 ST 段压低 0.1~0.3mV，有动态改变。冠状动脉造影示左主干缺如，前降支中段闭塞，回旋支管壁欠规则，右冠状动脉开口狭窄 60%，近中段狭窄 50%~60%。

【入院诊断】　冠状动脉粥样硬化性心脏病；急性心肌梗死。

【诊疗过程】　患者入院后完善相关检查；告病危；急诊冠状动脉造影显示前降支中段闭塞，立即行急诊 PCI，在前降支病变处植入支架 1 枚，术后心电监护，予抗血小板聚集、调血脂稳定斑块、营养心肌、改善循环、抑酸护胃等治疗。经积极治疗和护理，患者恢复良好，做好宣教并办理出院，嘱患者定期门诊复诊。

二、案例问题引导

问题 1：患者入院诊断为急性心肌梗死，依据是什么？

问题 2：急性心肌梗死的临床表现有哪些？

问题 3：患者为什么要行急诊 PCI？

问题 4：该患者存在的护理问题有哪些？

问题 5：应对该患者采取哪些护理措施？

三、案例分析

问题 1：患者入院诊断为急性心肌梗死，依据是什么？

依据：患者于 6h 前睡醒后出现胸闷痛，呈胸前区持续性疼痛，放射至左上肢及背部，伴气促、大汗淋漓、恶心、头晕，为急性心肌梗死典型的临床表现。患者肌钙蛋白 T 0.096μg/L，CK 460.7U/L（男 38～174U/L，女 26～140U/L），CK-MB 37.7U/L，N 端脑钠肽前体 2030ng/L。发作时心电图检查提示 V_2～V_6 导联出现异常高大两个不对称的 T 波；入院后心电图示 I、aVL、aVR 导联 ST 段抬高 0.05～0.1mV，II、III、aVF、V_5～V_6 导联 ST 段压低 0.1～0.3mV，有动态改变。冠状动脉造影：前降支中段闭塞。

> **知识链接**
>
> 急性心肌梗死（acute myocardial infarction，AMI）是指急性心肌缺血性坏死，大多是在冠状动脉病变的基础上发生冠状动脉血供急剧减少或中断，从而使相应的心肌严重而持久地急性缺血所致。其多数是在不稳定冠状动脉粥样硬化斑块破溃、糜烂基础上继发血栓形成，从而导致冠状动脉血管持续、完全闭塞。根据典型的临床表现、特征性的心电图改变及实验室检查，诊断本病并不困难。
>
> 对于突然发生严重心律失常、休克、心力衰竭而原因未明，或突然发生较重而持久的胸闷或胸痛的老年患者，都应考虑本病的可能。宜先按 AMI 来处理，并尽早进行心电图、血清心肌坏死标志物测定等动态观察以确定诊断。

问题 2：急性心肌梗死的临床表现有哪些？

（1）疼痛：是最先出现和最突出的症状，多发生于清晨，疼痛部位和性质与心绞痛相同，但诱因多不明显，且常发生于安静时，程度较重，持续时间较长，可达数小时或更长，休息和含用硝酸甘油多不能缓解，患者常烦躁不安、出汗、恐惧、胸闷或有濒死感。少数患者无疼痛，一开始即表现为休克和急性心力衰竭。部分患者疼痛位于上腹部，可能被误诊为胃穿孔、急性胰腺炎等急腹症；部分患者疼痛放射至下颌、颈部、背部上方，可能被误诊为其他疾病。

（2）全身症状：有发热、心动过速、白细胞增高和红细胞沉降率增快等，由坏死物质被吸收引起。一般在疼痛发生后 24～48h 出现，程度与梗死范围常呈正相关，体温一般在 38℃左右，很少达到 39℃，持续约一周。

（3）胃肠道症状：疼痛剧烈，时常伴有频繁的恶心、呕吐和上腹胀痛，与迷走神经受坏死心肌刺激和心排血量降低、组织灌注不足等有关。肠胀气也不少见，重症者可发生呃逆。

（4）心律失常：见于 75%～95% 的患者，多发生在起病 1～2 天，以 24h 内最多见。可见乏力、头晕、晕厥等症状。各种心律失常中以室性心律失常最多见，尤其是室性期前收缩，如果室性期前收缩频发（每分钟 5 次以上）、成对出现或呈短阵室性心动过速，多源性或落在前一心搏的易损期（R 在 T 波上），常为心室颤动的先兆。心室纤颤是 AMI 早期（特别是患者入院前）的主要死因。房室传导阻滞和束支传导阻滞也较多见。前壁心肌梗死如发生房室传导阻滞表明梗死范围广泛，情况严重。

（5）低血压和休克：疼痛发作期间血压下降常见，未必是休克。如疼痛缓解而收缩压仍低于80mmHg，且有烦躁不安、面色苍白、皮肤湿冷、脉细而快、大汗淋漓、尿量减少（＜20ml/h）、神志迟钝、甚至晕厥表现，则为休克。

（6）心力衰竭：主要是急性左心衰竭，可在起病最初几天内发生，或在疼痛、休克好转阶段出现，为梗死后心脏舒缩力显著减弱或不协调所致，发生率为32%～48%。

问题3：患者为什么要行急诊PCI？

患者已确诊为STAMI（急性ST段抬高型心肌梗死），《急性ST段抬高型心肌梗死诊断和治疗指南》指出，早期、快速和完全的开通梗死相关血管是改善STAMI预后的关键（到达医院后30min内开始溶栓或90min内开始PCI治疗）。对丁不具备PCI条件的医院可行溶栓治疗，患者所在医院已具备PCI条件，患者发病6h，无重大外伤、手术史、凝血功能异常、药物过敏史等禁忌证，行急诊PCI能尽快恢复心肌的血液灌注，以挽救濒死的心肌、防止梗死扩大，保护患者的心脏功能。

知识链接

《急性ST段抬高型心肌梗死诊断和治疗指南》要求开展急诊介入的心导管室每年PCI量≥100例，主要操作者具备介入治疗资质且每年独立完成PCI≥50例。开展急诊PCI的医院应全天候应诊，并争取STAMI患者首诊至直接PCI的时间≤90min。

问题4：该患者存在的护理问题有哪些？

该患者目前存在的护理问题：①急性疼痛，胸痛与心肌缺血坏死有关；②有便秘的危险，与进食少、活动少、不习惯床上排便有关；③恐惧，与起病急、病情危重、环境陌生、缺乏疾病知识和担心疾病预后有关。

问题5：应对该患者采取哪些护理措施？

（1）缓解疼痛的方法：①安置患者在冠心病监护室进行心电图、血压和呼吸的监测，发病12h内绝对卧床休息，保持环境安静，限制探视；②为增加心肌氧的供应，减轻缺血和疼痛，鼻导管低流量吸氧；③患者收缩压在100mmHg以上，遵医嘱给予吗啡或哌替啶止痛，给予静脉持续泵入硝酸酯类药物扩张冠状动脉血管并随时监测血压的变化；④配合医生行急诊PCI，开通闭塞冠状动脉并落实急诊PCI的护理措施，做好术后并发症的观察和护理（见冠状动脉粥样硬化性心脏病患者的护理措施）。

（2）通便措施：①起病后4～12h给予流质饮食，随后过渡到低脂、低胆固醇、粗纤维、清淡易消化的饮食，少量多餐；每天清晨给以蜂蜜20ml，加温开水同饮；②每天按摩腹部，以促进肠蠕动；③患者床边使用坐便器，遮挡患者，保护隐私。

（3）恐惧：①解除疼痛；②安慰患者；③简单介绍介入室的环境、急诊PCI的治疗方法和预后，消除患者的恐惧感。

四、案例小结

急性心肌梗死是由冠状动脉急性闭塞引起的部分心肌缺血性坏死。本案例结合患者的临床表现及特征性心电图改变，以及急诊冠状动脉造影显示前降支中段闭塞，可明确诊断。立即为患者实施急诊PCI治疗，开通闭塞前降支，挽救濒死的心肌、防止心肌梗死范围的扩大，保护患者的心脏功能。护士术前做好患者心理工作，以及导管材料、抢救仪器、物品和药品准备。术中、术后严密观察病情变化，及时处理心律失常、低血压、急性冠状动脉闭塞等并发症。做好心理护理和健康指导，以促进患者的康复。

（王 青）

案例四 心律失常

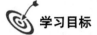 **学习目标**

掌握：心律失常的临床表现和护理措施。
熟悉：心律失常的辅助检查和治疗方法。
了解：心律失常的病因及发病机制。

一、案例资料

【一般资料】 冯某，男性，30岁，汉族，本科学历，计算机程序员。

【主诉】 突发心悸4h。

【病史】 患者自诉4h前因饮用大量咖啡后突发心悸，且有强烈的心跳搏动感，休息后未缓解，无晕厥、无头晕、头痛，无咳嗽、咳痰，无胸闷、胸痛，无气促、大汗淋漓，无腹痛、腹泻。立即来医院急诊科就诊，行心电图示：①阵发性室上性心动过速（191次/分）；②T波改变。予以极化液、维拉帕米、三磷酸腺苷注射液等治疗后症状较前缓解，但心电图未转窦性心律。拟"室上性心动过速"收入院。自发病以来，患者精神、睡眠、食欲尚可，二便正常，近期无体重变化。患者曾于20年前因感冒发热于当地医院就诊，诊断为"心肌炎"，予以保守治疗后好转出院（治疗药物具体不详）。患者自诉平素心率快，但无其他明显不适症状。原籍出生长大，近期未到过外地，有吸烟史8年，10支/天，未戒除，否认饮酒史。

【护理体检】 T 36.8℃，R 175次/分，R 16次/分，BP 130/83mmHg，身高1.70m，体重73kg。患者神志清醒。发育正常，营养中等，对答切题，查体配合，步入病房。心前区无隆起，心尖搏动位于第五肋间左锁骨中线内0.5cm，未触及震颤及抬举样搏动，心浊音界无扩大，心律齐，各瓣膜听诊区未闻及杂音；胸廓外形正常，无桶状胸，未触及包块，无压痛，双肺呼吸运动对称，双肺触诊语颤正常，无胸膜摩擦感；双肺叩诊呈清音，双肺呼吸音清，双肺未闻及干、湿啰音，未闻及胸膜摩擦音。

【辅助检查】 心电图检查：阵发性室上性心动过速。血生化：随机血糖10.19mmol/L，AST 82.73U/L，GTT（葡萄糖耐量试验）89.73U/L，余项未见明显异常。血常规：WBC $12.3×10^9$/L，余项未见明显异常。

【入院诊断】 阵发性室上性心动过速。

【诊疗过程】 患者入院后完善相关检查：血常规、凝血功能、生化；传染病筛查、粪便常规、尿液分析；心电图、动态心电图、心脏彩超、胸部CT平扫等。入院后患者经2次静脉注射维拉帕米及三磷酸腺苷后未转窦性心律，给予同步直流电复律（75J）后立即转为窦性心律，密切监测患者心率，必要时予以β受体阻滞剂控制心室率。

> **知识链接**
>
> 心律失常（arrhythmia）指心脏冲动的频率、节律、起源部位、传导速度或激动次序的异常。

同步直流电复律（电除颤）是指在严重快速心律失常时，将一定强度的电流直接或经胸壁作用于心脏，使全部或大部分心肌在瞬间除极，然后心脏自律性最高的起搏点（通常是窦房结）重新主导心脏节律的治疗过程。适用于心房颤动（atrial fibrillation）电复律：①心房颤动持续时间在1年以内。病因可能包括风湿性心脏瓣膜病（rheumatic valvular heart disease）及其他较少见病因如冠状动脉粥样硬化性心脏病（coronary atherosclerotic heart disease）、高血压（hypertension）、心肌病（cardiomyopathy）、特发性房颤（essential atrial fibrillation）等；②快速心房颤动用药物控制不满意，患者有明显不适症状；③原发病经治疗或手术后仍有心房颤动持续者，如甲状腺功能亢进基本得到控制后、心脏手术后；④预激综合征。

电复律的护理措施如下所示：

（1）电复律前护理：①全面的体格检查和有关实验室检查（包括心电图和血液化验等）；②如果患者正在服用地高辛等洋地黄类药物，应在电复律前停服24～48h；③心电图记录及心电连续监测，在进行电复律之前需要建立输液的通道；④服用抗心律失常药物，对电复律后维持正常心律有帮助；⑤在电复律时，注意两个电极之间的胸壁应保持干燥，以避免电流沿胸壁表面流动而未通过心脏，这样达不到效果。

（2）电复律后护理：①心电监护，电复律后持续心电监测生命体征24h，每30min记录1次；②休息、饮食，患者应卧床休息24h，24h内避免进食，以免恶心、呕吐；③护理人员应做好患者生活护理，患者能进食后给予高热量、高维生素易消化的饮食，保持大便通畅。

二、案例问题引导

问题1：患者入院诊断为阵发性室上性心动过速，依据是什么？

问题2：阵发性室上性心动过速的临床表现有哪些？

问题3：阵发性室上性心动过速的治疗要点有哪些？

问题4：该患者存在哪些主要护理问题？

问题5：应对该患者采取哪些护理措施？

三、案例分析

问题1：患者入院诊断为阵发性室上性心动过速，依据是什么？

依据：患者饮用过量咖啡后，突发心悸4h，心率175次/分，节律规则。心电图示阵发性室上性心动过速。

问题2：阵发性室上性心动过速的临床表现有哪些？

阵发性室上性心动过速发作时，患者常有心悸，症状轻重取决于发作时心室率快慢及持续时间。听诊心律绝对规则，心尖部第一心音强度恒定。该患者突发心悸，且有强烈的心跳搏动感，休息后未缓解。

知识链接

阵发性室上性心动过速（paroxysmal supraventricular tachycardia, PSVT）的临床表现：①心率快，多在160～220次/分，节律规则；②心悸或胸内有强烈的心跳搏动感；③多尿、出汗、呼吸困难；④持续时间长可导致严重循环障碍，引起心绞痛、头昏、晕厥，甚至心力衰竭、休克；⑤突然发作又突然停止，在发作停止时，由于恢复窦性心律间歇太长，偶有发生晕厥者；⑥刺激迷走神经末梢，可使 50%～80% 的 PSVT 突然中止；⑦心音绝对规则一致，脉搏细速，血压可下降；⑧心电图示连续 3 个以上迅速出现 QRS 波，频率 160～220 次/分，R-R 间距相等。

问题 3：阵发性室上性心动过速的治疗要点有哪些？

（1）急性发作期

1）尝试刺激迷走神经：如刺激咽后壁诱导恶心；瓦尔萨尔瓦（Valsalva）动作（深吸气后屏气，再用力做呼吸动作），按摩颈动脉窦（患者取仰卧位，先右侧，每次 5～10s，切勿双侧同时按摩），按压眼球（高度近视及青光眼者禁用），将面部浸入冰水等。

2）药物应用：首选腺苷，6～12mg 快速静脉注射，无效时改为静脉注射维拉帕米（首次 5mg，若无效，时隔 10min 再静脉注射 5mg）或地尔硫䓬；伴有心力衰竭者可用毛花苷丙静脉注射；对伴有低血压者，可用升压药如盐酸去甲肾上腺素、甲氧明等，通过反射性兴奋迷走神经终止心动过速，但老年人、急性心肌梗死者等禁用；其他还可选用普罗帕酮、艾司洛尔等药物。

3）其他：食管心房调搏术常能有效终止发作；以上治疗无效或当患者出现严重心绞痛、低血压、心力衰竭时应施行同步直流电复律。

（2）预防复发：洋地黄、长效钙通道阻滞剂、β 受体阻滞剂或普罗帕酮可供选用。导管射频消融技术已十分成熟，具有安全、迅速、有效且能根治心动过速的优点，应优先考虑应用。

问题 4：该患者存在哪些主要护理问题？

该患者目前存在的护理问题：①活动无耐力，与心律失常导致心肌缺血或心排血量减少有关；②潜在并发症——猝死；③焦虑，与心律失常反复发作、疗效欠佳、患者缺乏疾病知识、担心疾病预后有关。

问题 5：应对该患者采取哪些护理措施？

（1）减少活动或提高活动耐力的措施

1）体位与休息：嘱患者当心律失常发作导致胸闷、心悸、头晕等不适时采取高枕卧位、半卧位等，尽量避免左侧卧位，必要时遵医嘱给予镇静剂，保证患者充分的休息与睡眠。

2）给氧：在有呼吸困难、发绀等缺氧表现时，给予 2～4L/min 氧气吸入。

3）制订活动计划：评估患者心律失常的类型和临床表现，与患者及其家属共同制订活动计划。对无器质性心脏病的良性心律失常患者，鼓励其正常工作和生活，建立健康的生活方式。

4）用药护理：严格执行医嘱，按时按量给予抗心律失常药物，静脉注射时速度宜慢（腺苷除外），一般 5～15min 注射完，静脉滴注药物时尽量用输液泵调节速度。

5）避免诱因：嘱患者避免剧烈活动、情绪激动或紧张、快速改变体位等，一旦有头晕、黑矇等先兆时立即平卧，以免跌伤。

（2）预防猝死的措施

1）严重心律失常者，应持续心电监护，严密监测生命体征、血氧饱和度和神志变化。

2）留置静脉导管，备好抗心律失常药物及其他抢救药物、除颤仪、临时起搏器等。

3）一旦发生猝死，立即配合抢救。

（3）心理护理：由于缺乏疾病及其治疗相关知识，患者可能会出现焦虑。护理人员应与患者建立相互信任的关系，鼓励患者表达内心的感受，主动询问有关疾病及其治疗方面的问题。应促进患者的休息和放松，因焦虑常会引起休息和睡眠障碍。

四、案例小结

心律失常是指心脏冲动的频率、节律、起源部位、传导速度或激动次序的异常。心律失常按其发生机制可分为冲动形成异常和冲动传导异常。按心律失常发生时心率的快慢可将其分为快速性心律失常和缓慢性心律失常。本案例为阵发性室上性心动过速。在护理此类患者时，应根据患者不同的治疗方案给予不同的监测和指导。本案例患者主要是饮用大量咖啡后突发心悸4h，患者经2次静脉注射维拉帕米及三磷酸腺苷后未转窦性心律，考虑对药物反应性差，给予同步直流电复律（75J）后立即转为窦性心律。本案例患者主要出现活动无耐力、有猝死的危险、焦虑等问题，因此在护理此类患者时要严密监测心电图，做好健康教育，指导患者避免诱因，防止复发。

（王丹心）

案例五　心力衰竭

 学习目标

掌握： 心力衰竭的临床表现和护理措施。
熟悉： 心力衰竭的辅助检查和治疗方法。
了解： 心力衰竭的病因及发病机制。

一、案例资料

【一般资料】　陈某，男性，75岁，农民。

【主诉】　反复胸闷、气促5年，偶感腹胀，间断有颜面部及下肢水肿，且活动耐量下降。

【病史】　5年多前，患者无明显诱因出现胸闷、气促，以活动后明显，持续时间不等，休息后可缓解；偶感腹胀，间断有颜面部及下肢水肿，且活动耐量下降。曾至外院就诊，完善检查后诊断为"心力衰竭、胸腔积液"，经抗心力衰竭及胸腔穿刺抽液等对症治疗后患者症状缓解出院。出院后不规律口服利尿剂等药物，仍反复气促。1天前患者无明显诱因出现夜间阵发性呼吸困难，伴心悸、双下肢水肿，伴胸闷、腹胀、尿少，无喘息，无视物旋转，无视物模糊，无恶心、呕吐，无四肢乏力。门诊拟"慢性心力衰竭"收入院。自发病以来，患者精神、食欲、睡眠差，大便正常，近期体重无明显改变。吸烟史30余年，40～100支/天，已戒烟12年。患者缺乏疾病相关知识，担心疾病预后。已婚，育有2子2女，爱人及孩子均健康。

【护理体检】　T 36.5℃，P 78次/分，R 28次/分，BP 116/60mmHg，身高1.56m，体重58kg。患者偶有气促、咳嗽、胸闷、无发热；有夜间阵发性呼吸困难。食欲尚可，大便正常。神志清楚。双肺呼吸音粗，双肺底可闻及少许湿啰音，未闻及干啰音。心界向左扩大，心率82次/分，律齐，各瓣膜听诊区未闻及杂音。腹平软，全腹无压痛、反跳痛；肝脾肋下未触及，无肝区及肾区叩击痛。双下肢轻度水肿。

【辅助检查】　X线检查：心影呈普大型，心胸比例为0.67，双肺门增粗，双肺血流增多。血液检查：心肌梗死心力衰竭系列检查，NT-proBNP（B型尿钠肽）>10 000pg/ml。地高辛浓度：<0.30μg/ml。电解质：K^+ 5.48mmol/L，Na^+ 133mmol/L，Cl^- 94.9mmol/L。心脏疾病救治指标：AST 331U/L，CK 403U/L，CK-MB 303U/L，LDH 406U/L，CTnI 0.11μg/L。

肝功能：ALT 47.15U/L，ALB 27.45g/L，TBiL 46.3μmol/L，DBiL 25.3μmol/L，IBiL 21.0μmol/L；BNP 2871.5pg/ml。超声心电图：节段性室壁运动异常（左心室后下壁运动及收缩力减弱），左心室收缩、舒张功能减退，左心室射血分数减低（31%），全心扩大。心电图：QRS波群时间大于0.15s（0.16s）。

【入院诊断】　慢性心力衰竭；心功能Ⅳ级；扩张型心肌病；完全性左束支传导阻滞。

【诊疗过程】　患者入院后完善相关检查，遵医嘱心电监护、监测生命体征、吸氧，嘱低盐、低脂饮食、卧床休息。给予利尿、扩血管、强心、抗血小板聚集、营养心肌、调血脂、抑制心室重构、改善循环等治疗。住院20天期间，患者经规范药物治疗仍然出现反复心功能不全及心力衰竭发作，多次心脏彩超示射血分数<35%。患者符合行心脏再同步化治疗除颤器（CRT-D）治疗指征，进行CRT-D治疗。CRT-D术后观察并监测病情8天后，患者无胸闷、心悸、气促，无明显咳嗽、咳痰，无夜间阵发性呼吸困难，无双下肢水肿。伤口愈合良好，一般情况尚可，予以办理出院并做好出院指导。

二、案例问题引导

问题1： 患者入院诊断为慢性心力衰竭，依据是什么？

问题2： 慢性心力衰竭的临床表现有哪些？

问题3： 慢性心力衰竭患者为什么要监测24h尿量？

问题4： 该患者为什么要做CRT-D？

问题5： 该患者存在哪些主要护理问题？

问题6： 应对该患者采取哪些护理措施？

三、案例分析

问题1： 患者入院诊断为慢性心力衰竭，依据是什么？

依据：患者为老年男性，有反复胸闷、气促症状，近期加重；有夜间阵发性呼吸困难；出现双下肢水肿。体格检查肺部湿啰音、叩诊心界扩大，可闻及期前收缩，双下肢水肿。心肌梗死心力衰竭系列检查：NT-proBNP＞10 000pg/ml。地高辛浓度：＜0.30μg/ml。心脏彩超发现节段性室壁运动异常（左心室后下壁运动及收缩力减弱），左心室收缩、舒张功能减退，左心室射血分数减低（31%），全心扩大。少量心包积液（pericardial effusion）。

问题2： 慢性心力衰竭的临床表现有哪些？

慢性心力衰竭的临床表现分为左心衰竭、右心衰竭和全心衰竭。该患者有胸闷、气促，以活动后明显，持续时间不等，休息后可缓解；偶感腹胀，间断有颜面部及下肢水肿，且活动耐量下降。双肺呼吸音粗，双肺底可闻及少许湿啰音。

知识链接　　　　　　　　　**心功能评估**

（1）心功能分级：心力衰竭的严重程度常采用美国纽约心脏病协会（New York Heart Association，NYHA）的心功能分级方法。

1）Ⅰ级：患者患有心脏病，但日常活动量不受限制，一般活动不引起乏力、呼吸困难等心力衰竭症状。

2）Ⅱ级：体力活动轻度受限。休息时无自觉症状，但平时一般活动可出现上述症状，休息后很快缓解。

3）Ⅲ级：体力活动明显受限。休息时无症状，低于平时一般活动量时即可引起上述症状，休息较长时间后症状方可缓解。

4）Ⅳ级：任何体力活动均会引起不适。休息时也有心力衰竭的症状，稍有体力活动后症状即加重。如无须静脉给药，可在室内或床边活动者为Ⅳa级，不能下床并需静脉给药支持者为Ⅳb级。

（2）心力衰竭（heart failure）分期：由美国心脏病学会/美国心脏协会（ACC/AHA）于2001年提出，其以心力衰竭相关的危险因素、心脏的器质性及功能性改变、心力衰竭的症状等为依据将心力衰竭分为4期。

1）A期（前心力衰竭阶段）：无心脏结构或功能异常，也无心力衰竭症状体征，但有发生心力衰竭的高危因素，如高血压、冠心病、代谢综合征等。

2）B期（前临床心力衰竭阶段）：已发展成结构性心脏病，如左心室肥厚、无症状性心脏瓣膜病，但从无心力衰竭症状、体征。

3）C期（临床心力衰竭阶段）：已有结构性心脏病，且目前或既往有心力衰竭症状、体征。

4）D期（难治性终末期心力衰竭阶段）：有进行性结构性心脏病，虽经积极的内科治疗，休息时仍有症状，因心力衰竭反复住院，需要特殊干预。

（3）六分钟步行试验（6 minute walking test, 6MWT）：让患者在平直走廊里尽可能快地行走，测定其6min的步行距离：<150m为重度心力衰竭；150~450m为中度心力衰竭；>450m为轻度心力衰竭。

问题3： 慢性心力衰竭患者为什么要监测24h尿量？

心力衰竭患者补液量以"量出为入"的原则，因此要准确记录24h液体出入量，以此作为调整利尿剂使用的重要标准。若患者尿量<30ml/h，应报告医生。

问题4： 该患者为什么要做CRT-D？

CRT-D是指心脏再同步化治疗除颤器（cardiac resynchronization therapy defibrillator），即整合CRT装置和ICD装置的功能心脏植入装置，其既能起到心脏再同步化以改善心功能的作用，又能最大限度地预防心脏性猝死，降低患者死亡率。CRT是心脏再同步治疗的意思，当心脏出现室内传导阻滞时（适应证为完全性左束支传导阻滞），左、右心室不同步收缩，植入人工三腔（右心房、右心室、左心室）起搏器以达到心房、心室顺序起搏并使左、右心室同步收缩，提高心脏射血分数。CRT-D是在CRT的基础上兼顾除颤功能（CRT＋ICD），也就是说，除了可达到双心室同步收缩，其还有除颤功能。该患者经规范药物治疗仍然出现反复心功能不全及心力衰竭发作，多次心脏彩超示射血分数<35%，符合行CRT-D治疗指征，进行CRT-D治疗。

知识链接　　　　　心脏起搏器植入后的注意事项

①植入心脏起搏器后一段时间，一般每个月要门诊复查，每位患者都有一个卡片，相当于心脏起搏器的身份证。卡片上会登记植入的心脏起搏器型号、心脏起搏器工作的担保年限、植入心脏起搏器的医院和医生姓名等信息。患者在乘坐飞机时应携带此卡片，因为体内的起搏器在通过安检门的时候会报警，因此过安检时出示此卡片可避免安检人员用探头靠近患者的心脏起搏器。②在起搏器植入时，医生会根据患者的情况设置程控参数。患者的情况及病情可能会随时间的推移而变化，因此需要定期去门诊随访。③随

访内容包括体格检查、心电图、体外程控起搏器参数。必要时还需做动态心电图、超声心动图及胸片等检查。一般建议在出院后第1个月随访一次，第2个月至半年每2～3个月随访一次。半年后至心脏起搏器预期寿命终止前半年可每半年至1年随访一次，之后缩短为每2～3个月随访一次，甚至每个月一次。发现电池接近耗竭时应及时住院更换。随访过程中发现问题应缩短随访间期。

问题5：该患者存在哪些主要护理问题？

该患者目前存在的护理问题：①气体交换障碍，与患者心功能不全、肺循环淤血相关；②活动无耐力，与心功能不全、心排血量下降有关；③体液过多，与心功能不全、体循环静脉淤血有关；④潜在并发症，如洋地黄中毒；⑤焦虑，与缺乏疾病知识，担心疾病预后、病情反复有关。

问题6：应对该患者采取哪些护理措施？

（1）减少引起或加重缺氧的措施

1）休息与体位：①患者有明显呼吸困难时应卧床休息，减轻心脏负荷；②劳力性呼吸困难者，应减少活动量，以不引起症状为度；③夜间阵发性呼吸困难者，给予高枕卧位或半卧位；④端坐呼吸者，可使用床上小桌，让患者趴着小桌休息，必要时双腿下垂。

2）吸氧：一般氧流量为2～4L/min，或根据患者血氧情况调节氧流量，观察吸氧后患者的呼吸频率、节律、深度的改变，随时评估呼吸困难改善的程度。

3）控制静脉补液速度：一般为每分钟1～1.5ml（20～30滴）。

4）保持大便通畅：这是护理心力衰竭患者非常重要的措施。需训练患者在床上排便的习惯，在饮食中增加膳食纤维，如发生便秘，应用小剂量缓泻剂和润肠剂，病情许可时扶患者坐起使用便器，并注意观察患者的心率、反应，以防发生意外。

（2）减少活动或提高活动耐力的措施

1）制订活动计划：评估患者心力衰竭的程度和临床表现，与患者及其家属共同制订活动计划。重度心力衰竭（心功能Ⅳ级）患者应绝对卧床休息，给予半卧位或坐位。病情好转后可逐渐增加活动量，以避免因长期卧床导致肌肉萎缩、静脉血栓形成、皮肤损伤、消化功能减退等不良后果。

2）鼓励患者在床上活动下肢和收缩下肢肌肉，协助患者做下肢肌肉按摩。由于长期卧床及使用利尿剂引起的血流动力学改变，下肢静脉易形成血栓，用温水浸泡下肢以加速血液循环，减少静脉血栓形成。

（3）预防体液增加的措施

1）下肢水肿者如无明显呼吸困难，可抬高下肢，以利静脉回流。

2）饮食：患者应摄取低热量、低钠、高蛋白、高维生素、高纤维素、不胀气的食物。病情好转后可适当补充热量和高营养。饮食以少盐、易消化的清淡饮食为宜；选择富有维生素、钾、镁和含适量纤维素的食品；避免进食产气食物，加重呼吸困难；避免刺激性食物；宜少量多餐，每餐不宜过饱。

3）控制液体入量：严重心力衰竭患者液体量限制在1.5～2.0L/d，避免输注氯化钠溶液。

4）遵医嘱用药，合理控制患者液体入量，准确记录患者的出入液量，心电监护，严密观察患者生命体征，发现异常及时报告医生并处理。

5）加强皮肤护理：勤翻身，以防局部受压而发生皮肤破损。嘱患者穿柔软、宽松的衣服。心力衰竭患者常因呼吸困难而被迫采取半卧位或端坐位，最易发生压疮的部位是骶尾部，可用减压敷料保护局部皮肤，并保持会阴部清洁干燥。加强口腔护理，以防发生由药物治疗引起菌群失调导致的口腔黏膜感染。

（4）预防洋地黄中毒的措施

1）老年人、心肌缺血缺氧、重度心力衰竭、低钾低镁血症、肾功能减退等情况对洋地黄较敏感，使用时应严密观察患者用药后反应。

2）与奎尼丁、胺碘酮、维拉帕米、阿司匹林等药物合用，可增加中毒机会，在给药前应询问是否使用了上述药物。

3）遵医嘱监测血清地高辛浓度。

4）观察洋地黄中毒表现，对洋地黄中毒患者按医嘱处理。

（5）心理护理：由于缺乏疾病及其治疗相关知识，患者可能会出现焦虑。护理人员应与患者建立相互信任的关系，鼓励患者表达内心的感受，主动询问有关疾病及其治疗方面的问题。

四、案例小结

心力衰竭是指由于心脏的收缩功能和（或）舒张功能发生障碍，不能将静脉回心血量充分排出心脏，导致静脉系统血液淤积、动脉系统血液灌注不足，从而引起的心脏循环障碍症候群。此种障碍症候群集中表现为肺淤血、腔静脉淤血。心力衰竭并不是一个独立的疾病，而是心脏疾病发展的终末阶段。其中绝大多数的心力衰竭都是以左心衰竭开始的，即首先表现为肺循环淤血。在护理此类患者时，应根据患者不同的治疗方案给予不同的监测和指导。本案例患者为慢性心力衰竭，左心室射血分数<35%，完全性左束支传导阻滞，心室收缩不同步，且长期最佳药物治疗效果不佳，在排除缺血性心肌病的可能后，符合 CRT-D 植入术的指征，给予 CRT-D 植入。因此在护理患者时，除了施行气体交换障碍、体液过多、活动无耐力的护理措施之外，还要注意 CRT-D 的术前、术中及术后护理，尤其注意患者出院前关于植入 CRT-D 日常管理的指导。

（王丹心）

案例六　心脏瓣膜病

学习目标

掌握：心脏瓣膜病的临床表现和护理措施。

熟悉：心脏瓣膜病的辅助检查和治疗方法。

了解：心脏瓣膜病的病因及发病机制。

一、案例资料

【一般资料】　陈某，男性，54岁，汉族，高中文化，退休职工。

【主诉】　反复活动后气促10余年，再发加重10余天。

【病史】　患者于10余年前因活动后出现气促，休息可缓解。无胸闷、胸痛、心悸；无头晕、头痛，未予重视，未正规治疗，之后症状反复。10余天前患者出现活动后气促，有咳嗽、咳痰，休息后症状无明显缓解。无胸闷、胸痛、心悸，无头晕、头痛，无晕厥，无黑朦，无视物模糊、视物旋转，无乏力，无下肢水肿，当地医院诊断为"心脏瓣膜病"并给予改善循环、降低心脏负荷等治疗，症状明显缓解，治疗好转后出院。今为求进一步治疗前来就诊，门诊拟"心脏瓣膜病"收入院。既往有吸烟史 20 余年，40 支/天，有饮酒史 20 余年，250ml/天。育有 1 男 1 女，爱人及孩子均健康。有公费医疗。

【护理体检】 T 36.5℃，P 105 次/分，R 20 次/分，BP 100/60mmHg。患者神志清楚，对答切题，颈静脉无怒张，胸廓正常，双肺呼吸音粗，双肺可闻及弥漫湿啰音，心尖区无异常搏动，未触及震颤及心包摩擦感，心界左扩大，心率 105 次/分，心律失常，第一心音强弱不等，脉搏短绌，肺动脉瓣听诊区第二心音大于主动脉瓣听诊区第二心音，二尖瓣听诊区可闻及收缩期吹风样杂音及舒张期隆隆样杂音，主动脉听诊区可闻及舒张期吹风样杂音，余瓣膜区未闻及明显杂音。腹平软，全腹无压痛及反跳痛，肝肋下 1 横指处可触及，脾脏未触及，肝区及肾区无叩击痛，双下肢无水肿。

【辅助检查】 超声心动图检查：二尖瓣钙化，二尖瓣中度狭窄并轻中度反流；左心房、左心室及右心房增大；心律失常；肺动脉增宽。X 线检查：心影外形增大、心胸比例为 0.56，前后位像显示左心缘扩大。

【入院诊断】 心脏瓣膜病：二尖瓣狭窄并关闭不全；肺部感染。

【诊疗过程】 患者入院后完善相关检查，急查血常规、肾功能、电解质、凝血功能、肝功能、血脂、血糖、传染病筛查、二便常规、胸片及动态心电图、BNP。给予抗凝、强心、利尿、控制心室率等治疗。患者在全麻低温体外循环下行二尖瓣置换术，手术过程顺利，术后予重症监护、呼吸机辅助呼吸、心功能支持、降低肺动脉压力、维持内环境稳定、营养心肌、抗感染等治疗。伤口愈合良好，一般情况可，予以办理出院并进行出院健康教育指导。

二、案例问题引导

问题 1：患者入院诊断为风湿性心脏瓣膜病，依据是什么？
问题 2：风湿性心脏瓣膜病的临床表现有哪些？
问题 3：风湿性心脏瓣膜病患者为什么要做人工瓣膜置换？
问题 4：该患者存在哪些主要护理问题？
问题 5：应对该患者采取哪些护理措施？

三、案例分析

问题 1：患者入院诊断为风湿性心脏瓣膜病，依据是什么？

依据：患者为中年男性，有劳力性气促，近期加重。护理体检：二尖瓣听诊区可闻及收缩期吹风样杂音及舒张期隆隆样杂音，主动脉听诊区可闻及舒张期吹风样杂音。超声心动图检查：二尖瓣钙化，二尖瓣中度狭窄并轻中度反流；左心房、左心室及右心房增大；心律失常；肺动脉增宽。

> **知识链接**
>
> 风湿性心脏瓣膜病（rheumatic valvular heart disease）是急性风湿热侵犯心脏后所遗留的慢性心脏病变，目前在我国仍相当多见。风湿性心脏瓣膜病以二尖瓣受累最为常见，其次为主动脉瓣，三尖瓣很少见，肺动脉瓣则更为罕见。慢性风湿性心脏病可累及数个瓣膜。临床上最常见的是单独二尖瓣病变，约占 70%，其次为二尖瓣合并主动脉瓣病变，

约占 25%，单独主动脉瓣病变占 2%～3%，三尖瓣或肺动脉瓣病变则多与二尖瓣或主动脉瓣病变合并存在。

问题 2：风湿性心脏瓣膜病的临床表现有哪些?

风湿性心脏瓣膜病因累及的瓣膜不同而临床表现有所差别。最常见的症状是活动后心悸、气促、胸闷、反复咳嗽及头晕等。严重者有咯血、晕厥、心前区痛、水肿、腹水等。晚期患者可因左右心功能衰竭或心搏骤停而猝死。

问题 3：风湿性心脏瓣膜病患者为什么要做人工瓣膜置换?

正常人的心脏共有四个主要的心脏瓣膜，分别是二尖瓣、三尖瓣、主动脉瓣及肺动脉瓣。它们张开时可让血液流过，关闭时则防止血液倒流，令血液正常地循环全身。心脏瓣膜的病变一般就是指瓣膜的开合有问题，如张开的幅度不够宽阔（瓣膜狭窄），又或者关闭时并没有完全封闭通道，仍留有空隙（瓣膜关闭不全）。心脏的瓣膜受风湿活动影响或细菌感染后变狭窄或关闭不全，只有通过手术治疗，才能维持心脏的正常泵血功能。因此，需要做人工心脏瓣膜置换术。

问题 4：该患者存在哪些主要护理问题?

该患者目前存在的护理问题：①心排血量减少，与心脏瓣膜结构器质性损伤有关；②低效性呼吸形态，与全麻体外循环术后有关；③潜在并发症，如出血；④缺乏相关知识；⑤焦虑，与担心疾病预后有关。

问题 5：应对该患者采取哪些护理措施?

（1）维持循环功能稳定的措施

1）维护心功能，预防低心排血量的发生：遵医嘱应用强心、利尿药物，维持血压在 90～120/60～90mmHg，中心静脉压（CVP）在 8～12cmH$_2$O；准确记录出入量。

2）观察心率、心律的变化：一般维持心率在 60～120 次/分，遵医嘱根据心律失常的类型进行处理，如应用临时心脏起搏器，准确记录起搏频率（次/分）、感知电压（MV）及输出电流（MA）等。

3）监测血气分析：注意水、电解质、酸碱平衡情况，特别是血钾的变化，血清钾一般维持在 4.5～5.0mmol/L。如有异常及时处理。

4）控制输液速度和输液量：使用血管活性药时应使用输液泵或注射泵控制输液速度和输液量。

（2）保持有效供氧的措施

1）妥善固定好气管插管，防止打折、移位或脱出。气管插管套囊不要过度充气，避免长时间压迫气管黏膜引起喉头充血、水肿或痉挛。

2）观察呼吸、胸廓起伏、两侧呼吸音是否对称；观察呼吸机工作情况，定时监测血气分析，并根据血气分析结果随时调整呼吸机参数。

3）保持呼吸道通畅，及时清理呼吸道分泌物，吸痰时要注意呼吸、心率（律）、血压、血氧饱和度的变化及痰液的性质、颜色、量；吸痰前后用简易呼吸器加压给氧，每次在呼吸道内吸痰时间要少于 15s，防止由急性缺氧引起的病情变化。

4）预防肺部并发症的发生，定时翻身、拍背，鼓励并指导拔除气管插管后的患者有效咳嗽、咳痰，患者痰液黏稠不易咳出时给予雾化吸入。

（3）预防出血的措施

1）观察伤口有无渗血，保持心包及纵隔引流通畅，观察引流液的颜色、量及性质，记录每小时引流量，注意有无心脏压塞征象和内出血现象，若单位时间内出血突然增多，连续 2h 超过 4ml/（kg·h）或者有较多血凝块，伴有血压下降、脉搏增快、躁动、出冷汗等低血容量表现，考虑活动性出血，要立即报告医师，考虑二次开胸止血手术。

2）在服用华法林抗凝药物期间，应密切观察患者有无牙龈出血、鼻出血、血尿等出血征象，重者可出现脑出血，出现异常情况应及时通知医师处理。

知识链接

抗凝药物知识

（1）为什么要服用抗凝药物？抗凝药物可预防血栓形成，防止机械瓣膜卡瓣造成的生命危险。因此，瓣膜置换术后的患者都要进行抗凝治疗，防止血栓形成，这是瓣膜置换术后保证疗效和安全十分重要的措施。

（2）抗凝药的服药标准有哪些？换瓣后抗凝是长期的、极其重要的治疗。抗凝治疗不到位，容易形成血栓或栓塞的危险；抗凝过量有致出血的危险，所以抗凝治疗关系到生命安全，患者自己必须掌握服药标准，防止血栓、栓塞、出血等并发症的发生。抗凝有三个参考指标，即凝血酶原时间（PT）、凝血酶原活动度（PTA）、国际标准化比值（INR）。我们常用 INR 作为标准，合理的抗凝治疗以维持 INR 在 1.8～2.0 为宜。

（3）服用抗凝药物后应当注意哪些问题？瓣膜置换术后患者同时患有其他疾病，需服用其他药物时，应注意该药是否对抗凝有影响。有些药物会增加抗凝作用，称之为"协同作用"，如阿司匹林、双嘧达莫、肝素、氯霉素等，在服用这些药物时，应注意观察有无出血现象，必要时将抗凝药物的用量适当减少；另有一些药物会对抗或减弱抗凝的作用，称之为"拮抗作用"，如维生素 K 和口服避孕药等。服用这些药时应适当增加抗凝药的用量，且均应在医生指导下进行。如因其他疾病就医时，应该提醒有关医生注意。

（4）健康指导

1）用药指导

A. 抗凝药：置换机械瓣膜的患者需终身抗凝治疗，置换生物瓣需抗凝 3～6 个月，如华法林。

B. 强心利尿药：出院后需继续使用强心利尿药，一般用 3～6 个月，强心药用地高辛，在服药期间，若休息时心率在 65 次/分以下，应当停药。

C. 利尿药：一般常用氢氯噻嗪，在服利尿药的同时应服氯化钾缓释片。

D. 抗生素：出院后如发生呼吸道感染、牙龈感染或皮肤感染等，应在医生指导下服用抗生素。

2）合理安排生活：出院后一般需休息 6～8 个月，这一段时间是克服手术创伤和恢复体质的重要阶段，要注意以下几点。①胸部伤口骨头愈合需要时间，应避免提重物；②可以洗头、洗澡，到室外散步，做一些力所能及的家务活，要量力而行，循序渐进，以不引起心慌气短为度；③预防感冒，天气变化注意添加衣服；④饮食宜少量多餐，适当增加营养，多吃一些高蛋白及维生素含量丰富的食品；⑤不要吸烟，吸烟会使肺部痰液增加，提高血液黏度，加重心脏的负担；⑥注意尽量避免和接近高电压磁场的环境；⑦休养期间应避免性生活。

四、案例小结

风湿性心脏瓣膜病以二尖瓣受累最为常见，其次为主动脉瓣，三尖瓣很少见，肺动脉瓣则更为罕见。慢性风湿性心脏病可累及数个瓣膜。本案例为心脏瓣膜病二尖瓣狭窄合并关闭不全，经积极综合治疗效果不佳，综合评价后患者在全麻低温体外循环下行二尖瓣置换术。心脏瓣膜置换术是治疗瓣膜性心脏病的首选治疗方案，其能显著改善患者的心功能，挽救患者生命。但瓣膜手术的成功并不代表瓣膜性心脏病治疗的结束。心脏瓣膜置换手术患者出院之后面临终身使用抗凝药物及康复治疗的问题。目前，患者对抗凝治疗的重要性和必要性缺乏认识，出院后患者的自我管理能力较差，这在一定程度上影响了手术治疗效果和患者出院后的生活质量。而延续性护理是将医院服务延伸至患者家庭的一种护理模式，使患者在家中也可接受持续的护理，对改善患者的院外生活质量具有积极效果，因此，对心脏瓣膜置换手术患者实施延续性护理尤为重要。

（王丹心）

第三章 消化系统疾病

案例一 十二指肠溃疡

🎯 **学习目标**

掌握： 十二指肠溃疡的临床表现和护理措施。

熟悉： 十二指肠溃疡的辅助检查和治疗方法。

了解： 十二指肠溃疡的病因及发病机制。

一、案例资料

【一般资料】 曾某，女性，52岁，汉族，初中文化，退休职工。

【主诉】 间歇性剑突下隐痛8年，加重1周。

【病史】 患者于8年前出现上腹部隐痛不适，以剑突下为主，呈烧灼样，常于饥饿时发作，进食后逐渐缓解，时有夜间痛醒，不适时伴有反酸、嗳气，多于每年冬春季节发作。患者未予以重视，未做任何处理，8年来症状反复出现。1周前，患者无明显诱因再发上述症状，剑突下疼痛加重，进食后不能缓解。发病以来，无畏寒、发热，无恶心、呕吐，无呕血、黑便。今为求诊治来院就诊，门诊拟"消化性溃疡"收住院。患者平日饮食不规律，常常饱一餐、饿一餐，无服用非甾体抗炎药和激素史。既往体健，家族中父亲有消化性溃疡病史。患者缺乏疾病相关知识，担心疾病预后。有公费医疗。

【护理体检】 T 36.8℃，P 82次/分，R 20次/分，BP 120/60mmHg。患者神志清楚，呈贫血貌，精神疲倦，自主体位，查体合作。心肺检查未见异常。中上腹轻度压痛，无反跳痛，振水音（−）。肝脾肋下未触及，麦氏点无压痛，墨菲（Murphy）征阴性。肠鸣音正常，3次/分，未闻及气过水声及血管杂音。移动性浊音（−），双下肢无水肿。

【辅助检查】 血常规：RBC 3.1×10^{12}/L，Hb 102g/L，WBC 9.23×10^{9}/L，N% 65%，PLT 170×10^{9}/L。粪便常规：正常，OB（−）。血胃泌素水平：正常。胃镜检查：幽门及十二指肠球腔黏膜明显充血水肿，十二指肠球部后壁偏大弯处可见0.8cm×0.8cm大小的溃疡，表面白苔，周围黏膜重度充血水肿。Hp（＋）。

【入院诊断】 十二指肠溃疡；贫血。

【诊疗过程】 入院后完善相关检查，三大常规①检查，血胃泌素水平检查和胃镜检查等；遵医嘱给予奥美拉唑＋枸橼酸铋钾＋甲硝唑＋阿莫西林四联疗法。经过治疗，患者恢复良好，做好健康宣教并办理出院，嘱患者定期门诊复诊。

二、案例问题引导

问题1： 患者入院诊断为十二指肠溃疡，依据是什么？

问题2： 十二指肠溃疡的临床表现有哪些？

问题3： 十二指肠溃疡患者为什么要做纤维胃镜检查？

问题4： 该患者存在哪些主要护理问题？

问题5： 应对该患者采取哪些护理措施？

---

① 三大常规：血常规、尿常规、粪便常规。

三、案例分析

问题 1：患者入院诊断为十二指肠溃疡，依据是什么？

依据：患者为中年女性，因间歇性剑突下隐痛 8 年，加重 1 周就诊。患者疼痛的特点为慢性、节律性中上腹疼痛，饥饿痛，进食后缓解；体格检查提示中上腹轻压痛。父亲有消化性溃疡病史。胃镜检查显示十二指肠球部溃疡，幽门螺杆菌（Hp）（＋）。

> **知识链接**
>
> 消化性溃疡（peptic ulcer, PU）指胃肠道黏膜被自身消化而形成的溃疡，可发生于食管、胃、十二指肠、胃空肠吻合口附近及含有胃黏膜的梅克尔（Meckel）憩室。胃和十二指肠球部溃疡最为常见，也分别称为胃溃疡（gastric ulcer, GU）和十二指肠溃疡（duodenal ulcer, DU）。溃疡的形成是多种因素相互作用的结果，其中胃酸、胃蛋白酶对黏膜的消化作用是溃疡形成的基本因素，因此得名。

问题 2：十二指肠溃疡的临床表现有哪些？

消化性溃疡最主要的临床表现是上腹痛，典型的消化性溃疡上腹痛具有慢性、周期性和节律性的特点。十二指肠溃疡疼痛部位多位于中上腹或中上腹偏右；疼痛的节律为疼痛—进食—缓解，也称为饥饿痛，常常伴有夜间痛。该患者表现为间歇性剑突下隐痛 8 年，呈烧灼样，常于饥饿时发作，进食后逐渐缓解，时有夜间痛醒，多于每年冬春季节发作；体格检查中上腹轻度压痛，无反跳痛。

问题 3：十二指肠溃疡患者为什么要做纤维胃镜检查？

纤维胃镜是用导光玻璃纤维束制成的胃镜，从口腔插入，通过食管进入胃部，是食管、胃、十二指肠疾病最常用和最准确的检查方法。通过此检查，可直接观察食管、胃及十二指肠黏膜有无病变（如溃疡或肿瘤等）、病变部位、病变大小和范围及分期，其能夹取黏膜组织进行病理活检以鉴别良、恶性，还能判断治疗效果并对合并出血者给予止血治疗。纤维胃镜是确诊消化性溃疡的首选检查方法。因此十二指肠溃疡患者需做胃镜检查，以明确诊断并判断病情和治疗效果。

问题 4：该患者存在哪些主要护理问题？

该患者目前存在的护理问题：①慢性疼痛，与消化性溃疡长期反复发作有关；②营养失调，低于机体需要量，与消化性溃疡影响消化吸收和贫血有关；③焦虑，与病情反复发作、病程长及担心疾病预后有关；④缺乏有关十二指肠溃疡病因及预防的知识。

问题 5：应对该患者采取哪些护理措施？

（1）缓解疼痛

1）评估疼痛的情况：评估患者疼痛的部位、性质、程度及持续时间；了解该患者发病相关的病因及诱发因素和缓解方式。

2）休息与活动：溃疡活动期以卧床休息为主，采取舒适体位，缓解期可参与各种活动和体力劳动，避免过度劳累和剧烈运动。

3）治疗配合：引起该患者疼痛的主要原因是幽门螺杆菌感染导致的十二指肠溃疡，因此应遵医嘱给予正规治疗，促进溃疡的愈合，缓解疼痛。该患者的治疗原则：抗幽门螺杆菌治疗、抑制胃酸分泌和保护胃黏膜，遵医嘱给予奥美拉唑＋枸橼酸铋钾＋甲硝唑＋阿莫西林，组成四联疗法抗幽门螺杆菌，其中质子泵抑制剂奥美拉唑能抑制胃酸分泌，枸橼酸铋钾保护胃黏膜，应注意观察药物疗效及不良反应。

知识链接

幽门螺杆菌是至今为止人类已知的唯一一种胃部细菌,由巴里·马歇尔和罗宾·沃伦于 1983 年发现。它是一种单极、多鞭毛、末端钝圆、螺旋形弯曲的革兰氏阴性细菌,环境氧要求为 5%~8%,微需氧菌,生存于胃部及十二指肠。幽门螺杆菌感染早期一般不会有什么症状;但随着细菌在患者体内长期的破坏、寄生、繁殖,幽门螺杆菌会使胃肠道菌群失调,进而引起餐后嗳气、恶心、腹胀、腹部不适等一系列的胃肠道症状;随着病情的加重,会逐渐破坏胃肠道黏膜,导致慢性胃炎、消化性溃疡,甚至胃癌。幽门螺杆菌是导致慢性胃炎、消化性溃疡和胃癌的一个重要致病因素,因此,抗幽门螺杆菌治疗尤为重要。

目前公认的根除幽门螺杆菌的治疗方案:以质子泵抑制剂和(或)胶体铋剂为基础,加阿莫西林、克拉霉素、甲硝唑、四环素、左氧氟沙星、呋喃唑酮这 6 种抗菌药中的 2 种组成三联或四联疗法。为了避免产生耐药性,抗幽门螺杆菌治疗时需严格遵医嘱足疗程治疗。在根除幽门螺杆菌治疗结束后需进行复查,复查时间为疗程结束后至少 4 周,复查方法首选 ^{13}C 或 ^{14}C 尿素呼气试验,用于检测幽门螺杆菌治疗效果及决定是否需要补救治疗。

4)指导缓解疼痛:根据患者引起疼痛的原因、疼痛的规律和特点,指导缓解疼痛的方法,如指导患者疼痛前或疼痛时食用苏打饼干等碱性食物缓解疼痛;告知患者引起疼痛的原因,指导患者避免诱发和加重疼痛的因素,如避免服用非甾体抗炎药,忌暴饮暴食等;指导患者放松情绪、转移注意力、腹部热敷或用按摩、针灸等方式缓解疼痛。

5)病情观察:①观察疼痛是否缓解,发作次数是否减少;②观察生命体征的变化,监测粪便隐血试验,及时发现上消化出血及出血性休克等并发症;③观察体温变化和腹部体征,有无板状腹、压痛及反跳痛等腹膜刺激征,及时发现溃疡穿孔引起的急性腹膜炎并发症;④监测血常规的变化,评估贫血的情况。

(2)饮食护理:以高热量、高蛋白、高维生素且富有营养易于消化的食物为主,适当补充含铁丰富的食物。指导患者养成良好的饮食习惯,这样可以减少疼痛的发作。在进餐方式上,应规律进餐,按时按量,以维持正常消化活动的节律;细嚼慢咽,咀嚼可增加唾液分泌,唾液能稀释并中和胃酸;少量多餐,餐间避免零食,睡前避免进食,以保持规律的胃酸分泌;不宜过饱,避免胃窦部的过度扩张而促进胃泌素的分泌。溃疡活动期食物以面食为主,因面食柔软、易消化,且含有碱,能有效中和胃酸;脂肪能延缓胃排空,导致胃窦部扩张而刺激胃酸分泌,因此脂肪摄入应适量;蛋白质类食物具有中和胃酸的作用,但牛奶中的钙会刺激胃酸的分泌,因此可适量进食脱脂牛奶,不宜过多;避免食用机械性强和刺激性强的食物及产气多的食物,如生、冷、硬和粗纤维多的蔬菜,避免食用咖啡、浓茶、辣椒、浓肉汤等,戒烟忌酒,忌暴饮暴食。

(3)心理护理:患者缺乏疾病及其治疗的相关知识,因此出现焦虑情绪,影响睡眠。护理人员应多关心和问候患者,鼓励患者表达内心的感受,与患者建立相互信任的关系。了解患者的困惑,及时给予解答和疏导,以便缓解患者焦虑情绪,促进疾病的康复。

(4)健康指导:积极治疗病因,生活规律,戒烟限酒,避免过度劳累和紧张,尤其强调规律饮食,定时定量,细嚼慢咽,避免食用对胃黏膜有刺激性的药物和食物。

四、案例小结

　　十二指肠溃疡指十二指肠黏膜被自身消化而形成的溃疡，以十二指肠球部溃疡最为常见。典型的临床表现为慢性、发作性、节律性上腹疼痛，十二指肠溃疡疼痛节律表现为疼痛—进食—缓解，常常出现午夜痛，进食后能缓解。常言道："无酸不成疡"，是指在溃疡的形成过程中胃酸和胃蛋白酶的消化作用很关键，同时幽门螺杆菌感染是溃疡形成的主要病因，因此，在治疗中抑制胃酸分泌和根除幽门螺杆菌至关重要。在护理此类患者时，应根据患者的病情严重程度和治疗方案给予不同的监测和护理。本案例患者主要存在慢性疼痛、营养失调（低于机体需要量）、焦虑、知识缺乏等护理问题，护理该患者时应针对患者现存的护理问题采取相应的护理措施，从病因治疗、诱因预防、饮食和休息、病情观察及心理护理等方面对患者进行指导，强调病因治疗和合理饮食的重要性，讲解疾病的相关知识，缓解患者的焦虑情绪，促进疾病的康复。

（潘　娇）

案例二　肝　硬　化

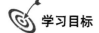 **学习目标**

　　掌握： 肝硬化的临床表现和护理措施。
　　熟悉： 肝硬化的辅助检查和治疗方法。
　　了解： 肝硬化的病因及发病机制。

一、案 例 资 料

　　【一般资料】　吴某，男性，46岁，汉族，大学本科学历，教师。
　　【主诉】　反复乏力、食欲缺乏10年，腹胀伴双下肢水肿半年。
　　【病史】　患者于10年前体检时发现HBsAg阳性，未接受任何治疗。10年以来，患者常自觉疲乏无力、食欲缺乏，休息后可缓解，症状时轻时重。近半年来出现腹胀，以上腹为主，呈胀痛，与进食无关，伴双下肢水肿，无恶心、呕吐，无腹痛、腹泻，无畏寒、发热等不适。现为进一步治疗就诊，门诊拟"乙型肝炎后肝硬化失代偿期"收入院。患者发病以来，精神、食欲及睡眠欠佳，大、小便正常。既往有"乙型病毒性肝炎"病史10年，无输血史。
　　【护理体检】　T 36.5℃，P 82次/分，R 19次/分，BP 118/64mmHg。患者神志清楚，精神疲倦，慢性肝病面容，呈贫血貌，结膜可见苍白，全身皮肤、巩膜黄染，无皮疹和出血点，肝掌（＋）蜘蛛痣（＋），浅表淋巴结未扪及肿大。头颈部无异常，心肺听诊无异常。腹部膨隆，触诊软，全腹无压痛及反跳痛，肝脏右肋下未触及，脾脏左肋下未触及。腹部叩诊移动性浊音阳性，肠鸣音正常。
　　【辅助检查】　血常规：RBC 3.72×10^{12}/L，Hb 113g/L，PLT 120×10^9/L，WBC 10.69×10^9/L。肝功能：TP 49.00g/L，A 27.00g/L，A/G 1.2∶1，TBiL 23μmol/L，ALT 52U/L，AST 54U/L，PT 15.30s，余基本正常。粪便常规：正常，OB（－）。乙肝病毒标志物：HBsAg（＋）、HBeAg（＋）、HBeAb（＋）、HBcAb（＋）。HBV-DNA 2.6×10^8 copies/ml。胃镜检查：轻度胃底食管静脉曲张。腹部B超检查：慢性肝病，门静脉增宽，脾增大，腹水（肝前16mm、下腹部77mm，中等量腹水）。腹部增强CT：肝硬化，门静脉高压，脾大，腹水。

【入院诊断】 肝硬化（乙型肝炎）；肝功能失代偿期；腹水。

【诊疗过程】 入院后给予限制水钠摄入，口服利尿剂呋塞米和螺内酯、恩替卡韦抗病毒，还原性谷胱甘肽和丁二磺酸腺苷蛋氨酸护肝退黄治疗及补充白蛋白等对症支持处理。经过治疗患者病情稳定，做好健康宣教并办理出院，嘱患者定期门诊复诊。

二、案例问题引导

问题 1：患者入院诊断为肝硬化（乙型肝炎），肝功能失代偿期合并腹水，依据是什么？

问题 2：肝硬化的临床表现有哪些？

问题 3：肝硬化患者为什么要进行影像学检查和胃镜检查？

问题 4：该患者存在哪些主要护理问题？

问题 5：应对该患者采取哪些护理措施？

三、案 例 分 析

问题 1：患者入院诊断为肝硬化（乙型肝炎），肝功能失代偿期合并腹水，依据是什么？

依据：患者为中年男性，因反复乏力、食欲缺乏 10 年，腹胀伴双下肢水肿半年入院。既往有明确乙型肝病史 10 年。体格检查：慢性肝病面容，呈贫血貌，全身皮肤、巩膜黄染，肝掌（＋）、蜘蛛痣（＋），腹部膨隆，腹部叩诊移动性浊音（＋）。辅助检查：肝功能受损、低蛋白血症、胆红素和氨基转移酶升高；血常规检查提示贫血，凝血酶原时间延长；乙肝病毒标志物阳性，病毒复制活跃；胃镜检查：轻度胃底食管静脉曲张。腹部 B 超和腹部增强 CT：肝硬化、门静脉高压、脾大、腹水（中等量）。

> **知识链接**
>
> 肝硬化（hepatic cirrhosis，HC）是一种由不同病因引起的慢性进行性弥漫性肝病。基本病理特点为在广泛肝细胞变性坏死的基础上再生结节形成，正常肝小叶结构破坏，肝纤维组织增生，形成假小叶，肝内血管增殖和肝内血液循环紊乱。HC 由多种不同因素引起，包括病毒性肝炎（乙型、丙型和丁型）、酒精中毒、胆汁淤积、营养障碍、循环障碍、药物或化学毒物等。在我国，HC 主要的病因是病毒性肝炎（乙型、丙型和丁型）。

问题 2：肝硬化的临床表现有哪些？

肝硬化起病隐匿，病程发展缓慢，可分为肝功能代偿期和失代偿期。代偿期患者大多数无症状或症状较轻；失代偿期症状较明显，以肝功能减退和门静脉高压两大临床表现为主，容易合并上消化道出血、感染和肝肾综合征等并发症。该患者出现肝功能减退的表现，如肝病面容、黄疸、贫血、下肢水肿、低蛋白血症、蜘蛛痣和肝掌等；同时还有门静脉高压的表现，如脾大、腹水和食管胃底静脉曲张。结合患者临床表现和辅助检查，依据肝硬化患者 Child-Pugh 分级标准进行评分，该患者评分为 10 分，属于 C 级。

> **知识链接**
>
> ### HC 患者 Child-Pugh 分级标准
>
> | 临床或生化指标 | 1分 | 2分 | 3分 |
> | --- | --- | --- | --- |
> | 肝性脑病（期） | 无 | 1～2 | 3～4 |

续表

临床或生化指标	1分	2分	3分
腹水	无	轻度	中重度
总胆红素（μmol/L）	<34	34～51	>51
清蛋白（g/L）	>35	28～35	<28
凝血酶原时间延长（s）	<4	4～6	>6

备注：A级<7分；B级7～9分；C>9分。

问题3：肝硬化患者为什么要进行影像学检查和胃镜检查？

临床诊断肝硬化失代偿期的主要依据是肝功能损害和门静脉高压两大症候群。肝功能损害的表现除了相应的临床症状和体征以外，更为准确的指标是实验室检查中的肝功能检查和凝血酶原时间测定。门静脉高压是指由各种原因造成的门静脉系统压力持续性增高，大多数原因是肝硬化。临床上没有实用的能直接反映门静脉压力增高的检测方法，往往是以脾大、腹水和食管胃底静脉曲张检测来代替门静脉高压检测，脾大、腹水等需进行腹部B超和CT等影像学检查确诊，食管静脉曲张需借助胃镜检查或X线钡餐检查才能确诊。因此，腹部影像学检查和胃镜检查对肝硬化患者的临床诊断和病情严重性的判断是十分必要的。

问题4：该患者存在哪些主要护理问题？

该患者目前存在的护理问题：①体液过多，与肝功能减退、门静脉高压引起钠水潴留有关；②营养失调，低于机体需要量，与肝功能减退、门静脉高压引起的食欲减退、消化和吸收障碍有关；③有皮肤完整性受损的危险，与营养不良、水肿有关。

问题5：应对该患者采取哪些护理措施？

（1）体液过多的护理措施

1）休息与体位：以卧床休息为主，一般取平卧位，有利于增加肝脏和肾脏血流量，可抬高下肢，以减轻下肢水肿；大量腹水时取半坐卧位或坐位。卧床期间多活动肢体，避免下肢静脉血栓形成。

2）严格限制水钠的摄入：盐的摄入量应限制在2g/d以内，尽量少食用含钠高的食物，如面包、腌制食物等，在食物上可添加糖、醋等增加患者的食欲。同时，水的摄入量应根据患者的尿量、体重和腹围来决定，一般水的摄入量控制在1000ml/d左右。

3）遵医嘱使用利尿剂，注意观察药物疗效和不良反应。使用利尿剂的过程中应注意：①每日准确记录24h出入液体量和测体重、腹围，观察水肿消退情况，出液量主要是尿量，入液量包括每日饮水、食物中的水和静脉补液量；②每日复查电解质和pH，注意维持水、电解质和酸碱平衡；③观察药物不良反应，如呋塞米长期使用可引起脂质代谢紊乱和高尿酸血症等；④利尿剂使用过程中应注意利尿速度不宜过快，以每天体重减轻不超过0.5kg为宜；⑤利尿剂的使用时间为早晨或白天，不宜晚上或睡前使用，以免影响患者睡眠。

4）病情观察：①观察患者水肿出现的部位、性质、程度及水肿消长情况；②监测生命体征，尤其是血压的变化，警惕血压下降甚至休克的出现；③观察是否有呕血、黑便，及时判断上消化道出血；④注意患者是否出现意识、性格及行为的异常等，警惕肝性脑病的出现；⑤监测血常规、电解质和肝功能的变化，判断治疗效果。

5）随时做好协助腹腔穿刺引流腹水的准备和护理：①术前向患者说明穿刺原因、目的和注意事项，测量体重、腹围和生命体征，评估患者情况，做好记录，嘱患者术前排尿以免术中损伤膀胱；②术中注意观察患者有无恶心、心悸、面色苍白等不适，若出现不适，应立即停止引流腹水，并对症处理；术毕缚紧腹带，观察穿刺部位有无渗血、渗液；③记录引流腹水的量、腹水的性质和颜色，收集腹水进行培养，标本及时送检；④术后卧床休息8～12h，观察患者面色和生命体征，注意血压下降甚至休克的出现，如有不适及时汇报医生处理。

（2）饮食护理：饮食原则为低盐、高热量、高维生素、适量蛋白的清淡易消化饮食，摄入适当的脂肪，限制动物性脂肪摄入，忌烟酒。蛋白质是促进干细胞修复和维持清蛋白正常水平的重要物质，因此要保证适当蛋白质的摄入，以牛奶、鸡蛋、肉等优质蛋白为主。避免刺激性强、粗硬及带刺的食物，以防损伤曲张静脉引起上消化道出血。

（3）加强皮肤护理：保持床面清洁、柔软，有条件的可给予气垫床，有利于减少压疮的出现；经常变换体位，2h翻身一次，无须按摩骨突的部位，避免局部受压过久引起压疮，同时避免水肿部位受压破损引起感染；尽量减少肌内注射等。

四、案例小结

肝硬化是一种由不同病因引起的慢性进行性弥漫性肝病，在我国主要由病毒性肝炎（乙型、丙型和丁型）引起。代偿期患者无症状或症状轻，肝功能检查也常为正常，明确诊断需进行肝穿刺活检；失代偿期患者典型的临床表现有肝功能减退和门静脉高压，需借助实验室检查和影像学检查明确诊断。该患者被诊断为肝硬化失代偿期合并腹水，依据Child-Pugh分级标准对该患者进行评分，评分为10分，属于C级，说明患者病情严重，需加强病情监测和护理。本案例患者主要出现体液过多，营养失调（低于机体需要量），有皮肤完整性受损的危险等护理问题，护理患者时要针对患者存在的问题采取相应的护理措施，从休息、饮食、限制水钠摄入和协助穿刺引流腹水等方面对患者进行护理。在护理过程中，要注意患者的情绪及心理变化，体现人文关怀。

（潘　娇）

案例三　肝　癌

 学习目标

掌握：肝癌的临床表现和护理措施。

熟悉：肝癌的治疗方法。

了解：肝癌的辅助检查。

一、案例资料

【一般资料】　曾某，男性，31岁，汉族，已婚，初中文化，农民。

【主诉】　右上腹隐痛3个月。

【病史】　患者于3个月前无明显诱因出现右上腹隐痛，无放射痛，无其他不适，自行服中药处理，未到医院正规诊治；近来腹痛发作频繁，到医院门诊就诊。抽血检查：甲胎蛋白（AFP）361.06ng/ml。腹部增强CT示肝右叶多发占位，考虑肝癌；门脉右支条索状低密度灶，考虑癌栓形成；肝门淋巴结略肿大；拟"肝内占位性病变"收入院。起病以来精神、饮食、睡眠欠佳，二便正常，体重无明显减轻。既往有乙肝病史6年余。患者缺乏疾病相关知识，担心预后。

【护理体检】　T 36.3℃，P 68次/分，R 18次/分，BP 112/62mmHg，身高168cm，体重65kg。患者神志清楚，对答切题，查体合作。全身浅表淋巴结未触及肿大。腹平坦，无腹壁静脉曲张，无胃肠型及蠕动波，全腹无压痛，无肌紧张，全腹未触及包块。肝区有叩击痛，肾区无叩击痛，墨菲征阴性，移动性浊音阴性，肠鸣音正常。

【辅助检查】　腹部增强 CT：肝右叶多发占位，考虑肝癌；门脉右支条索状低密度灶，考虑癌栓形成；肝门淋巴结略肿大。生化检查：A 38.7g/L、AST 40.8U/L、AKP 139.4U/L、GGT 107.6U/L。多肿瘤标志物蛋白芯片检测（男 12 项）：甲胎蛋白 361.06ng/ml。输血四项：乙肝表面抗原定量＞225.00ng/ml、乙肝 E 抗体定量 1.748 PEI U/ml、乙肝核心抗体定量 8.693 PEI U/ml，余未见异常。

【入院诊断】　肝癌。

【诊疗过程】　入院后行胸片、心电图、彩超、实验室等检查；给予护肝、抗肿瘤治疗。完善检查后在全麻下行右半肝切除＋胆囊切除术。患者术后生命体征平稳；切口敷料少量渗血；切口疼痛为 4 分；无腹痛、腹胀，予禁食；腹腔引流管引出淡红色液体量约 100ml。经积极治疗和护理，患者术后恢复良好，做好健康指导，第 12 天办理出院，出院前做好健康宣教并嘱定期门诊复诊。

二、案例问题引导

问题 1：患者入院诊断为原发性肝癌，依据是什么？

问题 2：原发性肝癌有哪些临床表现？

问题 3：诊断原发性肝癌需行哪些辅助检查？

问题 4：该患者存在哪些主要护理问题？

问题 5：应对该患者采取哪些护理措施？

三、案例分析

问题 1：患者入院诊断为原发性肝癌，依据是什么？

依据：患者为青年男性，右上腹隐痛 3 个月。腹部增强 CT：肝右叶多发占位，考虑肝癌；门脉右支条索状低密度灶，考虑癌栓形成；肝门淋巴结略肿大。生化检查：GGT 107.6U/L（↑）。多肿瘤标志物蛋白芯片检测：甲胎蛋白 361.06ng/ml（↑）。

问题 2：原发性肝癌有哪些临床表现？

原发性肝癌早期无特异性表现，中晚期可有局部和全身症状。该患者主要表现为右上腹隐痛 3 个月，疼痛无向其他处放射。

原发性肝癌的临床表现如下：

（1）症状

1）以肝区疼痛为最常见的症状，多为右上腹或中上腹持续性钝痛、胀痛或刺痛，夜间或劳累后加重。疼痛部位与病变位置有密切关系，肝右叶癌肿累及膈肌时，疼痛可牵涉右肩背部；病变位于左肝表现为胃痛；当癌肿破溃出血时，表现为右上腹剧痛和压痛、腹膜刺激征和内出血。

2）消化道症状：表现为食欲减退、腹胀、恶心、呕吐、腹泻等，早期症状不明显易被忽视。

3）全身症状

A. 消瘦、乏力：早期不明显，随病情发展加重，晚期体重下降，可伴贫血、出血、腹水、水肿等表现。

B. 发热：为不明原因的持续性低热或不规则发热，其特点是抗生素治疗无效，而吲哚美辛栓（消炎痛栓）常可退热。

4）癌旁综合征：表现多种多样，主要有低血糖、红细胞增多症、高钙血症和高胆固醇血症；也有皮肤卟啉症、女性化、类癌综合征、肥大性骨关节病、高血压和甲状腺功能亢进。其中大多数表现为特征性的生化改变，而且先于肝癌局部症状出现，需要予以注意。

（2）体征

1）肝大或肿块：为中晚期肝癌最常见的体征。

2）黄疸：多见于弥漫型肝癌或胆管细胞癌。癌肿广泛扩散可引起肝细胞性黄疸。

3）腹水：呈草黄色或血性。癌肿破裂可引起腹腔积血。合并肝硬化者常有肝掌、蜘蛛痣、男性乳房增大、脾大、腹壁静脉扩张及食管胃底静脉曲张等表现。

问题3：诊断原发性肝癌需行哪些辅助检查？

（1）多肿瘤标志物蛋白芯片检测：甲胎蛋白（AFP），AFP是诊断原发性肝癌最常用的方法和最有价值的肿瘤标志物，正常值<20μg/L。AFP≥400μg/L并持续性升高且排除妊娠、活动性肝病、生殖腺胚胎源性肿瘤等，即可考虑原发性肝癌。

（2）影像学检查：CT分辨率较高，诊断符合率高达90%以上；CT动态扫描与动脉造影相结合的CT血管造影可提高微小肝癌的检出率。

问题4：该患者存在哪些主要护理问题？

该患者目前存在的护理问题：①急性疼痛，与手术创伤有关；②营养失调，低于机体需要量，与肝功能受损、营养摄入不足及手术创伤有关；③悲伤，与担心手术预后和生存期限有关；④潜在并发症，如出血、肝性脑病等。

问题5：应对该患者采取哪些护理措施？

（1）疼痛的护理：①评估疼痛发生的时间、部位、性质、诱因及程度等；②遵医嘱按三阶梯止痛原则给予镇痛药物；③指导患者控制疼痛及分散注意力的方法，卧床休息，协助患者翻身。

（2）改善营养状况：术后早期禁食，准确记录出入量，禁食期间给予肠外营养支持，待肠蠕动恢复后遵医嘱指导流质饮食。

（3）心理护理：患者因长期乙肝和肝硬化病史，心理负担已较重，再加上癌症诊断，对患者及其家庭都是致命的打击。鼓励患者说出内心感受和最关心的问题，疏导、安慰患者并尽量解释各种治疗、护理知识，在患者悲痛时，应尊重、理解和同情患者，并让家属了解发泄情绪的重要性。与家属共同制订诊疗计划措施，鼓励家属与患者多沟通。

（4）并发症的观察及护理

1）出血的观察及护理：出血是肝切除术后常见的并发症之一。主要是失血性休克的表现，引流液增多，为鲜红色血性液体。护理上重在预防和控制出血。

A. 病情观察：术后48h内应有专人护理，动态观察患者生命体征的变化；严密观察引流液的量、性状和颜色，一般情况下，手术后当日可从肝周引出鲜红色血性液体100~300ml，若血性液体增多，应警惕腹腔内出血。

B. 预防出血：手术后患者血压平稳，可取半卧位；术后1~2天应卧床休息，避免剧烈咳嗽和打喷嚏等，以防止术后肝断面出血，保持引流管引流通畅。

C. 处理：若明确为凝血机制障碍性出血，可遵医嘱给予凝血酶原复合物、纤维蛋白原、输新鲜血液，纠正低蛋白血症；若短期内或持续引流出较大量的血性液体，或经输血、输液，患者血压、脉搏仍不稳定，应做好再次手术止血的准备。

2）肝性脑病的观察及护理：患者若出现性格行为变化，如欣快感、表情淡漠或扑翼样震颤等前驱症状，应警惕肝性脑病。

A. 病情观察：注意观察患者有无肝性脑病的早期症状，一旦出现及时通知医生。

B. 吸氧：间歇吸氧 3～4 天，以提高氧的供给，保护肝功能。

C. 避免肝性脑病的诱因，如上消化道出血、感染、应用麻醉剂、镇静催眠药等。

D. 口服新霉素或卡那霉素，以抑制肠道细菌繁殖，有效减少氨的产生。

E. 使用降血氨药物（如谷氨酸钾或谷氨酸钠）静脉滴注，给予富含支链氨基酸的制剂或溶液，纠正支链芳香氨基酸的比例失调。

F. 限制蛋白质摄入，以减少血氨的来源。

四、案例小结

原发性肝癌是我国常见的恶性肿瘤，病死率很高，在我国发病率男性多于女性，男女发病比例为（2～3）：1。病因尚未明确，目前认为其可能与肝硬化、病毒性肝炎、黄曲霉毒素等有关。临床表现极不典型，早期缺乏特异性表现。AFP 测定是诊断原发性肝癌最常用的方法，AFP是最有价值的肿瘤标志物。手术切除是目前治疗原发性肝癌最有效的方法，小细胞癌手术切除率高达 80% 以上，术后 5 年生存率可达 60%～70%。肝癌目前主张行综合治疗，争取二期手术。本案例患者主要表现为肝区疼痛、消化道症状等，完善相关检查后行右半肝切除＋胆囊切除术。术后主要存在急性疼痛、营养失调、悲伤等护理问题，护理时应当针对护理问题采取相应的护理措施，从缓解疼痛、营养支持、心理护理、病情观察等方面进行护理，以促进患者早日康复。

（王清华）

案例四　食　管　癌

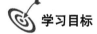 **学习目标**

掌握： 食管癌围手术期主要的护理问题和护理措施。

熟悉： 食管癌的临床表现和处理原则。

了解： 患者自控镇痛相关知识。

一、案例资料

【一般资料】　符某，男性，64 岁，汉族，小学文化，农民。

【主诉】　胸闷、胸痛，伴胸骨后不适 1 月余。

【病史】　患者无明显诱因出现胸闷、胸痛伴胸骨后不适感 1 月余，无咳嗽、咳痰、咯血。发病以来，患者精神、睡眠尚好，食欲一般，二便正常，体重无明显减轻。既往无特殊病史。吸烟 40 年，30 支/天；饮酒 15 年，250g/d。家族中无类似疾病患者，无家族性遗传病、精神病及肿瘤病史。已婚已育，育有 2 个子女，子女及配偶均体健，家庭关系和睦。

【护理体检】　入院时，T 36.5℃，P 85 次/分，R 18 次/分，BP 139/86mmHg。身高 1.68m，体重 59kg。患者神志清楚，应答切题，步入病房，自主体位，查体合作。皮肤、巩膜正常，无黄染，胸廓对称，呼吸平稳，胸壁未见静脉曲张，两侧呼吸运动对等，无压痛，两侧呼吸音粗，未闻及明显干、湿啰音。颈部及双侧锁骨上未触及肿大淋巴结、无声嘶。患者缺乏疾病相关知识，担心疾病预后。

【辅助检查】　电子纤维胃镜：距门齿 30～34cm 处见食管肿物。胸腹 CT：食管下段壁增厚，食管癌（？）左侧胸膜稍增厚。胃镜病理检查结果报告：食管鳞状细胞癌。食管吞钡造影：

中下段食管癌。骨 ECT 未见典型恶性肿瘤骨转移征象。

【入院诊断】 食管癌（中下段鳞状细胞癌）。

【诊疗过程】 入院后行电子纤维胃镜及组织病理检查、食管吞钡造影、胸腹 CT、骨 ECT 检查等明确诊断；完善术前相关检查：三大常规、血生化、凝血功能、血气分析、心电图等；给予加强营养、心理护理、胃肠道准备等术前准备措施，择期在全麻胸腔镜下行"食管、胃部分切除＋食管胃颈部吻合术＋空肠造瘘术"。术后患者诉伤口疼痛明显，疼痛评估 6 分（视觉模拟评估法），中度疼痛，给予患者自控镇痛泵镇痛；使用左氧氟沙星联合头孢哌酮钠他唑巴坦钠抗感染治疗；放置右侧胸腔闭式引流管 1 条，引流 7 天后拔除；术后留置胃管持续胃肠减压，禁食 12 天后拔除，逐步经口进食流质、半流质饮食；经右颈内静脉置管行静脉内营养、补充水电解质、止血等对症和支持治疗；经空肠造瘘管输注肠内营养液，促进快速康复。术后第 14 天携带空肠造瘘管出院，门诊定期复查。

二、案例问题引导

问题 1： 患者入院诊断为食管癌（中下段鳞状细胞癌），依据是什么？

问题 2： 为什么要放置空肠造瘘管？如何护理？

问题 3： 该患者存在哪些主要护理问题？

问题 4： 应对该患者采取哪些护理措施？

三、案 例 分 析

问题 1： 患者入院诊断为食管癌（中下段鳞状细胞癌），依据是什么？

依据：患者为中年男性，主诉胸闷、胸痛，伴胸骨后不适 1 月余。吸烟 40 年，30 支/天；饮酒 15 年，250g/d。辅助检查电子胃镜示距门齿 30~34cm 处见食管肿物。胸腹 CT：食管下段壁增厚，高度怀疑食管癌。食管吞钡造影：中下段食管癌。胃镜病理检查结果报告：食管鳞状细胞癌。

问题 2： 为什么要放置空肠造瘘管？如何护理？

空肠造瘘管是将空肠营养管置入空肠内，经腹壁引出并固定于皮肤的管道。放置的目的是术后早期输入营养液，提供肠内营养，改善由于术后禁食时间比较长而造成的营养供给不足状况，保障和促进病体快速康复。

该患者空肠造瘘管的护理措施有如下几项：

（1）留置管期间，注意妥善固定，避免滑出，使用腹带再次固定。

（2）管饲前洗手，检查导管位置及固定情况。

（3）管饲营养液前用温开水 30ml 冲洗导管。

（4）营养液温度应接近体温，用注射器灌注，每次灌注 200~300ml，间隔 2~3h。营养液应在 24h 内使用，未一次性使用完的应放于 2~8℃冷藏储存。

（5）管饲完毕再次用温开水冲洗导管，保持管腔干净无食物。反折管口，妥善固定。

（6）空肠造瘘管留置 1~6 个月，门诊复查时医生根据情况决定拔管时间，按时返院复查。

（7）告知患者及其家属，如造口处皮肤有红、肿、热、痛，导管不慎滑出，拔管后有液体从伤口处流出或有寒战、高热、腹痛等情况，请立即到医院就诊。

问题 3： 该患者存在哪些主要护理问题？

该患者存在的主要护理问题：①无能为力感，与缺乏疾病知识，担心疾病预后有关；②急性疼痛，与手术创伤有关；③应对无效，与术后自理能力低下有关；④有体液不足的危险，与手术失血失液、禁食有关；⑤有感染的危险，与机体留置多种管道有关；⑥潜在并发症，如吻合口瘘。

问题 4：应对该患者采取哪些护理措施？

（1）心理护理：由于缺乏疾病及其治疗相关知识，且手术创伤较大，患者会出现无助、焦虑等情绪。护理人员应与患者及其家属建立相互信任的关系，主动讲解检查、手术、护理等方面的有关问题、注意事项、治疗效果等，增强患者及其家属战胜疾病的信心，争取使家属在心理上和经济上给予患者最大的支持，鼓励患者表达自己的感受，医务人员及时给予帮助和解决。

（2）舒适护理：指导患者使用自控镇痛泵缓解疼痛。按时进行疼痛评估，了解镇痛效果。患者术后生命体征平稳，给予半坐卧位，减轻手术伤口部位的张力，维持足够睡眠。

知识链接

患者自控镇痛（patient-controlled analgesia，PCA）指患者感觉疼痛时，主动通过计算机控制的微量泵按压按钮向体内注射医生事先设定的药物剂量进行镇痛。PCA 装置通常包括三部分：储药泵、按压装置和连接导管。其参数包括单次给药量、锁定时间、负荷量、持续输注量、单位时间最大量和药物浓度。PCA 给药途径包括经静脉、硬膜外、皮下和外周神经等，其中，经静脉和硬膜外 PCA 最为常用。PCA 临床应用范围和适应证较为广泛，在术后镇痛中发挥了良好效果，但不适用于既往对镇痛药物过敏、年纪过大或过小、精神异常或无法控制按钮及不愿意使用 PCA 的患者。此外，接受 PCA 的患者应在术前被告知 PCA 的使用方法和注意事项，使患者了解自己在镇痛治疗中所起的积极作用。使用期间，专科医务人员应定时对 PCA 使用情况进行检查和随访，适时调整相关参数以获得更满意的镇痛效果。

视觉模拟评分法（visual analogue scale，VAS）：在纸上面划一条 10cm 的横线或使用一条长 10cm 的游动标尺，开始端为 0cm（0 分），表示无痛；末端为 10cm（10 分），表示难以忍受的最剧烈的疼痛；中间部分每 1cm 长度代表 1 分值，表示不同程度的疼痛。让患者根据自我感觉标出能代表自己疼痛程度的相应位置，由医护人员根据患者标出的位置为其评出分数。适用于 8 岁以上能够正确表达自己感受和身体状况、视觉和运动功能基本正常的患者，不适用于认知功能损害、精神错乱和镇静状态的患者。

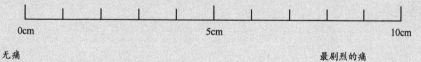

评判标准：0cm，0 分，无痛，无任何疼痛感觉。1～3cm，1～3 分，轻度疼痛，不影响工作和生活。4～6cm，4～6 分，中度疼痛，影响工作，不影响生活。7～10cm，7～10分，重度疼痛，疼痛剧烈，影响工作及生活。

（3）生活护理：术后按时进行患者自理能力评定、跌倒风险评估、压疮风险评估，协助患者完成日常的生活自理，根据患者恢复情况制订个体化活动计划，协助其尽早下地活动，促进术后快速康复。预防跌倒、坠床、压疮的发生。

（4）循环系统观察及护理：①根据医嘱，经颈内静脉补充水、电解质、抗感染、止血、静脉内营养等对症和支持治疗，测量中心静脉压，记录 24h 出入量，维持有效循环血容量。②术后持续心电监护 72h，术毕返回病房的 2～3h 内，每 30min 至 1h 测量并记录生命体征 1 次；生命体征平稳后改为每 4h 测量 1 次。③观察并记录胸腔闭式管和胃管引流液的量、颜色、性质，注意有无活动性出血的发生。

（5）预防感染的护理：①完善术前准备，如鼓励进食高热量、高蛋白、丰富维生素的饮食，术前戒烟戒酒；指导并训练患者有效咳嗽、咳痰和腹式深呼吸；术前3天开始进行胃肠道准备；保持良好的住院环境，保证良好的休息和睡眠。②按医嘱使用左氧氟沙星联合头孢哌酮钠他唑巴坦钠抗感染治疗。③在进行各种治疗和护理时，严格遵守无菌操作技术及手卫生规范。④做好各种管道护理，落实各管道护理安全措施，防止意外脱管、堵管的发生。⑤术后经右颈内静脉置管行静脉内营养和经空肠造瘘管输注肠内营养液，补充水、电解质、抗感染等对症和支持治疗，以促进伤口愈合和病体康复。⑥协助患者翻身、拍背、咳痰，预防坠积性肺炎的发生。⑦辅助患者早期下地活动等。

（6）预防吻合口瘘护理：①手术前加强营养、认真落实胃肠道准备措施。②术后早期吻合口处于充血水肿期，按医嘱禁食禁饮，拔除胃管前嘱咐患者不要将唾液和痰液咽下，以减少食管吻合口处感染的发生。③禁食期间持续胃肠减压，遵医嘱给肠内和肠外营养支持，经空肠造瘘管输注营养液，静脉输注卡文（脂肪乳氨基酸葡萄糖注射液）、白蛋白等，以增强机体的抵抗力，促进伤口愈合。④停止胃肠减压24h后，无不适症状开始试饮少量温开水，1～2天后无特殊不适进全流质食物，每2h给100ml，每天6次，而后逐步过渡到半流质食物。⑤不吃生冷硬食物。⑥进食2h内不平卧，睡眠时将床头抬高，防止胃液反流至食管。⑦出院时做好饮食宣教。手术3周以后，从半流质饮食过渡至软食，但需注意细嚼慢食、进食不宜过多、过快。⑧出院后，遵照医护的嘱咐做好空肠造瘘管的自我护理。

四、案例小结

食管癌是一种常见的消化道恶性肿瘤之一，治疗原则是多学科综合治疗，即包括手术、放射治疗和化学治疗。手术治疗是首选治疗方法，但手术创伤比较大，为了手术的顺利进行和预防术后并发症，严密做好围手术期的护理意义重大。对此类患者，手术前应维护其良好的营养状态，保持积极乐观的心理状态，周密做好消化道的手术前准备，严防食管瘘、乳糜胸等严重并发症的发生。本案例患者主要存在无能为力感、急性疼痛、自理能力缺陷、有体液不足的危险、有感染的危险及预防手术并发症等护理问题，责任护士从心理护理、舒适护理、生活护理、循环系统观察及护理、预防感染及吻合口瘘护理等方面实施各项护理措施，获得了比较满意的手术治疗效果。

（何海霞）

案例五 胃 癌

 学习目标

掌握：胃癌的临床表现和护理措施。

熟悉：胃癌的治疗方法。

了解：胃癌的辅助检查。

一、案例资料

【一般资料】 杨某，男性，58岁，汉族，已婚，初中文化，农民。

【主诉】 上腹部隐痛半月余。

【病史】 患者于半月前无明显诱因出现反复上腹部隐痛，疼痛与饥饿无关；无放射痛及牵涉痛，无反酸、嗳气，无腹胀，无恶心、呕吐，无黑便、黄疸，无寒战、发热。胃镜检查：胃窦小弯有片状红斑，约 2.0cm×2.5cm 隆起样肿物，表面不规则，底部尚平，边缘欠整齐；幽门尚圆，开闭尚好；球部未见异常；取样 4 块送检。病理结果：（胃窦）腺癌，呈中、低分化。为求进一步治疗，门诊拟"胃恶性肿瘤"收入院。发病以来，患者精神、睡眠尚可，食欲尚可，二便正常，体重无明显变化。既往有高血压病史；个人史、婚育史、家族史无特殊；无药物过敏史、无输血史；家庭关系和谐；患者缺乏疾病相关知识，担心预后。

【护理体检】　T 36.6℃，P 78 次/分，R 20 次/分，BP 120/68mmHg，身高 162cm，体重 60kg。患者发育正常，营养中等，神志清楚，自主体位，查体合作。全身皮肤、黏膜无黄染、皮疹及出血点。全身浅表淋巴结未触及肿大。腹部平坦，未见胃肠型及蠕动波；未见腹壁静脉曲张；腹肌柔软，上腹部深压痛，无反跳痛；墨菲征（-）；肝脾肋下未触及，肝浊音界存在，肝脾及双侧肾区无叩击痛；移动性浊音阴性；肠鸣音正常。

【辅助检查】　胃镜检查：胃窦小弯有片状红斑，约 2.0cm×2.5cm 隆起样肿物，表面不规则，底部尚平，边缘欠整齐；幽门尚圆，开闭尚好；球部未见异常；取样 4 块送检。病理检查示（胃窦）腺癌，呈中、低分化。CT 示胃体部胃壁不规则增厚。

【入院诊断】　胃癌（胃窦腺癌）。

【诊疗过程】　入院行 CT、心电图、胸片、肺通气、全身骨扫描、实验室检查、腹部超声、心脏彩超等检查；给予半流质饮食，监测生命体征等。在全麻下行胃癌根治术（远端胃大部切除＋胃周淋巴结清扫＋胃、十二指肠毕 I 式吻合术）。患者术后生命体征平稳；切口疼痛 4 分；未排气、排便，暂禁食；胃肠减压管引出咖啡色胃内容物约 30ml；腹腔引流管引出淡红色液体约 50ml。经积极治疗和护理并做好健康知识的指导，患者术后恢复良好，出院前做好健康宣教，嘱患者定期门诊复诊。

二、案例问题引导

问题 1：患者入院诊断为胃癌（胃窦腺癌），依据是什么？

问题 2：胃癌有哪些临床表现？

问题 3：胃癌围手术期主要有哪些辅助检查？

问题 4：胃癌患者有哪些常规的术前准备？

问题 5：该患者存在哪些主要护理问题？

问题 6：应对该患者采取哪些护理措施？

三、案例分析

问题 1：患者入院诊断为胃癌（胃窦腺癌），依据是什么？

依据：患者为中年男性，主诉上腹部隐痛半月余。胃镜：胃窦小弯有片状红斑，约2.0cm×2.5cm 隆起样肿物，表面不规则，底部尚平，边缘欠整齐；取样 4 块送检。病理检查示（胃窦）腺癌，呈中、低分化；CT 示胃体部胃壁不规则增厚。

问题 2：胃癌有哪些临床表现？

胃癌早期多无明显症状，部分患者可有上腹隐痛、嗳气、反酸、进食后饱胀、恶心等消化道症状；早期体征也不明显，仅可有上腹部深压不适或疼痛；晚期可扪及上腹部肿块，如出现远处转移时，可有肝大、腹水、锁骨上淋巴结肿大等。该患者主要表现为上腹部隐痛半月余。

问题 3：胃癌围手术期主要有哪些辅助检查？

（1）**胃镜检查**：是诊断胃癌的最有效方法。可直接观察胃黏膜病变的部位和范围，并可直接取病变组织做病理学检查。

（2）螺旋 CT：可判断胃癌病变范围、局部淋巴结转移和远处转移情况，有助于胃癌的诊断和术前临床分期。

（3）相关实验室检查：粪便隐血试验常呈持续阳性。

问题 4：胃癌患者有哪些常规的术前准备？

（1）术前评估：包括患者的生理和心理评估。

（2）备皮：嘱咐患者术前一天做好自身清洁；手术日晨做好术野区皮肤准备（备皮范围为上自乳头水平，下至耻骨联合，两侧至腋后线）。

（3）备血：遵医嘱行交叉配血。

（4）肠道准备：优化肠道准备，术前不进行传统的肠道准备，不常规服用泻药或行机械灌肠，采用口服乳果糖缓泻及饮食控制达到肠道准备要求。

（5）术前指导：①用药指导；②适应性训练，指导床上用便盆的方法，教会患者有效咳痰、床上翻身及变换体位的方法，预防术后并发症；术晨测量生命体征，取下义齿、饰物等；③教会患者疼痛的自我评估方法。

（6）营养支持：必要时进行输血、输液治疗，纠正患者的贫血、低蛋白血症及水电解质紊乱等。

问题 5：该患者存在哪些主要护理问题？

该患者目前存在的护理问题：①营养失调，低于机体需要量，与术后禁食、消化吸收不良及癌肿导致的消耗增加有关；②急性疼痛，与手术切口有关；③舒适度减弱，与术后留置管道有关；④恐惧，与患者对癌症的恐惧、担心治疗效果和预后有关；⑤潜在并发症，如出血。

问题 6：应对该患者采取哪些护理措施？

（1）饮食护理：患者禁食，给予胃肠外营养支持，因该患者术后胃肠减压期间引流出大量含有各种电解质（如钾、钠、氯、碳酸盐等）的胃肠液，加之患者禁食，易造成水、电解质、酸碱失衡及营养缺乏。因此，应及时输液补充患者所需的水、电解质及营养素，必要时输血清清蛋白或全血，以改善患者的营养状况，促进切口愈合。详细记录 24h 出入量，为合理输液提供依据。

> **知识链接**
>
> 早期肠内营养支持：对术中放置空肠营养管的胃癌根治术患者，术后早期经空肠营养管输注肠内营养液，对改善患者的全身营养状况、维护肠道屏障结构和功能、促进肠功能早期恢复、增强机体的免疫功能、促进伤口及吻合口的愈合等都有益处。根据患者的个体状况合理制订营养支持方案。护理时特别注意营养管的护理：妥善固定营养管，防止滑脱、移动、扭曲和受压；保持营养管的通畅，防止营养液沉积堵塞导管，每次输注营养液前后用生理盐水或温开水 20～30ml 冲管，输注营养液过程中每 4h 冲管一次。

（2）疼痛护理：正确评估患者的疼痛程度、部位、性质等，正确使用自控镇痛泵，必要时使用其他镇痛药，同时加强心理护理，转移患者对疼痛的注意力。

（3）引流管护理：患者术后留置有胃管、尿管、腹腔引流管等。护理时需注意以下几点：

1）妥善固定并准确标记各引流管，避免脱出，一旦脱出则不可自行插回。

2）保持引流通畅，防止受压、扭曲、折叠等，经常挤捏各引流管以防堵塞。

3）观察并记录引流管的颜色、性质和量等。

4）留置胃管可起到胃肠减压的作用，以减轻胃肠道张力，促进吻合口愈合，因此留置胃管时还应注意：①患者胃管末端接负压袋，维持适当的负压状态，避免负压过大损伤胃黏膜；②术后24h内胃管引流出少量血性液体或咖啡样液体，若出现较多鲜红色血性液体，应及时报告医生并积极配合处理；③术后胃肠减压量减少，肠蠕动恢复，肛门排气后，可拔除胃管。

（4）心理护理：缓解焦虑与恐惧，患者对癌症及预后有很大的顾虑，常有消极悲观情绪，鼓励患者表达自身感受，帮助患者消除不良心理，鼓励患者家属及朋友给予患者关心和支持，使其能积极配合治疗及护理。

（5）并发症的护理：出血。胃部分切除术后，可有少许暗红色或咖啡色胃内容物自胃管抽出，一般24h内不超过300ml，且逐渐减少、变淡至自行停止。发生在术后24h内的出血多属术中止血不彻底；术后4～6天发生的出血常为吻合口黏膜坏死脱落所致；术后10～20天发生的出血与吻合口缝线处感染或黏膜下肿瘤腐蚀血管有关。需严密观察患者的生命体征和神志变化，加强对胃肠减压引流液的颜色、量和性质的观察，遵医嘱应用止血药、用冰生理盐水洗胃或输新鲜血液等，若经非手术治疗不能有效止血或出血量＞500ml/h 时，应积极完善术前准备。

四、案 例 小 结

胃癌是我国最常见的恶性肿瘤之一，发病率居消化道恶性肿瘤第二位，好发年龄在 50 岁以上。本案例患者主要表现为早期上腹部隐痛半月余，通过胃镜、病理检查确诊为胃窦腺癌。胃癌的治疗方法包括手术、放疗、免疫治疗、靶向治疗、中医中药治疗等，而手术治疗是胃癌的主要治疗手段，也是目前能治愈胃癌的唯一方法。该患者完善相关检查后在全麻下行胃癌根治术（远端胃大部切除＋胃周淋巴结清扫＋胃、十二指肠毕Ⅰ式吻合术），术后主要存在营养失调（低于机体需要量）、疼痛、舒适度减弱、恐惧等护理问题，护理时要针对该患者存在的问题采取具体的护理措施，从饮食、疼痛、引流管护理、心理护理等方面对患者进行健康教育。在护理过程中，要注意体现护理人文关怀。

（王清华）

案例六 急性胰腺炎

 学习目标

掌握：急性胰腺炎的临床表现和护理措施。

熟悉：急性胰腺炎的辅助检查和治疗方法。

了解：急性胰腺炎的病因及发病机制。

一、案 例 资 料

【一般资料】 徐某，男性，46岁，汉族，大学本科，公务员。

【主诉】 腹痛 3 天，加重 10h。

【病史】 患者于 3 天前食用海鲜后开始出现腹部疼痛，呈阵发性绞痛，以上腹部为主，未向他处放射，伴有冒冷汗，持续约半小时后自行缓解，上述症状反复出现，曾自服药物治疗（具体不详）。10h 前，患者进食油腻食物后再次出现上述症状，呈持续性疼痛，阵发性加重，较难忍耐，伴有恶心、呕吐 1 次，呈非喷射性，呕吐物为胃内容物，无腹胀、腹泻，无畏寒、发热等。为进一步治疗，到急诊科就诊，查血淀粉酶 2630U/L，脂肪酶 792.8U/L，彩超示胰腺异常改变。急诊拟"急性胰腺炎"收入院。自发病以来，患者精神、睡眠及饮食欠佳，二便正常。既往体健，无类似疾病家族史。患者缺乏疾病相关知识，担心疾病预后。

【护理体检】 T 37.2℃，P82 次/分，R 22 次/分，BP 136/97mmHg，体重 90kg。患者发育正常，体型偏胖，神志清楚，精神正常。心、肺检查未见异常。腹部平坦，触诊软，上腹部有压痛，右上腹腹肌紧张、压痛及反跳痛，墨菲征（＋），腹部叩诊移动性浊音阴性，肠鸣音正常。

【辅助检查】 血常规：WBC $13.4×10^9$/L，N% 85.1%，RBC $5.17×10^{12}$/L，Hb 151g/L，PLT $220×10^9$/L。血生化检查：BS 7.36mmol/L，Ca^{2+} 2.43mmol/L，AMS 2630U/L，LPS 792.8U/L。腹部彩超：①胆囊增大，胆壁增厚、充血，并可见结石堵在胆囊的颈部，考虑胆囊结石并急性胆囊炎；②胰腺异常改变，不排除胰腺炎可能。腹部增强 CT 显像：胆囊结石，胆囊轻度增大；胰腺局部或弥漫性增大，边缘局部欠清晰，平扫时密度均匀或不均匀，胰腺周围脂肪层模糊，胰周少量积液，增强扫描后胰腺实质均匀强化，无液化坏死区。

【入院诊断】 急性胰腺炎（轻度）；急性胆囊炎。

【诊疗过程】 入院后完善相关检查，血常规、血糖、电解质、腹部彩超和腹部 CT 等；遵医嘱给予禁食、胃肠减压、哌替啶止痛、奥美拉唑抑制胃酸分泌、生长抑素抑制胰酶分泌、亚胺培南西司他丁钠抗感染、大量补液及肠外营养支持等治疗。经过治疗，患者康复，做好宣教并办理出院，嘱患者择期门诊复诊。

二、案例问题引导

问题 1： 患者入院诊断为急性胰腺炎（轻度），依据是什么？

问题 2： 急性胰腺炎（轻度）的临床表现有哪些？

问题 3： 急性胰腺炎患者为什么要做腹部增强 CT 检查？

问题 4： 该患者存在哪些主要护理问题？

问题 5： 应对该患者采取哪些护理措施？

三、案例分析

问题 1： 患者入院诊断为急性胰腺炎（轻度），依据是什么？

依据：患者为中年男性，因腹痛 3 天，加重 10h 就诊。体格检查示腹部平坦，触诊软，上腹部有压痛，右上腹腹肌紧张、压痛及反跳痛，墨菲征（＋）。辅助检查中白细胞、中性粒细胞增高，血淀粉酶和脂肪酶明显增高，血糖增高，血钙正常，腹部彩超和腹部增强 CT 均显示：①胆囊结石并急性胆囊炎；②急性胰腺炎。

> **知识链接**
>
> 急性胰腺炎（acute pancreatitis，AP）是多种病因导致胰腺组织自身消化所致的胰腺水肿、出血及坏死等炎性损伤。AP 由多种不同因素引起，包括胆道疾病、暴饮暴食、酗酒、胰管阻塞、十二指肠降段疾病、手术与创伤、代谢障碍、药物、感染及全身炎症反应等，最常见的原因为胆道疾病。根据胰腺的病理变化，可分为急性水肿型和急性出血坏死型，急性出血坏死型易合并多器官功能受损。临床上根据病情严重程度不同，可将 AP 分为轻度急性胰腺炎、中度急性胰腺炎和重度急性胰腺炎。

问题 2：急性胰腺炎（轻度）的临床表现有哪些？

急性胰腺炎（轻度）的临床表现以急性上腹痛、恶心、呕吐、发热及血淀粉酶或脂肪酶升高为特点，病情严重者同时伴有低血压、休克、急性腹膜炎及多器官功能衰竭等表现。该患者进食油腻食物后出现上腹部疼痛伴有呕吐，查体示腹部平坦，触诊软，上腹部有压痛，右上腹腹肌紧张、压痛及反跳痛，墨菲征（＋）。

问题 3：急性胰腺炎患者为什么要做腹部增强 CT 检查？

增强 CT 是指经静脉给予水溶性碘造影剂（如 60%～76%的泛影葡胺）后再行扫描，血内碘浓度增高后，使病变组织与邻近正常组织间的密度差增加，从而提高病变显示率。让病变显影更为清楚，以显示平扫上未被显示或显示不清的病变，通过判断病变有无强化或强化类型，对病变作出定性诊断。腹部增强 CT 有助于确定胰腺坏死程度，通过 CT 显像对急性胰腺炎的严重程度进行 CT 分级。因此，急性胰腺炎患者需做腹部增强 CT 检查，以便进行临床分型和指导治疗。

知识链接

根据胰腺炎症的严重程度，CT 显像分级可分为 A～E 级。

A 级：正常胰腺。

B 级：胰腺实质改变。包括局部或弥漫的腺体增大。

C 级：胰腺实质及周围炎症改变，胰周轻度渗出。

D 级：除 C 级表现外，胰周渗出显著，胰腺实质内或胰周单个液体积聚。

E 级：广泛的胰腺内、外积液，包括胰腺和脂肪坏死、胰腺脓肿。

备注：A～C 级，临床上为轻度胰腺炎；D～E 级，临床上为中度、重度急性胰腺炎。

问题 4：该患者存在哪些主要护理问题？

该患者目前存在的主要护理问题：①急性疼痛，如腹痛，与急性胆囊炎、胰腺及其周围组织炎症和水肿有关；②有体液不足的危险，与呕吐、禁食、胃肠减压有关；③恐惧，与腹痛剧烈及病情进展迅速有关；④缺乏与疾病相关的预防和护理知识。

问题 5：应对该患者采取哪些护理措施？

（1）缓解疼痛的措施

1）休息与体位：患者应绝对卧床休息，取弯腰屈膝侧卧位，有利于减轻疼痛。卧床休息能降低机体的代谢率，增加脏器血流量，有利于组织修复。因患者疼痛剧烈，辗转不安，应加床栏加强防护，防止坠床。

2）禁食和胃肠减压：禁食 1～3 天，腹胀明显时需持续胃肠减压，其目的在于通过减少胃液分泌达到减少胰液分泌、减轻自身消化，进而减轻腹痛和腹胀。向患者及其家属解释禁食和胃肠减压的目的和意义，取得患者的理解和配合，并告知禁食期间口渴也不能喝水，只能用棉签蘸水湿润口唇或含漱。一天 3 次漱口，保持口腔清洁，增进患者舒适感并减轻口腔干燥。

3）缓解疼痛：指导患者采用非药物止痛方法缓解疼痛，如放松、听音乐、阅读等转移注意力的方式，还可以用皮肤刺激疗法等方式缓解疼痛。

4）治疗的配合：引起该患者疼痛的主要原因是急性胆囊炎引起的急性胰腺炎，因此应遵医嘱积极治疗，控制胰腺和胆囊炎症，有利于缓解疼痛。该患者的治疗原则为禁食、止痛、抑制胃酸和胰酶分泌、抗感染等，遵医嘱给予哌替啶止痛、奥美拉唑抑制胃酸分泌、生长抑素抑制胰酶分泌、亚胺培南西司他丁钠抗感染治疗，注意观察药物疗效和不良反应。

（2）大量补液和营养支持

1）建立两条静脉通路，遵医嘱给予积极补液治疗，根据患者的病情和心功能情况控制输液量和输液速度，一般输液量为每天3000ml，补充呕吐和禁食期间的液体丢失量；短期禁食期间，通过静脉补液提供能量，补充维生素，维持电解质平衡。

2）观察病情

A. 观察疼痛的部位、性质、程度及持续时间。

B. 观察呕吐的次数、呕吐物的量及性状。

C. 严密观察患者生命体征与尿量的变化，做好记录，及时判断胰腺脓肿和休克等并发症。

D. 观察腹部体征的变化，注意是否合并急性腹膜炎。

E. 监测白细胞、血和尿淀粉酶、电解质及血气分析的变化，及时判断病情和治疗效果。

3）饮食护理：发病短期内暂禁食，待病情恢复缓解后，尽早过渡到肠内营养，从少量、无脂、低蛋白饮食开始，如白粥，逐渐增加食量和蛋白质的摄入，直至恢复正常饮食。

（3）心理护理：由于腹痛剧烈、病情发展迅速、缺乏疾病及其治疗相关知识，患者可能会出现焦虑甚至恐惧情绪。护理人员应与患者建立相互信任的关系，鼓励患者表达内心的感受，主动询问有关疾病及其治疗方面的问题。护理人员应告知患者禁食的意义和重要性，并教会患者判断病情严重性和恢复的指征，缓解患者的焦虑情绪。告知患者急性胰腺炎可治可防，与患者共同制订护理计划，增强患者治疗疾病的信心。

（4）健康教育：告知患者要积极治疗胆道疾病，避免复发，必要时行胆囊切除；养成规律的生活习惯和良好的进食习惯，避免过度劳累，避免暴饮暴食，饮食应低脂、清淡易消化，避免高脂、高糖、高蛋白饮食，避免辛辣等刺激性强和产气多的食物，忌烟酒，以免复发。

四、案 例 小 结

急性胰腺炎是多种病因导致胰腺组织自身消化所致的胰腺水肿、出血及坏死等炎性损伤。临床表现以急性上腹痛、恶心、呕吐、发热及血淀粉酶或脂肪酶升高为特点。该患者属于轻度急性胰腺炎，引起该患者发病的主要病因是急性胆囊炎，诱因是暴饮暴食和高脂饮食，因此该患者应重视病因的治疗、饮食护理和健康教育。在护理急性胰腺炎患者时，应根据患者不同的病情给予不同的监测和指导，动态监测病情的变化，注意重症胰腺炎甚至并发症的判断。本案例患者主要出现急性疼痛（腹痛）、有体液不足的危险、恐惧和知识缺乏等护理问题。护理患者时要针对患者存在的问题采取相应的护理措施，从病因治疗、饮食、休息等方面对患者进行健康教育。在护理过程中，要注意患者的情绪及心理变化，体现人文关怀。

（潘　娇）

案例七　胆　石　症

 学习目标

掌握：胆石症围手术期主要的护理问题和护理措施。

熟悉：胆石症的临床表现、辅助检查和治疗方法。

了解：微创外科的概念。

一、案 例 资 料

【一般资料】　何某，女性，24岁，汉族，小学文化，自由职业。

【主诉】　反复上腹部疼痛 2 年余。

【病史】　患者无明显诱因突发上腹部疼痛 2 年余，呈间断性钝痛，伴恶心呕吐，呕吐物为胃内容物，有腰背牵涉痛，无腹胀、腹泻、无畏寒、发热等不适。近 2 年反复发作，均到当地诊所进行输液治疗（具体用药不详），症状均有好转。现为进一步治疗，到某三级医院就诊，以"肝内胆管多发结石"收入院。自发病以来，患者精神、食欲、睡眠尚可，二便基本正常，体重较前无明显减轻。既往无特殊病史。患者缺乏疾病相关知识，担心疾病预后。未婚、未育。

【护理体检】　入院时，T 36.4℃，P 98 次/分，R 20 次/分，BP 114/67mmHg，身高 1.56m，体重 45kg。患者神志清楚，应答切题，步入病房，自主体位，查体合作，皮肤、巩膜无黄染。腹平坦，未见胃肠型及蠕动波，未见腹壁静脉曲张；全腹软，无压痛、反跳痛，墨菲征（－），肝脾肋下未触及，肝区叩痛（－），脾区无叩击痛，移动性浊音（－），肠鸣音 4 次/分。

【辅助检查】　B 超提示肝左外叶胆总管泥沙样结石并扩张。CT 提示肝内胆管扩张，肝左外叶胆管多发结石。胆胰脾 CT 扫描未见异常。肿瘤标志物阴性。肝功能：TP 56.4g/L，A 34.8g/L，TBiL 10.73μmol/L，DBiL 2.96μmol/L，GPT 31.8 U/L。血常规：WBC 10.70×10^9/L，N% 64.4%，Hb 118g/L。

【入院诊断】　肝内胆管结石伴胆管炎。

【诊疗过程】　入院后行腹部 B 超、胆胰脾 CT 扫描、肿瘤标志物检查等明确诊断。完善术前相关检查：三大常规、血生化、肝功能、凝血功能、血气分析、心电图等，给予加强营养、心理护理、胃肠道准备等手术前准备措施，择日在全麻下行"肝部分切除＋胆总管探查取石＋胆道镜探查取石 T 管引流术＋胆囊切除术"。手术后患者诉伤口疼痛明显，疼痛评估 7 分（视觉模拟评估法），重度疼痛，给予患者自控镇痛泵（PCA）镇痛；术后使用头孢哌酮抗感染，术后留置胃管持续胃肠减压，禁食 4 天后拔除，逐步经口进食流质、半流质、软食饮食；经右颈内静脉置管行静脉内营养、补充水、电解质、护肝、止血等对症和支持治疗；放置 T 管引流，术后第 12 天携带出院，门诊定期复查。

二、案例问题引导

问题 1：患者入院诊断为肝内胆管结石伴胆管炎，依据是什么？

问题 2：为什么该患者无典型的查科（Charcot）三联征表现？

问题 3：该患者存在哪些主要护理问题？

问题 4：应对该患者采取哪些护理措施？

三、案例分析

问题 1：患者入院诊断为肝内胆管结石伴胆管炎，依据是什么？

依据：患者因反复上腹部疼痛 2 年余，呈间断性钝痛，伴恶心、呕吐，呕吐物为胃内容物，有腰背牵涉痛。近 2 年反复发作。B 超提示肝左外叶胆总管泥沙样结石并扩张。CT 提示肝内胆管扩张，肝左外叶胆管多发结石。

问题 2：为什么该患者无典型的查科（Charcot）三联征表现？

胆管结石分为肝内、肝外胆管结石。左右肝管汇合部以下的肝总管和胆总管结石为肝外胆管结石，汇合部以上的结石为肝内胆管结石。当结石造成胆管梗阻时则出现腹痛或黄疸，如继发感染，则出现寒战、高热。腹痛、寒战、高热及黄疸为胆石症典型的临床表现，称为查科（Charcot）三联征，常见于肝外胆管结石症患者。该患者有肝内胆管泥沙样结石，表现为反复上腹部疼痛 2 年余，呈间断性钝痛，伴恶心、呕吐，呕吐物为胃内容物，无寒战、高热及黄疸。

知识链接

微创外科（minimally invasive surgery, MIS 或 minimal access surgery, MAS）是通过微小创伤或微小入路，将特殊器械、物理能量或化学药剂送入人体内部，完成对人体内病变、畸形、创伤的灭活、切除、修复或重建等外科手术操作，以达到治疗目的的医学科学分支，其特点是对患者的创伤明显小于相应的传统外科手术。微创外科的发展经历了近 100 年，从最初对疾病的诊断发展为现在的几乎涉及所有专业的一种技术。微创手术利用高、精、尖的图像系统及微型器械，将传统手术操作的创伤减少到最小程度。微创外科是临床医学界跨世纪的高新科技，它是光电领域现代高科技与现代外科学有机结合产生的一种外科领域新技术，是现代外科发展史上的一次"革命"，也是一个新的里程碑。

问题 3：该患者存在哪些主要护理问题？

该患者目前存在的主要护理问题：①无能为力感，与缺乏疾病知识、担心疾病预后有关；②舒适度减弱，疼痛与胆石症及手术创伤有关；③应对无效，与术后自理能力低下有关；④有体液不足的危险，与手术失血失液、禁食有关；⑤有感染的危险，与机体留置多种管道有关；⑥潜在并发症，如胆瘘。

问题 4：应对该患者采取哪些护理措施？

（1）心理护理：由于缺乏疾病及其治疗相关知识、较年轻、未婚、未育，患者出现无助、焦虑等情绪。护理人员应与患者及其家属建立相互信任的关系，主动讲解疾病治疗效果，以及检查、治疗、护理方面的有关问题和注意事项等，增强患者及其家属战胜疾病的信心。鼓励患者表达自己的感受，医务人员及时给予帮助和解决。

（2）舒适护理：使用 PCA 泵，缓解疼痛。按时进行疼痛评估，了解镇痛效果。术后患者生命体征平稳，给予半坐卧位，减轻手术伤口部位的张力，维持足够睡眠。

（3）生活护理：术后按时进行患者自理能力评定、跌倒风险评估、压疮风险评估，协助患者完成日常的生活自理，根据患者恢复情况制订个体化活动计划，协助其尽早下地活动，促进术后快速康复。预防跌倒、坠床、压疮的发生。

（4）循环系统观察及护理：①根据医嘱，给予经颈内静脉补充水、电解质、抗炎止血、静脉内营养等对症和支持治疗，测量中心静脉压，记录 24h 出入量，维持有效循环血容量。②术后持续心电监护 72h，术毕返回病房 2～3h 内，每 30min 至 1h 测量 1 次心率、血压、呼吸等生命体征；生命体征平稳后改为每 4h 测量 1 次。③观察并记录胃肠减压、腹腔引流管及 T 管引流液的量、颜色、性质，注意有无活动性出血的发生。妥善固定各引流管道，并注意保持引流通畅。

（5）预防感染的护理：①完善术前准备，如鼓励患者进食高热量、高蛋白、富含维生素的食物，指导并训练患者有效咳嗽、咳痰和腹式深呼吸；保持良好的住院环境，保证患者良好的休息和睡眠。②按医嘱使用头孢哌酮抗感染治疗。③在进行各种治疗和护理时，严格遵守无菌操作技术及手卫生规范。④做好各种管道护理，落实各管道护理安全措施，防止意外脱管、堵管的发生。⑤术后经右颈内静脉置管行静脉内营养，促进伤口愈合和病体康复。⑥协助翻身拍背咳痰，预防坠积性肺炎的发生。⑦辅助患者早期下地活动等。

（6）预防胆瘘的护理：①做好 T 管引流的护理。②禁食期间，遵医嘱给肠外营养支持，促进伤口的愈合。③遵医嘱给予头孢哌酮抗感染治疗。④做好患者带 T 管出院的指导，如衣服要宽松，以防管道受压；避免提重物，以免牵拉管道；沐浴时，注意保护伤口处皮肤不被污水污染，以防感染。发现引流异常或意外脱管应立即就医。

四、案例小结

胆石症是胆道系统的多发病和常见病，无症状者可不治疗或内科治疗，定期观察随访，临床症状反复发作者应手术治疗。在护理此类患者时，应从密切观察病情、舒适护理、营养支持、并发症的观察护理、T管引流的护理、心理护理等方面实施各项护理措施，并对患者及其家属做好健康宣教和出院健康指导。本案例患者主要存在无能为力感、舒适度减弱、应对无效、有体液不足的危险、发生潜在并发症（胆瘘）等护理问题，护士采取了心理护理、舒适护理、生活护理、循环系统观察及护理、预防胆瘘的护理等护理措施，向患者及家属做好出院健康指导，体现整体护理内涵和人文关怀。

（何海霞）

案例八 胰 腺 癌

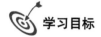 **学习目标**

> **掌握：**胰腺癌的临床表现和护理措施。
> **熟悉：**胰腺癌的辅助检查和治疗方法。
> **了解：**胰腺癌的病因。

一、案例资料

【**一般资料**】 卢某，男性，67岁，汉族，已婚，高中文化，退休职工。

【**主诉**】 全身皮肤、巩膜黄染1个月。

【**病史**】 患者于1个月前无明显诱因出现上腹痛，疼痛向肩背部放射；皮肤、巩膜黄染，颜色逐渐加深，小便色黄，伴皮肤瘙痒。到医院就诊，行腹部B超示胰头部有一直径＞2cm的密度影；CT检查示胰头部及胆总管壶腹部异常密度影，十二指肠壁局部增厚，考虑肿瘤性病变可能。门诊拟"胰腺癌"收入院。发病以来小便深黄，食欲缺乏，体重下降3kg。既往有糖尿病及高血压病史20余年。

【**护理体检**】 T 36.5℃，P 67次/分，R 20次/分，BP 114/54mmHg，身高165cm，体重65kg。患者神志清楚。全身皮肤、巩膜中度黄染，无出血点及淤点、淤斑，无皮疹；全身浅表淋巴结未触及肿大；无上腹压痛，睑结膜无充血，巩膜中度黄染；双肺呼吸音清，余未见异常。

【**辅助检查**】 腹部B超示胰头部有一直径＞2cm的密度影。磁共振胰胆管造影（MRCP）检查示低位胆道梗阻，胆总管下段狭窄，远端可疑异常信号。CT检查示胰头部及胆总管壶腹部异常密度影，十二指肠壁局部增厚，考虑肿瘤性病变可能。腹腔及腹膜后淋巴结稍肿大。生化检查：血糖8.90mmol/L，A 36.3g/L，TBiL 194.96μmol/L，DBiL 154.76μmol/L，GPT 229.7U/L，AST 127.4U/L。肿瘤标志物：糖链抗原（CA19-9）192.91U/ml。

【**入院诊断**】 胰腺癌；梗阻性黄疸。

【**诊疗过程**】 入院后完善相关检查；控制血压和血糖，经肠内营养及肠外营养支持改善患者营养状况。在全麻下行胰、十二指肠切除术（Whipple手术）。术后患者生命体征平稳；

伤口敷料少量渗血；无腹痛腹胀，禁食；腹腔引流管引出淡红色液体约 20ml；尿管引出黄色尿液量约 1200ml。经积极治疗和护理并做好健康指导，患者术后恢复良好，给予办理出院，出院前做好健康宣教并嘱定期门诊复诊。

二、案例问题引导

问题 1： 患者入院诊断为胰腺癌（胰头癌），依据是什么？

问题 2： 胰腺癌的病因是什么？

问题 3： 胰腺癌有哪些临床表现？

问题 4： 胰腺癌有哪些治疗方式？

问题 5： 该患者存在哪些主要护理问题？

问题 6： 应对该患者采取哪些护理措施？

三、案 例 分 析

问题 1： 患者入院诊断为胰腺癌（胰头癌），依据是什么？

依据：患者为老年男性，主诉全身皮肤、巩膜黄染 1 个月。腹部 B 超示胰头部有一直径＞2cm 的密度影。CT 检查示胰头部及胆总管壶腹部异常密度影，十二指肠壁局部增厚，考虑肿瘤性病变可能。生化检查支持诊断。

问题 2： 胰腺癌的病因是什么？

胰腺癌好发于高蛋白、高胆固醇饮食摄入者，其中吸烟是唯一公认的危险因素。糖尿病、慢性胰腺炎、遗传因素、长期的职业和环境暴露等可能是胰腺癌的致病因素。本案例患者有糖尿病病史 20 余年，是一个致病因素。

问题 3： 胰腺癌有哪些临床表现？

（1）胰腺癌常见的临床症状：上腹痛、黄疸、消化道症状及消瘦、乏力等。黄疸是胰头癌最主要的症状，可伴皮肤瘙痒、茶色尿和陶土色大便。该患者临床表现主要有上腹部疼痛并向肩部放射痛，伴有皮肤、巩膜黄染，逐渐加深，小便色黄，皮肤瘙痒。

（2）胰腺癌常见的体征：肝大、胆囊肿大、腹部肿块，还可在左上腹或脐周闻及血管杂音；晚期可出现腹水或扪及左锁骨上淋巴结肿大。本案例患者无明显体征。

问题 4： 胰腺癌有哪些治疗方式？

胰腺癌的治疗方式有手术治疗、姑息性治疗及辅助治疗。手术切除是治疗胰腺癌最有效的方法。该患者是在全麻下行胰、十二指肠切除术。

> **知识链接**　　　　　　　　　**胰腺癌的手术治疗**
>
> （1）胰、十二指肠切除术：胰头癌可施行胰、十二指肠切除术。
>
> （2）保留幽门的胰、十二指肠切除术（PPPD）：该术式适用于幽门上、下淋巴结无转移、十二指肠切缘无癌细胞残留者。该术式的优点在于缩短了手术时间，减少术中出血，使患者术后能更快康复，但同时也使患者术后胃溃疡和胃排空障碍的发生有所增加。
>
> （3）胰体尾切除术：适用于胰体尾部癌，因诊断时多属晚期，故切除率低。
>
> （4）姑息性手术：对高龄、有肝转移、肿瘤不能切除或合并明显心肺功能障碍不能耐受手术者，可行胆肠吻合术、胃空肠吻合术等。

问题 5： 该患者存在哪些主要护理问题？

该患者目前存在的主要护理问题：①营养失调，低于机体需要量；②皮肤完整性受损，与术后长时间卧床有关；③潜在并发症，如胰瘘、出血等。

问题 6：应对该患者采取哪些护理措施？

（1）营养支持：监测营养相关指标，如血清白蛋白、血清转铁蛋白、血红蛋白、皮肤弹性、体重等。术后禁食期间予肠外营养支持，维持水、电解质平衡；输注高渗葡萄糖加胰岛素和钾盐，增加肝糖原储备；使用护肝药、复合维生素 B 等；有黄疸者，输注维生素 K_1，改善凝血功能；必要时输注白蛋白。

（2）皮肤护理：黄疸伴皮肤瘙痒者，给予修剪指甲，指导患者勿搔抓皮肤，防止破损；穿宽松衣裤，定时翻身；保持皮肤清洁，用温水擦浴，勿使用碱性清洁剂；皮肤瘙痒剧烈者可给予炉甘石洗剂外用。

（3）并发症的观察及护理：严密观察患者生命体征、腹部体征、伤口及引流情况，准确记录 24h 出入量，必要时监测中心静脉压（CVP）及每小时尿量。监测随机血糖，必要时使用胰岛素进行调控，注意血糖、血压异常引发的相关并发症。

1）胰瘘的观察及护理：胰瘘是胰、十二指肠切除术后最常见的并发症和导致死亡的主要原因。术前黄疸持续时间长、营养状况差、术中出血量大是术后胰瘘发生的危险因素。胰瘘一旦证实，应积极处理，大多数胰瘘可在 2～4 周得到控制并自行愈合。患者发生胰瘘会出现腹痛、持续腹胀、发热、腹腔引流管或伤口流出无色清亮液体。护理：①取半卧位，保持引流通畅；②根据胰瘘程度，采取禁食、持续胃肠减压、静脉泵入生长抑素等措施，严密观察引流液量、色和性状并准确记录，必要时作腹腔灌洗引流，防止胰液积聚侵蚀内脏、腐蚀大血管或继发感染；③保护腹壁瘘口周围皮肤，可用凡士林纱布覆盖、皮肤保护膜保护或用氧化锌软膏涂抹，或使用造口袋粘贴于瘘口处收集瘘液从而保护皮肤。

2）出血的观察及护理：胰、十二指肠切除术后出血是危及患者生命的最严重并发症。早期出血常发生在术后 24h 以内，晚期出血常发生在术后 1 周左右。根据出血部位可分为腹腔出血和消化道出血，二者也可同时发生。患者表现为心悸、面色苍白、血压下降、脉搏细速等休克症状，或出现呕血、便血等消化道出血，腹腔引流管和胃肠减压管流出大量鲜红色血性液体。护理：①严密监测患者生命体征；②观察胃肠减压管及腹腔引流管的颜色、量、性质并做好相关记录；③出血量少者可予静脉输液，遵医嘱及时使用止血药、输血等治疗，出血量大者需急诊行介入治疗或手术止血。

四、案 例 小 结

胰腺癌是一种发病隐匿、进展迅速、治疗效果及预后极差的消化道恶性肿瘤，其发病率呈明显增加趋势。40 岁以上好发，男性比女性多见。临床表现根据病变程度而各异。多数胰腺癌发生在胰头部，占 70%～80%。胰腺癌手术后并发症较多，术前应加强营养支持、控制疼痛，术后预防并处理出血、胰瘘等并发症是促进患者快速康复的关键。本案例患者主要表现为无明显诱因出现皮肤、巩膜黄染，逐渐加深，小便色黄，伴皮肤瘙痒，行腹部 B 超及 CT 等相关检查后诊断为胰头腺癌，在全麻下行胰、十二指肠切除术。该患者主要存在营养失调、皮肤完整性受损、潜在并发症等护理问题，护理患者时应针对护理问题采取具体的护理措施，从营养支持、皮肤护理等方面护理患者，预防潜在并发症，从而促进患者早日康复。

（王清华）

案例九 肝性脑病

 学习目标

掌握：肝性脑病的临床表现和护理措施。
熟悉：肝性脑病的辅助检查和治疗方法。
了解：肝性脑病的病因及发病机制。

一、案例资料

【一般资料】 符某，男性，68 岁，汉族，高中文化，退休职工。

【主诉】 确诊肝癌 10 月余，烦躁 3 天。

【病史】 患者于 10 个月前出现肝区及右肩部疼痛；在当地医院行 B 超检查显示肝癌，行相关检查并诊断为原发性肝癌。2017 年 6 月 29 日行经肝动脉栓塞化疗术（TACE）治疗，术后自 2017 年 7 月口服印度产索拉非尼治疗至今。3 天前与邻居吵架后出现欣快激动、烦躁不安、睡眠倒错，表现为白天嗜睡、夜间失眠，并逐渐出现定向力障碍，不能叫自己与家属的名字，对答不切题，无谵妄，轻度意识障碍，今为求进一步治疗，家属呼叫"120"送至急诊科，门诊拟"①原发性肝癌，肝功能失代偿期；②肝性脑病"收入院。患者发病以来，精神、食欲较差，粪便呈黑色，小便正常，体重降低。既往有乙肝病毒携带史多年，有输血及输血制品史。患者缺乏疾病相关知识，担心疾病预后。

【护理体检】 T 36.2℃，P 102 次/分，R 20 次/分，BP 120/80mmHg。格拉斯哥（GCS）昏迷评分为 12 分（睁眼反应：3 分；语言反应：4 分；肢体运动：5 分）。患者躁动不安，呈贫血貌，体格检查欠合作，全身皮肤及巩膜未见黄染，蜘蛛痣（＋），肝掌（＋），浅表淋巴结未触及。腹部稍膨隆，右上腹压痛，无反跳痛，全腹叩诊呈鼓音，移动性浊音可疑阳性，肠鸣音弱。双下肢无水肿，双下肢肌力 5 级。扑翼样震颤可引出。

【辅助检查】 血常规：WBC 2.75×10^9/L，Hb 102g/L，PLT 65×10^9/L。粪便常规：OB（＋）。肝功能：A 28g/L，G 30g/L，A/G 28/30，TBiL 89μmol/L，DBiL 46μmol/L，ALT 98IU/L，AST 79IU/L，ALP 230IU/L，PA 0.12g/L，PT 16.8s，NH_3 100μmol/L。乙肝病毒标志物：HBsAg（＋）、HBeAg（＋）、HBeAb（＋）、HBcAb（＋）。AFP 825μg/L。脑电图未见明显异常。腹部 B 超检查示肝癌、脾大。腹部 CT 检查示肝癌、门静脉高压、脾大。胃镜检查示食管胃底静脉曲张并出血。头颅 CT 检查未见明显异常。

【入院诊断】 肝性脑病（Ⅰ期）；原发性肝癌，肝功能失代偿期（Child-Pugh C 级）；上消化道出血。

【诊疗过程】 患者入院后完善相关检查：肝功能、血氨、脑电图、胃镜、腹部 B 超、腹部 CT 检查和头颅 CT 检查等；遵医嘱给予暂禁蛋白质、弱酸性溶液（生理盐水 60ml 加白醋 40ml）清洁灌肠、口服乳果糖、静脉滴注生长抑素和酚磺乙胺止血、还原性谷胱甘肽保肝、门冬氨酸鸟氨酸降血氨和支链氨基酸纠正低蛋白血症等对症支持治疗。经过治疗，患者病情稳定，做好健康宣教并办理出院，嘱患者定期门诊复诊。

二、案例问题引导

问题 1：患者入院诊断为肝性脑病（Ⅰ期），依据是什么？

问题 2：肝性脑病的临床表现有哪些？

问题 3：肝性脑病患者为什么要进行格拉斯哥昏迷评分？

问题 4: 该患者存在哪些主要护理问题?

问题 5: 应对该患者采取哪些护理措施?

三、案 例 分 析

问题 1: 患者入院诊断为肝性脑病（Ⅰ期），依据是什么?

依据: 患者为老年男性，主诉确诊肝癌 10 月余，烦躁 3 天。既往有乙肝病毒携带史多年。体格检查示格拉斯哥昏迷评分为 12 分；躁动不安，蜘蛛痣（＋），肝掌（＋），扑翼样震颤可引出。辅助检查中肝功能明显受损；乙肝病毒检测阳性；AFP 明显增高；血氨增高；粪便隐血试验（＋）；腹部 B 超和 CT 示肝癌合并门静脉高压、食管胃底静脉曲张；胃镜检查示食管胃底静脉曲张并出血。

> **知识链接**
>
> 　　肝性脑病（hepatic encephalopathy, HE）是指严重肝病引起的、以代谢紊乱为基础的中枢神经系统功能失调的综合征，其主要的临床表现有意识障碍、行为失常和昏迷等。HE 由多种不同因素引起，包括各型肝硬化、原发性肝癌、重症肝炎、暴发性肝衰竭及严重胆道感染等，最常见的原因为肝炎后肝硬化。

问题 2: 肝性脑病的临床表现有哪些?

肝性脑病的临床表现主要包括意识障碍和行为失常，逐渐转入昏迷至死亡。该患者出现欣快激动、烦躁不安、睡眠倒错，表现为白天嗜睡、夜间失眠，并逐渐出现定向力障碍，不能叫自己与家属的名字，对答不切题。根据患者意识障碍的程度、神经系统体征和脑电图改变，判断该患者属于肝性脑病（Ⅰ期）。

问题 3: 肝性脑病患者为什么要进行格拉斯哥昏迷评分?

昏迷指数是医学上评估患者昏迷程度的指标，临床上应用最广的是格拉斯哥昏迷评分（Glasgow coma scale, GCS）。肝性脑病患者由于血氨增高，干扰脑细胞能量代谢和神经传导，因此患者的临床表现主要为意识状态的改变。血氨检测是肝性脑病患者相对特异性的检查项目，但其灵敏度和特异性依据肝性脑病不同的分期而有所差异，因此，不能将血氨检测作为肝性脑病诊断的主要标准。前驱期的肝性脑病患者脑电图大多数是正常的，因此脑电图检查也不能作为肝性脑病诊断的主要指标。临床上对肝性脑病患者的诊断强调的是肝脏基础病、诱因和症状表现等，而对患者意识状态的判断是格拉斯哥昏迷评分，还可以做心理智能测验，如木块图试验、数字连接试验等。因此，肝性脑病患者需要进行格拉斯哥昏迷评分，以便观察病情变化及判断治疗效果。

> **知识链接**
>
> 　　格拉斯哥昏迷评分是格拉斯哥大学的两位神经外科教授 Graham Teasdale 与 Bryan J. Jennett 于 1974 年发表的，一直沿用至今，较为实用。该评分分别从睁眼反应（4 分）、语言反应（5 分）和肢体运动（6 分）三个方面评估，将这三个方面的分数相加即为患者的昏迷指数。
>
> 　　此昏迷评分总分为 15 分，分为四个等级评价: 最高为 15 分，表示意识清楚；12～14 分为轻度意识障碍；9～11 分为中度意识障碍；8 分以下为昏迷。分数越低，则表示意识障碍越严重。给患者做评分时，选评判时的最好反应计分，若运动评分左侧、右侧可能不同，采用较高的分数。记录方式举例: GCS 评分 15 分（4＋5＋6）。

问题 4: 该患者存在哪些主要护理问题?

该患者目前存在的主要护理问题:①急性意识障碍,与血氨增高,干扰脑细胞能量代谢和神经传导有关;②营养失调,低于机体需要量,与肝功能减退、消化吸收障碍、限制蛋白质有关;③缺乏与疾病相关的知识等。

问题 5: 应对该患者采取哪些护理措施?

(1)急性意识障碍的护理措施

1)休息和环境:绝对卧床休息,加床栏保护防坠床,必要时使用约束带约束患者以防撞伤。安排专人护理,环境要求安静、通风、光线充足、温湿度适宜,限制探视,协助患者完成日常的生活护理。

2)去除和避免诱发因素:该患者疾病的诱因是上消化道出血,肠道内产氨增多。因此,可采用生理盐水或弱酸性溶液灌肠,及时清除肠道内积血,减少氨吸收入血,忌用肥皂水灌肠。除此之外,还应注意避免快速利尿、避免或减少使用镇静催眠剂和麻醉剂、预防和控制感染及防止便秘等诱发因素,以免加重病情。

3)病情观察:严密监测患者的生命体征及瞳孔变化,尤其是意识状态的改变,并做好记录。根据格拉斯哥昏迷评分方法和心理智力测试评估患者的意识状态,及时判断病情和评估治疗效果。复查血氨、脑电图、肝肾功能和电解质等,以便及时处理。

4)用药护理:①新霉素,在服用之前和服药过程中要定期监测听力和肾功能,用药时间不宜超过 1 个月;②乳果糖,应从小剂量开始,以免引起腹胀、腹痛、腹泻等不良反应;③门冬氨酸鸟氨酸,不良反应小,大剂量使用会有轻度或中度消化道反应。

(2)饮食护理

1)给予高热量饮食:每天热量供给为 1200～1600kcal[①],热量供给以碳水化合物为主。足够热量供给有利于维持机体正氮平衡,以免动员体内蛋白质分解代谢产氨过多而加重肝性脑病。

2)蛋白质的摄入:对营养的需求关键在于保持正氮平衡,因此,该患者的蛋白质摄入原则为:①急性期首日禁食蛋白质,无须长期禁食蛋白质;②患者神志清楚后,可从 20g/d 蛋白质开始逐渐增加蛋白质的摄入量,直至 1g/(kg·d);③蛋白质的供给以植物蛋白和奶制品蛋白为主;④可给予口服或静脉使用支链氨基酸制剂以纠正低蛋白血症。蛋白质摄入以植物蛋白为主的原因是植物蛋白含支链氨基酸较多,含芳香族氨基酸和甲硫氨酸较少,有利于缓解病情;植物蛋白还可提供纤维素,有利于酸化肠道和保持肠道正常菌群,减少氨的产生。

3)其他:给予低脂、高维生素饮食,禁食维生素 B_6;每日液体摄入量不宜过多,以不超过 2500ml 为宜;避免食用咖啡、浓茶、辛辣刺激性食物,避免食用混有鱼刺、坚果、芹菜等坚硬、粗纤维多的食物,以免诱发上消化道出血。

(3)健康教育:给患者和家属讲解有关疾病的病因、诱因和疾病的发展过程,强调病因治疗和避免诱因的重要性,预防上消化道出血,定期复查;生活规律,保持良好的睡眠和合理的饮食,预防便秘;由于患者是与邻居争吵后情绪激动导致上消化道出血而诱发肝性脑病的,因此稳定患者情绪至关重要;教会家属识别肝性脑病的早期征象,及时发现病情变化,尽早就医。

四、案 例 小 结

肝性脑病是指严重肝病引起的、以代谢紊乱为基础的中枢神经系统功能失调的综合征,其

---

① 1kcal = 4.1868kJ

主要的临床表现有意识障碍、行为失常甚至昏迷等。该患者为原发性肝癌，肝功能失代偿期（Child-Pugh C 级）合并上消化道出血，诱发肝性脑病的主要原因是上消化道出血，病情较重。因此该患者应由专人护理，严密监测病情变化，尤其是注意意识、行为改变和格拉斯哥昏迷评分，及时判断病情变化；积极配合医生做好相应的护理，促进患者康复。本案例患者主要出现意识障碍、营养失调等问题，护理患者时要针对患者存在的问题采取相应护理措施，从病情监测、去除诱因、心理护理、休息和饮食等方面对患者采取相应的护理措施。

（潘　娇）

案例十　上消化道出血

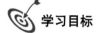 **学习目标**

　　掌握：上消化道出血的临床表现和护理措施。
　　熟悉：上消化道出血的辅助检查和治疗方法。
　　了解：上消化道出血的病因及发病机制。

一、案例资料

　　【一般资料】　王某，男性，32 岁，汉族，初中文化，自由职业。
　　【主诉】　剑突下隐痛 5 天，解黑便 4 天。
　　【病史】　患者于 5 天前无明显诱因出现剑突下隐痛，无向他处放射，4 天前开始出现黑便，性状稀烂，量中，1 次/天，偶有恶心，无呕吐，无腹胀，未治疗。2 天前，患者感到头晕、乏力，自服兰索拉唑、瑞巴派特治疗效果不佳，遂来医院就诊。查胃镜提示十二指肠球部溃疡伴出血、慢性浅表性胃炎，内镜下行止血治疗。查血常规：Hb 84g/L，给予罗沙替丁、白眉蛇毒血凝酶、奥曲肽、平衡盐等治疗。既往有反复上腹痛病史 10 余年，曾解黑便。患者缺乏疾病相关知识，病情反复发作，担心疾病预后。已婚，育有 2 子 1 女，配偶及孩子体健，家庭关系和睦。
　　【护理体检】　入院时，T 36.9℃，P 72 次/分，R 20 次/分，BP 90/60mmHg。用平车推入院。患者神志清楚，应答切题，自主体位，查体合作。呈轻度贫血貌，疲乏无力，皮肤、巩膜正常，无黄染。腹部平坦，未见胃肠型及蠕动波，触软，无压痛、反跳痛，肠鸣音 5 次/分。坠床/跌倒风险评分 30 分，低风险（Morse 跌倒量表）；日常生活活动（ADL）能力评定 90 分，轻度依赖。
　　【辅助检查】　血常规：RBC $3.58×10^{12}$/L，Hb 84g/L，血细胞比容 27.5%。胃镜：十二指肠球部溃疡伴出血，慢性浅表性胃炎。
　　【入院诊断】　十二指肠球部溃疡伴出血；慢性浅表性胃炎。
　　【诊疗过程】　根据患者的主诉：剑突下隐痛 5 天，解黑便 4 天。既往有反复上腹痛病史 10 余年，曾解黑便。门诊急查血常规提示 Hb 84g/L，急查胃镜提示十二指肠球部溃疡出血、慢性浅表性胃炎，遂立即内镜下行止血治疗，治疗后收住院继续观察治疗。遵医嘱监测其生命体征，予卧床休息，吸氧，给予艾司奥美拉唑、果胶铋干混悬液、奥曲肽等药物用以抑酸止血、保护黏膜、补液支持等治疗，并后续完善相关检查，如三大常规、输血四项、肿瘤标志物检测、血生化、胸片、腹部彩超、心电图等以明确诊断。一周后病情好转，做好健康宣教后办理出院，门诊随诊复查。

二、案例问题引导

问题1： 患者入院诊断为十二指肠球部溃疡伴出血，依据是什么？

问题2： 上消化道出血有哪些临床表现？

问题3： 该患者存在哪些主要护理问题？

问题4： 应对该患者采取哪些护理措施？

三、案 例 分 析

问题1： 患者入院诊断为十二指肠球部溃疡伴出血，依据是什么？

依据：患者为青年男性，有十二指肠球部溃疡解黑便病史，此次再次出现解黑便、剑突下隐痛。护理体检：BP 90/60mmHg；呈轻度贫血貌，疲乏无力。查胃镜提示十二指肠球部溃疡伴出血、慢性浅表性胃炎。血常规显示贫血征象：RBC $3.58×10^{12}$/L，Hb 84g/L，血细胞比容27.5%。血清肿瘤标志物均为阴性。

问题2： 上消化道出血有哪些临床表现？

上消化道出血根据病情的严重程度可表现为呕血与黑便、失血性周围循环衰竭、贫血及血常规变化、氮质血症、发热等症状。

知识链接

上消化道出血(upper gastrointestinal hemorrhage)是指十二指肠悬韧带以上的消化道，包括食管、胃、十二指肠和胰、胆等病变引起的出血，以及胃空肠吻合术后的空肠病变出血。消化性溃疡、食管胃底静脉曲张破裂、急性糜烂出血性胃炎和胃癌是最常见的病因，呕血与黑便是上消化道出血的特征表现。

若患者症状好转、心率及血压稳定、尿量足[>0.5ml/（kg·h）]，则提示出血停止。由于留置胃管常给患者带来明显不适，且不能帮助临床医生准确判断患者是否需要止血治疗，也无法有效改善内镜检查视野，对改善患者预后无明确价值，因此不建议常规留置胃管。

以下症状与实验室检查均提示有活动性出血：①呕血或黑便次数增多，呕吐物呈鲜红色或排出暗红血便，或伴有肠鸣音活跃；②经快速输液输血，周围循环衰竭的表现未见明显改善，或虽暂时好转而后又恶化，中心静脉压仍有波动，稍稳定又再下降；③红细胞计数、血红蛋白浓度和血细胞比容继续下降，网织红细胞计数持续增高；④补液和尿量足够的情况下，血尿素氮持续或再次增高；⑤胃管抽出物有较多新鲜血。

问题3： 该患者存在哪些主要护理问题？

该患者目前存在的主要护理问题：①活动无耐力，疲乏与贫血有关；②焦虑，与疾病反复发作，担心预后不良有关；③应对无效，自理能力轻度依赖；④缺乏有关上消化道出血的防治保健知识。

问题4： 应对该患者采取哪些护理措施？

（1）活动无耐力护理：①补充血容量，建立静脉通道，准确、迅速进行各种输液、止血、抑酸药物治疗，治疗原发病，并观察治疗效果及不良反应。②胃镜止血后先卧床休息，而后根据患者病情制订个体化活动计划。患者轻度贫血，活动时注意循序渐进的原则，先床边坐起，无头晕等不适后再下地行走。注意协助患者完成日常的生活自理，避免坠床和跌倒事件的发生，预防压疮的发生。③患者入院后暂禁食，给予补液支持治疗。次日，观察无继续出血症状后改为易消化、无刺激性的流质、半流质、软食，少量多餐，保证营养，恢复体力。

（2）心理护理：由于缺乏疾病及其治疗相关知识，患者担心生命健康受到威胁而出现焦虑心理。医护人员与患者及其家属应建立起相互信任的关系，鼓励患者表达不适及内心的需求，主动解释各种检查、治疗措施，听取并解答患者和家属的提问，减少他们的疑虑。经常巡视病房，观察病情，使其有安全感。

（3）生活护理：术后按时进行自理能力评定、跌倒风险评估、压疮风险评估，协助患者完成日常的生活自理，根据患者恢复情况，制订个体化活动计划，协助其尽早下地活动，促进术后快速康复。预防跌倒、坠床、压疮的发生。

（4）做好健康宣教：①告知患者在医生指导下，积极治疗消化性溃疡疾病，规律用药、按时用药、持续用药，定期复查，减少再度出血的危险。②生活起居有规律，劳逸结合，保持乐观情绪，保证身心休息。避免长期精神紧张，过度劳累。③注意饮食卫生和饮食的规律；多食用营养丰富、易消化的食物；避免过饥或暴饮暴食；避免粗糙、刺激性食物，或过冷、过热、产气多的食物、饮料；应戒烟、戒酒。④学会自我监测病情，学会早期识别出血征象及其应对措施，如出现头晕、心悸、呕血、黑便等不适时，保持冷静，减少身体活动，立即就医，呕吐时取侧卧位以免误吸。

四、案 例 小 结

上消化道出血是消化系统常见的病症，病情可轻可重，轻者可无症状，临床仅表现为上腹部不适、大便潜血试验阳性或黑便等，重者如发生大出血则会发生急性循环衰竭，抢救不及时将危及患者的生命。因此，在护理此类患者时，应重视引起上消化道出血原发病的治疗和护理，应根据患者不同的治疗方案给予不同的护理监护措施和健康教育。医护人员还应苦练专业本领和抢救技能，在患者出现危急状况时能迅速判断病情，快速正确使用药物、实施各种止血及抢救措施。本案例患者就诊及时，主要存在活动无耐力、焦虑、知识缺乏等护理问题，护理上立即建立静脉通道，补充血容量，准确迅速进行止血、抑酸药物治疗，同时落实饮食护理、休息与活动、心理护理，体现了"以人为本""以患者为中心"的整体护理服务理念。做好健康教育，积极治疗原发病，防患于未然。

（何海霞）

案例十一　肠　梗　阻

 学习目标

掌握：肠梗阻的主要临床表现和护理措施。

熟悉：肠梗阻的辅助检查和治疗方法；肠梗阻的病因及发病机制。

了解：加速康复外科定义。

一、案 例 资 料

【一般资料】　李某，男性，26岁，汉族，大专文化，自由职业。

【主诉】　腹胀腹痛，停止排气、排便 3 天。

【病史】　患者于 3 天前因腹胀、腹痛 4h，呈阵发性的绞痛，停止排气、排便 3 天，到当地二级医院住院，给予胃肠减压、补液、中药灌肠、对症治疗等处理，症状无明显缓解，为进一步诊治，急诊转入三级医院。患者于 1 年 5 个月前因"家族性息肉病"在腹腔镜下行"全结肠切除、回肠直肠吻合术"，1 年前，因"直肠息肉"镜下行"直肠息肉切除术"。吸烟 8 年，20 支/天，无嗜酒史。已婚未育，家庭关系和睦。对自身疾病有部分了解。

【护理体检】　入院时，T 36.3℃，P 60 次/分，R 20 次/分，BP 108/78mmHg，身高 1.78m，体重 55kg。患者坐轮椅被送入院，留置胃管 1 条。神志清楚，痛苦面容，查体合作。侧腹部脐旁可见一手术瘢痕，长约 6cm，左下腹可见另一手术瘢痕，长约 3cm；全腹软，腹部未见胃肠型及蠕动波；腹部稍胀，右腹部有压痛，无反跳痛；其余腹部位置无压痛、反跳痛；停止排气、排便 3 天，禁食 3 天；肠鸣音 4 次/分，未闻及气过水音和金属音。疼痛评分 2 分（视觉模拟评估法），轻度疼痛；ADL 能力评定 80 分，轻度依赖。

【辅助检查】　腹部立位片：小肠积气、无明显扩张，可见多发气液平面，考虑肠梗阻可能。血气分析：pH 7.42。血常规：WBC $9.05×10^9$/L，Hb 135g/L，RBC $4.46×10^{12}$/L，血细胞比容 40.6%。

【入院诊断】　肠梗阻（单纯性、机械性）；全结肠切除术后。

【诊疗过程】　入院后给予完善相关检查，持续胃肠减压，留置尿管和完成术前皮肤准备后，急诊在全麻下行"剖腹探查＋粘连性肠梗阻松解术"。术中留置右颈内静脉置管 1 条，PCA 置管 1 条，盆腔引流管 1 条，肛管 1 条。术后予胃肠减压、抗感染、补液、营养支持和对症治疗和护理。术后第 1 天拔除尿管、肛管，下地活动，术后第 3 天停止胃肠减压，经口进食流质、半流质饮食，拔除颈内静脉置管，第 5 天拔除盆腔引流管和 PCA 置管，术后恢复顺利，无手术并发症，术后第 7 天出院，门诊拆线，定期复查。

二、案例问题引导

问题 1：患者入院诊断为肠梗阻（单纯性、机械性），依据是什么？

问题 2：肠梗阻的临床表现有哪些？

问题 3：该患者存在哪些主要护理问题？

问题 4：应对该患者采取哪些护理措施？

三、案 例 分 析

问题 1：患者入院诊断为肠梗阻（单纯性、机械性），依据是什么？

依据：患者主诉"腹胀腹痛，停止排气、排便 3 天"入院，腹痛呈阵发性绞痛，右腹部有压痛。患者曾因"家族性息肉病"在腹腔镜下行"全结肠切除、回肠直肠吻合术"，因"直肠息肉"在肠镜下行"直肠息肉切除术"，共计两次腹部手术史。腹部立位片示小肠积气，可见多发气液平面，考虑肠梗阻可能。

问题 2：肠梗阻的临床表现有哪些？

不同原因引起的肠梗阻的临床表现虽有差异，但肠内容物不能顺利通过肠腔是一致的，其共同的临床表现即腹痛、腹胀、呕吐及停止排便、排气。单纯性肠梗阻早期全身情况无明显变化，晚期因呕吐、脱水、电解质及酸碱平衡失调可出现唇干舌燥、眼窝内陷、皮肤弹性减退、脉搏细弱等。

知识链接

加速康复外科（enhanced recovery after surgery，ERAS）：ERAS以循证医学证据为基础，以减少手术患者生理及心理的创伤应激反应为目的，通过外科、麻醉、护理、营养等多学科协作，对围手术期处理的临床路径予以优化，从而减少围手术期应激反应及术后并发症，缩短住院时间，促进患者康复。这一优化的临床路径贯穿于住院前、手术前、手术中、手术后、出院后的完整治疗过程，其核心是强调以服务患者为中心的诊疗理念。

问题3：该患者存在哪些主要护理问题？

该患者目前存在的主要护理问题：①急性疼痛，与肠粘连引起的肠蠕动增强及肠壁缺血有关；②体液不足，与胃肠减压、禁食有关；③焦虑，与经历多次手术，担心预后有关；④应对无效，自理能力轻度依赖；⑤潜在并发症，如术后肠粘连。

问题4：应对该患者采取哪些护理措施？

（1）缓解疼痛：①持续胃肠减压，保持胃管通畅和有效的负压，减轻腹胀。注意引流液的颜色、性状和量，并正确记录。②安置体位，取半卧位，减轻腹肌紧张，减轻疼痛，并有利于患者的呼吸。③密切观察病情，及时评估腹痛、腹胀、排气排便等情况，掌握病情进展。④药物镇痛，手术后应用PCA持续泵入镇痛药物，缓解疼痛，有利于促进患者早期活动，避免肠粘连再次发生。

（2）维持体液与营养平衡：①补充液体，遵医嘱补充液体的量和种类。定时监测体温、脉搏、呼吸、血压及皮肤弹性，记录24h尿量，关注血气分析结果，维持有效血容量和水、电解质、酸碱平衡。②手术后肠蠕动恢复，肛门排气后开始进少量流质，少量多餐，进食后无不适，逐步过渡到半流质、软食。

（3）心理护理：由于经历多次手术创伤，患者出现无助、焦虑等情绪。医护人员主动解释疾病诊断、检查、治疗和护理方面的有关问题和注意事项，与患者及其家属建立起相互信任的关系，鼓励患者表达自己的不适感受和需要。经常巡视病房，查看病情，给患者安慰和鼓励。适时进行健康教育，劝其戒烟，少食辛辣刺激性食物，宜进高蛋白、高维生素、易消化吸收的食物。避免暴饮暴食，饭后忌剧烈运动。学习腹部按摩等方法以保持大便通畅，避免用力排便。

（4）生活护理：术后按时进行自理能力评定、跌倒风险评估、压疮风险评估，协助患者完成日常的生活自理，根据患者恢复情况制订个体化活动计划，协助其尽早下地活动，促进术后快速康复。预防跌倒、坠床、压疮的发生。

（5）预防并发症的护理：该患者有多次腹部手术创伤历史，术后再发肠粘连的风险概率增加。鼓励患者术后早期活动，生命体征平稳后即可开始床上活动，术后第一天，在护士的陪同下保护好各条引流管，开始下床活动，以促进机体和胃肠道功能的恢复，防止再次肠粘连。此外，还应当严密观察病情变化，提防病情反复发作，杜绝绞窄性肠梗阻的出现。

四、案 例 小 结

肠梗阻是任何原因引起的肠内容物通过障碍的统称，是常见的外科急腹症之一，其共同的临床表现是腹痛、腹胀、呕吐、停止排便、排气。应根据肠梗阻原因、性质、部位及全身情况和病情严重程度来选择非手术治疗或手术治疗。目前，加速康复外科已越来越广泛地应用于普通外科手术，并且取得了良好的效果。在护理此类患者时，应根据外科手术方式提供相对应的护理措施。在病情观察方面应尤其注意观察患者的病情变化和治疗效果，给医生提供有价值的决定治疗方案的信息，严密防止因绞窄性肠梗阻而导致的肠坏死、肠穿孔。本案例患者有多次腹部手术创伤的历史，导致手术后再发肠粘连的风险概率增加。护理该患者时，除了针对本次围手术期的护理问题落实好缓解疼痛护理、心理护理、生活护理、维持体液与营养平衡、预防并发症的护理等各项护理措施外，还需更加注意从饮食、活动、建立良好的生活习惯等方面对患者进行健康教育，防止病情的反复发作。

（何海霞）

案例十二　大　肠　癌

 学习目标

掌握：直肠癌的临床表现和护理措施。
熟悉：直肠癌的辅助检查和治疗方法。
了解：直肠癌的手术方式。

一、案　例　资　料

【一般资料】　梁某，男性，65 岁，汉族，已婚，初中文化，农民。

【主诉】　大便性状改变 4 个月。

【病史】　患者于 4 个月前开始无明显诱因出现大便性状改变，呈稀烂样便，次数增多，每天 10 次；无便血，无腹痛、腹胀，无里急后重感，无肛门不适感，无恶心、呕吐，无腹泻，一直未予重视，未行针对性治疗。症状无缓解，后行肠镜检查，肠镜病理诊断：（直肠）腺癌。门诊拟"直肠癌"收入院。既往有高血压、黄疸型肝炎病史，有颈椎病、痔疮病史多年。患者缺乏疾病相关知识，担心预后。

【护理体检】　T 36.1℃，P 100 次/分，R 20 次/分，BP 149/80mmHg，身高 165cm，体重 64kg。患者神志清楚，营养欠佳，自主体位，查体合作。肝肾区无叩击痛，肠鸣音 2～3 次/分。肛门指检：进指约 6cm，触及一直肠肿物，大小约 4cm×5cm，质硬，边界欠清，活动尚可，无压痛，退指指套染血。

【辅助检查】　肠镜：距肛门约 5cm，直肠肠腔内可见一肿物，大小约 5.0cm×3.0cm，肠腔狭窄，质脆易出血。病理诊断：（直肠）腺癌。全腹部 CT：侵犯浆膜层及邻近直肠周围脂肪间隙，骶前间隙及左侧髂血管区多发小淋巴结肿大。粪便常规＋隐血：潜血（＋＋＋＋）。胸片示双肺纹理稍增强，主动脉钙化，其他未见异常。

【入院诊断】　直肠癌（腺癌）。

【诊疗过程】　入院后完善相关检查，如肠镜、CT、腹部超声、肠镜检查等。给予半流质饮食、监测生命体征、抗肿瘤、营养支持、缓泻等治疗。在全麻腹腔镜下行直肠癌 Dixon 术＋回肠预防造瘘术。患者术后生命体征平稳；留有骶前引流管、肛管、尿管各一条；右腹部留有造瘘口一个，造瘘口血运良好，未排气、排便，暂禁食；骶前引流管引出淡红色液体量约 30ml。经积极治疗和护理，做好健康指导，患者术后恢复良好，第 10 天携带肠造瘘管口出院，出院前做好健康宣教并嘱定期门诊复诊。

二、案例问题引导

问题 1：患者入院诊断为直肠癌（腺癌），依据是什么？

问题 2：直肠癌有哪些临床表现？

问题 3：直肠癌主要有哪些辅助检查？

问题 4：直肠癌主要有哪些手术治疗方式？

问题 5：该患者存在哪些主要护理问题？

问题 6：应对该患者采取哪些护理措施？

三、案 例 分 析

问题 1：患者入院诊断为直肠癌（腺癌），依据是什么？

依据：患者为老年男性，主诉大便性状改变 4 个月。肛门指检：进指约 6cm，触及一直肠肿物，大小约 4cm×5cm，质硬，边界欠清，无压痛，退指指套染血。肠镜：距肛门约 5cm，直肠肠腔内可见一肿物，大小约 5.0cm×3.0cm，肠腔狭窄，质脆易出血。病理诊断：（直肠）腺癌。全腹部 CT：侵犯浆膜层及邻近直肠周围脂肪间隙，骶前间隙及左侧髂血管区多发小淋巴结肿大。粪便常规＋隐血：潜血（＋＋＋＋）。

问题 2：直肠癌有哪些临床表现？

早期仅有少量便血或排便习惯改变，易被忽视。当病情发展或伴感染时，才出现显著症状。该患者主要表现为大便性状改变，次数增多。

直肠癌的临床表现如下所示。

（1）直肠刺激症状：癌肿刺激直肠产生频繁便意，引起排便习惯改变，便前常有肛门下坠、里急后重和排便不尽感；晚期可出现下腹痛。

（2）黏液血便：最常见，80%～90%的患者可出现血便。癌肿破溃后，可出现粪便表面带血和（或）黏液性大便，多附于粪便表面；严重感染时可出现脓血便。

（3）肠腔狭窄症状：癌肿增大累及肠管引起肠腔缩窄，初始粪便变形、变细，之后可有腹痛、腹胀、排便困难、肠鸣音亢进等不完全肠梗阻症状。

（4）转移症状：当癌肿穿透肠壁，侵犯前列腺、膀胱时可出现尿道刺激征、血尿、排尿困难等；侵及骶前神经则出现骶尾部、会阴部持续性剧痛、坠胀感。女性直肠癌可侵及阴道后壁，引起白带增多；若穿透阴道后壁，则可导致直肠阴道瘘，可见粪质及血性分泌物从阴道排出。发生远处脏器转移时，可出现相应脏器的病理生理改变及临床症状。

问题 3：直肠癌主要有哪些辅助检查？

（1）直肠指检：是诊断直肠癌最直接和最主要的方法，可查出癌肿的部位、与肛缘的距离、大小、范围、固定程度及其与周围组织的关系。

（2）实验室检查

1）大便隐血试验：可作为高危人群的普查及初筛方法，持续阳性者应行进一步检查。

2）肿瘤标志物测定：癌胚抗原（CEA）和糖链抗原（CA19-9）是目前公认的对大肠癌诊断和术后监测有意义的肿瘤标志物，主要用于预测大肠癌的预后和监测复发，但缺乏对早期大肠癌的诊断价值。

（3）直肠镜检查：观察病灶的部位、大小、形态、局部浸润的范围等，并可在直视下获取活组织行病理学检查，是诊断大肠癌最有效、可靠的方法。

（4）影像学检查：腹部超声和 CT 检查了解直肠癌的浸润深度及淋巴转移情况，还可提示有无腹腔种植转移，是否侵犯邻近组织器官或有肝、肺转移灶等。

问题 4： 直肠癌主要有哪些手术治疗方式？

直肠癌的手术治疗包括根治性手术和姑息性手术。

（1）根治性手术：切除范围包括癌肿及两端足够的肠段、受累器官的全部或部分、周围可能被浸润的组织及全直肠系膜。根据癌肿的部位、大小、活动度、细胞分化程度等，手术方式各异。目前临床上常用的直肠癌根治手术有三种，分别为直肠癌 Dixon 术、直肠癌 Miles 术和经腹直肠癌切除、近端造口、远端封闭术（Hartmann 手术）。该患者行直肠癌 Dixon 术＋回肠预防造瘘术。

（2）姑息性手术：适用于局部肿瘤尚能切除，但已发生远处转移的晚期癌肿患者。

问题 5： 该患者存在哪些主要护理问题？

该患者目前存在的主要护理问题：①营养失调，低于机体需要量，与术后禁食、手术创伤、癌肿消耗有关；②有自我认同紊乱的危险，与行肠造口后排便方式改变有关；③焦虑，与对癌症治疗缺乏信心及担心肠造口影响生活有关；④潜在并发症，如切口感染、肠造口相关并发症等。

问题 6： 应对该患者采取哪些护理措施？

（1）肠内与肠外营养支持：大量研究表明，术后早期（6h）开始应用肠内全营养制剂可促进肠功能的恢复，维持并修复肠黏膜屏障，改善患者营养状况，减少术后并发症，如遵医嘱给予口服温开水或清流质等。

（2）帮助患者接纳并主动参与肠造口的护理：①鼓励患者说出内心的真实感受，及时发现其消极情绪，通过组织讲座、定期举办病友联谊交流会及分享成功案例等方式，为肠造口患者排忧解难，使其乐观面对肠造口；②在进行换药、更换人工肛门袋等护理操作前，予屏风遮挡，维护患者的自尊，保护其隐私；③在肠造口护理时，鼓励患者家属在床旁协助，以消除其厌恶情绪；④健康教育，向患者及家属讲解有关肠造口护理时可能出现的问题及解决方法，教会患者及其家属正确更换造口袋的方法等，使其能逐渐恢复正常生活。

> **知识链接**
>
> 造口袋更换及饮食指导：为了便于造口袋粘贴，一般选择早餐前更换造口袋，因为早晨排出物较少。造口袋粘贴后一般 3～4 天更换，最长不要超过 7 天。不要等到渗漏后再更换，一旦渗漏就会污染衣裤，影响患者的情绪，而且造口周围皮肤经常受到粪水的刺激会导致造口周围粪水性皮炎。造口患者要避免吃加重粪便气味、易产气的食物，如洋葱、番薯、蒜类、芹菜、花椰菜、芦笋、卷心菜、奶酪、鸡蛋、鱼类及香料太浓的食物。

（3）心理护理：术前通过图片、模型及电视录像等向行肠造口者解释造口的目的、部位、功能、术后可能出现的情况及处理方法；必要时可介绍恢复良好、心理健康的患者与其交流，以消除其恐慌情绪。同时争取家属的积极配合，从多方面给予患者关怀及心理支持。

（4）预防感染和处理肠造口并发症：严密监测患者的生命体征情况，观察切口有无充血、水肿、剧烈疼痛等；需及时更换浸湿的敷料，避免肠造口的排泄物污染腹壁切口；合理安排换药顺序，先腹部伤口后会阴伤口。预防肠造口并发症的发生，主要的护理措施有以下几种：

1）肠造口出血的观察及处理：①出血量少时，可用棉球和纱布稍加压迫；②出血较多时，可用1%肾上腺素溶液浸润的纱布压迫或用云南白药粉外敷；③大量出血时，需缝扎止血。

2）肠造口缺血坏死的观察及处理：术后72h内密切观察肠造口的颜色并解除一切可能对肠造口产生压迫的因素。①正常肠造口应为粉色，若肠造口出现暗红色或紫色，提示肠黏膜缺血；②若局部或全部肠管变黑，提示肠管缺血坏死。以上两种情况均应及时报告医生予以处理。

3）粪水性皮炎的观察及处理：针对患者情况，指导患者使用合适的肠造口护理用品并正确护理肠造口。

四、案 例 小 结

大肠癌是结肠癌和直肠癌的总称，为常见的消化道恶性肿瘤之一。直肠癌根治性切除术后5年生存率一般为50%～70%。本案例患者诊断为直肠癌（腺癌），临床表现主要有大便性状改变、次数增多。通过完善相关检查后行直肠癌根治术（Dixon术＋回肠预防造瘘术），术后留有肠造瘘口一个。护理方面应在术前加强心理护理、营养支持、肠道准备，术后重视肠道功能恢复，教会患者及其家属掌握肠造瘘口的护理，注重心理护理，这有助于患者康复，回归社会。同时教会患者识别肠造瘘口并发症，如有异常及时就诊。建议每年进行一次大便隐血试验，每5年进行一次肠镜检查，做好积极预防和治疗。

（王清华）

第四章 泌尿系统疾病

案例一 急性肾小球肾炎

 学习目标

掌握：急性肾小球肾炎的临床表现和护理措施。

熟悉：急性肾小球肾炎的辅助检查和治疗方法。

了解：急性肾小球肾炎的病因及发病机制。

一、案例资料

【一般资料】 许某，男性，32岁，汉族，高中文化，在职职工。

【主诉】 解肉眼血尿7天。

【病史】 患者于2周前夜晚出现畏寒、发热，体温最高38.4℃，伴咳嗽，咳黄脓痰，自行服用罗红霉素治疗，疗效欠佳，仍有发热等症状；遂至当地医院，先后给予左氧氟沙星分散片、头孢类抗生素治疗，约2天体温降至正常。7天前出现解肉眼血尿，无尿路刺激症状，无腰痛、无腹痛，双下肢乏力，轻度水肿。就诊于当地医院，查尿常规：ERY（++），PRO（+++）；之后复查尿常规：ERY（+++），PRO（+++），RBC 875/μl；肾功能：SCr 129μmol/L，BUN 3.59mmol/L。今日来门诊检查肾功能：SCr 133μmol/L、BUA 140μmol/L、BUN 3.6mmol/L；C3 0.52g/L。为求进一步治疗收入院。既往无特殊病史。患者缺乏疾病相关知识，担心疾病预后。已婚，妻子体健，儿子3岁，家庭和睦。

【护理体检】 T 36.6℃，P 78次/分，R 20次/分，BP 110/78mmHg。患者神志清楚。咽部发红，双侧扁桃体I度肿大，左下肺可闻及干、湿啰音。心率78次/分，律齐，无杂音。腹部无压痛及反跳痛，移动性浊音阴性，双肾区无叩击痛。双下肢轻度水肿。

【辅助检查】 门诊查肾功能同"【病史】"。

【入院诊断】 急性肾小球肾炎。

【诊疗过程】 入院后完善相关检查，如胸片、腹部B超、肾穿刺活组织检查等。治疗上给予适当休息、对症支持治疗、使用免疫抑制剂等。

二、案例问题引导

问题1：患者入院诊断为急性肾小球肾炎，依据是什么？

问题2：急性肾小球肾炎的临床表现有哪些？

问题3：该患者为什么要做尿常规检查？

问题4：该患者存在哪些主要护理问题？

问题5：对该患者应采取哪些护理措施？

三、案例分析

问题1：患者入院诊断为急性肾小球肾炎，依据是什么？

依据：患者于2周前夜晚出现畏寒、发热，体温最高38.4℃，伴咳嗽，咳黄脓痰，经治疗后体温降至正常。7天前出现解肉眼血尿，双下肢乏力，轻度水肿。护理体检：咽部发红，双侧扁桃体Ⅰ度肿大，左下肺可闻及干湿啰音；双下肢轻度水肿。当地医院查尿常规：ERY（＋＋＋），PRO（＋＋＋），RBC 875/μl；肾功能：SCr 129μmol/L，BUN 3.59mmol/L。门诊查肾功能：SCr 133μmol/L、BUA 140μmol/L、BUN 3.6mmol/L；C3 0.52g/L。

> **知识链接**
>
> 急性肾小球肾炎（acute glomerulonephritis，AGN），简称急性肾炎，是一组起病急，以血尿、蛋白尿、水肿和高血压为主要表现的肾脏疾病，可伴有一过性肾功能损伤。多见于链球菌感染后，其他如细菌、病毒和寄生虫感染后也可引起。其发病机制是链球菌感染后，链球菌的胞壁成分或某些分泌蛋白刺激机体产生抗体，形成循环免疫复合物沉积于肾小球或原位免疫复合物种植于肾小球，最终发生免疫反应引起的双侧肾脏弥漫性炎症。

问题2：急性肾小球肾炎的临床表现有哪些？

AGN好发于儿童，男性多于女性。发病前常有前驱感染史，潜伏期一般为1～3周，平均为10天。起病急，病情轻重不一，轻者一般无明显症状，仅表现为镜下血尿及血清补体异常；典型患者出现急性肾病综合征的临床表现：血尿、蛋白尿、水肿和高血压等。患者一般预后良好，常在数月内自愈，只有少数患者在急性期可发生较严重的并发症，如心力衰竭、高血压脑病、急性肾损伤等，其中急性肾损伤是AGN患者死亡的主要原因，但一般可逆。

该患者于2周前夜晚出现畏寒、发热，体温最高38.4℃，伴咳嗽，咳黄脓痰，经治疗后体温降至正常。7天前解肉眼血尿，伴双下肢乏力，轻度水肿。患者咽部发红，双侧扁桃体Ⅰ度肿大，左下肺可闻及干、湿啰音。

问题3：该患者为什么要做尿常规检查？

泌尿系统的主要功能是生成和排泄尿液，调节体内水、电解质和酸碱平衡。尿常规检查可以初步反映泌尿系统病变，也可间接反映全身代谢及循环等系统的功能，是实验室常规检查项目之一。

> **知识链接**
>
> 尿常规检查包括尿液的一般性状检查（颜色、透明度、尿量、比重、气味等）、化学检查、有形成分检查等。采集尿常规标本的注意事项如下：
>
> （1）可取任何时间段的新鲜尿液，但最好是晨起第一次尿，因晨尿相对浓缩，不受食物、药物的影响。
>
> （2）留取的尿液不少于10ml，留取标本后立即送检；如不能及时送检应加防腐剂并冷藏保存。
>
> （3）收集尿标本的容器应清洁干燥，即医院提供的一次性尿杯或尿试管。
>
> （4）女性患者要避开月经期，勿混入经血和阴道分泌物。

问题4：该患者存在哪些主要护理问题？

该患者目前存在的主要护理问题：①活动无耐力，与疾病所致的营养丢失（血尿、蛋白尿）、水肿有关；②营养失调，低于机体需要量，与长期蛋白尿导致蛋白丢失有关；③体液过多，与肾小球滤过率下所降致水钠潴留有关；④焦虑，与缺乏疾病知识，担心疾病预后有关。

问题5：应对该患者采取哪些护理措施？

（1）休息与活动：急性期患者应绝对卧床休息2～3周，必要时需卧床休息4～6周，待肉眼血尿消失、水肿消退、血压恢复正常后，方可逐渐增加活动量。

（2）饮食护理：根据肾功能调整蛋白质的摄入，如肾功能不全时应适当减少蛋白质的摄入，以优质蛋白质饮食为主；补充足够的热量，以减少体内蛋白质的分解而减轻肾脏负担；补充水溶性维生素；急性期患者应严格限制钠的摄入，一般为 2～3g/d，以减轻水肿和心脏负担，如病情好转、水肿消退、血压下降后，才可逐渐由低盐饮食过渡为正常饮食，此外，尿量明显减少的患者，还应严格控制水和钾的摄入。

（3）体液过多的护理：除严格限制水和钠的摄入外，还应注意皮肤的护理，水肿严重的患者应卧气垫床，保持床铺的清洁、整齐、床单无皱褶；衣着宽松、柔软；注意变换体位，应协助年老体弱的患者翻身，翻身时注意避免拖、拉、推的动作；注意个人卫生，保持皮肤清洁，特别是口腔和会阴部的清洁，防止感染。

（4）心理护理：由于缺乏疾病的相关知识，再加上孩子还小，患者出现焦虑不安情绪。护理人员应与患者建立相互信任的关系，向患者介绍疾病的有关知识，帮助患者建立治疗疾病的信心，避免出现不良情绪。

四、案 例 小 结

AGN 好发于儿童，男性多于女性。发病前常有前驱感染史，潜伏期一般为 1～3 周，平均为 10 天。起病急，病情轻重不一，轻者一般无明显症状，仅表现为镜下血尿及血清补体异常；典型患者出现急性肾病综合征的表现（主要为血尿、蛋白尿、水肿和高血压），严重患者可发生急性肾损伤。本案例的患者虽然是成年人，但根据其临床表现、尿常规、肾功能等检查结果可诊断为 AGN。治疗上给予充分休息、对症支持、免疫抑制剂等。在护理此类患者时，应根据患者不同的治疗方案给予不同的监测指导。本案例患者主要出现活动无耐力、营养失调（低于机体需要量）、体液过多、焦虑等护理问题。护理时要针对该患者存在的护理问题采取具体的护理措施，从休息与活动、饮食护理、体液过多的护理、心理护理等方面对患者进行健康教育。另外，在护理过程中，要根据患者的情绪及心理变化施行心理护理，体现人文关怀。

（卢飞杏）

案例二　肾病综合征

 学习目标

掌握：肾病综合征的临床表现和护理措施。

熟悉：肾病综合征的辅助检查和治疗方法。

了解：肾病综合征的病因及发病机制。

一、案 例 资 料

【一般资料】　刘某，男性，65 岁，汉族，初中文化，退休工人。

【主诉】　解泡沫尿半年，双下肢水肿 10 余天。

【病史】　患者于半年前无明显诱因开始解泡沫尿，10 余天前出现双下肢水肿，伴有头晕、乏力，曾到当地医院就诊，查尿常规：PRO（＋＋＋），24-u-pro（24 小时尿蛋白）4200mg/24h，ERY（＋＋＋），ALB 28.6g/L，TC 8.64mmol/L，TG 2.4mmol/L，SCr 正常。患者于 3 天前出现咳嗽，有痰不易咳出，伴胸闷、气促，无夜间阵发性呼吸困难，无端坐呼吸，无发热，为求进一步诊治，遂来医院门诊就诊，门诊拟"肾病综合征"收入院。患者年轻时曾有水肿，在当地医院住院治疗好转后出院（具体不详），其女儿有肾病综合征病史，患者否认糖尿病、高血压等慢性病史，否认乙肝、结核等传染病史，否认药物过敏史。患者缺乏疾病相关知识，担心疾病预后。退休多年，与儿子同住，子女关系和谐。

【护理体检】 T 36.7℃，P 74 次/分，R 20 次/分，BP 126/72mmHg。患者神志清楚。颜面部及双眼睑无水肿，双肺呼吸音清，未闻及明显干、湿啰音。心率 74 次/分，律齐，未闻及病理性杂音。腹平软，全腹无压痛、反跳痛，肝脾肋下未触及，肝区及双肾区无叩击痛，移动性浊音阴性。双下肢中度凹陷性水肿。

【辅助检查】 PRO（＋＋＋），24-u-pro 4200mg/24h，ERY（＋＋＋），ALB 28.6g/L，TC 8.64mmol/L，TG 2.4mmol/L，SCr 68 μmol/L。

【入院诊断】 肾病综合征。

【诊疗过程】 入院后完善血脂、肝肾功能、补体二项、自身抗体等相关检查；遵医嘱给予激素抗炎、利尿、护肾、补钙等治疗。

二、案例问题引导

问题 1：患者入院诊断为肾病综合征，依据是什么？

问题 2：肾病综合征的临床表现有哪些？

问题 3：该患者为什么要做尿蛋白测定？

问题 4：该患者为什么要用糖皮质激素治疗？

问题 5：该患者存在哪些主要护理问题？

问题 6：应对该患者采取哪些护理措施？

三、案例分析

问题 1：患者入院诊断为肾病综合征，依据是什么？

依据：患者为老年男性，因解泡沫尿半年，双下肢水肿 10 余天，伴有头晕、乏力等表现，3 天前出现咳嗽，有痰不易咳出，伴胸闷、气促就诊。护理体检：双下肢中度凹陷性水肿。辅助检查：PRO（＋＋＋），24-u-pro 4200mg/24h，ERY（＋＋＋），ALB 28.6g/L，TC 8.64mmol/L，TG 2.4mmol/L，SCr 正常。

> **知识链接**
>
> 肾病综合征（nephrotic syndrome, NS）是指由各种肾脏疾病所致的，以大量蛋白尿（尿蛋白＞3.5g/d）、低蛋白血症（血浆清蛋白＜30g/L）、水肿、高脂血症为临床表现的一组综合征。NS 可分为原发性和继发性两大类。原发性 NS 是指原发于肾脏本身的肾小球疾病，如急性肾小球肾炎、慢性肾小球肾炎、系膜增生性肾小球肾炎等，其发病机制主要为免疫介导性炎症所致的肾损害；继发性 NS 是指继发于全身或其他系统的疾病，如系统性红斑狼疮、糖尿病及过敏性紫癜等。不同年龄阶段常见的原发性 NS 和继发性 NS 的病因有所不同。本案例仅讨论原发性 NS。

问题 2：肾病综合征的临床表现有哪些？

典型 NS 是以大量蛋白尿、低蛋白血症、水肿、高脂血症为基本特征的一组临床综合征，其中大量蛋白尿和低蛋白血症为诊断的必备条件。常见的并发症有感染、血栓和栓塞、急性肾损伤等，其中感染为 NS 最常见的并发症，也是导致本病复发和疗效不佳的主要原因。

问题 3：该患者为什么要做尿蛋白测定？

尿蛋白测定是诊断肾脏疾病和病变的重要常规指标之一，可以用于判断和了解肾脏功能是否出现问题及问题的严重性。

尿蛋白测定包括尿蛋白定性试验和尿蛋白定量试验。正常情况下尿蛋白定性为阴性，定量<80mg/24h。尿蛋白定量试验应留取 24h 尿标本，并加入 5ml 甲苯防腐。24h 尿蛋白定量>150mg，定性试验为阳性，称为蛋白尿；24h 尿蛋白定量>3.5g，称为大量蛋白尿。

问题 4：该患者为什么要用糖皮质激素治疗？

NS 的主要治疗方法为抑制免疫与炎症反应，而糖皮质激素可抑制免疫反应，减轻、修复滤过膜损害，并有抗炎、抑制醛固酮和抗利尿激素等作用。

知识链接

　　糖皮质激素的使用原则为起始用量要足、撤减药要慢、维持时间要久。目前常用的糖皮质激素为泼尼松，开始口服剂量为 1mg/（kg·d），8～12 周后每 2 周减少原用量的 10%，当减至 0.4～0.5mg/（kg·d）时，维持 6～12 个月。激素的服用方法一般为全天量早晨顿服。维持用药期间两天量隔天 1 次顿服，以减轻激素的不良反应。

问题 5：该患者存在哪些主要护理问题？

该患者目前存在的主要护理问题：①营养失调，低于机体需要量，与长期大量蛋白尿、摄入减少及吸收障碍有关；②体液过多，与低蛋白血症所致的血浆胶体渗透压下降有关；③活动无耐力，与疾病所致营养丢失与摄入减少及吸收障碍有关；④有感染的危险，与机体抵抗力下降、应用激素和（或）免疫抑制剂有关。

问题 6：应对该患者采取哪些护理措施？

（1）饮食护理：肾功能正常时给予正常量的优质蛋白质饮食[0.8～1.0g/（kg·d）]，肾功能不全时，应根据肾小球滤过率调整蛋白质的摄入量；供给足够的热量，不少于 30～35kcal/(kg·d)；少食富含饱和脂肪酸（动物脂肪）的饮食，多食富含不饱和脂肪酸（植物油、鱼油）的饮食及可溶性纤维饮食，以控制高脂血症；补充维生素及微量元素；低盐饮食（钠<3g/d）；根据尿量控制液体的摄入，如每天尿量>1000ml，一般不严格限制液体的摄入，如出现少尿或严重水肿时应严格限制液体的摄入，每天液体入量为不超过前一天尿量及不显性失水量之和（约 500ml）。

（2）体液过多的护理：除严格控制水、钠的摄入外，还要注意增加卧床休息时间，并抬高下肢（高于心脏水平 10～15cm），以增加静脉回流，减轻水肿；要协助长期卧床患者做肢体运动，避免长时间卧床引起下肢静脉血栓形成。

（3）休息与活动：卧床休息至水肿消退。但长期卧床会增加下肢静脉血栓形成、压疮、肺部感染等并发症的发生，故应保持适度的床上及床旁运动，以减少上述并发症的发生，待患者 NS 症状缓解后，可逐渐增加活动量。

（4）防止感染的措施：注意环境卫生，保持病房安静、整洁、温湿度适宜，每日定时开窗通风或机械通风；每天用 0.05%含氯消毒剂擦拭地面、桌椅、设备等；尽量减少探视，防止感染；注意监测患者的生命体征，特别是体温有无升高，注意观察患者有无咳嗽、咳痰、肺部干湿啰音、尿路刺激征、皮肤红肿等感染征象；另外，还要协助患者做好全身皮肤清洁，特别是口腔和会阴部的清洁，加强营养，指导患者注意保暖，合理休息与活动，以增强机体免疫力，减少感染。

四、案 例 小 结

NS 是指由各种肾脏疾病所致的，以大量蛋白尿（尿蛋白＞3.5g/d）、低蛋白血症（血浆清蛋白＜30g/L）、水肿、高脂血症为临床表现的一组综合征，其中大量蛋白尿、低蛋白血症是诊断的必备条件。NS 分为原发性和继发性两大类，本案例为原发性 NS，其发病机制主要为免疫介导性炎症所致的肾损害，以抑制免疫与炎症反应为主要的治疗方法。在护理此类患者时，应根据患者不同的治疗方案给予不同的监测和指导。本案例患者主要出现营养失调、体液过多、活动无耐力、有感染的危险等问题，护理患者时要针对该患者存在的问题采取具体的护理措施，从饮食护理、体液过多的护理、休息与活动和防止感染的措施等方面对患者进行健康教育。由于本病的病程长、易反复发作，患者容易产生焦虑、悲观情绪，因此在护理过程中要注意患者的情绪及心理变化，体现人文关怀。

（卢飞杏）

案例三 尿 路 感 染

 学习目标

掌握：尿路感染的临床表现和护理措施。

熟悉：尿路感染的辅助检查和治疗方法。

了解：尿路感染的病因及发病机制。

一、案 例 资 料

【一般资料】 张某，女性，76 岁，汉族，农民。

【主诉】 尿频、尿急、尿痛、畏寒发热 4 天，伴有头痛、恶心呕吐、食欲缺乏、腰酸痛。

【病史】 因尿频、尿急、尿痛、畏寒发热 4 天，体温最高 39.4℃，伴有头痛、恶心呕吐、食欲缺乏、腰酸痛，在家自用退热药后无缓解，来医院门诊就诊。查尿常规：WBC（＋＋＋），WBC 满视野，ERY（＋＋），RBC 5～8 个/HP；血常规：WBC 26.91×10⁹/L，N% 92%，无贫血。诊断"尿路感染"，为进一步诊治收入院。既往体健，无肝炎、结核等传染病史，无糖尿病、冠心病等病史。患者缺乏疾病相关知识，担心疾病预后。退休多年，夫妻、子女关系和谐。

【护理体检】 T 39.1℃，P 86 次/分，R 20 次/分，BP 120/70mmHg。患者呈急性病面容，精神差。双肺呼吸音清，未闻及明显干、湿啰音；心界不大，心率 86 次/分，律齐。腹软，全腹无压痛及反跳痛。肝脾肋下未触及。双肾区叩击痛，右侧明显。双下肢无水肿。四肢肌力及肌张力正常。

【辅助检查】 门诊查尿常规：WBC（＋＋＋），WBC 满视野，ERY（＋＋），RBC 5～8 个/HP；血常规：WBC 26.91×10⁹/L，N% 92%，无贫血。

【入院诊断】 尿路感染（急性肾盂肾炎）。

【诊疗过程】 入院后完善相关检查，生化检查、尿细菌学培养、血培养、乙肝五项、传染病三项、心电图、腹部彩超等。给予哌拉西林钠抗感染治疗，静脉补液等营养支持疗法。

二、案 例 问 题 引 导

问题 1：患者入院诊断为尿路感染（急性肾盂肾炎），依据是什么？

问题 2：尿路感染常见的易感因素主要有哪些？

问题 3：急性肾盂肾炎的临床表现有哪些？

问题 4：该患者为什么要做尿细菌学检查？

问题 5：该患者存在哪些主要护理问题？

问题 6：应对该患者采取哪些护理措施？

三、案 例 分 析

问题 1： 患者入院诊断为尿路感染（急性肾盂肾炎），依据是什么？

依据：患者为老年女性，因尿频、尿急、尿痛、畏寒发热 4 天，体温最高 39.4℃，伴有头痛、恶心呕吐、食欲缺乏、腰酸痛。护理体检：T 39.1℃；急性病面容，精神差；双肾区叩击痛，右侧明显。辅助检查尿常规：WBC（＋＋＋），WBC 满视野，ERY（＋＋），RBC 5～8 个/HP；血常规：WBC $26.91×10^9$/L，N% 92%，无贫血。

知识链接

尿路感染（urinary tract infection，UTI）是由于各种微生物感染所引起的尿路急、慢性炎症。多见于育龄妇女、老年人、免疫力低下和尿路畸形者。根据感染发生的解剖部位可分为上尿路感染和下尿路感染，其中上尿路感染主要是指肾盂肾炎，下尿路感染主要是指膀胱炎。

UTI 的致病菌绝大多数为革兰氏阴性杆菌，尤其是大肠埃希菌最常见，占 85%；其次是副大肠埃希菌、变形杆菌、葡萄球菌、链球菌等。当机体原有的泌尿系统防御功能被破坏时，细菌容易侵入泌尿系统而发生尿路感染。

问题 2： 尿路感染常见的易感因素主要有哪些？

（1）尿流不畅或尿液反流：各种原因引起的尿流不畅是发生尿路感染最重要的易感因素，如尿路狭窄、结石、肿瘤及前列腺增生等。

（2）女性：尿道短而直，尿道口距离肛门和阴道口近，容易被污染，尤其是月经期、妊娠期、绝经期、性生活后更容易发生感染。老年女性除了解剖生理特点外，更主要的原因是抵抗力下降，特别是雌激素水平下降导致尿道口局部抵抗力减退，容易发生尿路感染。

（3）机体抵抗力下降：长期使用免疫抑制剂和全身性疾病，如糖尿病、肝脏疾病、营养不良等。

（4）使用尿道插入性器械：如留置导尿管、膀胱镜检、尿道扩张术等。

（5）尿道口周围或盆腔炎症：如妇科炎症、前列腺炎症均可引起尿路感染。

问题 3： 急性肾盂肾炎的临床表现有哪些？

急性肾盂肾炎的临床表现分为：①全身表现，起病急，常有寒战、高热、头痛、乏力、肌肉酸痛、食欲减退、恶心及呕吐等；②泌尿系统表现，尿频、尿急、尿痛，多伴有腰痛、肾区不适，肋脊角压痛或（和）叩击痛，可有脓尿和血尿等。

问题 4： 该患者为什么要做尿细菌学检查？

尿细菌学检查对尿路感染的诊断与治疗有决定意义。新鲜清洁中段尿细菌定量培养，菌落计数 $≥10^5$/ml，为真性菌尿（排除假阳性）；如患者无尿路感染的症状，必须做 2 次新鲜清洁中段尿细菌定量培养且结果均 $≥10^5$/ml，而且为同一菌种才确定为真性菌尿。此外，膀胱穿刺尿定性培养有细菌生长也提示真性菌尿。

知识链接

　　尿细菌学检查取标本的注意事项：①在应用抗生素之前或停用抗生素 5 天后留取尿标本。②取清晨第一次（尿液在膀胱内停留 6～8h 以上）清洁新鲜的中段尿送检。③留取尿标本时，应严格执行无菌操作，充分清洗会阴部，消毒尿道口，用无菌试管留取中段尿，并在 1h 内做细菌培养，或加防腐剂冷藏保存。④尿标本中勿混入消毒药液，女性患者留尿时，注意避开月经期，防止阴道分泌物及月经血混入。

　　问题 5：该患者存在哪些主要护理问题？

　　该患者目前存在的主要护理问题：①排尿障碍，尿频、尿急、尿痛，与急性肾盂肾炎有关；②体温过高，与急性肾盂肾炎有关；③有体液不足的危险，与恶心呕吐、食欲缺乏、高热有关；④缺乏预防尿路感染的知识。

　　问题 6：应对该患者采取哪些护理措施？

　　（1）排尿障碍的护理：急性期的患者应卧床休息，宜取屈曲位，尽量少站立，也可以指导患者热敷或按摩膀胱区，或从事一些感兴趣的活动，以转移注意力，减轻焦虑，缓解不适感；嘱患者多饮水，饮水量＞2000ml／d，以补充水分，增加尿量，达到冲洗膀胱和尿道，促进细菌和炎性分泌物排出的目的；同时加强个人卫生，保持会阴部的清洁，以减轻不适感。

　　（2）高热的护理：密切观察患者的病情变化，特别是体温和尿液性状的变化，有无腰痛加剧等。如有高热持续不退或体温升高，腰痛加剧等，应考虑出现肾周围脓肿、肾乳头坏死等并发症，要及时通知医生。首选冰敷、乙醇擦浴等物理降温，必要时给予药物降温，降温 30min 后测量体温并记录；降温过程中如出汗过多要注意更换衣服，必要时更换床单、被褥等；增加休息与睡眠，加强生活护理。

　　（3）饮食护理：给予清淡、营养丰富、易消化的饮食。高热患者要多饮水，必要时可给胃肠营养或静脉补液。

　　（4）健康指导：向患者及其家属讲解引起和加重尿路感染的相关因素。积极治疗并消除尿路感染的易感因素。对于老年人来说，由于抵抗力下降和雌激素水平下降容易发生尿路感染，所以平时要注意保持会阴部清洁，尤其是月经期、妊娠期、绝经期、性生活后要注意保持会阴部的清洁。如果病情允许可以多喝水，达到预防尿路感染的目的。另外，老年女性尿路感染的发病率高，60 岁以上的发病率达 10%～12%，70 岁以上的发病率可高达 30%以上，所以患者一旦发生尿路感染要遵医嘱按时、按量、按疗程服药，勿随意停药或减量，以免反复发作。

知识链接

　　再发性尿路感染可分为复发和重新感染两类。

　　（1）复发：是指停药后 6 周内原来的致病菌再次引起的感染。治疗上应积极寻找并去除易感因素，根据药敏结果选择有效抗生素，疗程不少于 6 周。

　　（2）重新感染：是停药后 6 周内再次出现尿路感染。菌株与上次不同。重新感染提示患者的尿路防御功能下降，治疗上宜采用低剂量抑菌疗法，即每晚睡前口服小剂量抗生素 1 次，常用药物有复方磺胺甲噁唑、氧氟沙星、呋喃妥因，每 7～10 天更换药物，疗程半年。

四、案 例 小 结

　　UTI 是由各种微生物感染所引起的尿路急、慢性炎症，多见于育龄妇女、老年人、免疫力低下者和尿路畸形者。根据感染发生的解剖部位可分为上尿路感染和下尿路感染，其中上尿路感染主要指肾盂肾炎，下尿路感染主要指膀胱炎。最常见的致病菌为大肠埃希菌。最常见的易感因素为尿流不畅或尿液反流。最常见的感染途径为上行感染。本案例为急性肾盂肾炎，因为患者为老年女性，在治疗上嘱患者遵医嘱按时、按量、按疗程服药，勿随意停药或减量，以免反复发作。在护理此类患者时，应根据患者不同的治疗方案给予不同的监测和指导。本案例患者主要出现排尿障碍、体温过高、有体液不足的危险、知识缺乏等问题，护理患者时要针对该患者存在的问题采取具体的护理措施，从排尿障碍的护理、高热的护理、饮食的护理、健康指导等方面对患者进行健康教育。另外，由于患者为老年传统妇女，在涉及外阴及性生活等方面护理问诊时，患者可能会出现害羞和精神负担等心理问题，要注意患者的情绪及心理变化，体现人文关怀。

（卢飞杏）

案例四　急性肾损伤

学习目标

　　掌握： 急性肾损伤的临床表现和护理措施。
　　熟悉： 急性肾损伤的辅助检查和治疗方法。
　　了解： 急性肾损伤的病因及发病机制。

一、案 例 资 料

　　【一般资料】　章某，女性，42 岁，汉族，初中文化，自由职业。
　　【主诉】　颜面部、双下肢水肿 1 月余，食欲减退、恶心、呕吐、乏力 1 周。
　　【病史】　患者于 1 月余前无明显诱因出现颜面部、双下肢水肿，伴有腹胀、胸闷、活动后气促、少尿，未予治疗，1 周前，患者出现发热（最高体温 39℃），伴有咳嗽、咳痰、食欲缺乏、双膝关节疼痛等，遂至当地诊所输液治疗（具体不详），未见好转，前往当地医院就诊，查 SCr 128μmol/L，给予补液、护肾等治疗，症状未见好转，3 天后复查 SCr 329μmol/L；抗 Sm 抗体阳性，抗 SSB 抗体弱阳性；C3 0.41g/L。遂至医院急诊，门诊查血常规：WBC 23.70×10⁹/L、N% 91%，RBC 3.53×10¹²/L、Hb 100g/L；尿常规：PRO（尿蛋白）（＋），CRP 10.83mg/L；电解质：K^+ 3.40mmol/L，Na^+ 127.7mmol/L；肾功能四项：BUN 19.76mmol/L，CO_2 14.8mmol/L，BUA 557.0μmol/L，SCr 394.0μmol/L；胸部 CT：双肺多发感染性病变；泌尿系彩超：双肾、输尿管、膀胱未见异常影像，双肾血供丰富。给予利尿、护肾、纠正酸中毒等治疗后，水肿有所消退，为进一步治疗拟"急性肾损伤"收入院。自诉有系统性红斑狼疮病史 2 年余，经治疗好转后未再复查。否认药物及食物过敏史。患者情绪低落，担心疾病预后。家庭和睦，有一儿子。

　　【护理体检】　T 38.7℃，P 91 次/分，R 22 次/分，BP 124/73mmHg。患者神志清楚，查体合作。呈轻度贫血貌，皮肤、巩膜无黄染。浅表淋巴结不大。颈静脉无怒张，颈软，气管居中，甲状腺不大。双肺呼吸音粗，双肺可闻及干、湿啰音。心率 91 次/分，心律齐，各瓣膜区未闻及明显病理性杂音。腹软，无压痛、反跳痛，肝脾肋下未触及，移动性浊音阴性。脊柱四肢无畸形，活动自如。双小腿前侧皮肤可见散在针尖样鲜红色皮疹，按压无退色，双下肢轻度凹陷性水肿。

【辅助检查】　同"【病史】"。

【入院诊断】　急性肾损伤；系统性红斑狼疮、狼疮性肾炎；肺部感染。

【诊疗过程】　入院后完善相关检查，血生化、抗双链 DNA 抗体、抗单链 DNA 抗体、自身抗体八项、补体二项、心脏彩超等检查。给予抗感染、利尿、护肾、激素等治疗。血液净化中心医生会诊考虑：①急性肾损伤；②系统性红斑狼疮、狼疮性肾炎；③肺部感染。建议：患者无透析指征，不需要透析治疗。

二、案例问题引导

问题 1：患者入院诊断为急性肾损伤，依据是什么？

问题 2：急性肾损伤的临床表现有哪些？

问题 3：该患者为什么要做肾穿刺活组织检查？

问题 4：该患者存在哪些主要护理问题？

问题 5：应对该患者采取哪些护理措施？

三、案 例 分 析

问题 1：患者入院诊断为急性肾损伤，依据是什么？

依据：患者为中年女性，表现为颜面部、双下肢水肿，伴有腹胀、胸闷、活动后气促、少尿，未予治疗，1 周前，患者出现发热（最高体温 39℃），伴有咳嗽、咳痰、食欲缺乏、双膝关节疼痛等。护理体检：体温 38.7℃，轻度贫血貌，双肺呼吸音粗，双肺可闻及干、湿啰音，双小腿前侧皮肤可见散在针尖样鲜红色皮疹，按压无退色，双下肢轻度凹陷性水肿。辅助检查：曾在外院查血肌酐短时间内上升迅速，笔者所在医院查肾功能四项也出现肾功能损害表现；胸部 CT：双肺多发感染性病变；泌尿系彩超：双肾、输尿管、膀胱未见异常影像，双肾血供丰富；抗核抗体检查、血常规、尿常规、血液生化检查结果都有阳性征象。

> **知识链接**
>
> 　　急性肾损伤（acute kidney injury，AKI）是指由各种原因引起的肾功能在短时间内急剧减退而出现的临床综合征，主要表现为含氮废物潴留，水、电解质和酸碱平衡紊乱及全身各系统的并发症，可伴有少尿或无尿。AKI 概念的提出将既往所关注的肾功能严重损伤扩展为急性、相对较轻的肾脏损伤或肾功能受损（表现为尿量与血液生化指标的变化），体现了对 AKI 早期诊断和早期干预的重视。
>
> 　　AKI 可分为广义和狭义两种，广义的 AKI 根据其最初损伤的解剖部位可分为肾前性、肾后性、肾性三类。狭义的 AKI 是指急性肾小管坏死（acute tubular necrosis，ATN）。
>
> 　　ATN 为最常见的急性肾损伤的类型，不同病因、不同病理的损伤类型有不同的发病机制和持续发展的因素，主要与肾小球滤过率（GFR）下降、肾小管上皮细胞损伤有关。
>
> 　　系统性红斑狼疮（systemic lupus erythematosus，SLE）是一种具有多系统损害表现的慢性自身免疫性疾病。患者血清中具有以抗核抗体为代表的多种自身抗体，通过免疫复合物等途径损害各个系统、各个器官和组织，狼疮性肾炎是 SLE 造成的肾脏损害，约 50%以上的 SLE 患者有肾脏损害的表现。

问题 2：急性肾损伤的临床表现有哪些？

AKI 是肾脏病中常见的危重症。典型 AKI 的病程分为三期：起始期、维持期和恢复期。临床表现包括原发疾病的症状与体征、急性肾损伤引起的代谢紊乱及全身各系统并发症。

问题 3：该患者为什么要做肾穿刺活组织检查？

肾穿刺活组织检查有助于确定肾脏病的病理类型，对协助肾实质疾病的诊断、指导治疗及判断预后有重要意义。

> **知识链接**
>
> 肾穿刺活组织检查为创伤性检查，可发生肾周围组织损伤、出血、感染等并发症，应做好术前、术后护理。
>
> （1）术前护理
>
> 1）向患者及家属解释检查的目的和注意事项，取得患者配合。
>
> 2）训练患者俯卧位时呼气末屏气（超过 15s），练习卧床排尿。
>
> 3）术前血压控制在不超过 140/90mmHg。
>
> 4）女性患者避开月经期。
>
> 5）检查血常规、出血和凝血时间、肾功能情况。
>
> （2）术后护理
>
> 1）穿刺点压迫 3～5min，必要时腹带加压包扎。
>
> 2）平车送患者回病房，过床时注意平移患者至病床上。
>
> 3）术后应卧床 24h，术后的 4～6h 必须仰卧，腰部严格制动，严禁翻身或扭转腰部。
>
> 4）术后 6h 内严密观察患者的生命体征，观察尿色及有无腹痛、腰痛等。
>
> 5）如病情允许，鼓励患者多喝水，以免血块阻塞尿道。
>
> 6）避免或及时处理便秘、腹泻、剧烈咳嗽等。
>
> 7）术后 3 周内禁止剧烈运动或重体力劳动。
>
> 8）遵医嘱给予 5% 碳酸氢钠静脉滴注，以碱化尿液，促进造影剂的排出，必要时使用止血药和抗生素，防止出血和感染。

问题 4：该患者存在哪些主要护理问题？

该患者目前存在的主要护理问题：①体液过多，与 GFR 下降致水、钠潴留等有关；②营养失调，低于机体需要量，与疾病所致的食欲减退、恶心呕吐、发热等有关；③有皮肤完整性受损的危险，与水潴留过多、原发病所致的血管炎性反应等因素有关；④体温过高，与肺部感染有关；⑤慢性疼痛，如双膝关节疼痛，与自身免疫反应有关。

问题 5：应对该患者采取哪些护理措施？

（1）水平衡的监测和管理：记 24h 出入液量，密切观察尿量变化；每日测量患者体重；观察水肿消长情况；观察有无胸腔积液、腹水和心包积液；观察并记录患者生命体征变化，特别是血压的变化；观察患者有无急性左心衰竭和高血压脑病的发生；监测肾功能各项指标的变化，发现异常及时报告医生。

（2）饮食护理

1）限制蛋白质的摄入，给予优质蛋白质饮食，蛋白质摄入量以 0.8～1.0g /（kg·d）为宜，并适量补充必需氨基酸。高分解代谢、营养不良或接受透析患者的蛋白质摄入量可适当放宽。

2）给予足够的热量，其中 2/3 由碳水化合物提供，1/3 由脂类食物提供，以减少机体蛋白质的分解。

3）严格控制水、钠、钾的摄入：低盐饮食，每天 2～3g 为宜；水的限制为前一天尿量＋不显性失水（约 500ml）；尽量避免摄入含钾丰富的食物。恢复期鼓励患者多饮水，多食含钾高的食物。

（3）皮肤护理：注意皮肤的清洁卫生，睡气垫床，受压部位皮肤垫软枕，避免骨突部位长时间受压，以预防压疮的发生。该患者还应注意保持皮肤清洁干燥，每天用温水冲洗或擦洗，忌用碱性肥皂；指导患者外出时避免阳光直接照射皮肤；皮疹或红斑处避免涂用化妆品或护肤品；避免接触刺激性物品；避免服用容易诱发风湿病症状的药物。

（4）高热的护理：密切观察患者的病情变化，特别是体温和咳嗽、咳痰的变化，警惕肾功能进一步损伤。如体温超过 39℃时需给予降温处理，首选冰敷、乙醇擦浴等物理降温，必要时给予药物降温，降温 30min 后测量体温并记录；降温过程中出汗过多时要注意更换衣服，必要时更换床单、被褥等；增加休息与睡眠，加强生活护理。

（5）关节疼痛的护理：①评估关节疼痛的部位、性质、程度等。②尽可能保持关节的功能位置，必要时给予石膏托、小夹板固定。③协助患者减轻疼痛，如为患者创造适宜的病室环境，安静、温湿度适宜；避免疼痛部位受压，可用支架支起床上盖被；根据病情使用物理疗法缓解疼痛；遵医嘱用药，注意观察药物的疗效和不良反应。

四、案 例 小 结

AKI 是指由各种原因引起的肾功能在短时间急剧减退而出现的临床综合征，主要表现为含氮废物潴留，水、电解质和酸碱平衡紊乱及全身各系统的并发症，可伴有少尿或无尿。AKI 典型病程可分二期：起始期、维持期、恢复期。该患者的原发病为系统性红斑狼疮、狼疮性肾炎，因肺部感染引起的急性肾损伤，虽然病情发展较快，但未达到透析指征。治疗上主要是抗感染、利尿、护肾、积极治疗狼疮性肾炎和对症治疗。在护理此类患者时，应根据患者不同的治疗方案给予不同的监测和指导。本案例患者主要出现体液过多、营养失调、有皮肤完整性受损的危险、体温过高、慢性疼痛等问题，护理患者时要针对该患者存在的问题采取具体的护理措施，从水平衡的监测和管理、饮食护理、皮肤护理、高热的护理及关节疼痛的护理等方面对患者进行健康教育。在护理过程中，要注意患者的情绪及心理变化，体现人文关怀。

（卢飞杏）

案例五　慢性肾衰竭

 学习目标

掌握：慢性肾衰竭的临床表现和护理措施。

熟悉：慢性肾衰竭的辅助检查和治疗方法。

了解：慢性肾衰竭的病因及发病机制。

一、案 例 资 料

【一般资料】　陈某，男性，31 岁，汉族，高中文化，自由职业。

【主诉】　颜面部水肿、尿少 1 月余。

【病史】　患者于 1 月余前出现颜面部水肿、食欲缺乏、恶心、尿量减少，皮肤瘙痒。双下肢轻度水肿，无气促，无夜间不能平卧。17 天前，患者出现左侧第一跖趾关节疼痛，在当地卫生院予中药治疗 2 天（具体不详）。6 天前在当地医院就诊，查 SCr 1460.0μmol/L，PRO（＋＋），ERY（＋＋），予治疗后无好转。遂来笔者所在医院急诊，查 BP 173/100mmHg；尿常规：

PRO（＋＋＋），ERY（＋＋）；Hb 76g/L；肾功能：BUA 735.0μmol/L，SCr 2618.0μmol/L，BUN 43.3mmol/L；电解质：K^+ 6.41mmol/L；血气分析：pH 7.34，PCO_2 18.50mmHg，CO_2 10.60mmol/L；双肾彩超：考虑双肾弥漫性损害。予利尿、纠正酸中毒、降低血钾等处理后，复查 K^+ 4.89mmol/L。为进一步治疗收入院。既往有慢性肾炎病史 3 年，高血压病史 2 年。否认药物过敏史。患者缺乏疾病相关知识，担心疾病预后。

【护理体检】 T 37.5℃，P 111 次/分，R 20 次/分，BP 180/110mmHg。患者神志清楚。颜面部及双眼睑轻度水肿，呈贫血貌，睑结膜苍白、无充血。双肺呼吸音清，未闻及明显干、湿啰音。心界无扩大，心率 111 次/分，律齐，未闻及明显病理性杂音。腹软，无压痛、反跳痛，移动性浊音阴性。左侧第一跖趾关节发红，皮温升高。双下肢轻度水肿。

【辅助检查】 同"【病史】"。

【入院诊断】 慢性肾衰竭（慢性肾脏病 5 期），肾性贫血，肾性高血压；高血压。

【诊疗过程】 入院后完善肝肾功能、电解质、凝血功能、ANCA（抗中性粒细胞胞质抗体）、泌尿系彩超、心电图等检查。密切监测患者的生命体征。治疗上给予护肾、降血压、纠正贫血、补碱等对症治疗。患者有血液净化治疗指征，请血液净化中心安排血液透析。

二、案例问题引导

问题 1： 患者入院诊断为慢性肾衰竭，依据是什么？

问题 2： 慢性肾脏病的分期是什么？

问题 3： 慢性肾衰竭的临床表现有哪些？

问题 4： 该患者为什么要做肾小球滤过功能检查？

问题 5： 该患者为什么要行肾替代治疗？

问题 6： 该患者存在哪些主要护理问题？

问题 7： 应对该患者采取哪些护理措施？

三、案 例 分 析

问题 1： 患者入院诊断为慢性肾衰竭，依据是什么？

依据：患者颜面部水肿、尿少 1 月余，食欲缺乏，恶心，尿量减少，皮肤瘙痒；双下肢轻度水肿；17 天前，患者出现左侧第一跖趾关节疼痛。护理体检：T 37.5℃，P 111 次/分，BP 180/110mmHg；颜面部及双眼睑轻度水肿，呈贫血貌，睑结膜苍白；左侧第一跖趾关节发红，皮温升高；双下肢轻度水肿。辅助检查：当地医院查 SCr 1460.0μmol/L，PRO（＋＋），ERY（＋＋）；笔者所在医院急诊尿常规：PRO（＋＋＋），ERY（＋＋）；Hb 76g/L；肾功能：BUA 735.0μmol/L，SCr 2618.0μmol/L，BUN 43.3mmol/L；电解质：K^+ 6.41mmol/L；血气分析：pH 7.34，PCO_2 18.50mmHg，CO_2 10.60mmol/L；双肾彩超：考虑双肾弥漫性损害。

> **知识链接**
>
> 慢性肾衰竭（chronic renal failure，CRF）简称慢性肾衰，是指由各种慢性肾脏疾病引起肾小球滤过率下降和肾功能损害，出现与此相关的代谢产物潴留，以水、电解质、酸碱平衡紊乱及全身各系统症状为主要表现的临床综合征。
>
> 美国肾脏病基金会（national kidney foundation，NKF）制订的肾脏病预后生存质量倡议（kidney/disease outcomes quality initiative，K/DOQI）提出慢性肾脏病（chronic kidney disease，CKD）的定义，即各种原因引起的慢性肾脏结构和功能异常（肾脏损伤≥3 个月），伴或不伴肾小球滤过率（GFR）下降，表现为肾脏病理学检查异常或肾脏损伤（血、尿

成分异常或影像学检查异常），或不明原因的 GFR 下降[<60ml/（min·1.73m²）]超过 3 个月。CKD 概念的提出提示了疾病早期诊断和防治的重要性。

　　CRF 常见的病因分为原发性和继发性两大类，在我国 CRF 常见的病因依顺序为原发性肾小球肾炎、糖尿病肾病、高血压肾病、狼疮性肾炎、梗阻性肾病、多囊肾等；西方发达国家主要为糖尿病肾病、高血压肾病等。

　　问题 2：慢性肾脏病的分期是什么？

　　CKD 根据 GFR 的下降程度分为 1～5 期（表 1-4-1），CRF 为 GFR 下降至失代偿的那部分人群。

表 1-4-1　CKD 的分期和治疗计划

分期	特征	GFR[ml/（min·1.73m²）]	治疗计划
1	肾损害，GFR 正常或稍高	≥90	诊断和治疗；治疗合并症；延缓疾病进展；减少心血管患病危险性
2	肾损害，GFR 轻度降低	60～89	评估，减慢疾病进展
3	GFR 中度降低	30～59	评估，治疗并发症
4	GFR 重度降低	15～29	准备肾脏替代治疗
5	肾衰竭	<15（或透析）	肾脏替代治疗

　　问题 3：慢性肾衰竭的临床表现有哪些？

　　CKD 起病缓慢，早期（CKD 1～3 期）常无明显症状或仅有乏力、夜尿增多等症状。当发展至残余肾单位无法代偿机体最低的排泄功能时（肾功能失代偿期），才会出现明显的症状，尿毒症时出现全身多个系统的功能紊乱。CRF 的临床表现主要有水、电解质和酸碱平衡紊乱，糖类、脂肪、蛋白质代谢障碍及各系统症状、体征。

　　问题 4：该患者为什么要做肾小球滤过功能检查？

　　临床评价肾脏疾病进展和严重程度一般以肾功能为参考，肾功能一般以 GFR 反映，它是反映肾功能的重要指标。GFR 是指在单位时间内通过肾小球的血浆量，它不能直接测定，必须借助某物质的肾清除率测定，目前常用的指标为内生肌酐清除率（CCr）、血清肌酐（SCr）、血清尿素氮（BUN）等。

知识链接

　　（1）CCr 测定：CCr 是判断肾小球滤过功能损害的敏感指标，也可以评价肾小球滤过功能损害程度，临床上常用于指导治疗和用药。且必须在严格控制外源性肌酐的情况下，内源性肌酐为血肌酐的唯一来源。试验前和试验日摄取低蛋白饮食共 3 天，即禁食肉类食物，避免剧烈运动、停用利尿剂后，试验日 8 时排空膀胱，至次日 8 时的 24h 尿液全部留在加有 5ml 甲苯的清洁、干燥容器内。次日 8 时将所收集的 24h 尿液混匀计量记录于化验单上，并从中采集尿标本 10ml 与静脉血 3ml 一起送检，测定尿肌酐浓度和血肌酐浓度，把测定结果纳入公式计算。公式如下。

　　CCr＝尿肌酐浓度×每分钟尿量（ml/min）/血肌酐浓度。

　　成人 CCr 的参考值为 80～120ml/（min·1.73m²）。

（2）SCr 测定：肌酐是肌酸的代谢终产物。在严格控制外源性肌酐、避免剧烈运动时，血清肌酐浓度主要取决于肾小球滤过率。当肾功能损害（GFR 降低至正常值的 1/3）时，SCr 明显上升，临床上常作为氮质血症、肾衰竭等病情观察和疗效判断的有效指标。其参考值：成年男性为 44～132μmol/L，女性为 70～106μmol/L。

（3）BUN 测定：尿素是蛋白质代谢的终产物之一，主要经肾小球滤过后随尿排出体外。当肾功能损害（GFR 降低至正常值 50%）时，血中尿素浓度开始升高，临床上常将其作为反映肾小球滤过功能损害的中晚期指标。高蛋白饮食，应用解热镇痛类药物、头孢类或氨基糖苷类抗生素均可影响检查结果。其参考值（尿素酶法）成人为 1.8～7.1mmol/L，儿童为 1.8～6.5mmol/L。

问题 5：该患者为什么要行肾替代治疗？

肾替代治疗：CKD5 期患者应行肾替代治疗或肾移植。肾替代治疗包括血液透析和腹膜透析。血液透析和腹膜透析主要替代肾脏的排泄功能，疗效相近，但不能替代肾脏的内分泌和代谢功能。肾移植是目前治疗终末期肾衰竭最有效的方法，但肾源极度匮乏，主要为亲属间活体肾移植，移植成功后需长期使用免疫抑制剂。

知识拓展

（1）血液透析（hemodialysis，HD）：简称血透，是最常用的肾脏替代治疗方法之一，也可用于治疗急性药物或毒物中毒等。HD 是指血液经由半透膜（透析器），利用扩散（diffusion）、超滤（ultrafiltration）、吸附（absorption）等原理清除血液中的溶质和水分，并向体内补充溶质的方法，以达到清除体内的代谢废物或毒物，纠正水、电解质及酸碱平衡的目的。

（2）腹膜透析（peritoneal dialysis，PD）：简称腹透，利用人体内腹膜作为自然半透膜，将适量透析液引入腹腔并停留一段时间，使腹膜毛细血管内血液和透析液之间进行水和溶质交换，以达到清除体内代谢产物或其他毒性物质，纠正水、电解质及酸碱平衡的目的。PD 方法有持续循环式腹膜透析（CCPD）、间歇性腹膜透析（IPD）、持续性不卧床腹膜透析（CAPD）和夜间间歇性腹膜透析（NIPD）等。

问题 6：该患者存在哪些主要护理问题？

该患者目前存在的主要护理问题：①体液过多，与 GFR 下降致水、钠潴留等有关；②营养失调，低于机体需要量，与食欲减退、消化吸收功能紊乱、长期限制蛋白质摄入等因素有关；③活动无耐力，与并发高血压、心力衰竭、贫血及水、电解质和酸碱平衡紊乱等因素有关；④有感染的危险，与机体抵抗力下降、白细胞功能异常等有关；⑤有电解质失衡的危险，与尿少、摄入丰富含钾食物有关；⑥有皮肤完整性受损的危险，与体液过多致皮肤水肿、机体抵抗力下降、皮肤瘙痒有关。

问题 7：应对该患者采取哪些护理措施？

（1）体液过多的护理：注意水平衡的监测和管理，限制水分的摄入，加强皮肤护理等。

（2）饮食护理：饮食在慢性肾衰竭的治疗中具有重要的意义，合理的饮食不仅能减少机体内含氮代谢产物的聚集及体内蛋白质的分解，维持氮平衡状态，还有能维持营养、增强机体抵抗力、延缓病情进展等重要作用。

1）蛋白质：慢性肾衰竭患者应根据内生肌酐清除率调整蛋白质的摄入量，以优质蛋白质为主，占 50%以上，如蛋类、奶类、肉类、鱼类等动物蛋白，尽量减少植物蛋白质的摄入，因植物蛋白中含非必需氨基酸较多。

A. 非糖尿病肾病患者，当 GFR>60ml/（min·1.73m^2）时，蛋白质摄入量为 0.8g/（kg·d）；当 GFR≤60ml/（min·1.73m^2）时，蛋白质摄入量为 0.6g/（kg·d）；当 GFR≤25ml/（min·1.73m^2）时，蛋白质摄入量为 0.4g/（kg·d）。

B. 从出现蛋白尿开始，糖尿病肾病患者蛋白质的摄入量应控制在 0.8g/（kg·d）；当出现 GFR 下降后，蛋白质摄入量减至 0.6g/（kg·d）。

C. 透析患者蛋白质摄入量为 1.2～1.5g/（kg·d）。

> **知识链接**
>
> 必需氨基酸疗法：当患者摄入蛋白质低于 0.6g/（kg·d）时，应补充必需氨基酸或 α-酮酸。补充必需氨基酸配合低蛋白高热量饮食可以达到正氮平衡、改善症状的目的。必需氨基酸有口服制剂和静脉滴剂，静脉滴剂效果好，但切勿在氨基酸内加入药物，以免出现不良反应；α-酮酸为口服用药，0.1～0.2g/（kg·d）。

2）热量：提供足够热量，以减少体内蛋白质的分解。一般每天供给的热量为 30～35kcal/kg，以碳水化合物为主。透析患者改为透析饮食。

3）其他：①水、钠，水肿、高血压、少尿的患者应严格限制水、钠的摄入，低盐饮食，每天 2～3g 为宜，水的限制为前一天尿量＋不显性失水（约 500ml）；②钾，如尿量<1000ml/d 时，严格控制钾的摄入，腌制品、干制品、薯类、豆仁类、坚果类及某些水果等含钾高，必须严格限制摄入量；③磷，低磷饮食，每天磷的摄入量应<600mg；④补充水溶性维生素；⑤补充矿物质、微量元素。

（3）休息与活动：应根据慢性肾衰竭患者病情指导其休息与活动，适当活动，避免过劳。

1）当病情严重或心力衰竭时，应绝对卧床休息，保持病室环境安静、舒适、温湿度适宜。

2）贫血严重的患者应卧床休息，起床、下床时动作要慢，以免引起头晕。

3）水肿严重的患者应卧床休息，抬高下肢，高于心脏水平 10～15cm，以促进下肢静脉回流；并协助患者做肢体运动，避免长时间卧床形成下肢静脉血栓。

4）有出血倾向的患者活动时要注意安全，以免皮肤黏膜受伤。

5）应协助长期卧床患者翻身拍背、床上肢体的被动运动，避免发生静脉血栓或肌肉萎缩、压疮等。

（4）预防感染的措施：注意环境卫生，加强皮肤护理，注意劳逸结合，提高患者的抵抗力，以减少感染的发生；对于接受血液透析的患者，要定期检查传染病四项，按血液透析要求分区治疗；对乙肝无免疫力的人群，建议接种乙肝疫苗并定期检查。

（5）监测并及时处理电解质、酸碱平衡失调：严密监测血钾、血钠、血氯等电解质的变化，特别是血钾的变化，发现异常及时报告医生；根据病情正确指导患者饮食，如患者尿量减少并伴有高钾血症时，要严格限制或禁止含钾丰富食物的摄入，积极预防和控制感染、及时纠正代谢性酸中毒、禁止输库存血等都可以达到预防和控制高钾血症的发生。

> **知识链接**
>
> 高钾血症的紧急处理：当血钾超过 6.5mmol/L，心电图表现 QRS 波增宽等异常变化时，应给予以下紧急处理：

（1）立即建立静脉输液通道，遵医嘱予 10%葡萄糖酸钙 10～20ml 稀释后缓慢静脉注射（不少于 5min），以拮抗钾离子对心肌的毒性。

（2）5%碳酸氢钠（100～200ml）静脉滴注，以纠正酸中毒并促进钾离子向细胞内转移。

（3）50%葡萄糖液（50～100ml）＋普通胰岛素 6～12U 缓慢静脉滴注，以促进糖原合成，使钾离子向细胞内转移。

（4）另外，可口服离子交换树脂 15～30g，每天 3 次，但起效慢，一般不用作高钾血症的紧急处理。

（5）透析：透析治疗是最有效的方法。

（6）吸氧：氧流量为 4～6L/min。

（7）行心电监护，严密观察患者的生命体征、血氧饱和度及意识的变化。

（6）皮肤护理：注意皮肤的清洁卫生，睡气垫床，受压部位皮肤垫软枕，避免骨突部位长时间受压，以预防压疮的发生；患者要勤换衣服，勤剪指甲；皮肤瘙痒时嘱患者勿用力搔抓，以免抓破或擦伤引起感染，必要时可用皮肤止痒剂；有出血倾向的患者活动时要注意安全，避免受伤等。

四、案 例 小 结

CRF 是指由各种慢性肾脏疾病引起肾小球滤过率下降和肾功能损害，从而出现与此相关的代谢产物潴留，以水、电解质、酸碱平衡紊乱及全身各系统症状为主要表现的临床综合征。本案例患者为 CKD 5 期，肾性贫血、肾性高血压，治疗上除给予护肾、降血压、纠正贫血、补碱等治疗外，还要配合医生做好透析前的准备工作，如血液通路和腹膜通路的准备等。在护理此类患者时，应根据患者不同的治疗方案给予不同的监测和指导。本案例患者主要的护理问题为体液过多、营养失调、活动无耐力、有感染的危险、有电解质失衡的危险、有皮肤完整性受损的危险等，针对该患者的护理问题采取具体的护理措施，从体液过多的护理、饮食护理、休息与活动、预防感染的护理、监测并及时处理电解质、酸碱平衡失调、皮肤护理等方面对患者进行健康教育。由于本病病程长、并发症多、治疗费用高，特别是肾替代治疗，患者和家属都存在焦虑情绪，甚至绝望心理，在护理过程中要注意患者的情绪及心理变化，体现人文关怀。

（卢飞杏）

案例六　尿路结石

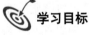 **学习目标**

掌握：尿路结石的临床表现和护理措施。

熟悉：尿路结石的辅助检查和治疗方法。

了解：尿路结石的病因及发病机制。

一、案 例 资 料

【一般资料】　黄某，男性，37 岁，黎族，初中文化，公务员。

【主诉】 阵发性左腰腹部疼痛 2 天。

【病史】 患者于入院前 2 天突发左侧腰腹疼痛，呈剧烈绞痛，向左侧腹股沟放射，痛时大汗淋漓、辗转不安伴肉眼血尿，无尿频、尿急、尿痛，无畏寒、发热。遂到门诊就诊，行泌尿系彩超，诊断为"左肾结石"，给予解痉镇痛治疗，症状无明显改善，收治入院。既往无特殊病史，无手术史，患者担心疾病预后。

【护理体检】 T 36.6℃，P 94 次/分，R 20 次/分，BP 120/80mmHg。身高 1.72m，体重 65kg。患者神志清楚，应答切题，由推车送入病房，强迫体位，查体合作。双肾区无异常隆起，左侧肾区压痛阳性，右侧肾区无压痛，双侧输尿管走行区无压痛。

【辅助检查】 尿常规：肉眼血尿、混浊，ERY（＋＋＋），RBC 367.00/μl。泌尿系彩超示左肾肾盏内有一个强回声团，大小约为 1.8cm×1.6cm×2.0cm，后伴声影。

【入院诊断】 上尿路结石（左肾结石）。

【诊疗过程】 入院后完善相关检查，如血常规、尿常规、心电图检查等。择日行体外冲击波碎石治疗。

二、案例问题引导

问题 1：患者入院诊断为上尿路结石（左肾结石），依据是什么？

问题 2：尿路结石的临床表现有哪些？

问题 3：该患者为什么要行体外冲击波碎石治疗？

问题 4：该患者存在哪些主要护理问题？

问题 5：应对该患者采取哪些护理措施？

三、案例分析

问题 1：患者入院诊断为上尿路结石（左肾结石），依据是什么？

依据：患者为青年男性，因阵发性左腰腹部疼痛 2 天，疼痛呈剧烈绞痛，向左侧腹股沟放射，痛时大汗淋漓、辗转不安伴肉眼血尿。体格检查示左侧肾区压痛阳性。辅助检查：尿常规示肉眼血尿、混浊，ERY（＋＋＋），RBC 367.00/μl；泌尿系彩超示左肾肾盏内有一个强回声团，大小约为 1.8cm×1.6cm×2.0cm，后伴声影。

知识链接

尿石症又称为尿路结石（urolithiasis），为最常见的泌尿外科疾病之一。尿路结石可分为上尿路结石和下尿路结石，前者是肾结石和输尿管结石，后者是膀胱结石和尿道结石。流行病学资料显示，5%～10%的人在其一生中至少发生过 1 次尿路结石。男女发病比例为 3∶1，上尿路结石发病男女比例相近，下尿路结石发病男性明显多于女性。好发年龄在 25～40 岁。影响尿路结石形成的因素很多，年龄、性别、种族、遗传、环境因素、饮食习惯和职业对尿路结石的形成影响很大。身体的代谢异常、尿路的梗阻、感染、异物和药物的使用是尿路结石形成的常见病因。

问题 2：尿路结石的临床表现有哪些？

尿路结石可分为上尿路结石和下尿路结石。由于梗阻的解剖位置不同，其临床表现也有所不同。上尿路结石的主要症状是疼痛和血尿等。下尿路结石的主要症状是排尿疼痛、排尿困难和血尿等。该患者出现阵发性左腰腹部疼痛，呈剧烈绞痛、向左侧腹股沟放射、肉眼血尿、左侧肾区压痛阳性等表现。

知识链接

上尿路结石的临床表现如下：

（1）症状

1）疼痛：肾结石可引起肾区疼痛伴肋脊角叩击痛。肾盂内大结石及肾盏结石可无明显临床症状，活动后出现上腹或腰部钝痛。输尿管结石可引起肾绞痛或输尿管绞痛。典型的表现为阵发性腰部或上腹部疼痛，剧烈难忍，并沿输尿管放射至同侧腹股沟，还可涉及同侧睾丸或阴唇。结石处于输尿管膀胱壁段或输尿管口，可伴有膀胱刺激症状及尿道和阴茎头部放射痛，肾绞痛常见于结石活动并引起输尿管梗阻的情况。

2）血尿：通常为镜下血尿，少数患者可见肉眼血尿。有时活动后出现镜下血尿是上尿路结石的唯一临床表现。血尿的多少与结石对尿路黏膜损伤程度有关。如果结石引起尿路完全性梗阻或固定不动（如肾盏小结石），则可能没有血尿。

3）恶心、呕吐：输尿管结石引起尿路梗阻时，使输尿管管腔内压力增高，管壁局部扩张、痉挛和缺血。由于输尿管与肠有共同的神经支配而导致恶心、呕吐，常与肾绞痛伴发。

4）膀胱刺激症状：结石伴感染或输尿管膀胱壁段结石时，可有尿频、尿急、尿痛。

（2）并发症：继发急性肾盂肾炎、肾积脓、肾积水、尿毒症和尿路感染等。

（3）体征：患侧肾区可有轻度叩击痛。结石梗阻引起肾积水时，可在上腹部触及增大的肾脏。

下尿路结石的临床表现：主要症状是排尿疼痛、排尿困难和血尿。

（1）膀胱结石的典型症状：排尿突然中断，疼痛放射至远端尿道及阴茎头部，伴排尿困难和膀胱刺激症状。小儿常用手搓拉阴茎，跑跳或改变排尿姿势后，能使疼痛缓解，继续排尿。

（2）尿道结石典型症状：排尿困难，呈点滴状排尿，伴尿痛，重者可发生急性尿潴留及会阴部剧痛，可伴发血尿和感染。

问题 3：该患者为什么要行体外冲击波碎石治疗？

该患者泌尿系彩超示左肾肾盏内结石直径≤2cm，且下尿路通畅；患肾功能良好，没有伴随泌尿系感染症状等，符合体外冲击波碎石治疗的条件。

知识链接

体外冲击波碎石术（extracorporeal shock wave lithotripsy，ESWL）：是通过 X 线或超声对结石进行定位，利用高能冲击波聚焦后作用于结石，使结石裂解，直至粉碎成细砂，随尿液排出体外。体外冲击波碎石的护理如下：

（1）术前护理

1）心理护理：向患者及其家属解释 ESWL 的方法、碎石效果及配合要求，解除患者的顾虑。

2）术前准备：术前 3 天忌食产气食物，术前 1 天口服缓泻药，术日晨禁食；指导患者练习手术配合体位、固定体位，以确保碎石定位的准确性；术日晨行泌尿系统 X 线平片复查，了解结石是否移位或排出，复查后用平车接送患者，以免结石因活动再次移位。

（2）术后护理

1）一般护理：术后卧床休息 6h；鼓励患者多饮水，增加尿量。

2）采取有效运动和体位：鼓励患者多进行跳跃运动，叩击腰背，促进排石。指导患者采用正确的排石体位：结石位于中肾盏、肾盂、输尿管上段者，碎石后取头高脚低位；结石位于肾下盏者取头低脚高位；肾结石碎石后，一般取健侧卧位，同时叩击患侧肾区，利于碎石由肾盏排入肾盂、输尿管；巨大肾结石碎石后可因短时间内大量碎石突然积聚于输尿管而发生堵塞引起"石街"和继发感染，严重者引起肾功能改变。

3）观察碎石排出情况：用纱布或过滤网过滤尿液，收集结石碎渣。碎石后复查腹部平片，观察结石排出情况。

4）并发症的观察与护理：①血尿，碎石术后多数患者出现暂时性肉眼血尿，一般无须处理。②发热，感染性结石患者由于结石内细菌播散而引起尿路感染，往往引起发热。遵医嘱应用抗生素，高热者采用降温措施。③疼痛，结石碎片或颗粒排出可引起肾绞痛，应给予解痉镇痛等处理。④"石街"形成，是 ESWL 常见且较严重的并发症之一。ESWL后过多碎石积聚于输尿管内，可引起"石街"；患者有腰痛或不适，可继发感染和脏器受损等，需立即经输尿管镜取石或碎石。

问题 4： 该患者存在哪些主要护理问题？

该患者目前存在的主要护理问题：①急性疼痛，腰腹部疼痛与结石刺激引起的炎症、损伤及平滑肌痉挛有关；②焦虑，与血尿或担心肾功能受损有关；③缺乏预防尿石症的知识。

问题 5： 应对该患者采取哪些护理措施？

（1）疼痛护理：评估患者疼痛的程度、时间、性质，指导患者通过听音乐分散注意力，缓解疼痛；嘱患者卧床休息、深呼吸、放松肌肉以减轻疼痛。必要时给予解痉镇痛药物。

（2）心理护理：主动关心与安慰患者及其家属，稳定情绪，减轻焦虑。加强交流，解释本病的发病情况、主要治疗护理措施，鼓励患者及其家属积极配合各项治疗和护理工作。

（3）健康宣教：主要向患者及其家属讲解预防尿路结石的相关知识。①饮水防石：每天需饮水 3000ml 以上，并且要尽量平均分于全天，尤其是睡前及半夜饮水效果更好。为预防结石的复发，每天尿量应维持在 2000~3000ml，以稀释尿液，减少尿中晶体沉积。②饮食指导：根据结石成分、代谢状态调节饮食。动物蛋白和糖的摄入要适量（除主食外，每天需补充蛋白质 25~30g）；含钙结石者宜限制含钙过多的食物；草酸盐结石者应限制浓茶、菠菜和芦笋等；尿酸结石者不宜服用含嘌呤高的食物，如动物内脏、豆制品。③药物预防：根据结石成分，以及血、尿钙磷、尿酸、胱氨酸和尿 pH，采用药物降低有害成分、碱化或酸化尿液，预防结石复发。

四、案例小结

尿路结石分为上尿路结石和下尿路结石，典型的临床表现有疼痛、血尿及排尿改变等。本案例的患者为上尿路结石（左肾结石），行体外冲击波碎石治疗。在护理此类患者时，应根据患者具体的治疗方案给予不同的监测和指导。本案例患者主要出现急性疼痛、焦虑、知识缺乏等问题。护理患者时要针对患者存在的问题采取具体的护理措施，从疼痛护理、心理护理、预防疾病的相关知识等方面对患者进行健康教育。在护理过程中，要注意患者的情绪及心理变化，体现人文关怀。

（邓智慧）

案例七　良性前列腺增生

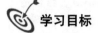
学习目标

掌握：良性前列腺增生的临床表现和护理措施。

熟悉：良性前列腺增生的辅助检查和治疗方法。

了解：良性前列腺增生的病因及发病机制。

一、案 例 资 料

【一般资料】　钟某，男性，63岁，汉族，初中文化，农民。

【主诉】　排尿困难1年。

【病史】　患者入院前1年无明显诱因出现排尿困难，表现为尿频、夜尿增多，每晚3～4次，每次尿量不多，排尿费力，尿等待，尿无力，尿线细。一直以来患者无正规治疗。1年来上述症状逐渐加重。遂到门诊就诊，行前列腺彩超后，诊断为"良性前列腺增生"收入院治疗。既往无特殊病史。患者缺乏疾病的相关知识。与子女关系和睦。

【护理体检】　T 36.5℃，P 84次/分，R 16次/分，BP 130/85mmHg，身高1.70m，体重59kg。患者神志清楚，应答切题，步入病房，查体合作。直肠指诊：前列腺Ⅱ度增大，中央沟消失，表面光滑、质韧。

【辅助检查】　尿流率为12ml/s；前列腺彩超示：前列腺大小约为4.5cm×3.7cm，包膜完整，形态规整，向膀胱内凸出，内回声不均匀，残余尿量约176ml。

【入院诊断】　良性前列腺增生。

【诊疗过程】　入院后完善凝血功能、心电图等相关检查并留置导尿管。择日在腰硬联合麻醉下行经尿道前列腺切除术。

二、案例问题引导

问题1：患者入院诊断为良性前列腺增生，依据是什么？

问题2：良性前列腺增生的临床表现有哪些？

问题3：该患者为什么要测定尿流率？

问题4：该患者为什么行经尿道前列腺切除术？

问题5：该患者存在哪些主要护理问题？

问题6：应对该患者采取哪些护理措施？

三、案 例 分 析

问题1：患者入院诊断为良性前列腺增生，依据是什么？

依据：老年男性，排尿困难1年伴有尿频、夜尿增多，每晚3～4次，每次尿量不多，排尿费力，尿等待，尿无力，尿线细。体格检查示前列腺Ⅱ度增大，中央沟消失，表面光滑、质韧。辅助检查：尿流率为12ml/s；前列腺彩超示前列腺大小约为4.5cm×3.7cm，包膜完整，形态规整，向膀胱内凸出，内回声不均匀，残余尿量约176ml。

> **知识链接**
>
> 　　良性前列腺增生（benign prostatic hyperplasia，BPH）简称前列腺增生，病理学表现为细胞增生，是最为常见的一种引起老年男性排尿障碍的良性疾病。有关BPH发病机制

的研究很多，但至今病因仍不完全清楚。目前公认高龄和有功能的睾丸是前列腺增生发病的两个重要因素，两者缺一不可。组织学上 BPH 的发病率随年龄的增大而增加。随着年龄逐渐增大，前列腺也随之增生，男性在 45 岁以后前列腺可有不同程度的增生，多在 50 岁以后出现临床症状。

问题 2：良性前列腺增生的临床表现有哪些?

BPH 的临床表现取决于引起梗阻的程度、病变发展速度及是否合并感染等。

（1）症状

1）尿频：是 BPH 最常见的早期症状，夜间更为明显。

2）排尿困难：是 BPH 最重要的症状，病情发展缓慢。典型表现是排尿迟缓、断续、尿流细而无力、射程短、终末滴沥、排尿时间延长。

3）尿潴留：当梗阻加重达一定程度时，可使膀胱逼尿肌功能受损，收缩力减弱，残余尿量逐渐增多，继而发生慢性尿潴留；膀胱过度充盈时，少量尿液从尿道口溢出，称为充溢性尿失禁。前列腺增生的任何阶段，可因受凉、劳累、饮酒等使前列腺突然充血、水肿，发生急性尿潴留。

4）其他：合并感染或结石时可出现膀胱刺激征、血尿、慢性肾功能不全、腹内压增高等。

（2）体征：直肠指诊可触及增大的前列腺，前列腺表面光滑、质韧、有弹性、边缘清楚，中央沟变浅或消失。

问题 3：该患者为什么要测定尿流率?

尿流率可确定患者排尿梗阻的程度。测定时尿量应保证＞150ml 才有效。正常尿流率为 25ml/s；若最大尿流率＜15ml/s 则表明排尿不畅；若最大尿流率＜10ml/s 则表明梗阻较为严重，常是手术指征之一。

问题 4：该患者为什么行经尿道前列腺切除术?

经尿道前列腺切除术（trans-urethral resection of prostate，TURP）是一种较安全、有效、减轻患者痛苦的手术方法，经尿道插入电切镜，在直视下切除前列腺突入尿道的部分。一般术前行耻骨上膀胱穿刺造瘘以引流灌洗液。

知识链接

行 TURP 的患者常因术中大量的冲洗液被吸收到血循环，导致血容量急剧增加，从而出现稀释性低钠血症，由此会引起全身一系列的症状。患者可在几小时内出现烦躁、恶心、呕吐、抽搐、昏迷，严重者出现肺水肿、脑水肿、心力衰竭等。护理要点：①术后应加强病情观察，注意监测电解质变化。②一旦出现上述症状立即吸氧，遵医嘱给予利尿药、脱水剂，减慢输液速度；静脉滴注 3%氯化钠溶液纠正低钠；注意保护患者安全，避免坠床、意外拔管等。有脑水肿征象者遵医嘱行降低颅内压治疗。

问题 5：该患者存在哪些主要护理问题?

该患者目前存在的主要护理问题：①排尿障碍，与尿路狭窄有关；②睡眠型态紊乱，与膀胱颈部梗阻有关；③潜在并发症，如尿潴留。

问题 6：应对该患者采取哪些护理措施?

（1）排尿障碍的护理：①评估排尿困难程度，做好心理护理；②遵医嘱用药，以减轻梗阻；③必要时留置导尿管。

（2）尿频尤其是夜尿频不仅给患者带来生活上的不便，且将严重影响患者的休息与睡眠，应嘱患者白天多饮水，睡前少饮水，增加睡眠质量。

（3）尿潴留的护理：避免患者发生急性尿潴留的诱发因素，如受凉、过度劳累、饮酒、便秘、久坐；指导患者适当限制饮水，可以缓解尿频症状，注意液体摄入时间等。

四、案例小结

BPH 是一种良性疾病，高龄和有功能的睾丸是其发病的两个重要因素，典型的临床表现有尿频、排尿困难、尿潴留等。该患者在腰硬联合麻醉下行经尿道前列腺切除术。在护理此类患者时，应根据患者不同的治疗方案给予不同的护理指导。本案例患者主要出现排尿障碍、睡眠型态紊乱和潜在并发症、尿潴留等问题。护理患者时要针对患者存在的问题采取具体的护理措施。从排尿障碍的护理、睡眠护理、尿潴留的护理等对患者进行健康教育。在护理过程中，要注意患者的情绪及心理变化，体现人文关怀。

（邓智慧）

案例八　肾　　癌

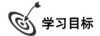

学习目标

掌握： 肾癌的临床表现和护理措施。

熟悉： 肾癌的辅助检查和治疗方法。

了解： 肾癌的病因及发病机制。

一、案例资料

【一般资料】　王某，男性，50 岁，汉族，高中文化，工人。

【主诉】　无痛性肉眼血尿 1 周。

【病史】　患者于入院前 1 周偶发无痛性肉眼血尿，伴有腰部疼痛，无尿痛、尿频、尿急。遂到门诊就诊，行泌尿系彩超后，诊断为"右肾肿瘤，性质待查"，收入院治疗。既往无特殊病史，无家族病史。患者担心疾病预后。与子女关系和谐。

【护理体检】　T 36.4℃，P 82 次/分，R 16 次/分，BP 125/85mmHg，身高 1.68m，体重 50kg。患者神志清楚，应答切题，步入病房，自主体位，查体合作。全腹未触及异常包块，双肾区无隆起，右侧肾区有压痛。

【辅助检查】　尿常规：肉眼血尿、混浊，ERY（＋＋＋），RBC 248 个/µl。泌尿系彩超示右肾上极探及一个低回声团，大小约为 1.0cm×1.0cm×0.3cm，边界清，形态规整，内回声不均匀，后方回声衰减。CDFI（彩色多普勒表现）：低回声团内见点条状血流信号。

【入院诊断】　肾癌（右肾癌）。

【诊疗过程】　入院后完善泌尿系统 CT、心电图、肾图等相关检查。择日在全麻下行腹腔镜辅助下右肾根治切除术。

二、案例问题引导

问题 1： 患者入院诊断为肾癌（右肾癌），依据是什么？

问题 2： 肾癌的临床表现有哪些？

问题 3： 该患者存在哪些主要护理问题？

问题4：应对该患者采取哪些护理措施？

三、案 例 分 析

问题1：患者入院诊断为肾癌（右肾癌），依据是什么？

依据：患者为中年男性，无痛性肉眼血尿1周，伴有腰部疼痛。体格检查示全腹未触及异常包块，双肾区无隆起，右侧肾区有压痛。辅助检查：尿常规示肉眼血尿、混浊，ERY（＋＋＋），RBC 248.00/µl；泌尿系彩超示右肾上极探及一个低回声团，大小约为1.0cm×1.0cm×0.3cm，边界清，形态规整，内回声不均匀，后方回声衰减；CDFI：低回声团内见点条状血流信号。

知识链接

肾细胞癌（renal cell carcinoma，RCC）又称肾腺癌，简称为肾癌，占肾恶性肿瘤的85%左右。目前，我国尚无RCC发病率的流行病学调查结果。尽管RCC的患病年龄趋于年轻化，但该病的发病高峰在50～70岁人群，男女发病之比为2∶1，无明显的种族差异。引起RCC的病因至今尚未明确，其发病可能与吸烟、肥胖、饮食、职业接触（如石棉、皮革等）、遗传因素等有关。

问题2：肾癌的临床表现有哪些？

RCC的典型临床表现有肾癌"三联征"：血尿、疼痛和肿块。该患者出现无痛性肉眼血尿和腰部疼痛，右侧肾区有压痛的表现。

知识链接

RCC（三联征）包括血尿、腰痛和腹部肿块。其中任何一项都是病变发展到较晚期的临床表现。

（1）间歇性无痛性肉眼血尿：为最常见症状，表明肿瘤已侵入肾盏、肾盂。

（2）疼痛：常为腰部钝痛或隐痛，多由肿瘤生长牵张肾包膜或侵犯腰肌、邻近器官所致；血块通过输尿管时可发生肾绞痛。

（3）腹部包块：肿瘤较大时在腹部或腰部易被触及。

（4）其他症状：副瘤综合征，常见发热、高血压、血沉增快等；转移症状，约30%的患者因转移出现症状而就诊。

问题3：该患者存在哪些主要护理问题？

该患者目前存在的主要护理问题：①恐惧，与担心血尿失血过多、疾病的预后有关；②急性疼痛，与肾癌的生长刺激或压迫有关；③营养失调，低于机体需要量，与营养物质摄入不足或消耗过多有关。

问题4：应对该患者采取哪些护理措施？

（1）心理护理：主动关心患者，适当解释病情，告知手术治疗的必要性和可行性，以稳定患者情绪，帮助患者消除不良心理，鼓励患者家属及朋友给予患者关心和支持，使其能积极配合治疗及护理。

（2）缓解疼痛的方法：为患者创造安静舒适的环境，鼓励其适当参与娱乐活动以分散注意力，并与患者共同探索控制疼痛的不同途径，如松弛疗法、音乐疗法等，同时鼓励家属参与镇痛计划。

（3）营养支持：指导患者选择营养丰富的食品，提高血红蛋白水平及患者抵抗力，保证术后顺利康复。

四、案 例 小 结

RCC 是泌尿系统常见的肿瘤之一，其典型的临床表现有血尿、腰痛和腹部肿块（三联征）等。该患者为右肾癌，治疗上行右肾根治切除术。在护理此患者时，应根据患者具体的治疗方案给予不同的监测和指导。本案例患者主要出现恐惧、急性疼痛、营养失调等问题，护理患者时要针对患者存在的问题采取相应的护理措施。从心理护理、缓解疼痛的方法、营养支持等方面对患者进行健康教育。在护理过程中，要注意患者的情绪及心理变化，体现人文关怀。

（邓智慧）

案例九　膀　胱　癌

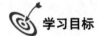

学习目标

掌握：膀胱癌的临床表现和护理措施。
熟悉：膀胱癌的辅助检查和治疗方法。
了解：膀胱癌的病因及发病机制。

一、案 例 资 料

【一般资料】　黄某，男性，62 岁，汉族，高中文化，退休工人。

【主诉】　反复出现肉眼血尿 2 个月。

【病史】　患者入院前 2 个月出现反复肉眼血尿，近一周来伴有尿急、尿痛。遂到门诊就诊，行 B 超检查，诊断为"膀胱癌"，收入院治疗。既往无特殊病史。患者缺乏疾病的相关知识，担心疾病预后。退休后与子女一起居住，关系和谐。

【护理体检】　T 36.5℃，P 78 次/分，R 18 次/分，BP 120/75mmHg，身高 1.70m，体重 58kg。患者神志清楚，应答切题，步入病房，自主体位，查体合作。全腹未触及包块，耻骨上无隆起，无压痛、反跳痛，未触及膀胱。

【辅助检查】　尿常规：肉眼血尿、混浊，ERY（＋＋＋），RBC 298 个/μl。泌尿系彩超示膀胱三角区探及一个低回声团，大小约为 1.0cm×0.6cm×0.5cm，边界清，形态不规整，呈菜花状，内回声不均匀，不伴随体位改变而移动。CDFI：其内部见条状血流信号。泌尿系统 CT 示膀胱右侧三角区壁增厚，可见一软组织肿物，大小约为 1.0cm×0.6cm×0.5cm，边界清晰，形态欠规则，密度均匀，增强扫描可见肿物强化均匀。

【入院诊断】　膀胱癌。

【诊疗过程】　入院后完善凝血功能、心电图、膀胱镜等相关检查。在联合麻醉下行经尿道膀胱肿瘤电切术，术后给予膀胱内灌注化疗。

二、案例问题引导

问题 1：患者入院诊断为膀胱癌，依据是什么？
问题 2：膀胱癌的临床表现有哪些？
问题 3：该患者为什么要行膀胱内灌注化疗？
问题 4：该患者存在哪些主要护理问题？
问题 5：应对该患者采取哪些护理措施？

三、案 例 分 析

问题 1: 患者入院诊断为膀胱癌,依据是什么?

依据:患者为老年男性,反复出现肉眼血尿 2 个月,伴有尿急、尿痛。体格检查未见异常。尿常规:肉眼血尿、混浊,ERY(+++),RBC 298 个/μl;泌尿系彩超示膀胱三角区探及一个低回声团,大小约为 1.0cm×0.6cm×0.5cm,边界清,形态不规整,呈菜花状,内回声不均匀,不伴随体位改变而移动;CDFI:其内部见条状血流信号;泌尿系统 CT 示膀胱右侧三角区壁增厚,可见一软组织肿物,大小约为 1.0cm×0.6cm×0.5cm,边界清晰,形态欠规则,密度均匀,增强扫描可见肿物强化均匀。

> **知识链接**
>
> 膀胱癌(bladder carcinoma)是指发生在膀胱黏膜上的恶性肿瘤,是泌尿系统最常见的恶性肿瘤,可发生于任何年龄,包括儿童。其发病率随年龄增长而增加,高发年龄为 50~70 岁。男性发病率为女性的 3~4 倍。通常所说的膀胱癌就是指膀胱尿路上皮癌,既往被称为膀胱移行细胞癌,占膀胱癌患者总数的 90%以上。
>
> 膀胱癌的病因复杂,既有内在的遗传因素,又有外在的环境因素。较为明确的致病危险因素:①吸烟是目前最为肯定的致病危险因素,吸烟可使膀胱癌发病率增加约 4 倍,随着吸烟时间的延长,膀胱癌的发病率也明显增高;②与一系列职业接触有关,如铝制品、煤焦油、沥青、染料、橡胶等;③膀胱慢性感染与异物长期的刺激会增加发生膀胱癌的危险。
>
> 膀胱癌的病理分型及分期如下:
>
> (1)组织学类型:95%的膀胱癌为尿路上皮(移行)细胞癌、鳞状细胞癌和腺细胞癌,各占 2%~3%。近 1/3 的膀胱癌为多发肿瘤。非上皮细胞癌极少见,多数为肉瘤,如横纹肌肉瘤,好发于儿童。
>
> (2)分化类型:WHO 将膀胱等尿路上皮肿瘤分为乳头瘤、乳头状低度恶性倾向的尿路上皮肿瘤、低级别乳头状尿路上皮癌和高级别乳头状尿路上皮癌。
>
> (3)生长方式:分为原位癌、乳头状癌和浸润性癌。不同生长方式可单独或同时存在。
>
> (4)浸润程度:是肿瘤临床(T)和病理(P)分期的依据。T_{is} 为原发肿瘤;T_a 为非浸润性乳头状癌;T_1 为肿瘤侵入上皮下结缔组织(黏膜层、浆膜层);T_2 为肿瘤侵入肌层;T_3 为肿瘤侵入膀胱周围组织;T_4 为肿瘤侵入下述任何器官或组织:前列腺、子宫、阴道、盆腔壁、腹壁。
>
> (5)转移途径:肿瘤的扩散主要指向膀胱壁内浸润,直至累及膀胱外组织及邻近器官。淋巴转移是最主要的转移途径。

问题 2: 膀胱癌的临床表现有哪些?

(1)大约有 90%以上的患者最初的临床表现是血尿,通常表现为无痛性、间歇性、肉眼全程血尿,有时也可为镜下血尿。血尿可能仅出现 1 次或持续 1 天至数天,可自行减轻或停止。患者服药后与血尿自止的巧合往往给患者"病愈"的错觉。出血量与血尿持续时间的长短与肿瘤的恶性程度、大小、范围和数目并不一定成正比。有些患者发生肉眼血尿时,肿瘤已经很大或已属晚期;有些患者的肿瘤很小,却出现大量血尿。

(2)有些患者是在健康体检时通过 B 超检查发现膀胱内有肿瘤。

（3）有 10% 的患者可首先出现膀胱刺激症状，表现为尿频、尿急、尿痛和排尿困难，而患者无明显的肉眼血尿。这多是由于肿瘤坏死、溃疡、膀胱内肿瘤较大或数目较多或膀胱肿瘤弥漫浸润膀胱壁，使膀胱容量减少或并发感染。

（4）膀胱三角区及膀胱颈部的肿瘤可梗阻膀胱出口，从而出现排尿困难的症状。

（5）浸润癌晚期，在下腹部耻骨上区可触及肿块，质地坚硬，排尿后不消退。广泛浸润盆腔或转移时出现腰骶部疼痛，阻塞输尿管可致肾积水、肾功能不全、下肢水肿、贫血、体重下降、身体衰弱等。

问题 3：该患者为什么要行膀胱内灌注化疗？

膀胱内灌注化疗主要用于保留膀胱的患者，术后早期，每周灌注 1 次，8 次后改为每月灌注 1 次，共 1～2 年。

知识链接

膀胱内灌注化疗的护理如下：

（1）嘱患者灌注前 4h 禁饮水，排空膀胱。

（2）常规消毒外阴及尿道口，插入导尿管，将化疗药物溶于 30～50ml 生理盐水，经导尿管注入膀胱，再用 10ml 空气冲注管内残留的药液，然后用钳夹或拔出尿管。

（3）药物需保留在膀胱内 1～2h，协助患者每 15～30min 变换 1 次体位，分别取俯卧位、仰卧位、左侧卧位、右侧卧位。灌注后嘱患者多饮水，每天饮水 2500～3000ml，起到生理性冲洗膀胱的作用，减少化疗药物对尿道黏膜的刺激。

问题 4：该患者存在哪些主要护理问题？

该患者目前存在的主要护理问题：①恐惧，与血尿、恐惧癌症、害怕手术、担心疾病预后有关；②出血的危险，与肉眼血尿有关；③潜在并发症，如复发。

问题 5：应对该患者采取哪些护理措施？

（1）心理护理：解释手术对于疾病治疗的重要性，有针对性地对患者进行心理疏导，同时鼓励家属多关心支持患者，增强患者应对疾病的信心，使其能积极配合治疗及护理。

（2）出血的护理：经尿道膀胱肿瘤电切术后应密切观察病情。①遵医嘱应用止血药物；②对出血量大、血容量不足的患者给予输液和输血；③若患者出现血压下降，脉搏加快，引流管内引流出鲜血、每小时超过 100ml 以上且容易凝固，提示有活动性出血，应积极做好手术的准备并及时报告医生。

（3）复诊指导：保留膀胱手术后，每 3 个月进行 1 次膀胱镜检查，2 年内无复发者，改为每半年复诊 1 次。

四、案　例　小　结

膀胱癌是我国泌尿生殖系发病率最高的肿瘤。吸烟、长期接触某些致癌物质是其主要病因。临床表现为血尿、膀胱刺激症状、排尿困难和疼痛等。该患者在联合麻醉下行经尿道膀胱肿瘤电切术，术后给予膀胱内灌注化疗。在护理此类患者时，应根据患者不同的治疗方案给予不同的护理指导。本案例患者主要出现恐惧、出血的危险、潜在并发症（复发）等问题，护理患者时要针对患者存在的问题采取具体的护理措施，从心理护理、出血的护理、复诊指导等方面对患者进行健康教育。在护理过程中，要注意患者的情绪及心理变化，体现人文关怀。

（邓智慧）

第五章　血液系统疾病

案例一　缺铁性贫血

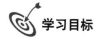 **学习目标**

掌握：缺铁性贫血的临床表现和护理措施。
熟悉：缺铁性贫血的辅助检查和治疗方法。
了解：缺铁性贫血的病因和发病机制。

一、案 例 资 料

【一般资料】　王某，女性，30岁，已婚，汉族，初中文化，自由职业。

【主诉】　月经量增多3年，头昏、乏力、活动后气促3个月。

【病史】　患者于3年前无明显诱因开始出现月经量增多，每次用卫生纸1包（每包10片）以上，有血块，9～10天干净，间歇28～30天，因无明显不适，从未就医。3个月前开始常感头昏、乏力、活动后气促。曾于医院门诊就诊，查血红蛋白60g/L，给予硫酸亚铁一次200mg、3次/天，3天后因胃内不适、恶心、呕吐自行停药。此次上述症状加重，再次来就诊，门诊查血常规：Hb 58g/L，RBC $3.0×10^{12}$/L，WBC $5.0×10^9$/L，PLT $130×10^9$/L，RTC 1.0%，SF 8μg/L，SI 7.8μmmol/L，TIBC 70mmol/L，MVC下降，MCH下降；门诊拟"贫血原因待查：缺铁性贫血？"收入院。发病以来食欲欠佳，多梦，记忆力下降。无发热，无鼻出血，无呕血、黑便，二便正常。

【护理体检】　T 36.5℃，P 85次/分，R 22次/分，BP 120/70mmHg。发育正常，营养中等，慢性病面容，呈中度贫血貌。患者神志清楚，应答切题，查体合作。皮肤、睑结膜苍白，未见紫癜。毛发干枯无光泽，舌质淡。浅表淋巴结无肿大，肝脾未触及。双手指甲苍白、扁平，并呈浅勺状，双下肢无水肿，心、肺、腹部、神经系统检查未见异常。

【辅助检查】　骨髓象：骨髓增生活跃，以红系增生为主，尤以中、晚幼红细胞为主，粒系、巨核系未见异常。

【入院诊断】　缺铁性贫血。

【诊疗经过】　入院后为明确诊断进一步完善检查：仔细观察血涂片中红细胞形态及着色；骨髓穿刺，有核细胞分类计数及细胞内、外铁测定；B超检查子宫及附件情况，请妇科会诊。胸部X线检查、肝肾功能检查等。遵医嘱予硫酸亚铁0.3g，3次/天等对症治疗。经积极治疗和护理，患者恢复良好，做好出院健康宣教，嘱患者定期门诊复诊。

二、案例问题引导

问题1：患者入院诊断为缺铁性贫血，依据是什么？

问题2：缺铁性贫血的临床表现有哪些？

问题3：该患者入院后主要的辅助检查有哪些？

问题4：该患者存在哪些主要护理问题？

问题5：应对该患者采取哪些护理措施？

三、案　例　分　析

问题1： 患者入院诊断为缺铁性贫血，依据是什么？

依据：患者月经量增多3年，头昏、乏力、活动后气促3个月。护理体检：慢性病面容，呈中度贫血貌；皮肤、睑结膜苍白；毛发干枯无光泽，舌质淡；双手指甲苍白、扁平，并呈浅勺状。辅助检查同上。

问题2： 缺铁性贫血的临床表现有哪些？

缺铁性贫血的临床表现包括原发病和贫血两个方面。

（1）缺铁性贫血原发病的临床表现：如消化性溃疡、慢性胃炎、溃疡性结肠炎、功能性子宫出血、黏膜下子宫肌瘤等疾病相应的临床表现。

（2）一般贫血共有的表现：身体疲乏困倦、软弱无力，皮肤黏膜苍白，头晕耳鸣，记忆力减退，活动后心悸、气短。

（3）缺铁性贫血的特殊表现

1）组织缺铁表现：皮肤干燥，毛发干枯，反甲；黏膜损害多表现为口角炎、舌炎，重者可发生吞咽困难。

2）神经、精神系统异常：儿童较明显，如过度兴奋、好动、难以集中注意力、发育迟缓、体力下降等。少数患者可有异食癖，如喜食生米、泥土等。约1/3患者可发生末梢神经炎或神经痛。

> **知识链接**
>
> 铁的代谢：人体铁的来源有两种，内源性铁来自红细胞破坏，外源性铁来自食物，食物中三价铁在胃酸及还原酶作用下还原成二价铁，在十二指肠及空肠上段被吸收。肠黏膜吸收铁的量与体内贮存铁的量保持动态平衡。成人体内含铁量：男性50～55mg/kg，女性35～40mg/kg。其中67%存在于血红蛋白中；29%以铁蛋白和含铁血黄素的形式贮存于肝、脾、骨髓等器官的单核-吞噬细胞系统内，称为贮存铁；4%为组织铁。

问题3： 该患者入院后主要的辅助检查有哪些？

（1）血常规：典型血常规呈小细胞低色素性贫血。血红蛋白减少较红细胞减少更为明显。

（2）铁代谢的生化检查：血清铁降低；血清总铁结合力增高；血清铁蛋白降低（早期诊断贮存铁缺乏的常用指标）。细胞外铁消失，细胞内铁减少，红细胞内含铁颗粒减少或消失。

（3）骨髓象：增生活跃或者明显活跃；红系增生为主，尤以中、晚幼红细胞为主，粒系、巨核系无明显异常。

（4）B超：子宫及双侧附件，出血原发病检查。

问题4： 该患者存在哪些主要护理问题？

该患者存在的主要护理问题：①营养失调，低于机体需要量，与铁丢失过多有关；②活动无耐力，与贫血引起全身组织缺氧有关；③缺乏月经、贫血等相关知识。

问题5： 应对该患者采取哪些护理措施？

（1）加强营养的护理措施

1）饮食护理

A. 纠正不良的饮食习惯：食物是机体内铁的重要来源，指导患者保持均衡饮食，避免偏食或挑食；养成良好的进食习惯，定时、定量，细嚼慢咽，必要时可少量多餐；尽可能减少刺激性过强食物的摄入。

B. 增加含铁丰富食物的摄取：鼓励患者多吃含铁丰富且吸收率高的食物（如动物肉类、肝脏、血、蛋黄、海带与黑木耳等）。

C. 促进食物铁的吸收：指导患者多吃富含维生素 C 的蔬菜和水果，也可加服维生素 C，有利于铁的吸收；避免同服牛奶、浓茶、咖啡和刺激性食物，影响铁的吸收。

2）铁剂治疗的配合与护理

A. 口服铁剂护理：应于餐后或餐中服用；可同时服用维生素 C、乳酸或稀盐酸等酸性药物或食物，以促进铁的吸收；口服液体铁剂时用吸管，以免染黑牙齿；服铁剂期间，粪便颜色会变黑，应向患者做好解释；如治疗有效，于用药 1 周左右网织红细胞上升，2 周血红蛋白升高，1～2 个月恢复正常；为补足体内贮存铁，在血红蛋白恢复进一步正常后仍需服用铁剂 6～8 周。

B. 注射铁剂护理：注意观察右旋糖酐铁不良反应。预防方法：首次用药须先用 0.5ml 试验剂量深部肌内注射，同时备好肾上腺素，做好急救准备；1h 后无过敏反应，可予常规剂量治疗；深部肌内注射，常更换注射部位；不在皮肤暴露部位注射，抽取药液后更换针头采用“Z”形注射法或留空气注射法。

（2）休息与活动

1）指导患者合理休息与活动，减少机体的耗氧量。应根据贫血的程度、发生发展的速度及原发疾病等，与患者一起制订休息与活动计划，逐渐提高患者的活动耐力水平。轻度贫血者无需太多限制，但要注意休息，避免过度疲劳。中度贫血者应增加卧床休息时间，若病情允许，应鼓励患者生活自理，活动量应以不加重症状为度；并指导患者于活动中进行自我监控，若活动中自测脉搏≥100 次/分或出现明显心悸、气促时，应停止活动；如有必要，在患者活动时给予协助，防止跌倒。重度贫血者多伴有贫血性心脏病，缺氧症状明显，应给予舒适体位（如半坐卧位）卧床休息，以达到减少回心血量、增加肺泡通气量的目的，从而缓解患者呼吸困难或缺氧的症状。待病情好转后可逐渐增加活动量。

2）给氧：严重贫血患者应予常规氧气吸入，以改善组织缺氧。

（3）健康指导

1）疾病知识指导：介绍缺铁性贫血相关知识，提高患者及其家属对疾病的认识，从而积极配合治疗与护理；积极防治原发病，如钩虫病、溃疡病、月经过多等慢性失血性疾病。

2）饮食指导：提倡均衡饮食，荤素搭配，保证相关营养素的摄入；家庭烹饪建议使用铁制器皿，从中可以得到一定量的无机铁。

3）用药指导：严格遵医嘱按时按量用药，应在血红蛋白恢复正常后再用药 6～8 周，服药时避免食用影响铁剂吸收的物质，定期门诊复查血常规。

四、案 例 小 结

缺铁性贫血是由体内贮存铁缺乏导致血红蛋白合成减少，从而引起的一种小细胞低色素性贫血，是贫血中最常见的类型。本案例患者由于长期月经量过多，导致大量铁的丢失，从而引起缺铁性贫血。患者主要临床表现为长期月经量过多和贫血症状。辅助检查除血常规、骨髓象外，应行子宫及双侧附件 B 超检查以明确出血的原发病。治愈本病的关键措施是病因治疗；补充铁剂首选硫酸亚铁等对症治疗。本案例护理重点在于饮食指导，纠正不良的饮食习惯，增加含铁丰富的食物，注重铁剂治疗的护理，指导患者正确服用铁剂等。网织红细胞计数是治疗有效的观察指标。在护理过程中，应加强心理护理，健康宣教，体现人文关怀。

（李　东）

案例二　再生障碍性贫血

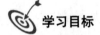 **学习目标**

掌握： 再生障碍性贫血的临床表现和护理措施。

熟悉： 再生障碍性贫血的辅助检查和治疗方法。

了解： 再生障碍性贫血的病因和发病机制。

一、案例资料

【一般资料】 　符某，男性，30岁，已婚，黎族，初中文化，农民。

【主诉】 　全身皮肤瘀点、瘀斑10天，发热、咽痛1周。

【病史】 　患者于10天前无明显诱因出现全身皮肤多处瘀点、瘀斑，无瘙痒、无疼痛、无发热，当时未予重视，未就医；1周前，瘀点、瘀斑明显增多，鼻腔、牙龈出血，解黑便、成形，每天一次，并出现发热，在家测体温39℃，伴咽痛；无咳嗽、胸痛，无尿频、尿急，无头痛。到当地卫生院就诊，查血常规：Hb 70g/L，RBC $3.0×10^{12}$/L，WBC $2.5×10^9$/L，N $0.5×10^9$/L，淋巴细胞百分比55%，PLT $20×10^9$/L，RTC 0.003，为进一步诊治转来笔者所在医院。门诊拟："发热、出血原因待查：重型再障？"收入院。发病以来患者食欲、睡眠欠佳，易头晕、乏力，精神一般，无呕血，小便正常。

【护理体检】 　T 39.5℃，P 100次/分，R 24次/分，BP 120/80mmHg。患者发育正常，营养中等，急性病容；呈中度贫血貌；神志清楚，应答切题，查体合作；皮肤、睑结膜苍白，躯干、四肢见多处瘀点、瘀斑，部分融合成片；浅表淋巴结无肿大，颈软，颈静脉无怒张，气管居中，胸骨无压痛，呼吸24次/分，规则，双肺呼吸音清，未闻及干、湿啰音；心率100次/分，律齐，各瓣膜听诊区未闻及病理性杂音；腹平软，肝脾未触及；双下肢无水肿，神经系统检查未见异常。

【辅助检查】 　骨髓象：骨髓显示增生极度低下，粒、红二系细胞明显减少，无巨核细胞；淋巴细胞及非造血细胞比例明显增多。

【入院诊断】 　重型再生障碍性贫血。

【诊疗经过】 　入院后为明确诊断进一步完善检查：复查血常规，观察全血细胞改变，白细胞分类计数；骨髓检查为确诊再生障碍性贫血的主要依据；其他检查，外周血和骨髓细胞生物学及免疫学相关检查，有助于再生障碍性贫血发病机制的临床判断、指导选择治疗方案及预后评估；入院后予免疫抑制剂治疗。经积极治疗和护理，患者恢复良好，做好出院健康宣教，嘱患者定期门诊复诊。

二、案例问题引导

问题1： 患者入院诊断为重型再生障碍性贫血，依据是什么？

问题2： 再生障碍性贫血的临床表现有哪些？

问题3： 再生障碍性贫血主要的辅助检查有哪些？

问题4： 为什么说免疫抑制剂治疗是再生障碍性贫血治疗的标准疗法之一？

问题5： 该患者存在哪些主要护理问题？

问题6： 应对该患者采取哪些护理措施？

三、案 例 分 析

问题1： 患者入院诊断为重型再生障碍性贫血，依据是什么？

依据：患者主诉全身皮肤瘀点、瘀斑 10 天，发热、咽痛 1 周。护理体检：体温 39.5℃；急性病容；呈中度贫血貌；皮肤、睑结膜苍白，躯干、四肢见多处瘀点、瘀斑，部分融合成片。辅助检查：血常规，PBC $3.0×10^{12}$/L，WBC $2.5×10^9$/L，N $0.5×10^9$/L，淋巴细胞百分比 55%，PLT $20×10^9$/L，RTC 0.3%；骨髓象，骨髓显示增生极度低下，粒、红二系细胞明显减少，无巨核细胞，淋巴细胞及非造血细胞比例明显增多。

问题2： 再生障碍性贫血的临床表现有哪些？

（1）重型再生障碍性贫血：起病急、进展迅速，早期表现为出血与感染，随病程的延长出现进行性贫血，伴明显的乏力、头晕及心悸等。

1）出血：由血小板减少所致。出血部位广泛，表现为口腔血疱，牙龈、鼻腔黏膜及皮肤黏膜广泛出血；内脏出血可有便血、呕血、咯血、血尿、阴道出血等，严重者可发生颅内出血。

2）感染：由白细胞减少所致。多数患者体温在 39℃ 以上，以呼吸道感染最常见，其次有消化道、泌尿生殖道及皮肤、黏膜感染。

$1/3$～$1/2$ 的重型再生障碍性贫血患者在数月至 1 年内死亡，死亡原因为脑出血和严重感染。

（2）非重型再生障碍性贫血：此型较多见，起病及进展较缓慢。贫血往往是首发和主要表现。出血较轻，以皮肤黏膜为主，感染以呼吸道多见。

问题3： 再生障碍性贫血主要的辅助检查有哪些？

（1）血常规：全血细胞减少，但三系细胞减少的程度不同，淋巴细胞比例相对性增高，网织红细胞绝对值低于正常。再生障碍性贫血诊断指标至少应符合下列三项中的两项：①Hb ＜100g/L；②ANC ＜$1.5×10^9$/L；③PLT ＜$50×10^9$/L。重型再生障碍性贫血诊断指标至少应符合下列三项中的两项：①RET ＜$15×10^9$/L；②ANC ＜$0.5×10^9$/L；③PLT ＜$20×10^9$/L。

（2）骨髓象：为确诊再生障碍性贫血的主要依据。

1）重型再生障碍性贫血：骨髓显示增生低下或极度低下，粒、红二系细胞明显减少，一般无巨核细胞；淋巴细胞及非造血细胞比例明显增多。

2）非重型再生障碍性贫血：骨髓增生减低，三系细胞均有不同程度减少，淋巴细胞相对增多。

问题4： 为什么说免疫抑制剂治疗是再生障碍性贫血治疗的标准疗法之一？

近年来认为再生障碍性贫血的主要发病机制是免疫异常。T 细胞功能异常亢进、细胞毒性T 细胞直接杀伤和淋巴因子介导的造血干细胞过度凋亡引起的骨髓衰竭是再生障碍性贫血的主要发病机制。造血微环境与造血干细胞量的改变是异常免疫的结果。其中 T 淋巴细胞介导的 HSC（造血干细胞）免疫损伤是再生障碍性贫血发生和发展的病理生理基础，T 细胞分泌的造血负调控因子于其中发挥关键作用。个体的遗传缺陷或异常，以及对某些致病因素所诱发的特异性免疫反应的易感性增强及"脆弱"的骨髓造血功能更易受到各种环境因素的影响而发病。目前抗胸腺细胞球蛋白（ATG）/抗淋巴细胞球蛋白（ALG）联合环孢素（CsA）的治疗方案已成为目前再生障碍性贫血治疗的标准疗法之一。

知识链接

再生障碍性贫血的用药护理如下：

（1）免疫抑制疗法

1）ATG 和 ALG：观察病情及不良反应，做好保护性隔离，预防出血和感染。

2）CsA：监测血常规、骨髓象、血药浓度等，定期检查肝肾功能。

3）环磷酰胺：观察患者有无血尿，指导患者多饮水，每日达 3000ml 以上，防止出血性膀胱炎。

4）应用糖皮质激素时可有医源性肾上腺皮质功能亢进、机体抵抗力下降等，应密切观察有无诱发或加重感染，有无血压上升、腹痛及黑便等不良反应。

（2）促进造血

1）雄激素：为非重型再生障碍性贫血的首选治疗用药。丙酸睾酮为最常用药物，常见的不良反应有：①男性化作用，如痤疮、毛发增多、女性患者停经或男性化等，用药前向患者说明治疗目的及药物的不良反应，以消除顾虑，取得患者的配合，同时嘱患者用温水洗脸，不要用手抓痤疮，以防感染；长期应用可损害肝脏，用药期间应定期检查肝功能。②丙酸睾酮为油剂，不易吸收，注射局部常可形成硬块，甚至发生无菌性坏死。故注射时必须严格进行皮肤消毒，取长针头作深部缓慢分层肌内注射，经常更换注射部位。如发现局部有硬结，应及早热敷、理疗，以免影响药物吸收和继发感染。

2）造血生长因子：适用于各类型的再生障碍性贫血，尤其是重型再生障碍性贫血。一般作为辅助用药，在免疫抑制治疗时或之后应用，有促进骨髓恢复的作用。

3）造血干细胞移植：包括骨髓移植、脐血输注及胎肝细胞输注等，主要用于重型再生障碍性贫血。

一般情况下，药物治疗 6 个月内可见效果。1 个月左右网织红细胞开始增高，随之血红蛋白升高，3 个月后红细胞开始上升，而血小板上升则需要较长时间。因此，治疗期间应配合医生定期检查血常规，了解血红蛋白、白细胞计数及网织红细胞计数的变化。

问题 5：该患者存在哪些主要护理问题？

该患者存在的主要护理问题：①有感染的危险，与粒细胞减少有关；②组织完整性受损，与血小板减少有关；③恐惧，与重型再生障碍性贫血反复出血、感染有关；④潜在并发症，如颅内出血。

问题 6：应对该患者采取哪些护理措施？

（1）防止感染的护理措施

1）病情监测：密切观察患者的生命体征，特别是体温和脉搏的变化。患者一旦出现发热，则提示感染的存在，应寻找常见感染灶的症状或体征，并配合医生做好实验室检查的标本采集工作，特别是血液、尿液、粪便与痰液的细菌培养及药敏实验。

2）呼吸道感染的预防：保持病室内空气清新，物品清洁，定期使用消毒液擦拭室内家具、地面，并用紫外线或臭氧照射消毒，每周 2~3 次，每次 20~30min。严格执行各项无菌操作，粒细胞绝对值≤$0.5×10^9$/L 时给予保护性隔离。

3）口腔感染的预防：由于口腔黏膜和牙龈的出血、高热状态下唾液分泌减少及长期应用广谱抗生素等原因，细菌易在口腔内滋生、繁殖而继发感染，因此必须加强口腔护理。患者应在进餐前后、睡前、晨起用生理盐水、氯己定、复方茶多酚含漱液或复方硼砂含漱液交替漱口；若口腔黏膜已发生溃疡，可增加漱口次数，并局部用维生素 E 或溃疡膜等涂敷；若并发真菌感染，宜加用 2.5%制霉菌素或碳酸氢钠液含漱。

4）皮肤感染的预防：保持皮肤清洁、干燥，勤沐浴、更衣和更换床上用品。勤剪指甲，蚊子叮咬时应正确处理，避免抓伤皮肤。肌内注射、静脉穿刺等各种穿刺时严格无菌操作。女性患者尤其要注意会阴部的清洁卫生，适当增加局部皮肤的清洗频率。

5）肛周感染的预防：睡前、便后用 1：5000 高锰酸钾溶液坐浴，每次 15～20min。保持大便通畅，避免用力排便诱发肛裂，增加局部感染的概率。

6）加强营养支持：鼓励患者多进食高蛋白、高热量、富含维生素的清淡食物，必要时遵医嘱静脉补充营养素，提高患者的抗病能力，鼓励患者多饮水补充机体丢失的水分且有助于促进细菌毒素的排除。

（2）组织完整性受损的护理措施：参见第五章案例三中"出血的观察及护理"的相关知识。

（3）心理护理

1）心理支持：加强沟通，耐心解释与疏导。观察患者情绪反应及行为表现，鼓励其表达内心感受并给予有效的心理疏导。认真而坦诚地回答患者的询问并介绍治疗成功的病例。增强患者战胜疾病的信心，减轻恐惧感。

2）增加安全感：在关心和同情患者的同时，注意营造良好的住院环境；建立良好、互信的护患关系，促进病友与家属的相互支持与帮助；尽可能避免不良刺激的影响。当患者出血突然加重时，护士应保持镇定，迅速通知医生并配合做好止血等救治工作，及时清除血迹，以免对患者的不良刺激。

（4）防止颅内出血的护理措施：保证充足睡眠，避免情绪激动、剧烈咳嗽和屏气用力等；伴高热患者需及时有效地降温；伴有高血压者需监测血压。若突发视野缺损或视力下降，常提示眼底出血。应尽量让患者卧床休息，减少活动，避免揉擦眼睛，以免加重出血。若患者突然出现头痛、视物模糊、呼吸急促、喷射性呕吐甚至昏迷、双侧瞳孔不等大、对光反射迟钝，则提示有颅内出血。颅内出血是重型再生障碍性贫血患者死亡的主要原因之一。一旦发生，应及时与医生联系，并积极配合抢救：①立即将患者去枕平卧，使头偏向一侧；②随时吸出呕吐物，保持呼吸道通畅；③吸氧；④迅速建立两条静脉通道，按医嘱快速静脉滴注或静脉注射 20%甘露醇、50%葡萄糖液、地塞米松、呋塞米等，以降低颅内压，同时进行输血或成分输血；⑤停留尿管；⑥观察并记录患者的生命体征、意识状态、瞳孔及尿量的变化，做好重病交接班。

四、案 例 小 结

再生障碍性贫血简称再障，是由多种原因导致造血干细胞的数量减少、功能障碍所引起的一类贫血，又称骨髓造血功能衰竭症。本案例患者为重型再生障碍性贫血，入院表现以感染和出血为主；治疗首选免疫抑制剂；对该患者的护理措施应注重病情监测，密切观察患者的体温、脉搏、皮肤黏膜出血的情况；预防各种感染尤其是口腔及呼吸道感染；加强饮食护理，注意观察药物的副作用；注重心理疏导，增强患者康复的信心。

（李　东）

案例三　特发性血小板减少性紫癜

 学习目标

掌握：特发性血小板减少性紫癜的临床表现和护理措施。

熟悉：特发性血小板减少性紫癜的辅助检查和治疗方法。

了解：特发性血小板减少性紫癜的病因和发病机制。

一、案 例 资 料

【一般资料】 黄某某，女性，15 岁，未婚，黎族，初中文化，在校学生。

【主诉】 打喷嚏、鼻塞、咽痛 1 周，全身皮肤瘀点、瘀斑 3 天。

【病史】 患者于 1 周前着凉后出现打喷嚏、鼻塞、流清鼻涕，无发热、无头痛，自行在院外药店买感冒药（药名不详）服用，打喷嚏、鼻塞、流清鼻涕等症状好转，但仍有咽痛，未予继续治疗；3 天前发现双下肢皮肤有散在瘀点，瘀点不凸出皮肤表面，压之不退色，未予处理；就诊前 1 天发现瘀点明显增多，四肢、躯干均有较多瘀点、瘀斑，口腔有 1 个血疱，无头晕、头痛，无恶心、呕吐，无胸痛，来门诊就诊。门诊查血常规：Hb 130g/L，RBC $4.0×10^{12}$/L，WBC $6.5×10^9$/L，PLT $15×10^9$/L，门诊拟"血小板减少原因待查"收入。发病以来有鼻出血 1 次，出血量少，能自止，无头晕、乏力，无恶心、呕吐，无腹痛、腹泻，无呕血，尿色正常，无全身骨痛。饮食睡眠尚可，体重无明显下降。

【护理体检】 T 36.8℃，P 87 次/分，R 22 次/分，BP 110/80mmHg。患者发育正常，营养稍差，急性病容，神志清楚，应答切题，查体合作。躯干及四肢有较多的瘀点、瘀斑，以双下肢为甚，部分融合成片，瘀斑不凸出皮表，压之不退色；左侧口腔黏膜可见一处约 0.5cm×0.5cm 大小的血疱，咽无充血；全身浅表淋巴结未触及肿大；胸骨无压痛，呼吸 22 次/分，规则，双肺呼吸音清，未闻及干、湿啰音；心率 87 次/分，律齐，各瓣膜听诊区未闻及杂音；腹平软，肝脾肋下未触及；双下肢无水肿；神经系统检查未见异常。

【辅助检查】 骨髓象：巨核细胞增多，幼稚巨核细胞比例增多，胞体大小不一，以小型多见；形成血小板的巨核细胞显著减少，巨核细胞呈现成熟障碍；束臂试验阳性、出血时间延长、血块退缩不良，凝血机制及纤溶机制检查正常。

【入院诊断】 特发性血小板减少性紫癜（idiopathic thrombocytopenic purpura，ITP）。

【诊疗经过】 入院后为明确诊断进一步完善检查：立即行骨髓穿刺查骨髓象；行出血时间、凝血机制、血块退缩试验、束臂试验等相关检查。入院后予输注血小板悬液、氢化可的松静脉滴注、对症支持治疗。1 周后查血常规：血小板 $70×10^9$/L。经积极治疗和护理，患者恢复良好，做好出院健康宣教，嘱患者定期门诊复诊。

二、案 例 问 题 引 导

问题 1： 患者入院诊断为特发性血小板减少性紫癜，依据是什么？

问题 2： 特发性血小板减少性紫癜的临床表现有哪些？

问题 3： 特发性血小板减少性紫癜主要的辅助检查有哪些？

问题 4： 该患者存在哪些主要护理问题？

问题 5： 应对该患者采取哪些护理措施？

三、案 例 分 析

问题 1： 患者入院诊断为特发性血小板减少性紫癜，依据是什么？

依据：患者全身瘀点、瘀斑、口腔血疱。血常规检查：PLT $15×10^9$/L，红细胞正常，白细胞正常。骨髓象：巨核细胞增多、形成血小板的巨核细胞显著减少，成熟障碍。无脾大；糖皮质激素治疗有效。

问题 2： 特发性血小板减少性紫癜的临床表现有哪些？

特发性血小板减少性紫癜分为急性型和慢性型，主要表现为皮肤、黏膜的出血。

（1）急性型：多见于儿童，病程多为自限性，常在数周内恢复。

1）起病方式：80%以上在发病前 1～2 周有上呼吸道感染，特别是病毒感染史，起病急，常有畏寒、发热。

2）皮肤、黏膜出血：全身皮肤瘀点、紫癜、瘀斑，常先出现于四肢，尤以下肢多见；鼻腔、牙龈、口腔黏膜出血也常见。

3）内脏出血：当血小板低于 $20×10^9/L$ 时可发生内脏出血，如颅内出血、消化道出血、泌尿道出血、呼吸道出血、阴道出血等，其中颅内出血最严重，是本病致死的主要原因。

4）贫血和休克：若出血量大或范围过广，患者可出现不同程度的贫血或休克。

（2）慢性型：常见于青年女性。

1）起病方式：起病隐匿，多无前驱症状。

2）出血倾向：多数出血较轻，主要表现为反复出现四肢皮肤散在的瘀点、瘀斑，牙龈或鼻腔出血，女性患者月经量过多较常见，甚至是唯一症状；部分患者可因感染、情绪激动、高血压等使病情骤然加重，出现广泛、严重的皮肤黏膜及内脏出血。

3）贫血：长期月经量过多者，可出现缺铁性贫血。

问题 3：特发性血小板减少性紫癜主要的辅助检查有哪些？

（1）血小板计数：急性型常低于 $20×10^9/L$；慢性型多为（30～80）$×10^9/L$。反复出血或短期内出血过多者，红细胞和血红蛋白有不同程度的下降，白细胞多正常。

（2）骨髓象：巨核细胞正常或增加；形成血小板的巨核细胞显著减少（<30%），巨核细胞呈现成熟障碍。

问题 4：该患者存在哪些主要护理问题？

该患者存在的主要护理问题：①组织完整性受损，与血小板减少有关；②恐惧，与病情反复发作有关；③潜在并发症，如颅内出血。

问题 5：应对该患者采取哪些护理措施？

（1）出血的观察及护理

1）出血情况监测：观察患者出血的发生、发展和消退情况；特别应注意出血的部位、范围和出血量。注意患者自觉症状、情绪反应、生命体征、神志及血小板计数的变化等。观察患者皮肤黏膜有无新增出血点或内脏出血倾向；患者血小板计数为 $15×10^9/L$，特别要警惕颅内出血征象，一旦出现，立即报告医生并配合抢救。

2）患者绝对卧床休息（PLT < $15×10^9/L$），协助做好各种生活护理；鼓励患者进食高蛋白、高维生素、易消化的软食或半流质，禁食过硬、粗糙的食物；保持大便通畅，排便时不可用力，以避免腹压骤增而诱发内脏出血，尤其是颅内出血；便秘者可使用开塞露或缓泻剂。

3）皮肤护理：重点在于避免人为损伤而导致或加重出血，保持床单平整、被褥、衣着柔软；避免肢体的碰撞与外伤；沐浴时避免水温过热和用力擦洗皮肤；勤剪指甲，以免抓伤皮肤；高热患者禁用乙醇或温水拭浴降温；各项护理操作动作轻柔，尽可能减少注射次数；静脉穿刺时，应尽量避免用力拍打及揉搓局部，结扎压脉带不宜过紧和时间过长；注射和穿刺部位拔针后需适当延长按压时间，必要时局部加压包扎；注射或穿刺部位应交替使用，以防形成局部血肿。

4）鼻出血的预防与护理

A. 防止鼻黏膜干燥而出血：保持室内相对湿度在 50%～60%，秋冬季节局部使用液状石蜡或抗生素软膏。

B. 指导患者勿用力擤鼻，以防止鼻腔内压力增大而导致毛细血管破裂或渗血；避免用力抠鼻痂和外力撞击鼻部。

C. 少量鼻出血时，可用棉球或明胶海绵填塞，若无效可用 0.1% 肾上腺素棉球或凝血酶棉球填塞，并局部冷敷。

D. 严重出血时，尤其是后鼻腔出血，可用凡士林油纱条行后鼻腔填塞术，术后定时用无菌液状石蜡滴入，以保持黏膜湿润，3 天后可轻轻取出油纱条，若仍鼻出血，需更换油纱条再予重复填塞。由于行后鼻腔填塞术后，患者常被迫张口呼吸，应加强口腔护理，保持口腔湿润，增加患者舒适感，并可避免局部感染。

5）口腔、牙龈出血的预防与护理：为防止牙龈和口腔黏膜损伤而导致或加重局部出血，应指导患者用软毛刷刷牙，忌用牙签剔牙；尽量避免煎炸、带刺或含骨头的食物，避免带壳的坚果类食品及质硬的水果等，进食时应细嚼慢咽，避免口腔黏膜的损伤，牙龈渗血时可用凝血酶或 0.1% 肾上腺素棉球、明胶海绵片贴敷牙龈或局部压迫止血，及时用生理盐水或 1% 过氧化氢清除口腔内陈旧血块，以免引起口臭而影响患者的食欲和情绪及可能继发的细菌感染。

知识链接

ITP 的治疗原则：止血、减少血小板破坏及提高血小板数量。首选药物为糖皮质激素，一般口服泼尼松，病情严重者可静脉滴注氢化可的松或地塞米松。必要时行脾切除术或免疫抑制剂治疗；长春新碱、环孢素主要用于难治性 ITP。输新鲜血或浓缩血小板悬液有较好的止血效果；急重症患者予血小板输注或静脉注射大剂量泼尼松龙、丙种球蛋白和血浆置换等。

（1）用药护理：正确执行医嘱并注意药物不良反应。口服药应在餐后服用。长期使用糖皮质激素会引起身体外形的变化，还可引起胃肠道反应、诱发和加重感染等；长春新碱可致骨髓抑制、末梢神经炎；环磷酰胺可致出血性膀胱炎。

（2）成分输血或输注血浆制品的护理：出血明显者，遵医嘱输注浓缩血小板悬液、新鲜血浆或抗血友病球蛋白浓缩剂等；输注前认真核对，血小板取回后，应尽快输入，新鲜血浆最好于采集后 6h 内输完；抗血友病球蛋白浓缩剂用生理盐水稀释时，沿瓶壁缓缓注入生理盐水，勿剧烈冲击或震荡，以免形成泡沫而影响注射；观察有无输血反应，如溶血反应、过敏反应等。

（2）心理护理

1）心理支持：加强沟通，耐心解释与疏导。观察患者情绪反应及行为表现，鼓励其表达内心感受并给予有效的心理疏导。认真而坦诚地回答患者的询问并介绍治疗成功的病例。增强患者战胜疾病的信心，减轻其恐惧感。

2）增加安全感：在关心和同情患者的同时，注意营造良好的住院环境；建立良好、互信的护患关系，促进病友与家属的相互支持与帮助；尽可能避免不良刺激的影响。当患者出血突然加重时，护士应保持镇静，迅速通知医生并配合做好止血等救治工作，及时清除血迹，以免对患者造成不良刺激。

（3）防止颅内出血的护理措施：参见第五章案例二中"防止颅内出血的护理措施"。

四、案 例 小 结

特发性血小板减少性紫癜是一种自身免疫性出血综合征，是血小板免疫性被破坏，外周血中血小板减少的出血性疾病。本案例为急性型，临床表现以出血为主，治疗首选药物为糖皮质激素，入院后予输注血小板悬液、氢化可的松静脉滴注、对症支持治疗，有效后改为泼尼松口服。对该患者的护理应注重出血情况监测，患者 PLT $<15×10^9$/L，须警惕颅内出血的发生。

指导患者预防和避免加重出血的方法，指导患者合理饮食，密切观察药物的不良反应。对该患者应加强心理疏导，消除患者恐惧情绪，体现护理人文关怀。

（李　东）

案例四　急性白血病

 学习目标

> **掌握**：急性白血病的临床表现和护理措施。
> **熟悉**：急性白血病的辅助检查和治疗方法。
> **了解**：急性白血病的病因、发病机制。

一、案 例 资 料

【一般资料】　陈某，男性，17岁，未婚，汉族，高中文化，在校学生。

【主诉】　反复发热、头晕、乏力、面色苍白、皮肤紫癜1周。

【病史】　患者于1周前参加班级组织的外出春游活动后，开始自觉疲劳，晚上出现发热，自测体温38℃，家人在药店买感冒药处理（药名不详），服药3天病情未见好转，发热不退，体温多在38～39℃，自觉头晕、乏力、全身皮肤紫癜，遂到当地医院门诊就诊。当地门诊查血常规：RBC $3.0×10^{12}$/L，Hb 62g/L，WBC $30×10^9$/L，PLT $20×10^9$/L，血涂片分类检查可见数量不等的原始白细胞和幼稚白细胞。门诊以"发热原因待查：急性白血病？"收入院。入院后行骨髓穿刺检查，骨髓象：骨髓增生极度活跃，粒系、红系、巨核细胞均减少，淋巴系统异常增生，原始淋巴细胞百分比50%。考虑急性白血病，因当地医院医疗水平受限，建议患者转院就医，患者于今天上午来笔者所在医院就诊，门诊拟"急性白血病？"收入院。发病以来患者食欲、睡眠欠佳，精神一般，无呕血、黑便，二便正常。患者缺乏疾病相关知识，担心疾病预后。

【护理体检】　T 38.8℃，P 110次/分，R 24次/分，BP 110/80mmHg。患者发育正常，营养中等，急性病容，呈中度贫血貌，神志清楚，应答切题，查体合作。皮肤、睑结膜苍白，躯干、四肢多处瘀点、瘀斑，瘀斑不凸出皮表，压之不退色，部分瘀点、瘀斑融合成片；两侧颌下、颈部、腋下、腹股沟可扪及黄豆至花生仁大小淋巴结，质地软，无触痛；胸骨体下端明显压痛；呼吸24次/分，规则，双肺呼吸音清，未闻及干、湿啰音；心率110次/分，律齐，各瓣膜听诊区未闻及病理性杂音；腹平软，肝肋下3cm可触及，质中，无触痛；脾肋下3cm可触及，质中，缘钝。四肢、脊柱无畸形，神经系统检查未见异常。

【辅助检查】　同"【病史】"。

【入院诊断】　急性淋巴细胞白血病。

【诊疗经过】　入院后为明确诊断进一步完善检查：复查血常规、骨髓象；细胞化学、免疫学检查；出凝血时间测定；血液电解质、生化检查；肝肾功能检查等。入院后予对症支持治疗、化学药物治疗等。

二、案例问题引导

问题1：患者入院诊断为急性淋巴细胞白血病，依据是什么？

问题2：急性白血病的临床表现有哪些？

问题 3：急性白血病主要的辅助检查有哪些？

问题 4：该患者存在哪些主要护理问题？

问题 5：应对该患者采取哪些护理措施？

三、案 例 分 析

问题 1：患者入院诊断为急性淋巴细胞白血病，依据是什么？

依据：患者反复发热、头晕、乏力、面色苍白、皮肤紫癜 1 周；呈中度贫血貌，全身多处淋巴结肿大，肝脾大，胸骨体下端明显压痛，躯干及四肢有较多瘀点。辅助检查：血常规，RBC 3.0×10^{12}/L，Hb 62g/L，WBC 30×10^9/L，PLT 20×10^9/L，血涂片分类检查可见数量不等的原始细胞和幼稚白细胞；骨髓象，骨髓增生极度活跃，粒系、红系、巨核细胞均减少，淋巴系统异常增生，原始淋巴细胞百分比 50%。

知识链接

白血病分类：根据病情缓急及白血病细胞分化程度，白血病可分为急性和慢性两大类。急性白血病起病急、进展快、病程短，仅为数月，骨髓和周围血中以原始细胞及幼稚细胞为主，原始细胞一般超过 30%；慢性白血病病情发展缓慢，病程相对较长，可达数年，骨髓及外周血中以异常的成熟细胞为主，伴有幼稚细胞，原始细胞常不超过 10%～15%。

急性白血病分类：根据细胞形态和细胞化学分类，目前国际通用的是 FAB 分类法（法、美、英白血病协作组，简称 FAB），将急性白血病分为急性淋巴细胞白血病（acute lymphoblastic leukemia，ALL，简称急淋）和急性非淋巴细胞白血病（acute non-lymphocytic leukemia，ANLL，简称急非淋）或急性髓细胞性白血病（acute myelogenous leukemia，AML）。

问题 2：急性白血病的临床表现有哪些？

急性白血病主要的临床表现为贫血、发热、出血及器官和组织浸润。

（1）贫血：常为首发症状，随病情发展而加重，贫血原因主要是正常红细胞生成减少。

（2）发热：持续发热是急性白血病最常见的症状和就诊的主要原因之一，也是导致急性白血病患者死亡最常见的原因之一。可低热也可高达 39℃ 以上，常伴畏寒、出汗。发热的主要原因是感染，发生感染最主要的原因是成熟粒细胞缺乏。以口腔炎最多见，牙龈炎、咽峡炎也是常见的感染。

（3）出血：几乎所有的患者在整个病程中都有不同程度的出血，其最主要原因是血小板减少。出血可发生于全身任何部位，以皮肤瘀点、瘀斑、鼻出血、牙龈出血、口腔血肿、阴道出血常见。眼底出血可影响视力，颅内出血最为严重，常表现为头痛、呕吐、瞳孔大小不等、瘫痪，甚至昏迷或突然死亡。

（4）器官和组织浸润的表现

1）肝脾及淋巴结肿大：急性淋巴细胞白血病患者多见，肝脾一般轻度至中度肿大，表面光滑，偶伴轻度压痛。浅表淋巴结多为轻度肿大，无压痛。

2）骨骼和关节：胸骨下端局部压痛较为常见。四肢关节痛和骨痛以儿童多见。

3）中枢神经系统白血病：由于化学药物不易通过血脑屏障，隐藏在中枢神经系统的白血病细胞不能被有效杀灭，导致中枢神经系统白血病。中枢神经系统白血病多发生于疾病缓解期，以急性淋巴细胞白血病多见，表现为头痛、呕吐、颈强直，重者抽搐、昏迷，但不发热，脑脊液压力增高。

4）皮肤及黏膜浸润：牙龈可增生、肿胀。皮肤出现蓝灰色斑丘疹、结节性红斑等。

5）睾丸：无痛性肿大，多为一侧性。

6）其他：还可浸润其他的组织、器官，如肺、心、消化道、泌尿生殖道等。

问题3：急性白血病主要的辅助检查有哪些？

（1）血常规：白细胞计数多在（10～50）×10^9/L，少部分患者低于 4×10^9/L 或高于100×10^9/L，血涂片分类检查可见数量不等的原始细胞和幼稚细胞。患者常有不同程度的正细胞、正色素性贫血。早期血小板轻度减少或正常，晚期明显减少。

（2）骨髓象：骨髓穿刺检查是急性白血病必查项目，也是诊断急性白血病的主要依据，多数患者的骨髓象呈增生明显活跃或极度活跃，以有关系列的原始细胞、幼稚细胞为主，若原始细胞占骨髓有核细胞的30%以上，则可作出急性白血病的诊断。正常粒系、红系细胞及巨核细胞系统均显著减少。

（3）细胞化学检查：主要用于急性淋巴细胞白血病、急性粒细胞白血病及急性单核细胞白血病的诊断与鉴别诊断。

（4）免疫学检查：用于区别急性淋巴细胞白血病和急性非淋巴细胞白血病及区别 T 细胞白血病和 B 细胞白血病。

问题4：该患者存在哪些主要护理问题？

该患者存在的主要护理问题：①体温过高，与正常粒细胞减少，免疫力低下有关；②组织完整性受损，与血小板过低致皮肤黏膜出血有关；③活动无耐力，与白血病引起贫血、代谢率增高、化学药物不良反应有关；④潜在并发症，如化疗药物的不良反应；⑤恐惧，与担心疾病预后不良，对治疗缺乏信心有关。

问题5：应对该患者采取哪些护理措施？

（1）高热的护理措施

1）卧床休息，采取舒适的体位；保持室内空气新鲜，每日通风 2 次，每次 15～30min；室温在 20～24℃，湿度在 50%～60%；病室保持安静，光线柔和；如粒细胞缺乏（成熟粒细胞绝对值≤0.5×10^9/L），应采取保护性隔离，若条件允许宜住无菌层流病房或消毒隔离病房；尽量减少探视以避免交叉感染。

2）嘱患者多饮水，特别是化疗期间，饮水量应在 3000ml/d 以上，以预防高尿酸血症肾病。

3）高热时首选物理降温，如冰敷前额及大血管经过的部位（颈部、腋窝、腹股沟等），禁用乙醇或温水拭浴，以防局部血管扩张而加重出血；必要时，遵医嘱给予药物降温。降温过程中要密切监测患者的生命体征，特别是体温与脉搏的变化，注意有无大量出汗，防止虚脱；注意保暖、防止受凉。

4）加强生活护理：保持口腔清洁，注意皮肤、特别是肛门及会阴部的清洁卫生。

（2）出血的观察及护理：参见第五章案例三中"出血的观察及护理"。

（3）休息与活动

1）指导患者合理休息与活动，减少机体的耗氧量。根据贫血的程度、发生发展的速度及原发病等与患者一起制订休息和活动计划，逐步提高患者的活动耐力。患者为中度贫血时，应增加卧床休息的时间，若病情允许，鼓励其生活自理，活动量以不加重症状为度，并指导患者在活动中自我监控，若自测脉搏≥100 次/分或出现心悸、气促时，应停止活动，必要时在患者活动时给予协助，防止跌倒；重度贫血患者应绝对卧床休息。

2）给氧：根据病情需要给予 2～4L/min 间断吸氧，以改善组织缺氧。

（4）化疗药物不良反应的护理措施

1）静脉炎及组织坏死的防护：化疗药物对组织刺激性大，多次注射常会引起静脉周围组织炎症，如注射的血管出现条索状红斑、触之温度较高、有硬结或压痛，提示静脉炎的发生；发疱性化疗药物渗漏后可引起局部组织坏死。

A. 化疗时应注意：首选中心静脉置管，如外周穿刺中心静脉导管、植入式静脉输液港，如果应用外周浅静脉，尽量选择粗直的静脉；输注前后用生理盐水冲管，以免药液外渗，减轻药物对局部血管的刺激；联合化疗时，先输注对血管刺激小的药物，再输注刺激性大的发疱性化疗药物。

B. 发疱性化疗药物外渗的紧急处理：立即停止药物输注；不要拔针，尽量回抽渗入皮下的药液；评估并记录外渗的穿刺部位、面积、外渗药液的量、皮肤的颜色和温度、疼痛的性质；局部滴入生理盐水以稀释药液或解毒剂；用利多卡因局部封闭，封闭范围要大于渗透区，环形封闭，48h 内间断局部封闭注射 2～3 次；局部 24h 冰袋间断冷敷；药液外渗 48h 内，应抬高受累部位，以促进局部外渗药液的吸收。

C. 静脉炎的处理：发生静脉炎的局部血管禁止静脉注射，患处勿受压，尽量避免患侧卧位；使用多磺酸黏多糖软膏等药物外敷，鼓励患者多做肢体活动，以促进血液循环。

2）骨髓抑制：是多种化疗药物共有的不良反应，对急性白血病的治疗具有双重效应，其有助于彻底消灭白血病细胞，但严重的骨髓抑制又可增加患者重症贫血、感染和出血的危险而危及生命。在化疗期间要遵医嘱定期查血常规，每次疗程结束后要复查骨髓象，以便观察化疗疗效及骨髓受抑制程度；一旦出现骨髓抑制，需加强贫血、感染和出血的预防、观察和护理，协助医生正确用药。

3）胃肠道反应：某些化疗药物可以引起恶心、呕吐、食欲缺乏等反应。化疗期间患者饮食要清淡、易消化和富有营养，必要时可用止吐镇静剂。

4）特殊用药的护理：柔红霉素、高三尖杉酯碱类药物可引起心肌及心脏传导损害，用药时注意控制滴速<40 滴/分，注意听心率、心律，复查心电图；长春新碱能引起末梢神经炎、手足麻木感，停药后可逐渐消失；甲氨蝶呤可引起口腔黏膜溃疡，可用 0.5%普鲁卡因含漱，减轻疼痛，便于进食和休息，亚叶酸钙可对抗其毒性作用，可遵医嘱使用；环磷酰胺可引起脱发及出血性膀胱炎，嘱患者多饮水，有血尿时必须停药。

知识链接

急性白血病的治疗方法如下：

（1）对症支持治疗

1）防治感染：严重感染是白血病患者死亡的主要原因。可根据血培养和药敏实验结果选择有效的抗生素。

2）控制出血：血小板计数<20×10⁹/L 且出血严重者，应输血小板悬液或新鲜血液。

3）纠正贫血：严重贫血可输浓缩红细胞或全血。

4）预防高尿酸血症肾病：嘱患者多饮水，给予别嘌呤醇以抑制尿酸合成。

（2）化学治疗：急性白血病化疗过程分为诱导缓解治疗和缓解后治疗两个阶段。

1）诱导缓解治疗：是指从化疗开始到完全缓解。完全缓解的标准是白血病的症状、体征基本消失，血常规和骨髓象基本正常。目前急性淋巴细胞白血病首选 VP 方案，即长春新碱 1～2mg/w，静脉注射，泼尼松 40～60mg/d 分次口服，可连续用药 4～5 周，若疗效不佳，可改用 VDP 或 VAP 等方案。急性非淋巴细胞白血病一般常用 DA 方案，即柔红霉素 40mg/d，第 1~3 天静脉注射，阿糖胞苷 100~150mg/d，第 1、5、7 天静脉注射，间隔 1~2 周，开始第二个疗程。

2）缓解后治疗：目的是继续消灭体内残存的白血病细胞，防止复发，巩固治疗方法可用原诱导缓解方案，急性淋巴细胞白血病共计治疗 3~4 年，急性非淋巴细胞白血病共计治疗 1~2 年。

（3）中枢神经系统白血病：防治常用药物是甲氨蝶呤，在缓解前或缓解后鞘内注射，可加用地塞米松。

（4）骨髓或外周干细胞移植。

（5）心理护理：倾听患者的诉说，鼓励其表达内心的悲伤情感，给予同情、理解和安慰。向患者说明不良的心理状态对康复不利，介绍已缓解的病例或组织病友沟通与交流，寻求患者家属、亲友及社会的支持。帮助患者进行自我心理调节，使患者保持积极稳定的情绪状态。重视良好语言的刺激作用，鼓励、激发患者的求生欲望，增强其战胜疾病的信心。

四、案　例　小　结

急性白血病是骨髓造血干细胞克隆性增生形成的恶性肿瘤，是造血干细胞的恶性病变；本案例起病急，以贫血、发热、出血及器官和组织浸润为主要表现，血常规、骨髓象异常，诊断为急性淋巴细胞白血病。目前治疗急性白血病最主要的方法是化疗。对该患者的护理应注重病情监测，及时发现患者异常的表现，如感染、出血等，并做好相应护理，指导患者合理饮食，密切观察化疗过程中的不良反应；注重心理疏导和健康宣教，帮助患者调节心理状态，护理中体现人文关怀。

（李　东）

第六章　内分泌与代谢性疾病

案例一　甲状腺功能亢进

学习目标

掌握：甲状腺功能亢进的临床表现和护理措施。

熟悉：甲状腺功能亢进的辅助检查和治疗方法。

了解：甲状腺功能亢进的病因及发病机制。

一、案例资料

【一般资料】　吴某，女性，56 岁，汉族，初中文化，退休职工。

【主诉】　多食、多汗、易怒 1 年，劳累后心悸、气短 2 个月。

【病史】　患者于入院前 1 年无明显诱因心悸、易饥饿，食量增加，同时怕热多汗、话多易怒、失眠，逐渐出现双眼突出，梳头困难，蹲下站起时困难。遂到医院门诊就诊，诊断为"甲状腺功能亢进症"，给予甲硫咪唑（他巴唑）10mg 口服，3 次/天，达到手术前准备要求后收入住院。既往无特殊病史，家族中其母亲有甲状腺功能亢进病史，患者缺乏疾病相关知识，担心疾病预后。退休多年，独居，子女轮流照护，与子女关系和谐。

【护理体检】　T 36.8℃，P 88 次/分，R 19 次/分，BP 120/60mmHg，身高 1.56m，体重 43kg。患者神志清楚，应答切题，步入病房，自主体位，查体合作。颈软，气管居中，颈静脉无怒张，颈动脉无异常搏动。双侧甲状腺 I 度肿大，质软，内可触及结节，左侧 2.0cm×2.0cm，右侧 1.5cm×1.0cm，质软，表面光滑，边界清，无压痛，可随吞咽上下移动，可闻及血管杂音，双侧颈部浅表淋巴结未触及明显肿大。

【辅助检查】　甲状腺功能：血 TT_3（总三碘甲状腺原氨酸）1.73nmol/L，TT_4（总四碘甲状腺原氨酸）1.1nmol/L，TSH（促甲状腺素）2.49mU/L，TPOAb（甲状腺过氧化物酶抗体）650IU/ml，TGAb（抗甲状腺球蛋白抗体）4100IU/ml。甲状腺 B 超：左侧甲状腺体内见多个约 1.8cm×1.6cm×1.3cm 的低回声结节；右侧甲状腺见类似结节，大小为 1.3cm×1.1cm×1.3cm。

【入院诊断】　甲状腺功能亢进。

【诊疗过程】　入院后完善相关检查，如颈部 X 线摄片、心电图检查、喉镜检查等；遵医嘱服用复方碘溶液和普萘洛尔 2 周，监测基础代谢率。择日在全麻下行双侧甲状腺次全切除术。

二、案例问题引导

问题 1：患者入院诊断为甲状腺功能亢进，依据是什么？

问题 2：甲状腺功能亢进的临床表现有哪些？

问题 3：该患者为什么要测定基础代谢率？

问题 4：该患者存在哪些主要护理问题？

问题 5：应对该患者采取哪些护理措施？

三、案例分析

问题 1：患者入院诊断为甲状腺功能亢进，依据是什么？

依据：患者为中年女性，因多食、多汗、易怒 1 年就诊，其母亲有甲状腺功能亢进病史。体格检查示双侧甲状腺Ⅰ度肿大，可闻及血管杂音。辅助检查中血清 TT_3、TT_4 明显高于正常值，甲状腺 B 超示双侧甲状腺出现结节。

知识链接

甲状腺功能亢进（hyperthyroidism），简称甲亢，是由各种原因引起的循环中甲状腺素异常增多而出现以全身代谢亢进为主要特征的疾病总称。甲亢由多种不同因素引起，包括自身免疫反应[如格雷夫斯（Graves）病]、垂体分泌过量的促甲状腺素、甲状腺炎、结节性甲状腺肿等，最常见的原因为 Graves 病。

问题 2：甲状腺功能亢进的临床表现有哪些？

甲状腺功能亢进的临床表现并不限于甲状腺，而是一种多系统的综合征，主要有高代谢症候群、甲状腺肿和突眼征三大临床表现。

（1）高代谢症候群：基础代谢率增高，TSH 分泌过多，促进物质代谢，产热和散热增多。患者的基础代谢率明显增高，表现为乏力、怕热、多汗、低热；蛋白质分解加速导致负氮平衡，可有消瘦、尿氮排出增多；糖、脂肪分解加速可致糖耐量异常、血总胆固醇降低。

（2）甲状腺肿：患者多呈甲状腺不同程度的肿大，以弥漫性、对称性肿大多见，质软，可随吞咽上下移动。一般不引起压迫症状，听诊可有血管杂音，是本病的重要体征。

（3）突眼征：典型的表现是双侧眼球突出、眼裂增宽和瞳孔散大。个别患者突眼严重，上下眼睑闭合困难，甚至不能盖住角膜；患者视力减退、怕光、复视、眼部胀痛、流泪。但突眼程度与甲亢的严重程度无关。

（4）神经系统：表现为交感神经的过度兴奋，尤其在原发性甲亢更为明显。患者多言多动、性情急躁、易激动、失眠紧张，双手常有细速的颤动，严重病例的舌和足也有颤动。患者常有热感、容易出汗、皮肤常较温暖，这都说明血管舒张功能异常兴奋。

（5）心血管系统：代谢亢进和交感神经的过度兴奋使心率增加，脉率达 100 次/分以上，在睡眠时仍快。心排血量增多，血循环加快，脉压增大，多数患者自诉有心悸、胸闷、气促。活动后加重，可出现各种期前收缩及心房颤动等。

（6）其他：有时可出现停经、阳痿、内分泌紊乱、肠蠕动增加等症状。个别患者伴有钾代谢障碍周期性肌麻痹等。

问题 3：该患者为什么要测定基础代谢率？

基础代谢率是指人体在非活动状态下，维持生命所需消耗的最低能量。甲状腺素对能量代谢和物质代谢都有显著影响，不但可增高机体的代谢率，还可促进蛋白质、碳水化合物和脂肪的分解代谢，同时也影响体内水代谢。因此，甲亢患者需监测基础代谢率，以便观察病情变化及判断治疗效果。

知识链接

基础代谢率可根据脉压和脉率计算，或用基础代谢率测定器测定。后者较可靠，但前者较简便。常用的公式：基础代谢率（%）＝（脉率＋脉压）－111。正常值为±10%，增高至＋20%～＋30%为轻度甲亢，＋30%～＋60%为中度甲亢，＋60%以上为重度甲亢。须在清晨、空腹和静卧时测定。

问题 4：该患者存在哪些主要护理问题？

该患者目前存在的护理问题：①营养失调，低于机体需要量，与甲亢所致的高分解代谢有关；②活动无耐力，与蛋白质分解增加、甲亢致肌无力有关；③焦虑，与缺乏疾病知识，担心疾病预后有关；④睡眠型态紊乱，与甲亢所致交感神经兴奋有关。

问题 5：应对该患者采取哪些护理措施？

（1）饮食护理：高热量的饮食可满足患者的热量需求，防止组织蛋白分解。患者每日应进 6 餐，应为高蛋白、高碳水化合物、富含矿物质和维生素的饮食，每天饮水 2000～3000ml 以补充水分。高碳水化合物饮食可保证代谢所需能量，节约蛋白质。患者应避免刺激性食物和高纤维饮食，以免刺激已经处于亢进状态的胃肠道功能。应避免含咖啡因的饮料，如咖啡、茶、可乐，因这些饮料可影响患者的休息和睡眠。护理人员应评估患者的饮食习惯和体重变化，发现患者存在的问题，选择适当的护理措施。

（2）休息与活动：根据患者目前的活动量及日常生活习惯，与患者及家属共同制订个体化活动计划。活动时以不感疲劳为宜，适当增加休息时间，维持足够睡眠，防止病情加重。协助患者完成日常的生活自理。

（3）心理护理：由于缺乏疾病及其治疗相关知识，患者可能会出现焦虑。护理人员应与患者建立相互信任的关系，鼓励患者表达内心的感受，主动询问有关疾病及其治疗方面的问题。护理人员应提供并教会患者正确的服药方法，嘱患者按时服药，病情的改善可减轻焦虑。应促进患者的休息和放松，因焦虑常会引起休息和睡眠障碍。

知识链接

护理人员应指导患者正确用药，不可自行减量或停药，并密切观察药物的不良反应，及时处理。抗甲状腺药物的常见不良反应及护理措施有①粒细胞减少：多发生在用药后 2～3 个月，严重者可致粒细胞缺乏症，因此必须指导患者定期复查血常规。②药疹：较常见，可用抗组胺药控制，不必停药。③其他：可发生中毒性肝炎、肝坏死、胆汁淤积综合征、味觉丧失等，一旦发生应立即停药治疗。临床上常用过量碘剂产生的抗甲状腺效应处理甲状腺危象和术前准备，抑制蛋白水解酶，减少甲状腺蛋白的分解，抑制甲状腺激素的释放。但碘剂不能抑制甲状腺的合成，停药后会使储存于甲状腺腺泡内的甲状腺球蛋白大量分解，使原有甲亢症状再现甚至加重，故碘剂不能单独治疗甲亢，仅用于甲亢的术前准备。常用口服复方碘化钾溶液，一日 3 次，第一日每次 3 滴，之后每日增加 1 滴至 16 滴止，然后维持此剂量。碘剂可刺激口腔黏膜和胃黏膜，禁止餐前直接服用原液，可将碘剂溶于牛奶、果汁中稀释以掩盖碘的苦味，患者可使用吸管以防止牙齿染色。

（4）保证睡眠：患者出现易怒和失眠表现，保证充分的休息对其是一种挑战。具体措施包括将患者安置在一个安静的房间，避开危重患者和嘈杂、交通喧闹的区域；使用浅色床单，如患者出汗较多应及时更换；鼓励患者适当地运动，以缓解神经紧张和不安；限制探视者，避免引起患者不安；与患者建立支持与信任的关系，以帮助患者应对应激事件，减轻焦虑。

（5）术前准备：行甲状腺次全切除的患者必须做好充分的术前准备，以防术后并发症的发生。术前患者的甲状腺功能应保持正常，遵医嘱正确指导患者用药。术前教会患者头低肩高体位，可用软枕每日练习数次，使患者适应术时颈过伸体位。指导患者深呼吸，学会有效咳嗽的方法，有助于术后保持呼吸道通畅。患者接往手术室后备麻醉床，床旁备引流装置、拆线包、气管切开包等。

四、案 例 小 结

　　甲状腺功能亢进是一种由甲状腺腺体本身产生甲状腺激素过多而引起的临床综合征，典型的临床表现有高代谢症候群、甲状腺肿及突眼征等。在护理此类患者时，应根据患者不同的治疗方案给予不同的监测和指导。本案例患者主要出现营养失调：低于机体需要量、活动无耐力、睡眠型态紊乱等问题，护理患者时要针对患者存在的问题采取相应的护理措施，从饮食、活动、睡眠方面对患者进行健康教育。在护理过程中，要注意患者的情绪及心理变化，体现人文关怀。

（曹兰玉）

案例二　糖　尿　病

学习目标

　　　　掌握：糖尿病的临床表现和护理措施。
　　　　熟悉：糖尿病的辅助检查和治疗方法。
　　　　了解：糖尿病的病因和发病机制。

一、案 例 资 料

　　【一般资料】　黄某，女性，19岁，汉族，小学文化，农民。
　　【主诉】　口渴、多饮、多尿、多食、体重减轻4年，恶心、呕吐2天。
　　【病史】　患者于4年前无明显诱因出现口渴、多饮，日饮水量多达4600ml，多尿，日间排尿次数和排尿量较前增多，尤其是夜尿增多，2～3次/夜，日主食量较前增加约1/3，半年内体重下降约5kg，曾住院治疗，经完善相关检查，拟诊"1型糖尿病"，予门冬胰岛素治疗，症状好转后出院。出院后未定期监测血糖，近期降血糖方案不详。2天前，患者因食用橘子后出现恶心、呕吐，共3次，量约500ml，呕吐物为胃内容物；伴咳嗽、无咳痰；发热，体温为37.5℃；全身乏力，无腹痛、腹泻等不适，遂来院急诊。既往体健，家族中无类似疾病及特殊遗传病史。
　　【护理体检】　T 38.6℃，P 124次/分，R 30次/分，BP 95/60mmHg，身高1.61m，体重41kg。用平车送入院。患者神志欠清，嗜睡，精神疲倦。呼吸加深加快，有烂苹果味。眼结膜无充血水肿。皮肤肢端凉，皮肤弹性稍差。胸廓对称，无畸形，未见"三凹征"，双侧语颤正常，双肺叩诊清音，双肺呼吸音粗，未闻及干、湿啰音。
　　【辅助检查】　入院时随机末梢血糖（GLU）25.1mmol/L；急查血气分析（BG）：pH 6.77，$PaCO_2$ 14.6mmHg，PaO_2 102.7mmHg，BE −32.4mmol/L，SB 2.1mmol/L；Lac 2.12mmol/L；KET 8.82mmol/L；血钾3.0mmol/L；急查血常规：WBC $21.36×10^9$/L，N $16.77×10^9$/L，N% 78.5%。
　　【入院诊断】　1型糖尿病合并酮症酸中毒；急性支气管炎。
　　【诊疗过程】　入院后完善相关检查，予快速补液、胰岛素小剂量持续静脉输入，补碱纠酸、补钾、抗感染等抢救处理，患者意识清醒，生命体征正常，抢救成功。入院后第五天治疗改为门冬胰岛素笔芯注射液皮下注射，血糖控制理想；于入院后第八天给予办理带药（胰岛素）出院并嘱其定期监测血糖及糖化血红蛋白。

二、案 例 问 题 引 导

　　问题1：该患者入院诊断为1型糖尿病合并酮症酸中毒，依据是什么？

问题 2: 糖尿病的临床表现有哪些?

问题 3: 该患者为什么要定期监测糖化血红蛋白?

问题 4: 该患者存在哪些主要护理问题?

问题 5: 应对该患者采取哪些护理措施?

三、案例分析

问题 1: 该患者入院诊断为 1 型糖尿病合并酮症酸中毒,依据是什么?

依据:患者为青年女性,口渴、多饮、多尿、多食、体重减轻 4 年,诊断为"1 型糖尿病";2 天前,患者食用橘子后出现恶心、呕吐;伴咳嗽、无咳痰;发热。入院时测体温为 38.6℃;神志欠清,嗜睡;呼吸加深加快,有烂苹果味。随机末梢血糖 25.1mmol/L;血气分析:pH 6.77,$PaCO_2$ 14.6mmHg,PaO_2 102.7mmHg,BE -32.4mmol/L,SB 2.1mmol/L;Lac 2.12mmol/L;KET 8.82mmol/L;血钾 3.0mmol/L。血常规:WBC 21.36×10^9/L,N 16.77×10^9/L,N% 78.5%。

知识链接

糖尿病(diabetes mellitus,DM)的诊断标准:空腹血糖(FPG)$\geqslant$7.0mmol/L(正常范围为 3.9~6.0mmol/L),或随机血糖或餐后 2h 血糖(2h PBG)$\geqslant$11.1mmol/L。

糖尿病酮症酸中毒(diabetic ketoacidosis,DKA)的诱因:感染、胰岛素剂量不足或治疗中断、饮食不当、妊娠和分娩、创伤、手术、麻醉、急性心肌梗死、心力衰竭、精神紧张或严重刺激引起应激状态等。

问题 2: 糖尿病的临床表现有哪些?

糖尿病的典型临床表现是多尿、多饮、多食、消瘦,随病程进展可出现心脏、血管、眼、肾、神经等组织、器官的慢性进行性病变,由此造成相应器官功能缺陷及衰竭。重症或应激时可发生糖尿病酮症酸中毒、高渗性昏迷等急性代谢紊乱。

问题 3: 该患者为什么要定期监测糖化血红蛋白?

该患者患 1 型糖尿病已有 4 年,且因未定期监测血糖、合理用药并发糖尿病酮症酸中毒而急诊入院,因此该患者必须定期监测血糖指导治疗。糖化血红蛋白的量与血糖浓度呈正相关,可反映取血前 8~12 周血糖的总水平,以补充空腹血糖只反映瞬时血糖值的不足,定期监测糖化血红蛋白更能判断糖尿病病情控制的情况。

问题 4: 该患者存在哪些主要护理问题?

该患者目前存在的主要护理问题:①急性意识障碍,与糖尿病酮症酸中毒有关;②体温过高,与病毒和(或)细菌感染引起体温调节中枢失调有关;③营养失调,与胰岛素分泌和(或)作用缺陷有关;④缺乏糖尿病预防和自我护理知识。

问题 5: 应对该患者采取哪些护理措施?

(1)糖尿病酮症酸中毒的抢救配合

1)病情监测:①行心电监护,密切监测患者的生命体征、神志、瞳孔的变化,特别是呼吸的频率、深浅、节律及气味的变化;②观察尿量和皮肤脱水情况,准确记录 24h 出入量;③准确留取血、尿标本,监测并记录血糖、尿糖、血酮、尿酮水平及血气分析和电解质变化。

2)休息与体位:重症监护;绝对卧床休息,头偏一侧,保持呼吸道通畅;注意保暖。

3)持续低流量吸氧。

4)建立两条静脉通路:准确执行医嘱,确保液体和胰岛素的输入。输液中按先快后慢、先盐后糖的原则,同时予小剂量速效胰岛素降糖、5%碳酸氢钠纠酸、补钾等。

5）加强生活护理：①保持床铺平整、清洁、干燥，每2h为患者翻身拍背1次，防止压疮的发生；②做好二便护理，保持外阴部的清洁，预防尿路感染；③注意口腔卫生，每天护理口腔2~3次，防止口腔感染；④躁动时加床栏，必要时用约束带适当约束，防止坠床、自伤及伤人。

（2）降温护理：可采用物理降温，但以逐渐降温为宜，防止虚脱；患者大汗时，及时协助擦拭和更换衣服，避免受凉。

（3）饮食护理：控制饮食是治疗糖尿病最基本的措施。护理人员应向患者介绍饮食治疗的目的、意义及具体措施并督促落实，以取得最佳效果。

1）合理的饮食有利于减轻体重，控制高血糖和防止低血糖。饮食原则是进食高碳水化合物、低脂肪、适量蛋白质和高纤维的膳食。每天三餐热量合理分配为1/5、2/5、2/5，或1/3、1/3、1/3。

2）患者因饮食控制而出现易饥的感觉时，可增加蔬菜、豆制品等副食。在保持总热量不变的原则下，凡增加一种食物时应同时减去另一种食物，以保证饮食平衡。多食含纤维素高的食物，如豆类、蔬菜、粗谷物、含糖量低的水果等，这样可加速食物通过肠道，延迟和减少糖类食物在肠道的吸收，增加肠蠕动，有利于大便通畅，使餐后血糖下降；纤维素体积大，进食后使人有饱食感。

3）限制各种甜食，包括葡萄糖、蔗糖、蜜糖及其制品（各种糖果、甜点心、饼干、含糖饮料等）。

（4）健康指导：该患者健康意识较差，需要给予糖尿病相关知识的教育指导。

1）运动指导：护理人员应向患者说明适当运动有利于提高胰岛素敏感性，改善血糖和脂代谢紊乱，还可减轻患者的压力和紧张情绪，使人心情舒畅。最佳的运动时间是餐后1h，不宜在空腹时进行。

A. 锻炼的方式：最好做有氧运动，如步行、慢跑、骑自行车、球类活动、做广播体操、打太极拳等。

B. 合适的运动量可选择简易计算法：心率 = 170 - 年龄。或是运动后精力充沛、不易疲劳，心率常在运动后10min内恢复至安静时心率数。

2）用药指导：患者为1型糖尿病，每天必须坚持使用胰岛素，定时定量进餐。出院前护理人员必须指导患者或家属学会正确的胰岛素注射方法，并让患者或家属复述胰岛素的不良反应，特别是低血糖反应的诱因、表现、处理方法。

知识链接

1型糖尿病（T1DM）的病因与发病机制：绝大多数1型糖尿病是自身免疫性疾病，遗传因素和环境因素共同参与其发病过程。发病机制是某些外界因素作用于有遗传易感性的个体，激活一系列自身免疫反应，引起胰岛B细胞破坏和衰竭，致使胰岛素分泌绝对不足，导致糖尿病（DM）。1型糖尿病发病多年后，多数患者胰岛B细胞被完全破坏，需依赖胰岛素维持生命。

护理人员应指导患者正确使用胰岛素并观察、处理不良反应，具体护理措施如下。

（1）保存：未开封的胰岛素放在2~8℃冰箱冷藏保存。已开封的胰岛素在常温下（不超过28℃）可使用28天。

（2）准确用药：剂型、剂量准确，用专用注射器，皮下注射为主。

（3）注射部位：皮肤疏松部位，如腹部、上臂三角肌、臀大肌、大腿前侧等。注射部位应交替使用。每次的注射点之间应相距 1cm，避免在一个月内重复使用一个注射点和在有瘢痕或硬结的部位注射。若患者自己注射，以腹部最方便，且吸收最快。

（4）观察及处理不良反应：不良反应包括低血糖反应、过敏、注射部位皮下脂肪萎缩或增生等。最常见的不良反应是低血糖反应，其诱因常为胰岛素用量过大、用药后未按计划进食或活动量过大；其表现为强烈饥饿感、心悸、手颤、出汗、头晕和无力等。处理方法：如患者神志清醒，口服糖水或进食含糖高的食物；如患者神志不清，静脉注射 50% 葡萄糖 20ml，待其神志清醒后再给予口服糖水或进食含糖高的食物。

3）疾病监测和指导：指导患者出院后每 3～6 个月到医院复查糖化血红蛋白等，以了解病情控制情况，及时调整用药剂量。每年定期全身检查，以便尽早防治慢性并发症。建议患者在经济条件允许的情况下购买便携式血糖测定仪监测血糖，并指导患者或其家属学会血糖仪的使用方法。同时指导患者了解糖尿病的控制目标，见表 1-6-1。

表 1-6-1　糖尿病血浆葡萄糖控制目标（mmol/L）

	理想	尚可	差
空腹	4.4～6.1	≤7.0	>7.0
非空腹	4.4～8.0	≤10.0	>10.0

4）生活指导：指导患者外出时随身携带糖尿病卡，以便发生紧急情况时及时处理。

5）疾病知识指导：护理人员可采用多种方法，如讲座、听广播、看录像、发放宣传资料等宣传糖尿病的病因、表现、诊断方法、治疗方法及糖尿病的危害性，让患者和家属认识到糖尿病是一种需终身治疗的疾病，治疗的目的是预防各种并发症的发生，提高患者对治疗的依从性。

四、案 例 小 结

糖尿病是由多种原因引起的胰岛素分泌和（或）作用缺陷，其可导致以慢性高血糖为特征的代谢紊乱综合征。本病可出现碳水化合物、蛋白质、脂肪代谢紊乱和继发水、电解质代谢紊乱。临床上出现多尿、多饮、多食、消瘦等表现，随病程进展可出现心脏、血管、眼、肾、神经等组织、器官的慢性进行性病变，从而造成相应器官功能缺陷及衰竭。重症或应激时可发生糖尿病酮症酸中毒、高渗性昏迷等急性代谢紊乱。糖尿病酮症酸中毒是最常见的急性并发症，也是糖尿病急症死亡的主要原因，因此要求护理人员掌握糖尿病酮症酸中毒的诱因、临床表现和抢救配合方法。同时让患者了解糖尿病现代治疗的 5 个要点：饮食控制、运动疗法、血糖监测、药物治疗和糖尿病教育。护理人员应指导患者学会自我监测血糖和胰岛素使用注意事项，出现异常情况及时处理或就医。

（符海英）

案例三　痛　　风

 学习目标

掌握：痛风的临床表现和护理措施。

熟悉：痛风的辅助检查和治疗方法。

了解：痛风的病因和发病机制。

一、案例资料

【一般资料】 陈某，男性，48岁，汉族，大学文化，公职人员。

【主诉】 左脚第一跖趾关节反复红肿热痛2年，复发3天。

【病史】 患者于2年前因大量喝啤酒后第二天清晨出现左脚第一跖趾关节疼痛，同时伴有局部皮肤红肿，触之皮温升高，行走艰难，自行用凉水湿敷患处后症状好转。2年来反复发作，未曾到医院就诊。3天前进食浓排骨汤后上述症状再次出现，疼痛剧烈难忍且不能行走而就诊，给予办理入院治疗。既往体健，家族中无类似疾病及特殊遗传病史。患者缺乏疾病相关知识，出现焦躁、忧虑情绪。

【护理体检】 T 36.4℃，P 72次/分，R 20次/分，BP 125/75mmHg，身高1.70m，体重75kg。患者坐轮椅入院。神志清楚，急性面容，表情焦虑。左脚第一跖趾关节红肿热，余关节未见异常表现。无痛风石及皮肤破溃。

【辅助检查】 血尿酸（UA）496.1μmol/L，WBC 6.56×10^9/L，N% 63.8%。

【入院诊断】 痛风。

【诊疗过程】 入院后完善相关检查，予秋水仙碱等药物口服，患者疼痛明显缓解。于入院后给予苯溴马隆等降尿酸药物治疗5天后出院。

二、案例问题引导

问题1：该患者入院诊断为痛风，依据是什么？

问题2：痛风的临床表现有哪些？

问题3：该患者为什么要测定血尿酸？

问题4：该患者存在哪些主要护理问题？

问题5：应对该患者采取哪些护理措施？

三、案例分析

问题1：该患者入院诊断为痛风，依据是什么？

依据：患者左脚第一跖趾关节反复红肿热痛2年，复发3天就诊。护理体检：左脚第一跖趾关节红肿热。辅助检查：UA 496.1μmol/L。

问题2：痛风的临床表现有哪些？

痛风的临床表现是血尿酸增高、反复发作的痛风性关节炎、间质性肾炎、痛风石，病情严重者有关节畸形及功能障碍。根据病情可分为无症状期、急性关节炎期、痛风石期及肾病变期。该患者出现左脚第一跖趾关节红肿热痛，行走艰难，属于急性关节炎期。

问题3：该患者为什么要测定血尿酸？

因为痛风的生化标志是高尿酸血症。当人体内的血尿酸浓度过高或在酸性环境下，尿酸可析出结晶，沉积在骨关节、肾脏和皮下组织等，造成组织病理学改变，导致痛风性关节炎、痛风肾病和痛风石等。因此，该患者测定血尿酸有助于诊断及了解病情。

问题4：该患者存在哪些主要护理问题？

该患者目前存在的主要护理问题：①急性疼痛，关节痛，与尿酸盐结晶沉积在关节引起炎症反应有关；②焦虑，与缺乏痛风知识，担心疾病预后有关。

问题5：应对该患者采取哪些护理措施？

（1）缓解疼痛的方法

1）绝对卧床休息，抬高患肢，避免负重；或在病床用支架支起床上盖被，减少患肢受压。

2）给受累的关节冷敷或用 25%硫酸镁湿敷，减轻关节的疼痛和肿胀。

3）关节疼痛缓解 72h 后方可恢复活动。

> **知识链接**
>
> 　　痛风（gout）患者的饮食护理：限制总热量、蛋白质和脂肪摄入量；多饮水，每天 2000ml 以上，最好饮用碱性矿泉水，以碱化尿液，增加尿酸的排泄；避免进食高嘌呤食物，如动物内脏（心、肝、肾、脑等）及肉类、鱼、虾、蟹、黄豆、豌豆、菠菜、蘑菇等；忌辛辣、刺激性食物，严禁饮酒，尤其是啤酒。

　　（2）心理护理：护理人员应多与患者交谈，讲解痛风的病因、表现、治疗及预防知识，特别是合理饮食的重要性。同时告知患者本病虽是一种终身性疾病，但经过积极有效治疗，仍然可正常生活和工作，享受与正常人相同的寿命和生活质量。嘱其保持心情愉快，避免情绪紧张。鼓励其坚持调整饮食结构和生活方式，从而减少痛风发作，帮助患者树立战胜疾病的信心。

> **知识链接**
>
> 　　护理人员应指导患者正确用药，观察药物疗效及不良反应：①口服秋水仙碱常有胃肠道反应，可在餐后服用以减轻副作用。②服用丙磺舒、苯溴马隆等降尿酸药物者可有发热、皮疹、胃肠道反应等不良反应，用药期间嘱患者多喝水，有助于尿酸随尿排出。

四、案例小结

　　痛风是慢性嘌呤代谢障碍所致的一组异质性疾病，血液中尿酸长期增高是本病发生的关键病因。临床表现为血尿酸增高、反复发作的痛风性关节炎、痛风石、间质性肾炎，严重者有关节畸形及功能障碍。目前尚无根治原发性痛风的方法。治疗目的是控制高尿酸血症，预防尿酸盐沉积；终止急性关节炎发作，预防复发；预防尿酸结石形成及肾功能损害。护理目标是患者关节肿痛减轻或消失和关节功能改善或恢复，焦虑减轻或消失等。护理措施包括避免受累关节负重、局部护理、饮食护理、心理护理、药物护理等。在护理过程中能关心、爱护、尊重患者，体现出良好的职业素质。

（符海英）

案例四　甲状腺癌

 学习目标

　　掌握：甲状腺癌的临床表现和术后的护理措施。

　　熟悉：甲状腺癌的辅助检查和治疗方法。

　　了解：甲状腺癌的病理分型及特点。

一、案例资料

　　【一般资料】　王某，男性，47 岁，汉族，初中文化，工人。

　　【主诉】　体检发现甲状腺占位 12 天。

　　【病史】　12 天前，患者在单位体检时发现甲状腺肿块，遂来医院复查。甲状腺及颈部彩超提示甲状腺左叶占位性病变，考虑甲状腺癌。门诊遂拟"左甲状腺肿块"收入院。患者自发病以来，无颈部疼痛，无声音嘶哑，无吞咽困难，无颈部压迫感。精神、睡眠、食欲正常，二便正常，体重无明显变化。既往体健，家族中无类似疾病及家族性遗传病史。已婚已育，配偶及子女均体健，家庭关系和睦。患者缺乏疾病相关知识，担心疾病预后。

【护理体检】 T 36.8℃，P 68 次/分，R 17 次/分，BP 110/70mmHg，身高 1.73m，体重 68kg。患者颈软，气管居中，颈静脉无充盈，甲状腺左叶可扪及一肿块，大小为 2.5cm×2.0cm，质地中等，边界不清楚，活动度差，可随吞咽运动而上下移动，无压痛，无血管杂音，甲状腺右叶未扪及肿块。颈部淋巴结未扪及肿大。双眼无外突，闭眼双手平举无震颤。

【辅助检查】 甲状腺及颈部彩超：甲状腺左叶占位性病变，考虑甲状腺癌；双侧颈部淋巴结：考虑反应性增生。

【入院诊断】 甲状腺左叶肿块：甲状腺癌。

【诊疗过程】 患者入院后完善凝血功能、胸片及心电图检查等相关检查。于入院后第 3 天全麻下行甲状腺左叶、峡部切除术。术后病理检查结果示左甲状腺乳头状癌。患者术后痰量多且黏稠，不易咳出。经积极治疗和护理，术后恢复理想，于入院后第 8 天办理出院。

二、案例问题引导

问题 1： 患者诊断为甲状腺癌，依据是什么？

问题 2： 甲状腺癌的临床表现有哪些？

问题 3： 该患者存在哪些主要护理问题？

问题 4： 应对该患者采取哪些护理措施？

三、案例分析

问题 1： 患者诊断为甲状腺癌，依据是什么？

依据：患者体检发现甲状腺占位 12 天。体格检查示甲状腺左叶可扪及一肿块，大小为 2.5cm×2.0cm，质地中等，边界不清楚，活动度差，可随吞咽运动而上下移动。甲状腺及颈部彩超：甲状腺左叶占位性病变，考虑甲状腺癌；双侧颈部淋巴结：考虑反应性增生。入院后行甲状腺左叶、峡部切除术，术后病理检查结果示左甲状腺乳头状癌。

问题 2： 甲状腺癌的临床表现有哪些？

甲状腺癌的临床表现是发病初期无明显症状，仅在颈部出现单个、质地硬而固定、表面高低不平、随吞咽上下移动的肿块。晚期可因癌肿压迫喉返神经、食管、气管而出现声音嘶哑、吞咽困难、呼吸困难等。

问题 3： 该患者存在哪些主要护理问题？

该患者目前存在的主要护理问题：①清理呼吸道无效，与咽喉部和气管受损、分泌物增多及切口疼痛有关；②潜在并发症，如呼吸困难和窒息、喉返神经损伤、喉上神经损伤、手足抽搐等；③焦虑，与担心手术及预后有关。

问题 4： 应对该患者采取哪些护理措施？

（1）保持呼吸道通畅：患者回病室后取平卧位，待其血压平稳或全麻清醒后取高坡卧位，以利呼吸和引流。指导患者有效咳嗽，咳嗽时可用手固定颈部，以减少震动；也可行超声雾化吸入，帮助患者及时排出痰液，保持呼吸道通畅。

（2）并发症的观察及护理：密切监测患者的生命体征；观察切口渗血情况及引流是否有效，注意引流液的量和颜色，及时更换浸湿的敷料，估计并记录出血量；了解患者的发音和吞咽状况，及早发现甲状腺术后常见并发症并通知医生，配合抢救。

1）呼吸困难和窒息：此患者手术野放置引流管，护理人员应告知患者一般引流会持续

24~48h，引流是为了便于观察切口出血情况和及时引流切口的积血，预防术后气管受压。对因血肿压迫所致的呼吸困难或窒息者，护理人员须立即通知医生并配合进行床边抢救，即剪开缝线，迅速清除血肿，结扎出血的血管。若患者呼吸仍无改善则需行气管切开，待病情好转，再送手术室做进一步检查和止血等处理。对喉头水肿所致呼吸困难或窒息者，护理人员应立即遵医嘱用大剂量激素，如地塞米松 30mg 静脉滴注，若呼吸困难无好转，可行环甲膜穿刺或气管切开。

2）喉返神经损伤：主要是手术时损伤所致，少数是由血肿或瘢痕组织压迫或牵拉引起。一侧喉返神经损伤多引起声音嘶哑，可由健侧声带代偿性地向患侧过渡内收而恢复发音；两侧喉返神经损伤可导致两侧声带麻痹，引起失声、呼吸困难，甚至窒息，此时护理人员须立即通知医生并配合进行床边抢救，立即行气管切开术。

3）喉上神经损伤：多为手术时损伤喉上神经所致。患者可出现声带松弛、声调降低，或在进食尤其是饮水时，易发生误吸和呛咳，一般经理疗后可自行恢复。如有喉上神经损伤，护理人员应告知患者术后暂不能进流质饮食，以防发生误吸。

4）手足抽搐：是手术时误切甲状旁腺或术后早期甲状旁腺血液供应不足引起血钙下降的结果，多在术后 1~3 天出现。多数患者症状轻且短暂，只有面部、唇部或手足部的麻木感或强直感，经 2~3 周后，未受损伤的甲状旁腺增生，症状便消失；重者每日有多次面肌和手足的疼痛性痉挛。术后限制摄入含磷较高的食物。轻者口服钙剂，并同时服维生素 D_3。抽搐发作时，立即遵医嘱静脉注射 10%葡萄糖酸钙或氯化钙 10~20ml。

（3）心理护理：患者术前、术后会存在不同程度的心理问题，护理人员应与患者进行耐心细致的沟通和交流，了解患者的心理状态，给予适当的解释和安慰，如可告知患者甲状腺乳头状癌术后复发率低，预后较好，应积极配合治疗和护理，增强患者战胜疾病的信心。关心患者术后的康复过程，采取相应措施缓解患者术后不适及并发症。

四、案例小结

甲状腺癌是常见的内分泌恶性肿瘤之一，占头颈部肿瘤的首位。其病理类型有乳头状腺癌、滤泡状腺癌、未分化癌、髓样癌。乳头状腺癌约占成人甲状腺癌的 60%，其恶性程度较低，生长较缓慢，较早期可出现颈淋巴结转移，但预后较好（5 年生存率大于 90%）。患者发病初期无明显症状，仅在颈部出现单个、质地硬而固定、表面高低不平、随吞咽上下移动的肿块。乳头状腺癌主要以外科手术治疗为主。护理措施主要是做好术前准备和术后并发症的预防和护理，在护理过程中与患者进行耐心细致的沟通和交流，满足其合理需求，体现人文关怀。

（符海英）

第七章　风湿性疾病

案例一　系统性红斑狼疮

 学习目标

  掌握：系统性红斑狼疮的临床表现和护理措施。
  熟悉：系统性红斑狼疮的辅助检查和治疗方法。
  了解：系统性红斑狼疮的病因及发病机制。

一、案例资料

  【一般资料】　张某，女性，21 岁，汉族，高中文化，无职业。
  【主诉】　反复颜面部红斑 1 年余，加重 2 个月。
  【病史】　患者于 1 年多前无明显诱因出现颜面部片状红斑，日晒后加重，局部无瘙痒、破溃；无关节疼痛、腰痛，无口腔溃疡、脱发，无发热、畏寒等不适。遂于某皮肤病专科医院就诊，诊断为"过敏性皮炎"，给予抗过敏治疗后症状稍好转，但反复发作。2 个月前上述症状复发并加重，未诊治。20 余天前到本院就诊，经系统检查诊断为"系统性红斑狼疮"，未接受治疗。半个月前到另外一家医院拟"系统性红斑狼疮"收住院，予激素及免疫抑制剂治疗，红斑有所改善（具体药物不详）后要求出院，院外遵医嘱服醋酸泼尼松 10mg t.i.d.、硫酸羟氯喹 0.2g b.i.d.治疗。2 天前到本院复诊，拟"系统性红斑狼疮"收入院。既往无特殊病史，家族中无类似疾病患者，无家族性遗传病史。患者缺乏疾病相关知识，担心疾病预后。
  【护理体检】　T 36.8℃，P 100 次/分，R 20 次/分，BP 110/76mmHg，身高 1.58m，体重 52kg。患者步行入院，神志清楚，应答切题，自主体位，查体合作。双侧面部可见散在片状淡红色色斑，无出血点及瘀点、瘀斑，无皮疹。全身浅表淋巴结未触及肿大。
  【辅助检查】　抗双链 DNA 抗体、抗 Smith 抗体、抗核糖体抗体、抗 SSA 抗体 60kD、抗着丝抗体、抗核糖体 P 蛋白抗体、抗单链 DNA 均为阳性，补体 C3 0.66g/L、C4 0.050g/L，血沉、肝功能、类风湿因子（＋），抗 O 无异常。
  【入院诊断】　系统性红斑狼疮。
  【诊疗过程】　患者入院后完善相关检查，经予激素、羟氯喹、吗替麦考酚酯分散片抗炎、调节免疫，麦滋林护胃，泮托拉唑抑酸，前列地尔、贝前列素钠改善循环，碳酸钙、维生素 D 抗骨质疏松等对症治疗后，面部红斑明显消退，反复告知患者出院注意事项，拟近日办理出院。

二、案例问题引导

  问题 1：患者入院后诊断为系统性红斑狼疮，依据是什么？
  问题 2：系统性红斑狼疮的基本病理变化是什么？患病后受损器官的特征性改变有哪些？
  问题 3：系统性红斑狼疮的临床表现有哪些？
  问题 4：该患者存在哪些主要护理问题？
  问题 5：应对该患者采取哪些护理措施？

三、案例分析

问题 1：患者入院后诊断为系统性红斑狼疮，依据是什么？

依据：患者为青年女性，双侧面部可见散在片状淡红色色斑，免疫学检查抗双链 DNA 抗体、抗 Smith 抗体、抗核糖体抗体、抗 SSA 抗体 60kD、抗着丝抗体、抗核糖体 P 蛋白抗体、抗单链 DNA 均为阳性，补体 C3、C4 下降。

> **知识链接**
>
> 系统性红斑狼疮（systemic lupus erythematosus，SLE）是一种具有多系统损害表现的慢性自身免疫性疾病。患者血清具有以抗核抗体为代表的多种自身抗体，通过免疫复合物等途径损害各个系统、脏器和组织。

问题 2：系统性红斑狼疮的基本病理变化是什么？患病后受损器官的特征性改变有哪些？

本病的病因未明，可能与遗传、环境、雌激素等有关。其基本病理变化是炎症反应和血管异常。患病后受损器官的特征性改变有苏木紫小体、洋葱皮样病变、狼疮性肾炎。

> **知识链接**
>
> 苏木紫小体：即细胞核受抗体作用变性为嗜酸性团块，为诊断 SLE 的特征性依据。
>
> 洋葱皮样病变：即小动脉周围有显著向心性纤维组织增生，尤以脾中央动脉明显。心瓣膜的结缔组织反复发生纤维蛋白样变性而形成赘生物。
>
> 狼疮性肾炎：可由肾活组织免疫荧光检查及电镜检查检出，狼疮性肾炎患者典型的肾小球免疫病理表现为 IgG、IgA、IgM、C3、C4、CIq 均阳性，称为"满堂亮"。

问题 3：系统性红斑狼疮的临床表现有哪些？

SLE 的临床表现多种多样，变化多端。其起病可为暴发性、急性或隐匿性。早期可仅侵犯 1～2 个器官，表现不典型，之后可侵犯多个器官，使临床表现复杂多样。多数患者呈缓解与发作交替病程。活动期患者大多数有全身症状，主要包括发热、疲倦、乏力、体重下降等，有皮肤黏膜损害，关节疼痛、肿胀，可累及肾脏、心血管、呼吸系统、神经系统、消化系统、血液系统等出现相应的临床表现。

> **知识链接**
>
> ①80%的 SLE 患者出现皮疹，多见于日晒部位，鼻梁和双颧颊部呈蝶形分布的蝶形红斑最具特征性。也可为其他皮疹，如盘状红斑、指掌部和甲周红斑、指端缺血、面部及躯干皮疹等。②约 85%的 SLE 患者有关节痛，常见于指、腕、膝关节，伴红肿者少见。常出现对称性多关节疼痛、肿胀。③狼疮性肾炎是 SLE 的肾脏损害，约 50%以上的 SLE 患者有肾脏损害表现，肾活检显示肾脏受累几乎为 100%。慢性肾衰竭是 SLE 患者死亡的常见原因。

问题 4：该患者存在哪些主要护理问题？

该患者存在的主要护理问题：①完整性受损，与疾病所致的血管炎症反应等因素有关；②焦虑，与病情反复发作、迁延不愈、面部毁容等有关；③有感染的危险，与免疫功能缺陷引起机体抵抗力低下有关。

问题 5：应对该患者采取哪些护理措施？

（1）皮肤护理

1）保持皮肤清洁干燥，每天用温水冲洗或擦洗，忌用碱性肥皂。

2）指导患者外出时采取遮阳措施，如打遮阳伞或戴帽子、戴墨镜等，避免阳光直接照射皮肤，忌日光浴；红斑处皮肤避免涂用各种化妆品或护肤品，可遵医嘱局部涂用药物性软（眼）膏；若局部出现溃疡合并感染，应遵医嘱在使用抗生素治疗的同时，做好局部清创换药处理。

3）避免接触刺激性物品，如各种烫发或染发剂、定型发胶、农药等。

4）避免服用容易诱发风湿病症状的药物，如普鲁卡因胺、肼屈嗪等。

（2）心理护理

1）心理支持：由于患者缺乏疾病及治疗相关知识，可能会出现焦虑。鼓励患者说出自身感受及顾虑，注意疏导、理解、支持和关心患者，教会患者及其家属使用减轻焦虑的措施，并向患者委婉说明焦虑对身体状况可能产生的不良影响，介绍成功案例及治疗进展，鼓励患者树立战胜疾病的信心。

2）采用缓解焦虑的技术：教会患者及其家属使用音乐疗法、放松疗法、按摩等。

3）病情观察及安全保护：观察患者精神状态，发现情绪异常应做好安全防护和应急准备，防止发生意外。

（3）用药护理：告知患者所服药物的治疗作用与副作用及服药剂量与方法，严格遵医嘱服药，教会患者观察药物疗效和不良反应，定期复诊及复查相关指标。例如，长期服用羟氯喹可引起视网膜退行性变和心肌损害，用药过程如出现阅读及视物困难、畏光、远视觉模糊、中心或周围视野缺失、眼前闪光及条纹等症状或其他不适应及时就诊；长期服用糖皮质激素可引起医源性库欣综合征，加重或引起消化性溃疡、骨质疏松，可诱发精神失常，在服药期间，需补充钙剂和维生素 D，定期测量血压，监测血糖、尿糖，做好皮肤和口腔黏膜的护理。强调遵医嘱服药的重要性，不能自行停药或减量过快，以免引起"反跳"现象。

（4）健康知识指导：指导患者生活规律，增加营养，提高免疫力，适当进行体育锻炼提高机体抵抗力，尽量少去一些公共场所及人群比较聚集的地方，减少感染机会。

四、案 例 小 结

SLE 是一种多发于青年女性的累及多脏器的自身免疫性炎症性结缔组织病，临床表现复杂多样。在护理此类患者时，应根据患者不同病情、不同治疗方案给予不同的护理、观察、监测及指导。本案例患者的主要护理问题有皮肤完整性受损、焦虑、有感染的危险等，护理患者时要针对患者存在的问题采取相应的护理措施，从皮肤护理、心理护理、防止感染等方面进行指导及护理。在护理过程中，关注患者的病情、用药疗效及心理变化，体现个性化护理。

（王少萍）

案例二　类风湿关节炎

 学习目标

掌握： 类风湿关节炎的临床表现和护理措施。

熟悉： 类风湿关节炎的辅助检查和治疗方法。

了解： 类风湿关节炎的病因及发病机制。

一、案例资料

【一般资料】 邢某，女性，46岁，汉族，初中文化，农民。

【主诉】 反复关节疼痛4年，加重1个月。

【病史】 患者于4年前无明显诱因出现双手第二近端指间关节、左手第五掌指关节疼痛，并逐渐累及右脚第一、第五跖趾关节和左脚第四跖趾关节，伴活动受限、晨僵，无皮温升高，当时未予诊治，但症状反复发作。1年前于某三级甲等医院住院治疗，予甲氨蝶呤、羟氯喹、来氟米特等对症治疗后症状缓解出院，院外不规律用药。近1个月来，上述症状再发，为进一步诊疗来笔者所在医院就诊，以"类风湿关节炎"收入院。既往无特殊病史，家族中无类似疾病患者。患者缺乏疾病相关知识，担心疾病预后。在家务农，与家人同住，关系和睦。

【护理体检】 T 36.2℃，P 86次/分，R 20次/分，BP 112/76mmHg。患者身高1.55m，体重51kg。步行入院，神志清楚，应答切题，自主体位，查体合作。双手第二近端指间关节压痛，肿胀，活动受限，无皮温升高；左手第五掌指关节，右脚第一、第五跖趾关节，左脚第四跖趾关节压痛，未见肿胀，无皮温升高。四肢肌张力正常，肌力Ⅴ级。

【辅助检查】 WBC 7.33×10^9/L，RBC 4.58×10^{12}/L，HGB 79g/L，PLT 445×10^9/L；抗环瓜氨酸多肽抗体 32.40RU/ml，RF（类风湿因子）150.9IU/ml；D-二聚体 0.60μg/ml；SF 4.60μmol/L、由转铁蛋白换算的铁饱和度 9.00%；尿常规、肝功能、肾功能、CRP、免疫球蛋白三项、补体等检查未见明显异常。手指MRI：双手及腕关节改变，符合类风湿关节炎表现。

【入院诊断】 类风湿关节炎；中度贫血。

【诊疗过程】 患者入院后完善相关辅助检查，给予甲泼尼龙、羟氯喹、甲氨蝶呤、来氟米特、云克、茴香烯、叶酸、碳酸钙、维生素D、泮托拉唑等药物调节免疫、修复骨质、补充造血原料、改善循环、抗骨质疏松、抑酸等对症支持治疗后，关节疼痛明显好转，计划近日安排出院。

二、案例问题引导

问题1： 患者入院诊断为类风湿关节炎，依据是什么？

问题2： 类风湿关节炎的临床表现主要有哪些？

问题3： 该患者进行类风湿因子、手指MRI检查对诊断有何意义？

问题4： 该患者存在哪些主要护理问题？

问题5： 应对该患者采取哪些护理措施？

三、案例分析

问题1： 患者入院诊断为类风湿关节炎，依据是什么？

依据：患者为中年女性，有多关节疼痛，且关节疼痛多以对称性的小关节为主。辅助检查中血清类风湿因子明显高于正常值。手指MRI提示双手及腕关节改变，符合类风湿关节炎表现。

> **知识链接**
>
> 类风湿关节炎（rheumatoid arthritis，RA）是以侵蚀性、对称性多关节炎为主要表现的慢性、全身性自身免疫性疾病，主要发病机制是免疫紊乱，基础病理改变是滑膜炎和血管炎。RA呈全球性分布，是造成人类丧失劳动力和残疾的主要原因之一。我国RA的患病率为0.32%~0.36%，可见于任何年龄，80%发病于35~50岁，女性患者约为男性的3倍。

问题2： 类风湿关节炎的临床表现主要有哪些？该患者有哪些临床表现？

RA多缓慢隐匿起病，临床表现主要有关节及关节外表现。在出现明显的关节症状前可有数周的低热，少数患者可有高热、乏力、全身不适、体重下降等症状，之后逐渐出现关节症状。少数患者急性起病，数日内便出现多个关节症状。典型关节表现为对称性多关节炎。主要侵犯小关节，以腕关节、近端指间关节、掌指关节最常见，其次为足趾、膝、踝、肘、肩等关节，远端指间关节、脊柱、腰骶关节极少受累。临床表现有晨僵、关节痛与压痛、关节肿胀、关节畸形、特殊关节症状、功能障碍及类风湿结节等。

问题3： 该患者进行类风湿因子（RF）、手指MRI检查对诊断有何意义？

RF是一种自身抗体，可见于70%的RA患者血清，其滴度一般与RA的活动性和严重性成比例；而MRI可以显示关节软组织早期病变，因此，该患者进行RF及MRI检查可为RA的早期诊断提供依据。

> **知识链接**
>
> RA诊断采用美国风湿病学会1987年的标准，符合以下7项中4项者可诊断为RA（要求以下1～4项病程至少持续6周）。
>
> （1）关节内或周围晨僵持续至少1h。
> （2）至少同时有3个关节区软组织肿或积液。
> （3）腕、掌指、近端指间关节中至少有1个关节区肿。
> （4）对称性关节炎。
> （5）有类风湿结节。
> （6）血清RF阳性（所用方法在正常人群中阳性不超过5%）。
> （7）X线片改变（至少有骨质疏松和关节间隙狭窄）。

问题4： 该患者存在哪些主要护理问题？

该患者存在的主要护理问题：①慢性疼痛，关节疼痛与关节炎症有关；②悲伤，与疾病久治不愈、关节可能致残、影响生活质量有关；③有失用综合征的危险，与关节疼痛引起功能障碍有关。

问题5： 应对该患者采取哪些护理措施？

（1）缓解疼痛的方法

1）休息与体位：指导患者根据病情采取不同的休息方式与自我感觉舒适的体位，保持各关节的功能位置，劳逸结合。

2）协助患者减轻疼痛：①为患者创造适宜的环境，避免嘈杂、吵闹或过于安静，以免患者因感觉超负荷或感觉被剥夺自由而加重疼痛感；②合理应用非药物性止痛措施：如松弛术、皮肤刺激疗法、分散注意力等；③可根据病情选择蜡疗、超声波、红外线等物理治疗方法缓解疼痛；④遵医嘱用药，指导患者用药方法和注意事项，告诉患者按医嘱服药的重要性和有关药物的不良反应，切勿自行停药、换药、增减药量，坚持规范治疗，减少复发。

（2）心理护理：对患者态度和蔼，采取疏导、解释、安慰、鼓励等方法做好心理护理。

1）认识和疏导负性情绪：重视患者的每一个反应，提供合适的环境使患者表达心情，尽量减少外界刺激，帮助患者认识负性情绪不利于疾病的康复，长期情绪低落会加重病情。

2）鼓励患者自我护理：与患者一起制订康复重点目标，鼓励患者正确认识、对待疾病，积极配合治疗，提高疗效。

3）参与集体活动：组织患者集体学习疾病相关知识，或进行座谈，相互启发、相互学习。鼓励患者参加集体娱乐活动，充实生活。

4）建立社会支持体系：指导患者亲属给患者以支持和鼓励，促使患者情绪稳定，增强战胜疾病的信心。

（3）延缓关节畸形及功能丧失的护理

1）了解关节疼痛的部位、性质，关节肿胀和活动受限的程度，有无畸形，晨僵的程度等。

2）休息与体位：休息时采取舒适体位，保持关节功能位置，每天定时做适量的关节活动，量力而行。

3）鼓励患者晨起后行温水浴或用热水浸泡晨僵的关节，而后活动关节。夜间睡眠可戴弹力手套保暖，减轻晨僵程度。

四、案例小结

RA 是最常见的风湿免疫疾病之一。其特征是腕关节、掌指关节、近端指间关节及足关节等小关节的对称性、侵蚀性关节炎，可伴有关节外器官损害，如肺间质病变、周围神经损害等。RA 可导致关节畸形及功能丧失。在护理此类患者时，应根据患者的具体病情给予不同监测和指导。本案例患者主要出现关节疼痛、悲伤、有失用综合征的危险等问题，要针对患者存在的问题采取相应的护理措施，从缓解疼痛、心理护理、延缓关节畸形及功能丧失等方面对患者进行护理及健康教育。在护理过程中，要注意患者疼痛的缓解及情绪和心理变化，给予个性化关怀及护理。

（王少萍）

第八章　神经系统疾病

案例一　脑　梗　死

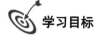学习目标

　　掌握： 脑梗死的临床表现和护理措施。

　　熟悉： 脑梗死的辅助检查和治疗。

　　了解： 脑梗死的病因及发病机制。

一、案例资料

　　【一般资料】　符某，男性，65岁，汉族，初中文化，退休职工。

　　【主诉】　头晕伴左侧肢体乏力4h。

　　【病史】　患者入院前4h无明显诱因出现头晕，呈昏沉感，与转颈、体位改变无关，伴恶心、呕吐2次，呕吐物为胃内容物，伴左侧肢体乏力，初为站立不稳，抬举无力，言语不清，迅速进展为左侧肢体无法活动，持续约半小时后患者症状逐渐缓解，无明显头晕，言语稍含糊，无视物模糊，无头痛，无视物旋转、视物成双，无吞咽困难、饮水呛咳，无意识障碍、抽搐等。遂到医院进一步诊治。既往有高血压史，最高血压180/90mmHg。

　　【护理体检】　T 36.5℃，P 65次/分，R 19次/分，BP 180/95mmHg。患者神志清楚，言语稍含糊，对答切题，用平车送入病房，自主体位，查体合作。双侧瞳孔等大等圆，直径约3mm，对光反射灵敏，双眼球各方位运动到位，无眼球震颤，左侧鼻唇沟稍浅，伸舌稍向左侧歪斜，示齿口角向右歪斜。左侧上下肢肢体肌力4级，右侧肢体肌力5级，左侧肢体腱反射活跃，左侧巴氏征、查多克（chaddock）征阳性。

　　【辅助检查】　头颅CT提示双侧基底节区及放射冠区腔隙性脑梗死，脑萎缩。凝血功能：APTT 20.9s。

　　【入院诊断】　脑梗死。

　　【诊疗过程】　患者入院后完善头颅CT、头颅磁共振、心电图检查、超声等相关检查；遵医嘱予脱水、双联抗血小板聚集、降血脂稳定斑块、营养神经、改善循环、促侧支循环形成、监控血压等治疗。

二、案例问题引导

　　问题1： 该患者诊断为脑梗死的依据是什么？

　　问题2： 脑梗死的临床表现有哪些？

　　问题3： 该患者存在哪些主要护理问题？

　　问题4： 应对该患者采取哪些护理措施？

三、案例分析

　　问题1： 该患者诊断为脑梗死的依据是什么？

　　依据：老年男性，突发头晕伴左侧肢体乏力，既往有高血压病史。体格检查：左侧上下肢肢体肌力4级，右侧肢体肌力5级，左侧肢体腱反射活跃，左侧巴氏征、查多克征阳性。头颅

CT 提示双侧基底节区及放射冠区腔隙性脑梗死，脑萎缩。

知识链接

脑梗死（cerebral infarction, CI）又称缺血性脑卒中，指由各种原因引起脑部血液循环障碍，从而缺血、缺氧所致的局限性脑组织缺血性坏死或软化。最常见类型为脑血栓形成和脑栓塞。

问题 2：脑梗死的临床表现有哪些?

脑梗死的临床表现有肢体麻木、乏力、偏瘫、失语、偏身感觉障碍、共济失调，部分患者可有头晕、头痛、呕吐、不同程度意识障碍，重者还可表现为全身抽搐、因脑水肿或颅内高压继发脑疝而死亡。

知识链接

脑血栓和脑栓塞的临床特点各有不同：脑血栓形成多见于 50 岁以上有动脉粥样硬化、高血压、高血脂、糖尿病者；安静或休息状态发病，部分患者发病前有肢体麻木、乏力等前驱症状或 TIA 发作；起病缓慢，症状多在发病后 10h 达高峰；以偏瘫、失语、偏身感觉障碍和共济失调等局灶定位症状为主；部分患者可有头痛、呕吐、意识障碍等全脑症状。脑栓塞在任何年龄均可发病，风湿性心脏瓣膜病所致脑栓塞以青壮年为主，冠心病及大动脉粥样硬化所致脑栓塞以中老年多见；安静与活动时均可发病，但以活动中突然发病常见，发病前多无明显诱因和前驱症状；起病急，症状常在数秒至数分钟内达到高峰；以偏瘫、失语等局灶定位症状为主要表现，有无意识障碍及其程度取决于栓塞血管的大小和梗死部位与面积，重者可表现为突发昏迷、全身抽搐、因脑水肿或颅内高压继发脑疝而死亡；多有导致栓塞的原发病和同时并发脑外栓塞的表现。

问题 3：该患者存在哪些主要护理问题?

该患者存在的主要护理问题：①活动无耐力，与肢体乏力、头晕有关；②语言沟通障碍，与语言中枢损害有关；③跌倒的危险，与一侧肢体乏力、头晕有关。

问题 4：应对该患者采取哪些护理措施?

（1）一般护理：患者入院后，及时完成各项护理评估，如跌倒（坠床）、生活自理能力评估等。向患者交代预防跌倒及活动的注意事项，介绍呼叫铃的位置，并置于患者触手可及的地方，指导患者改变体位时遵循三个"30s"原则（平躺30s、坐起30s、站立30s再行走），避免突然改变体位，造成直立性低血压。

（2）语言康复训练：耐心解释疾病的演变过程及预后，强调肢体及言语训练的重要性，制订训练计划。遵循循序渐进的原则。多给予鼓励和肯定，增进患者的康复信心。脑卒中所致失语症的患者，由脑卒中单元制订个体化的全面语言康复计划并组织实施。指导患者进行唇、舌、齿、软腭、咽、喉与颌部肌群运动，包括缩唇、叩齿、伸舌、卷舌、鼓腮、吹气、咳嗽等活动；给予患者发音、复述、刺激法等训练。

（3）健康教育：移除病房环境中的危险源，物品定位放置，需要用的物品尽量放在患者触手可及的地方，尽量设置无障碍空间，可根据患者情况选用适当的辅助器材，保障患者安全。

四、案例小结

脑梗死又称缺血性脑卒中，指由各种原因引起脑部血液循环障碍，从而缺血、缺氧所致的局限性脑组织缺血性坏死或软化。最常见类型为脑血栓形成和脑栓塞。临床表现为肢体麻木、乏力，偏瘫、失语、偏身感觉障碍、共济失调，部分患者可有头晕、头痛、呕吐、不同程度意识障碍，重者还可表现为全身抽搐、因脑水肿或颅内高压继发脑疝而死亡。在护理此类患者时，应根据患者不同的治疗方案和护理问题给予不同的监测和指导。本案例患者主要出现跌倒的危险、活动无耐力、语言沟通障碍等问题，护理患者时应针对患者存在的护理问题做出相应的护理措施。

（张　翔）

案例二　脑　出　血

 学习目标

掌握： 脑出血常见的临床表现和护理措施。

熟悉： 脑出血患者的观察要点。

了解： 脑出血的病因及发病机制。

一、案 例 资 料

【一般资料】　陈某，男性，77 岁，汉族，小学文化，无业。

【主诉】　突发右侧肢体无力 7h。

【病史】　患者于 7h 前无明显诱因突然出现右侧肢体无力、麻木，表现为上肢、下肢不能活动，3 年前，患者因摔伤至脑出血到某医院神经外科手术治疗后好转，遗留行动迟缓。有高血压病史 5 年，最高血压达 210/120mmHg，长期服用降压药（具体不详）。患者缺乏疾病相关知识，担心疾病预后。与子女关系和谐。

【护理体检】　T 36.6℃，P 86 次/分，R 21 次/分，BP 188/107mmHg，身高 170cm，体重 72kg。患者神志清楚，应答切题，坐轮椅送入病房，被动体位，查体合作。颈强直，克尼格氏（Kernig）征、布鲁辛斯基（Brudzinski）征均为阴性；双侧瞳孔等大、等圆，直径约 3mm，右侧对光反射灵敏，左侧对光反射消失，间接反射存在，双侧鼻唇沟对称，伸舌正中；右上肢肌力 2 级，右下肢肌力 0 级，左上肢、左下肢肌力及肌张力正常，右上肢、右下肢肌张力增高。

【辅助检查】　胸部及头颅 CT 平扫：①左侧基底节区少许出血；②轻度脑萎缩；③双肺散在炎症；④主动脉弓壁粥样硬化。

【入院诊断】　脑出血。

【诊疗过程】　患者入院后完善各项相关检查，遵医嘱给予甘露醇脱水降颅内压，硝普钠、苯磺酸氨氯地平控制血压，营养神经等治疗。

二、案例问题引导

问题 1： 患者入院诊断为脑出血，依据是什么？

问题 2： 脑出血常见临床表现有哪些？

问题 3： 该患者存在哪些主要护理问题？

问题 4： 应对该患者采取哪些护理措施？

三、案 例 分 析

问题 1： 患者入院诊断为脑出血，依据是什么？

依据：患者为老年男性，因突发右侧肢体无力 7h 入院，表现为右侧上、下肢不能活动，3 年前因脑出血手术治疗，遗留行动迟缓。有高血压病史，未规律服药，血压控制不佳。胸部及头颅 CT 平扫：①左侧基底节区少许出血；②轻度脑萎缩；③双肺散在炎症；④主动脉弓壁粥样硬化。

知识链接

脑出血（intracerebral hemorrhage, ICH）与蛛网膜下腔出血在临床上应加以鉴别。脑出血是指原发性非外伤性脑实质内出血，也称自发性脑出血，是病死率最高的脑卒中类型，可由多种原因引起，高血压是最常见的病因。蛛网膜下腔出血又称为原发性蛛网膜下腔出血，是指脑底部或脑表面血管破裂后，血液注入蛛网膜下腔引起相应临床症状的一种脑卒中，最常见的病因是颅内动脉瘤。

问题 2：脑出血常见临床表现有哪些？

脑出血临床表现的轻重主要取决于出血量和出血部位。出血量小者，可表现为单纯某一症状或体征，无全脑症状或全脑症状较轻；出血量大者，发病后立即昏迷，全脑症状明显，出现脑水肿或脑疝。发生在脑干的出血，即使出血量不大，病情也较凶险。主要临床特点：①见于 50 岁以上有高血压病史者，男性较女性多见，冬季发病率较高；②体力活动或情绪激动时发病，多无前驱症状；③起病较急，症状于数分钟至数小时达高峰；④有肢体瘫痪、失语等局灶定位症状和剧烈头痛、喷射性呕吐意识障碍等全脑症状；⑤发病时血压明显升高。

知识链接

脑出血因出血部位不同，其临床表现各异。最常见的为壳核出血，患者常出现病灶对侧偏瘫、偏身感觉障碍和同向性偏盲（"三偏征"），双眼球不能向病灶对侧同向凝视；优势半球损害可有失语。丘脑出血者通常感觉障碍重于运动障碍。脑干出血者最常见的是脑桥出血，表现为突发头痛、呕吐、眩晕、复视、交叉性瘫痪或偏瘫、四肢瘫等。大量出血（血肿＞5ml）者，患者可立即昏迷、双侧瞳孔缩小如针尖样、呕吐咖啡色样胃内容物（应激性溃疡）、中枢性高热、中枢性呼吸衰竭和四肢瘫痪，多于 48h 内死亡。出血量少者无意识障碍。中枢性高热由丘脑下部散热中枢受损所致，表现为体温迅速升高，达 39℃ 以上，躯干温度高，肢体温度次之，予解热镇痛剂无效，物理降温疗法有效。小脑出血者发病突然，眩晕和共济失调明显，可伴频繁呕吐和枕部疼痛。脑室出血量较少时，易误诊为蛛网膜下腔出血；出血量大时，很快进入昏迷或昏迷逐渐加深，预后差，多迅速死亡。脑叶出血则表现为头痛、呕吐等，肢体瘫痪较轻，昏迷少见。

问题 3：该患者存在哪些主要护理问题？

该患者存在的主要护理问题：①躯体活动障碍，与脑出血引起的肢体无力有关；②有受伤的危险，与脑出血导致脑功能损害、意识障碍有关；③潜在并发症，如脑疝。

问题 4：应对该患者采取哪些护理措施？

（1）一般护理：绝对卧床休息 2～4 周，抬高床头 15°～30°，减轻脑水肿。环境安静，减少探视，各种治疗护理操作集中进行，以减少可能影响患者情绪的因素。避免各种引起颅内压增高的因素，如剧烈咳嗽、打喷嚏、屏气、用力排便、大量快速输液等。必要时给予镇静剂，便秘者遵医嘱应用缓泻剂。

（2）病情观察：患者发生意识障碍，常提示出血量大、继续出血或脑疝形成，应密切监测患者生命体征、意识、瞳孔、肢体功能等变化，如患者出现剧烈头痛、喷射性呕吐、烦躁不安、血压升高、脉搏减慢、意识障碍进行性加重、双侧瞳孔不等大、呼吸不规则等脑疝的先兆表现，应立即报告医生。

知识链接

脑疝是指颅内疾病（脑水肿、血肿、脓肿、肿瘤）引起颅内压增高及颅内压增高加剧的一种严重危象，是脑出血患者最常见的直接死亡原因。患者一旦发生脑疝，应立即配合抢救，予患者吸氧并迅速建立静脉通道，遵医嘱快速静脉滴注甘露醇或静脉注射呋塞米，甘露醇应在15～30min内滴完，避免药物外渗。注意甘露醇的致肾衰竭作用，观察尿量和尿液颜色，定期复查电解质。备好气管切开包、脑室穿刺引流包、呼吸机、监护仪和抢救药品等。

（3）用药护理：指导患者及其家属按时服用降压药及监测血压。将患者偏瘫侧肢体置于功能位置，指导和协助患者进行肢体的被动运动，预防关节僵硬的肢体挛缩畸形。

（4）心理护理：对于患者的诊断、检查及治疗措施，都应充分解释以减轻患者的焦虑、不安。协助患者合理安排生活，调节活动与休息平衡，生活规律，每天应有充足的休息和睡眠，午餐后休息30～60min，可使紧张的身心得到放松。告知患者家属24h陪同，家属离开病房要告知护理人员。

（5）健康指导：①指导患者避免使血压骤然升高的各种因素，如保持情绪稳定和心态平和，避免过分喜悦、愤怒、焦虑、恐惧、悲伤等不良心理和惊吓等刺激；建立健康的生活方式，保证充足睡眠，适当运动，避免体力或脑力过度劳累和突然用力；低盐、低脂、高蛋白、高维生素饮食；戒烟酒；养成定时排便的习惯，保持大便通畅。②教会患者及其家属测量血压的方法和对疾病早期表现的识别，一旦发现血压异常波动或无诱因的剧烈头痛、头晕、晕厥、肢体麻木、乏力或语言交流困难等症状，应及时就医。③教会患者和其家属自我护理的方法和康复训练技巧，如向健侧和患侧的翻身训练、桥式运动等肢体功能训练及语言和感觉功能训练的方法；使患者和其家属认识到坚持主动或被动康复训练的意义。

四、案例小结

脑出血是病死率最高的脑卒中类型，最常见的病因为高血压合并细、小动脉硬化，出血量和出血部位决定了患者的症状及预后。在护理此类患者时，应根据患者不同的治疗方案给予不同的监测和指导。本案例患者主要出现躯体活动障碍、有受伤的危险、可能发生脑疝等问题，护理患者时要针对患者存在的问题采取相应的护理措施，从活动、康复、服药指导等方面对患者进行健康教育。在护理过程中，要注意患者的情绪及心理变化，体现人文关怀。

（张　翔）

案例三　帕金森病

 学习目标

掌握：帕金森病的临床表现和护理措施。

熟悉：帕金森病的辅助检查和治疗方法。

了解：帕金森病的病因及发病机制。

一、案例资料

【一般资料】　游某，女性，68岁，汉族，初中文化，退休职工。

【主诉】　右手不自主抖动、行动迟缓10年，进行性加重5天。

【病史】　10年前，患者无明显诱因出现安静时右手不自主抖动，行动迟缓，明确诊断为"帕金森病"。患者规律服用普拉克索片、多巴丝肼片，诉服用多巴丝肼片半小时后运动状况好转，上午较下午好，5天前，患者上述症状加重，为进一步诊治遂到本院门诊就诊，门诊拟"帕金森病"收入院。既往无特殊病史，患者缺乏疾病相关知识，担心疾病预后。退休多年，独居，无子女。

【护理体检】　T 36.5℃，P 86次/分，R 20次/分，BP 103/53mmHg，身高1.56m，体重43kg。患者神志清楚，表情减少，面具脸，应答切题，步入病房，自主体位，查体合作。双侧鼻唇沟对称，伸舌居中，口角无明显歪斜，四肢肌力正常，肌张力增高，右侧肢体不自主抖动，四肢腱反射正常。

【辅助检查】　血常规：WBC 10.73×10^9/L，N% 56.7%，空腹血糖8.73mmol/L。头颅MR：①双侧半卵圆中心、放射冠及额叶多发腔隙性脑梗死（慢性期）和缺血灶；②轻度脑萎缩。

【入院诊断】　帕金森病。

【诊疗过程】　患者入院后完善相关检查，颈动脉超声，头颅MRI＋头颅DWI＋头颅MRA等；遵医嘱给予改善肌强直、抗震颤、促进神经修复等对症治疗。

二、案例问题引导

问题1：患者入院诊断为帕金森病，依据是什么？

问题2：帕金森病的临床表现有哪些？

问题3：该患者存在哪些主要护理问题？

问题4：应对该患者采取哪些护理措施？

三、案例分析

问题1：患者入院诊断为帕金森病，依据是什么？

依据：患者为老年女性，68岁，因右手不自主抖动、行动迟缓10年，进行性加重5天入院，10年前患者无明显诱因出现安静时右手不自主抖动，行动迟缓，明确诊断为"帕金森病"。患者规律服用普拉克索片、多巴丝肼片，症状控制理想。体格检查，患者表情减少，呈"面具脸"，四肢肌张力增高，右侧肢体不自主抖动。头颅MR：①双侧半卵圆中心、放射冠及额叶多发腔隙性脑梗死（慢性期）和缺血灶；②轻度脑萎缩。

> **知识链接**
>
> 　帕金森病（Parkinson disease，PD）和帕金森综合征易混淆。帕金森病又称特发性帕金森病，简称Parkinson病，也称为震颤麻痹，是中老年人常见的神经系统变性疾病，以静止性震颤、运动减少、肌强直和体位不稳定为临床特征，主要病理改变是黑质多巴胺（DA）能神经元变性和路易小体形成。高血压脑动脉硬化、脑炎、脑外伤、中毒、基底核附近肿瘤及吩噻嗪类药物等产生的震颤、强直等症状称为帕金森综合征。二者是不同的概念，临床上应加以区别。

问题2：帕金森病的临床表现有哪些？

帕金森病起病隐匿，进展缓慢。首发症状通常是一侧肢体的震颤或活动笨拙，进而累及对侧肢体。临床上主要表现为静止性震颤、运动迟缓、肌强直和姿势步态障碍。

> **知识链接**
>
> 静止性震颤多从一侧上肢开始，呈现有规律的拇指对掌和手指屈曲的不自主震颤，类似"搓丸"样动作。具有静止时明显震颤、动作时减轻、入睡后消失等特征，故称为"静止性震颤"。肌强直多从一侧的上肢或下肢近端开始，逐渐蔓延至远端、对侧和全身的肌肉。多数患者因伴有震颤，检查时可感到均匀的阻力中出现断续停顿，如同转动齿轮感，称为"齿轮样肌强直"。面肌强直造成"面具脸"。运动迟缓是指随意运动减少、减慢，呈现"写字过小征"。姿势步态异常主要表现为走路时患侧下肢摆臂幅度减小或消失，下肢拖曳。有时迈步后，呈现碎步、往前冲、越走越快、不能立刻停步，称为"前冲步态"或"慌张步态"。非运动症状常见为自主神经症状，如便秘、出汗异常、流涎、性功能减退和脂溢性皮炎等。50%以上的患者伴有抑郁症和（或）睡眠障碍。15%～30%的病例在疾病晚期出现智能障碍。

问题 3：该患者存在哪些主要护理问题？

该患者存在的主要护理问题：①躯体活动障碍，与疾病引起的震颤、体位不稳、动作迟缓有关；②自尊低下，与震颤、面肌强直、身体形象改变有关；③缺乏本病相关知识；④无能性家庭应对，与疾病进行性加重、患者长期需要照顾、经济或人力困难有关。

问题 4：应对该患者采取哪些护理措施？

（1）生活护理：加强巡视，主动了解患者的需要，指导和鼓励患者自我护理，做力能所及的事情；协助生活护理，提供生活方便；采取有效的沟通方式，耐心倾听患者主诉，了解其生活和情感需求。

（2）运动护理：告知患者运动锻炼的目的在于防止和推迟关节强制与肢体挛缩；有助于维持身体的灵活性，增强肺活量，防止便秘，保持并增强自我照顾能力。应与患者和其家属共同制订切实可行的具体锻炼计划。鼓励患者应参与各种形式的活动，如散步、打太极拳等。注意保持身体和各关节的活动强度与最大的活动范围。

（3）饮食护理：指导患者合理的饮食和正确的进食方法，有助于改善营养的状况。给予高热量、高维生素、高纤维素、低盐、低脂、适量优质蛋白的易消化饮食，由于高蛋白饮食会降低左旋多巴胺类药物的疗效，故不宜盲目给予过多的蛋白质，饮食内容以五谷类为主，多选粗粮。进食或饮水时抬高床头，保持坐位或半坐位；注意力集中，并给予患者充足的时间和安静的进食环境。

（4）用药护理：告知患者本病需要长期或终身服药治疗，让患者了解用药的原则，常用药物种类与名称、剂型、用法、服药注意事项、疗效及不良反应的观察与处理。长期服药过程中可能会突然出现某些症状加重或疗效减退，应熟悉"开-关现象""剂末现象"和"异动症"的表现形式及应对方法。用药从小剂量开始，逐步缓慢加量直至有效维持；服药过程要仔细观察震颤、肌强直和其他运动功能的改善，观察患者的起坐速度和步行姿势等，以确定药物疗效。

> **知识链接**
>
> 帕金森病早期轻型病症无需特殊治疗，主要是鼓励患者进行适当的活动与体育锻炼；当疾病影响到患者日常生活和工作能力时，适当的药物治疗可以不同程度减轻症状，

但并不能阻断病情发展，而长期的药物治疗可能有导致后期并发症的风险，因此，疾病总的趋势是越来越重。应指导患者及其家属了解本病的临床表现、病程进展和主要的并发症，帮助患者和照顾者适应角色的转变，掌握自我护理知识，积极寻找和去除任何使病情加重的原因。

（5）病情观察：观察患者震颤及其他运动功能的改善程度，观察患者起坐的速度、步行的姿态、讲话的音调与流利程度、写字、梳头、扣纽扣、系鞋带及进食动作等，以确定药物疗效。

（6）心理护理：患者因不自主震颤、肌强直、运动减少及"面具脸"造成的形象改变而不愿参与社会活动，回避人际交往。护理人员应细心观察患者的心理反应，鼓励患者表达并注意倾听他们的心理感受，及时给予正确引导。鼓励患者尽量维持过去的兴趣和爱好；告诉患者本病病程长、进展缓慢、治疗周期长，鼓励患者保持良好的心态。

（7）健康教育：①指导患者做好皮肤护理，勤洗勤换，保持皮肤卫生。②安全指导，指导患者避免登高和操作高速运转的机器，勿单独使用煤气、热水器及锐利器械，防止受伤等意外；避免进食带骨刺的食物和使用易碎的器皿；外出时需有人陪伴。

（8）照顾者指导：①护士关心患者家属，向家属解释帕金森病是一种无法根治的疾病，倾听他们的感受，以便给患者更好的家庭支持。②照顾者应关心体贴患者，协助进食、服药和日常生活的照顾。③督促患者遵医嘱正确服药，防止错服、漏服。④细心观察，积极预防并发症并及时识别病情变化。⑤当患者出现发热、外伤、骨折、吞咽困难或运动障碍、精神智能障碍加重时应及时就诊。

四、案例小结

帕金森病是中老年人常见的神经系统变性疾病，以静止性震颤、运动减少、肌强直和体位不稳定为临床特征，在护理此类患者时，应根据患者不同的治疗方案给予不同的监测和指导。本案例患者主要出现躯体活动障碍、自尊低下、知识缺乏、无能性家庭应对等问题，护理患者时要针对患者存在的问题采取相应的护理措施，从饮食、用药、活动、心理方面对患者进行健康教育。在护理过程中，要注意患者的情绪及心理变化，体现人文关怀。

（张　翔）

案例四　癫　痫

 学习目标

掌握：癫痫的临床表现和护理措施。

熟悉：癫痫的辅助检查和治疗。

了解：癫痫的病因及发病机制。

一、案例资料

【一般资料】　梁某，男性，27 岁，高中文化，职工。

【主诉】　反复发作性肢体抽搐 20 余天，再发 7h。

【病史】　患者于 20 余天前睡眠时无明显诱因出现肢体不自主抽搐，表现为四肢强直阵挛，伴呼之不应，牙关紧闭，口吐血红色泡沫，持续数分钟后缓解，醒后发现舌咬伤，但对发作过程不能回忆，当时未予重视及治疗。7h 前再次出现抽搐 1 次，性质同前，抽搐持续约 10min，休息后自行缓解，未予处理。发作时无双眼上翻，无二便失禁，无头晕头痛，现患者为进一步诊治入院。既往有破伤风病史，具体不详，否认其他药物及食物过敏史，否认其他疾病及传染病病史。患者缺乏疾病相关知识，担心疾病预后。与家人关系和谐。

【护理体检】 T 36.7℃，P 110 次/分，R 20 次/分，BP 116/64mmHg，身高 172cm，体重 61kg。患者神志清楚，应答切题，步入病房，自主体位，查体合作。双侧额纹对称，双眼闭合有力，双侧瞳孔等大、等圆，直径约 3.0mm，直接、间接对光反射灵敏，眼球活动正常，双侧鼻唇沟对称，伸舌居中，四肢肌力 5 级，四肢肌张力正常，四肢腱反射正常。舌咬伤，未见活动性出血。

【辅助检查】 24h 视频脑电图检查提示中度异常。

【入院诊断】 症状性癫痫。

【诊疗过程】 患者入院后完善相关检查，如磁共振颅脑平扫＋增强，心电图检查，血生化、血常规及凝血功能检查。遵医嘱给予左乙拉西坦片抗癫痫治疗。

二、案例问题引导

问题 1：患者入院诊断为症状性癫痫的依据是什么？

问题 2：癫痫有哪些临床表现？

问题 3：如何治疗癫痫持续状态？

问题 4：该患者的主要护理问题有哪些？

问题 5：应对该患者采取哪些护理措施？

三、案例分析

问题 1：患者入院诊断为症状性癫痫的依据是什么？

依据：患者因出现肢体不自主抽搐就诊，表现为四肢强直阵挛，伴呼之不应，牙关紧闭，口吐血红色泡沫，持续数分钟后缓解，对发作过程不能回忆，抽搐时有舌咬伤。24h 视频脑电图检查提示中度异常。

> **知识链接**
>
> 癫痫（epilepsy）根据不同病因可分为三类。①症状性癫痫又称继发性癫痫。由各种明确的中枢神经系统结构损伤或功能异常引起，如颅脑损伤、脑炎和脑膜炎、脑血管病、脑外伤、脑肿瘤、脑寄生虫病、蛛网膜下腔出血等脑部损害或尿毒症、肝性脑病、大出血等全身性疾病。②特发性癫痫又称原发性癫痫。病因不明，未发现脑部存在足以引起癫痫发作的结构性损伤或功能异常，可能与遗传因素密切相关。多在儿童或青年期首次发病，具有特征性临床及脑电图表现。③隐源性癫痫的病因不明，临床表现提示为症状性癫痫，但目前的检查手段未能发现明确的病因。

问题 2：癫痫有哪些临床表现？

痫性发作是癫痫的特征性表现。由于脑内放电起源或累及不同脑区神经元可表现与对应脑功能有关的发作形式，同时脑内放电扩散无固定或界限，故临床表现多样化。

（1）简单的部分性发作：持续时间短，一般不超过 1min，以发作一侧肢体、局部肌肉的感觉障碍或节律性抽搐为特征，或出现简单的幻觉，无意识障碍。

（2）复杂的部分性发作：患者表现为咀嚼、舔唇、流涎等动作的重复，伴有意识障碍。

（3）精神运动性兴奋：表现为无理取闹、脱衣裸体等，事后不能回忆。

（4）单纯失神发作：表现为突然发生和突然停止的意识障碍。持续时间短，发作后可继续原有的动作。

（5）强直阵挛性发作：也称大发作，是常见的发作类型，主要表现为全身肌肉强直和阵挛，伴有意识丧失及自主神经功能障碍。瞬间麻木、恐惧或无意识的动作为先兆，随后出现意识丧失、倒地、所有骨骼强直收缩、头后仰、眼球上翻、上肢屈肘、下肢伸直、喉部痉挛、牙关紧闭、口唇发紫、瞳孔散大、对光反射消失，持续 10～20s，随即全身肌肉阵挛，约 1min 抽搐突然停止，口吐白沫，然后呈昏睡状态，伴有大、小便失禁。10min 至 2～4h 后患者逐渐苏醒，对发作不能回忆。若发作间歇期仍有意识障碍，称为"癫痫持续状态"。

问题 3：如何治疗癫痫持续状态？

癫痫持续状态的治疗目标是保持稳定的生命体征和进行心肺功能支持，终止持续状态的癫痫发作；减少癫痫发作对脑部的损害；寻找并尽可能去除病因和诱因；处理并发症、迅速控制发作是治疗的关键，否则可危及生命。

（1）首选地西泮控制癫痫发作，或选择 10%水合氯醛、苯妥英钠等。

（2）对症治疗：保持呼吸道通畅，吸氧，必要时行气管插管或气管切开，对患者进行心电、血压、呼吸、脑电的监测，定时进行血液生化、动脉血气分析等项目的检查，查找诱发癫痫持续状态的原因并进行治疗，必要时建立静脉双通道。

（3）防治并发症：脑水肿者用甘露醇脱水，应用抗生素控制感染，高热患者予以物理降温等。

问题 4：该患者的主要护理问题有哪些？

该患者目前存在的主要护理问题：①有受伤的危险，与癫痫发作时意识突然丧失、全身抽搐发作有关；②有窒息的危险，与癫痫发作时喉头痉挛、意识丧失、气道分泌物增多易误入气管有关；③焦虑，与反复发作及担心预后有关；④潜在并发症，如癫痫持续状态。

问题 5：应对该患者采取哪些护理措施？

（1）一般护理：保持环境安静，避免过度劳累、睡眠不足、情感冲动及强光刺激等，劳逸结合，做力所能及的工作，出现先兆即刻卧床休息，清淡饮食等。

（2）发作时护理：首先要给予保护性措施，避免意外发生。防止外伤，迅速使患者就地平躺，以防跌倒摔伤，移走身边危险物品，用纱布或小毛巾布条包裹勺子置于上下臼齿间，防止舌咬伤；抽搐肢体不可用力压，避免造成骨折或者关节脱位；密切观察病情，一旦形成癫痫持续状态，配合医生用药。防止窒息发生，癫痫大发作时应及时去除领带，解除领扣，去掉裤带；取头低仰卧位，头偏向一侧，便于唾液和分泌物由嘴角流出；及时吸出痰液；必要时用舌钳将舌拉出，防止舌后坠堵塞呼吸道；癫痫发作时不可强行喂食物或药物，防误吸入呼吸道，引起窒息。

（3）用药与病情观察：告知患者遵医嘱坚持长期、规律用药，切忌突然停药、减药、漏服药及自行换药，尤其应防止在服药控制癫痫发作后不久自行停药。如药物减量后病情有反复或加重的迹象，应尽快就诊。告知患者坚持定期复查，监测抗癫痫药物的血药浓度、肝肾功能和血尿常规，以动态观察药物的血药浓度和不良反应（表 1-8-1）。抗癫痫药物多数为碱性，饭后服药可减轻胃肠道反应，较大剂量于睡前服用可减少白天镇静作用。当患者癫痫发作频繁或症状控制不理想，或出现发热、皮疹时应及时就诊。

表 1-8-1 常用抗癫痫药物不良反应

药物	不良反应
苯妥英钠	胃肠道症状、毛发增多、齿龈增生、小脑征、粒细胞减少、肝损害
卡马西平	胃肠道症状、小脑征、嗜睡、体重增加、骨髓与肝损害、皮疹

续表

药物	不良反应
苯巴比妥	嗜睡、小脑征、复视、认知与行为异常
丙戊酸钠	肥胖、毛发减少、嗜睡、震颤、骨髓与肝损害、胰腺炎
托吡酯	震颤、头晕、头痛、小脑征、胃肠道症状、体重减轻、肾结石
拉莫三嗪	头晕、嗜睡、恶心、皮疹
加巴喷丁	嗜睡、头晕、复视、健忘、感觉异常

（4）心理护理：患者因癫痫反复发作及长期服药，心理负担重，护理人员应了解患者的心理状态，帮助患者正确认识疾病，积极面对，同情理解、鼓励疏导患者，消除其自卑心理，增强其自信心，恢复正常的生活和情趣。

（5）健康指导

1）疾病知识指导：向患者和其家属介绍疾病及其治疗的相关知识和自我护理的方法。患者应充分休息，环境安静适宜，养成良好的生活习惯，注意劳逸结合。给予清淡饮食，少量多餐，避免辛辣刺激性食物，戒烟酒。

2）安全与婚育：告知患者外出时随身携带写有姓名、年龄、所患疾病、住址、家人联系方式的信息卡。在病情未得到良好控制时，室外活动或外出就诊时应有家属陪伴，佩戴安全帽。患者不应从事攀高、游泳、驾驶等在癫痫发作时有可能危及自身和他人生命的工作。特发性癫痫且有家族史的女性患者婚后不宜生育，双方均有癫痫或一方有癫痫、另一方有家族史者不宜结婚。

四、案 例 小 结

癫痫是一种慢性反复发作性短暂脑功能失调综合征，以脑神经元异常放电引起的反复痫性发作为特征，是发作性意识丧失的常见原因。本案例患者存在的问题有受伤和窒息的危险、癫痫持续状态的潜在并发症及心理问题。护理患者时要针对护理问题指导患者和其家属避免诱因及发作时如何紧急处理，保护患者安全；做好饮食、用药指导，消除患者的不积极情绪，增强其自信心。

（张　翔）

案例五　重症肌无力

 学习目标

掌握：重症肌无力的临床表现和护理措施。

熟悉：重症肌无力的辅助检查和治疗。

了解：重症肌无力的病因及发病机制。

一、案 例 资 料

【一般资料】　潘某，男性，59 岁，汉族，高中文化，退休职工。

【主诉】　全身乏力 20 余年，加重伴进食困难 20 天。

【病史】　患者于 20 年余前无明显诱因出现全身乏力，表现为晨轻暮重，伴有上眼睑下垂，饮水呛咳，行走及活动后易疲劳，休息后可缓解，曾住院治疗，明确诊断为"重症肌无力"，予溴吡斯的明片 60mg 口服，3 次/天，泼尼松片口服（具体用量不详）等对症处理后好转出院，出院后规律按上述治疗方案服药控制。10 年前，患者自感上述症状有所加重，自行改为溴吡斯的明片 120mg 口服，3 次/天，但泼尼松片不规律服用，并逐渐减量，其间病情控制稳定，无发作。20 天前，患者因药物不足，自行减少服药次数，改为溴吡斯的明片 60mg 口服，1 次/天，调整药量后患者出现进食困难，进食少，易出现饮食呛咳、反酸、嗳气，伴有全身乏力，活动后症状明显，伴双眼睑下垂，为进一步诊治来本院门诊就诊，门诊拟"重症肌无力"收入院。既往有颈椎病、慢性胃炎等病史，家族史无特殊。退休多年，与子女关系和谐。

【护理体检】 T 36.1℃，P 62 次/分，R 20 次/分，BP 149/90mmHg。患者身高 178cm，体重 88kg。患者神志清楚，语利，步入病房，自动体位，查体合作。颈软，克氏征、布氏征均为阴性，双侧瞳孔等大、等圆，直径约 3mm，对光反射灵敏，双侧鼻唇沟正常，伸舌居中，四肢肌力正常，四肢肌张力正常对称，双上肢腱反射对称、正常，双下肢腱反射对称。生理反射存在，病理征未引出，双侧肢体浅感觉检查正常，双侧指鼻、轮替试验、跟膝胫试验阴性。

【辅助检查】 新斯的明试验阳性，AchR-Ab 测定滴度增高。

【入院诊断】 重症肌无力。

【诊疗过程】 患者入院后完善相关检查，遵医嘱给予胆碱酯酶抑制剂、激素对症支持治疗。

二、案例问题引导

问题 1： 重症肌无力的临床表现有哪些？

问题 2： 重症肌无力的临床分型是什么？

问题 3： 什么是重症肌无力危象？如何处理？

问题 4： 该患者存在哪些主要护理问题？

问题 5： 如何对重症肌无力的患者进行护理？

三、案例分析

问题 1： 重症肌无力的临床表现有哪些？

重症肌无力是一种由神经肌肉接头处传递功能障碍所引起的自身免疫性疾病，起病隐匿，发病初期感到眼或肢体酸胀不适或视物模糊，容易疲劳，天气炎热或月经来潮时疲乏加重。受累骨骼肌活动后出现疲劳无力，显著特点是肌无力，于下午或傍晚劳累后加重，晨起或休息后减轻，此种现象称为"晨轻暮重"。

> **知识链接**
>
> 重症肌无力（myasthenia gravis）患者全身骨骼肌均可受累，并出现相应症状，如眼肌受累表现为眼睑下垂、视物模糊、复视、斜视、眼球转动不灵活；面部肌肉受累表现为表情淡漠、苦笑面容、言语不清、构音困难，常伴鼻音。常见症状还有咀嚼无力、饮水呛咳、吞咽困难、颈软、抬头困难、转颈、耸肩无力等。

问题 2： 重症肌无力的临床分型是什么？

重症肌无力的临床分型：①成年型（Osserman 分型）：Ⅰ型（单纯眼肌型）；Ⅱa 型（轻度全身型）；Ⅱb 型（中度全身型）；Ⅲ型（急性进展型）；Ⅳ型（迟发重症型）；Ⅴ型（肌萎缩型）；②儿童型；③少年型。

问题3：什么是重症肌无力危象？如何处理？

重症肌无力危象是指患者在病程中由于某种原因突然发生的病情急剧恶化，累及呼吸肌出现咳嗽无力和呼吸困难，称为重症肌无力危象，是重症肌无力死亡的主要原因。口咽肌和呼吸肌无力者易发生危象。一旦发生呼吸肌麻痹，立即行气管切开，应用人工呼吸器辅助呼吸并依危象的不同类型采取相应处理方法，重症肌无力危象者加大新斯的明的用量；胆碱能危象和反拗危象则暂停抗胆碱药物的应用并对症治疗。在上述处理的同时，应保持呼吸道畅通、积极控制感染、应用糖皮质激素。

> **知识链接**
>
> 重症肌无力危象包括肌无力危象、胆碱能危象和反拗危象。

问题4：该患者存在哪些主要护理问题？

该患者存在的主要护理问题：①营养失调，低于机体需要量，与患者吞咽困难，进食少有关；②活动无耐力，与患者全身乏力有关；③有跌倒的危险，与疾病致患者乏力有关。

问题5：如何对重症肌无力的患者进行护理？

（1）一般护理：保持病房环境安静、整洁，通风良好，避免有害刺激，情绪稳定，必要时给予镇静药。重症肌无力需长期卧床的患者，应给予气垫床，定时翻身，根据患者需求变换体位，及时清理二便，保持皮肤干燥，保证患者舒适。根据患者情况适时指导其进行肢体训练并给予按摩。

（2）饮食护理：给予高蛋白、高热量、高维生素饮食，避免刺激性食物，注意口腔护理，对吞咽困难患者给予流质、半流质食物，严重者给鼻饲饮食。

（3）用药护理：遵医嘱正确服药，不随意减量、改药或停药。注意用药要求，如注射胆碱酯酶抑制药物15min后再进食、口服药物于饭后30min再服用等。严密观察药物反应，避免使用肌肉松弛药和神经肌肉阻滞药物。

（4）病情观察：密切观察病情，注意呼吸频率、节律与深度的改变，观察有无呼吸困难加重、发绀、咳嗽无力、腹痛、瞳孔变化、出汗、唾液或喉头分泌物增多等现象。

（5）心理护理：多数重症肌无力患者由于长期受病痛折磨，当疗效不明显时会失落甚至绝望，没有自信，自我价值感丧失，加之经济负担及长期服药的副作用，患者易出现各种心理问题，应引起高度重视。护理人员应做好患者及其家属的心理护理工作，充分理解患者，耐心沟通，帮助其缓解焦虑及抑郁情绪。

（6）健康教育：帮助患者认识疾病，指导患者建立健康的生活方式，规律生活，保证充分休息和睡眠，避免精神创伤、外伤，保持情绪稳定，勿受凉感冒。向患者和其家属说明本病的临床过程和治疗要求，教会患者和其家属观察病情和护理的方法。为患者安排充足的进餐时间并尽量取坐位，告知患者进餐时如感到咀嚼无力，应适当休息后再继续进食。指导患者掌握正常的进食方法，当出现饮水呛咳时，不能强行服药和进食，以免导致窒息或吸入性肺炎。

（7）重症肌无力危象预防及护理

1）密切观察病情，避免感染、外伤、疲劳和过度紧张等诱发重症肌无力危象的因素。

2）症状护理：鼓励患者咳嗽和深呼吸，抬高床头，及时吸痰，清除口腔和鼻腔分泌物，遵医嘱给予氧气吸入。备好新斯的明、人工呼吸机等抢救药品和器材，尽快解除危象，必要时配合行气管插管、气管切开和人工辅助呼吸。

3）用药护理：告知患者常用药物的服用方法、不良反应与用药注意事项，避免因用药不当而诱发肌无力危象和胆碱能危象。

四、案 例 小 结

重症肌无力是乙酰胆碱受体介导的细胞免疫依赖及补体参与的神经肌肉传递障碍的获得性自身免疫性疾病。此类患者的病程较长，多数患者及其家属长期以来都承受着身体、心理和经济多重负担，在护理此类患者时，应根据患者的家庭及经济情况进行宣教，在关注患者的同时也要关注其家属，家属的理解与支持也是患者战胜疾病的关键因素。本案例患者主要出现营养失调（低于机体需要量）、活动无耐力、有跌倒的危险等问题，护理患者时要针对患者存在的问题采取相应的护理措施，从饮食、活动、睡眠、服药依从性方面对患者进行健康教育。在护理过程中，要注意患者的情绪及心理变化，体现人文关怀。

（张　翔）

案例六　急性脊髓炎

 学习目标

掌握：急性脊髓炎的临床表现和护理措施。
熟悉：急性脊髓炎的辅助检查和治疗方法。
了解：急性脊髓炎的病因及发病机制。

一、案 例 资 料

【一般资料】　周某，男性，17 岁，汉族，初中文化，学生。

【主诉】　双下肢麻木、乏力 9 天，加重 3 天。

【病史】　患者入院前 9 天无明显诱因出现双下肢麻木、乏力，由足部向上发展，当时尚可行走，未予重视，双下肢乏力症状逐渐加重，行走需人搀扶，出现上腹部及以下部位麻木、束带感，排尿费力，曾至当地医院就诊，具体不详。3 天前，患者双下肢麻木加重，偶有腰背部刺痛感、尿潴留，自觉行走时有脚踩棉花感，左侧躯干感觉较右侧减退，遂至笔者所在医院就诊，门诊以"急性脊髓炎"收入院。患者既往体健，患者家族中无类似疾病者。患者缺乏疾病相关知识，担心疾病预后。未婚未育。

【护理体检】　T 36.7℃，P 108 次/分，R 20 次/分，BP 110/75mmHg。患者神志清楚，语言流利，双侧眼球活动自如，双侧瞳孔直径 2.5mm，直接对光反应灵敏，间接对光反应正常。双上肢肌力 5 级，肌张力正常；双下肢肌力 0 级，肌张力减低，腱反射未引出，胸 10 平面以下痛、温觉减退，双下肢关节运动尚可，但稍迟钝，颈项强直，双侧巴宾斯基（Babinski）征、Chaddock 征、Kernig 征阴性，其余体格检查不能配合。

【辅助检查】　颈 MRI：第 2～6 颈椎体水平颈髓形态及信号改变；胸椎 MRI：第 3～12 胸椎水平脊髓内节段性异常信号；腰椎 MRI：腰 1 水平脊髓形态及信号改变。

【入院诊断】　急性脊髓炎。

【诊疗过程】　患者入院后完善血生化、免疫、脑脊液等相关检查；患者尿潴留，遵医嘱为患者留置导尿；拟行腰椎穿刺，遵医嘱给予脱水、改善循环、营养神经及对症支持治疗。

二、案例问题引导

问题1：患者入院诊断为急性脊髓炎，依据是什么？

问题2：急性脊髓炎的临床表现有哪些？

问题3：该患者存在哪些主要护理问题？

问题4：应对该患者采取哪些护理措施？

问题5：该患者该怎样进行肢体功能锻炼？进行肢体功能锻炼应注意哪些问题？

三、案例分析

问题1：患者入院诊断为急性脊髓炎，依据是什么？

依据：患者为青年男性，双下肢麻木、乏力9天，加重3天。患者首发症状为双下肢肌无力、麻木，逐渐出现病变水平以下肢体麻木、束带感、腰背部刺痛感、感觉障碍、尿便障碍。查胸椎、腰椎、颈MRI：第2～6颈椎水平信号改变；第3～12胸椎水平异常信号；腰1水平信号改变。结合病史、体检及影像学检查，以上诊断明确。

> **知识链接**
>
> 急性脊髓炎（acute myelitis）为脊髓白质脱髓鞘或坏死所致的急性脊髓横贯性损害，也称为急性横贯性脊髓炎。常在感染后或疫苗接种后发病，特征性表现为病变水平以下肢体瘫痪、传导束性感觉障碍和尿便障碍。当病变迅速上升波及高颈段脊髓或延髓时，称为上升性脊髓炎；若脊髓内有两个以上散在病灶，称为散在性脊髓炎。
>
> 本病确切的病因未明，多数为病毒感染或接种疫苗后引起的机体自身免疫反应。脊髓血管缺血和病毒感染后，抗病毒抗体所形成的免疫复合物在脊髓血管内沉积也可能是本病的发病原因。

问题2：急性脊髓炎的临床表现有哪些？

本病为急性起病，时有低热，病变部位神经根痛，肢体麻木无力和病变节段束带感；也有患者无任何其他症状而突然发生瘫痪。大多在数小时或数日内出现受累平面以下运动障碍、感觉缺失及膀胱、直肠括约肌功能障碍。以胸段脊髓炎最为常见，尤其是第3～5胸椎节段，颈髓、腰髓次之。

（1）运动障碍：急性起病，迅速进展，早期为脊髓休克期，出现肢体瘫痪、肌张力减低、腱反射消失、病理反射阴性。一般持续2～4周后进入恢复期，肌张力、腱反射逐渐增高，出现病理反射，肢体肌力的恢复常始于下肢远端，然后逐步上移。脊髓休克期长短取决于脊髓损害程度和有无发生肺部感染、尿路感染、压疮等并发症。脊髓严重损伤时常导致屈肌张力增高。下肢任何部位的刺激或膀胱充盈均可引起下肢屈曲反射和痉挛，伴有出汗、竖毛、尿便自动排出等症状，称为总体反射，常提示预后不良。

（2）感觉障碍：病变节段以下所有感觉丧失，在感觉缺失平面的上缘可有感觉过敏或束带感；轻症患者感觉平面可不明显。随病情恢复感觉平面逐步下降，但较运动功能的恢复慢且差。

（3）自主神经功能障碍：早期表现为尿潴留，脊髓休克期膀胱容量可达1000ml，呈无张力性神经源性膀胱，因膀胱充盈过度，可出现充溢性尿失禁。随着脊髓功能的恢复，膀胱容量缩小，尿液充盈到300～400ml即自行排尿，称为反射性神经源性膀胱，出现充溢性尿失禁。病变平面以下出现少汗或无汗、皮肤脱屑及水肿、指（趾）甲松脆和角化过度等。病变平面以上可有发作性出汗过度、皮肤潮红、反射性心动过缓等，称为自主神经反射异常。

（4）上升性脊髓炎：部分病例起病急骤，感觉障碍平面常于1～2天甚至数小时内上升至高颈髓，瘫痪也由下肢迅速波及上肢和呼吸肌，出现吞咽困难、构音不清、呼吸肌麻痹而死亡。临床上称上升性脊髓炎。

问题3：该患者存在哪些主要护理问题？

该患者目前存在的主要护理问题：①躯体活动障碍，与脊髓病变所致截瘫有关；②尿潴留，与脊髓损害所致自主神经功能障碍有关；③感知觉紊乱、脊髓病变水平以下感觉缺失，与脊髓损害有关；④焦虑，与缺乏疾病知识、担心疾病预后有关。

问题4：应对该患者采取哪些护理措施？

（1）应用日常生活活动（ADL）能力评定表（附表1）评估患者生活依赖程度，加强生活护理，保持良肢位，被动运动和按摩；协助皮肤护理和个人卫生，防止压疮；鼓励患者咳嗽和深呼吸。协助患者做知觉训练，指导患者早期进行肢体的被动与主动运动；给予患者按摩瘫痪肢体及下肢各关节的被动屈伸、外展、内收训练，以改善关节活动范围，预防下肢深静脉血栓形成。

（2）评估排尿情况：观察排尿的方式、次数、频率、时间、尿量和颜色，了解排尿是否困难，有无尿路刺激征，检查膀胱是否膨隆，区分是尿潴留还是充溢性尿失禁。留置导尿管期间，保持引流通畅，妥善固定导尿管，防止导尿管牵拉。观察尿的颜色、性质与量，注意有无血尿、脓尿或结晶尿。严格无菌操作，定期更换导尿管和集尿袋，每天进行尿道口的清洁、消毒，防止逆行感染。鼓励患者多饮水（2500～3000ml/d）以稀释尿液，促进代谢产物的排泄。急性脊髓炎早期留置导尿，开放导尿管不予夹闭。脊髓休克结束可以考虑间断清洁导尿。

（3）评估患者感知改变的程度，有无运动和感觉障碍的平面是否上升，是否存在呼吸费力、吞咽困难和构音障碍；向患者及其家属解释引起感知改变的原因。定时巡视患者，定时对患者感知进行监测，掌握感知动态变化。病室内物品安排有序并置于安全处。保持床位低水平，并向患者及其家属讲解床边床挡的使用方法。每日用温水擦洗患肢，改善血液循环，促进康复。

（4）心理护理：本病为急性起病，患者缺乏相关知识，存在焦虑、恐惧情绪。建立良好的护患关系，进行有效的心理疏导，做好心理护理。

知识链接

关于脊髓损伤早期保留导尿的问题有一个较新的概念。目前国内大多数医院仍然按照教科书的做法定时夹闭与开放导尿管，主要原因是为了保留膀胱感觉刺激及防止膀胱萎缩。但是现在的新概念是开放导尿管不予夹闭，其理由是脊髓损伤早期短期保留导尿开放导尿管不会导致膀胱萎缩，如果夹闭导尿管就存在膀胱储尿期尿液反流的危险。

在神经源性膀胱尿潴留的康复治疗过程中，我们要注意不能只把重点放在帮助患者排尿，更为重要的是注意排尿及储尿是不是安全的，对上尿路有没有威胁，有没有上尿路反流，否则虽然患者排出了尿，但生命却受到了威胁。所以在康复治疗中常用的腹部按压排尿、屏气排尿包括扳机点排尿都要仔细斟酌，这些方法用在某个患者行不行、是否安全取决于其膀胱内压是否在安全范围，是否有尿液反流。"金标准"的检查就是影像尿流动力学检查，如果没有，可以使用简易尿流动力学检查及训练系统。另外，定期B超检查膀胱及上尿路状况也可以早期发现上尿路反流情况。

虽然现在针对脊髓损伤神经源性膀胱的治疗方法多种多样，但是公认的首选方法还是间断清洁导尿。间断清洁导尿是指在清洁条件下，定时将导尿管经尿道插入膀胱，规律排空尿液的方法。目的是通过间歇导尿使膀胱间歇性扩张，有利于保持膀胱容量和恢复膀胱的收缩功能，规律排出残余尿量，减少泌尿系统和生殖系统的感染，使患者的生活质量得到显著改善。

问题 5： 该患者该怎样进行肢体功能锻炼？进行肢体功能锻炼应注意哪些问题？

（1）肢体功能锻炼方法：①重视对瘫痪肢体的感觉刺激，每日 2 次温水浸泡或擦洗瘫痪肢体，每次 20min，在浸泡或擦洗的过程中辅助肢体按摩，以促进血液循环和感觉的恢复。②鼓励患者进行双上肢主动运动。③关节被动锻炼，帮助患者行屈肘、伸肘、抬腿、屈膝、关节旋转等运动，在做被动活动时给予关节适当按摩，每日 2～3 次，每次 15～20min。④为瘫痪肢体摆放良好的功能位置。

（2）肢体功能锻炼注意事项：①行关节被动运动应保证患者无痛苦，不可勉强，应在关节正常活动范围内活动。②进行肢体运动时动作要轻柔、缓慢，力量要均衡。进行训练时要严密观察患者是否出现头晕、面色苍白等直立性低血压的表现。③功能锻炼应在医护人员指导下进行，要根据患者病情的不同阶段制订长期的科学锻炼计划。

四、案 例 小 结

急性脊髓炎以双下肢麻木、乏力为首发症状，典型表现为脊髓损害平面以下肢体瘫痪、感觉缺失和括约肌功能障碍。本案例患者主要出现躯体活动障碍、尿潴留、感知觉紊乱、焦虑等问题，护理患者时要针对患者存在的问题采取相应的护理措施，从病情观察、感知觉监测、皮肤、尿便护理、早期康复、心理护理等方面进行健康教育。在护理过程中要体现人文关怀，注意引用有关治疗和护理的新观点、新技术。

（张和妹）

案例七　颅 脑 损 伤

 学习目标

掌握： 颅脑损伤的临床表现和护理措施。
熟悉： 颅脑损伤的辅助检查和治疗方法。
了解： 颅脑损伤的病因及发病机制。

一、案 例 资 料

【一般资料】　黎某，男性，51 岁，汉族，高中文化，公司职员。

【主诉】　摔伤后头痛、右肩疼痛一天。

【病史】　患者因骑电动车不慎摔倒，致头部、肩部外伤 2h，被同事发现时呼之不应，出现呕吐，送至当地医院。查头颅 CT 提示脑挫裂伤伴血肿，予清创缝合治疗，患者逐渐转醒。家属为进一步治疗转诊笔者所在医院，急诊头颅 CT 提示右额叶脑挫裂伤伴出血，以"颅脑损伤"收治入院。既往有甲状腺手术史，痊愈出院。患者缺乏疾病相关知识，担心疾病预后，与子女关系和谐。

【护理体检】　T 37.0℃，P 102 次/分，R 18 次/分，BP 105/64mmHg。患者以平车送入院，呼唤睁眼，回答切题，遵嘱运动。查体合作，双侧瞳孔等大、等圆，直径约 2.5mm，对光反应灵敏，颈抵抗（－），四肢肌张力正常，双上肢肌力 5 级，左下肢肌力 4 级，右下肢肌力 3 级，生理反射存在，病理反射未引出。

【辅助检查】 头颅 CT 显示：右额叶脑挫裂伤，伴少许出血。右额部硬脑膜外或硬脑膜下出血，较厚处约 1.4cm，蛛网膜下腔出血，额骨及右侧顶骨多发骨折，部分断端错位。

【入院诊断】 右额叶脑挫裂伤伴出血；双侧额部硬脑膜外血肿；颌面、颅底、颅骨多发骨折。

【诊疗过程】 入院后完善三大常规＋血型、凝血功能、输血四项、血生化、心电图等相关检查；给予静脉输注 20% 甘露醇降低颅内压，监测意识、瞳孔、生命体征、肢体活动、电解质等。急诊在全麻下行血肿清除术。

二、案例问题引导

问题 1：患者入院诊断为脑挫裂伤伴出血，依据是什么？

问题 2：脑挫裂伤的临床表现有哪些？

问题 3：该患者静脉输注 20% 甘露醇后为什么要监测电解质？

问题 4：该患者存在哪些主要护理问题？

问题 5：应对该患者采取哪些护理措施？

三、案例分析

问题 1：患者入院诊断为脑挫裂伤伴出血，依据是什么？

依据：有明确的外伤史，患者伤后出现头痛、呕吐、短暂意识障碍。头颅 CT 显示右额叶脑挫裂伤，伴少许出血。结合病史、体检及影像学检查，以上诊断明确。

> **知识链接**
>
> 脑挫裂伤（cerebral contusion and laceration）是常见的原发性脑损伤，既可发生于着力部位，也可发生于对冲部位。脑挫裂伤包括脑挫伤及脑裂伤，前者指脑组织遭受破坏较轻，软脑膜完整；后者指软脑膜、血管和脑组织同时有破裂，伴有外伤性蛛网膜下腔出血。两者常同时存在，故合称为脑挫裂伤。脑挫裂伤指主要发生于大脑皮质的损伤，可单发，也可多发，好发于额极、颞极及其基底。脑挫裂伤轻者软脑膜下有散在的点状或片状出血灶，重者有软脑膜撕裂，脑皮质和深部的白质广泛挫碎、破裂、坏死、局部出血，甚至形成血肿。在显微镜下，伤灶中央为血块，四周是碎烂或坏死的皮质组织和出血灶。脑挫裂伤的继发性改变脑水肿和血肿形成具有更为重要的临床意义。早期的脑水肿多属血管源性，一般伤后 3～7 日发展到高峰，其间易发生颅内压增高甚至脑疝。伤情较轻者脑水肿可逐渐消退，病灶区日后可形成瘢痕，囊肿或与硬脑膜粘连，成为外伤性癫痫的原因之一；若蛛网膜与软脑膜粘连影响脑脊液循环，可形成外伤性脑积水；广泛的脑挫裂伤在数周后可形成外伤性脑萎缩。

问题 2：脑挫裂伤的临床表现有哪些？

脑挫裂伤患者的临床表现可因损伤部位、范围、程度不同而相差悬殊。轻者仅有轻微症状，重者深昏迷，甚至迅速死亡。

（1）意识障碍：是脑挫裂伤最突出的症状之一。伤后立即发生昏迷，持续时间长短不一，绝大多数超过半小时，常持续数小时、数日不等，甚至发生迁延性昏迷，与脑损伤程度的轻重相关。

（2）头痛、恶心、呕吐：是脑挫裂伤最常见的症状。疼痛可局限于某一部位（多为着力部位），也可为全头性疼痛，呈间歇性或持续性，在伤后1～2周最明显，之后逐渐减轻，可能与蛛网膜下腔出血、颅内压增高或脑血管运动功能障碍有关。

（3）生命体征变化：轻度和中度脑挫裂伤患者的血压、脉搏、呼吸多无明显改变。严重脑挫裂伤可由脑水肿和颅内出血引起颅内压增高，出现血压升高、脉搏缓慢、呼吸深而慢，严重者呼吸、循环功能衰竭。

（4）局灶症状与体征：脑皮质功能区受损时，伤后立即出现与脑挫裂伤部位相应的神经功能障碍症状或体征，如语言中枢受损出现失语、运动区受损出现对侧瘫痪等。

问题3：该患者静脉输液20%甘露醇后为什么要监测电解质？

使用甘露醇的副作用是电解质紊乱，其中主要包括血清钾及血清钠，电解质紊乱后会加重脑水肿，加重病情，危及生命。因此，静脉输液20%甘露醇后须监测血电解质，以便观察病情变化及判断治疗效果。

知识链接

甘露醇的药理及应用：在肾小管造成高渗透压而利尿，同时增加血液渗透压，可使组织脱水，能有效地降低颅内压。用于治疗脑水肿及青光眼，也用于早期肾衰竭及防止急性少尿症。甘露醇为小晶体，只有快速进入血液循环才能在血液内造成高张环境，提高血浆的晶体渗透压，增加血脑之间的渗透压，使脑组织水分移向血液循环内，从而降低颅内压，减轻脑水肿；如慢速进入血液循环则不能明显提高血浆渗透压，因而无明显组织脱水作用。

甘露醇的副作用和注意事项：①甘露醇有增加红细胞的柔韧性、减少血液黏滞度的作用，大剂量快速应用时可引起放射性血管收缩和减少脑血流量，所以清醒患者会出现头痛、视物模糊和眩晕等。②甘露醇使用时程大于3天会导致其脱水效果逐渐下降。③使用甘露醇应监测血浆渗透压、电解质和血容量。④注意其过敏反应、肾功能损害、静脉漏出导致组织肿胀坏死等副作用。甘露醇渗漏到血管外后，由于局部形成高渗可使组织内水分局部集聚，加之甘露醇分子在局部可引起化学性无菌炎症，更加重了局部水肿，导致血管反应性痉挛及血管受压而使管腔变细，从而造成局部血液供应和回流发生障碍，局部水肿和血液循环障碍进一步加重引起局部肿胀、疼痛甚至坏死。

问题4：该患者存在哪些主要护理问题？

该患者目前存在的主要护理问题：①急性疼痛，头痛与颅内压增高有关；②躯体活动障碍，与肢体肌力降低、肩部疼痛有关；③焦虑，与缺乏疾病知识，担心疾病预后有关；④潜在并发症，如脑疝。

问题5：应对该患者采取哪些护理措施？

（1）正确应用0～10数字疼痛量表（附表2）评估患者疼痛性质、持续时间，嘱绝对卧床休息，保持病室安静、舒适；抬高床头15°～30°，以利于颅内静脉回流，降低脑水肿，以减轻头痛；注意头颈不要过伸或过屈，以免影响颈静脉回流，遵医嘱给予脱水剂、激素等治疗。

（2）评估患者日常生活活动能力依赖程度，加强生活护理，保持皮肤清洁干燥，定时翻身预防压疮，尤其注意骶尾部、足跟、肩胛部等骨隆突部位；四肢关节保持功能位，每日做患肢被动活动和肌肉按摩，以防关节僵硬和肌肉挛缩。

（3）心理护理：本病为急性起病，缺乏相关知识，无家属陪伴，患者存在焦虑、恐惧。

应建立良好的护患关系，进行有效的心理疏导，做好心理护理。

（4）严密观察患者生命体征、意识、瞳孔、肢体活动变化，观察有无剧烈头痛、频繁呕吐等，警惕颅内高压危象的发生。一旦发生脑疝，立即紧急降低颅内压，保持呼吸道通畅，给予氧气吸入，遵医嘱立即使用脱水药，以暂时降低颅内压，同时做好手术前准备。

> **知识链接**
>
> 　　脑疝形成时常用的姑息性手术有 3 种。①侧脑室外引流术：经额、枕部快速钻颅或锥颅，穿刺侧脑室并安置引流管，行脑脊液外引流，以迅速降低颅内压，缓解病情。特别适于严重脑积水患者，这是临床上常用的颅脑手术前的辅助性抢救措施之一。②脑脊液分流术：脑积水病例可施行侧脑室-腹腔分流术，但现已较少应用。导水管梗阻或狭窄者，可选用神经内镜下第三脑室底造瘘术。③减压术：小脑幕切迹疝时可采用颞肌下减压术；枕骨大孔疝时可采用枕肌下减压术；大面积脑梗死、重度颅脑损伤致严重脑水肿而颅内压增高时，可采用去骨减压术。以上方法称为外减压术。在开颅手术中可能会遇到脑组织肿胀膨出，此时可将部分非功能区脑叶切除，以达到减压目的，此称为内减压术。

四、案例小结

颅脑损伤是常见的外科急症，发生率在全身各部位损伤中居第二位，仅次于四肢损伤，其病死率和致残率高居身体各部位损伤之首。在护理此类患者时，应根据患者不同的治疗方案给予不同的监测和指导。本案例患者主要出现疼痛、躯体移动障碍及潜在并发症（脑疝）等问题，护理患者时要针对患者存在的问题采取相应的护理措施，从疼痛护理、活动与休息、心理护理等方面对患者进行健康教育。在护理过程中，要注意患者的情绪及心理变化，体现人文关怀。

（张和妹）

案例八　垂　体　瘤

 学习目标

　　掌握：垂体瘤的临床表现和护理措施。

　　熟悉：垂体瘤的分类。

　　了解：垂体瘤的病因、发病机制及治疗方法。

一、案例资料

【一般资料】　苏某，女性，53 岁，汉族，初中文化，退休职工。

【主诉】　间断头痛伴恶心、呕吐 10 天。

【病史】　患者于入院前 10 天无明显诱因间断出现头痛伴有恶心、呕吐 1 次，遂到本院门诊就诊。行头颅 MRI 检查提示鞍区占位性病变，考虑垂体腺瘤。以"垂体瘤"收入院。既往无特殊病史，患者缺乏疾病相关知识，担心疾病预后，退休多年，与子女关系和谐。

【护理体检】　T 36.8℃，P 88 次/分，R 19 次/分，BP 120/60mmHg。疼痛评分 2 分。患者身高 1.56m，体重 43kg。神志清楚，应答切题，双侧瞳孔等大、等圆，直径约 2mm，直接及间接对光反应灵敏，步态正常，自主体位，查体合作。面庞不大，四肢可见肢端肥大，双眼视物模糊，饮水无呛咳，四肢感觉活动自如，肌力、肌张力正常，生理反射正常，病理反射未引出。

【辅助检查】　垂体 MRI 检查提示蝶鞍前后径增大，鞍内见大小约 1.9cm×1.3cm×1.8cm 软组织肿物，呈分叶状，稍包绕右侧海绵窦，鞍底下陷，垂体柄向左侧偏移，视交叉稍受压，筛窦黏膜稍增厚。

【入院诊断】　垂体瘤。

【诊疗过程】　患者入院后完善蝶窦三维 CT 及视力视野等相关检查检查，完善生长激素、促肾上腺皮质激素、皮质醇、性功能六项、甲状腺功能五项等内分泌检查。择日在全麻下行经鼻蝶垂体瘤切除术。术后给予激素、预防感染、补液等治疗。严密监测生命体征，以及血电解质、尿量等变化。术后第二天，患者神志清楚，双侧瞳孔等大、等圆，约 2.5mm，对光反应灵敏，生命体征正常，四肢肌力、肌张力正常，24h 尿量 2500ml，血清钠 132mmol/L，无脑脊液鼻漏，双眼视力正常，疼痛评分 2 分。

二、案例问题引导

问题 1： 患者入院诊断为垂体瘤，依据是什么？
问题 2： 垂体瘤的临床表现有哪些？
问题 3： 垂体瘤患者常规的术前准备有哪些？
问题 4： 该患者存在的主要护理问题有哪些？
问题 5： 应对该患者采取哪些护理措施？

三、案例分析

问题 1： 患者入院诊断为垂体瘤，依据是什么？

依据：患者为中年女性，因间断头痛伴恶心、呕吐 10 天就诊。体格检查示面庞不大，四肢可见肢端肥大，双眼视物模糊，无泌乳，全身体毛稀疏。辅助检查中垂体 MRI 检查提示蝶鞍前后径增大，鞍内见大小约 1.9cm×1.3cm×1.8cm 的软组织肿物，呈分叶状，稍包绕右侧海绵窦，鞍底下陷，垂体柄向左侧偏移，视交叉稍受压，筛窦黏膜稍增厚。结合病史、体检及影像学检查，以上诊断明确。

> **知识链接**
>
> 　　垂体瘤（pituitary tumor）起源于蝶鞍内脑垂体细胞，是一种常见的中枢神经系统良性肿瘤，发病率一般为 1%，约占颅内肿瘤的 10%。垂体瘤的病因至今尚不明确。大量研究表明，细胞染色体上存在癌基因与各种后天诱因可使其发生。可能诱发因素有遗传因素、理化因素及生物因素等。

问题 2： 垂体瘤的临床表现有哪些？

（1）功能性垂体腺瘤的临床表现：①催乳素腺瘤（PRL）型，表现为闭经、溢乳、不育。②生长激素腺瘤（GH）型，表现为巨人症、面容改变、肢端肥大症。③促肾上腺皮质激素腺瘤（ACTH）型，表现为高血压、向心性肥胖、满月脸。④甲状腺刺激素细胞瘤（TSH）型，表现为饥饿、多食、多汗、畏寒、情绪烦躁等。⑤促性腺激素细胞瘤：表现为性欲下降。

（2）头痛。

（3）视力视野障碍。

（4）其他神经和脑损害：肿瘤压迫垂体柄和下丘脑可出现尿崩症和下丘脑功能障碍，累及第三脑室，可出现颅内压增高症状。另外，还可出现癫痫、脑脊液鼻漏和嗅觉障碍。

知识链接

　　垂体瘤不仅引起颅内占位征，而且产生内分泌失调症状，严重者可破坏人体内环境稳定，甚至影响人的外部形象。

　　（1）垂体瘤的分类

　　1）按大小分类：可分为微腺瘤（直径<10mm）和大腺瘤（直径>10mm）。

　　2）按细胞的分泌功能分类：可分为催乳素腺瘤、生长激素腺瘤、促肾上腺皮质激素腺瘤、甲状腺刺激素细胞瘤、促性腺激素细胞腺瘤及无分泌功能腺瘤。

　　（2）垂体瘤的治疗：包括综合治疗、放疗、药物治疗、手术治疗。

　　1）综合治疗：垂体瘤的治疗主要包括手术、药物及放射治疗三种。正是由于没有一种方法可以单独达到完全治愈的目的，所以各种治疗方法各有利弊，应该根据患者垂体瘤的大小、激素分泌的情况、并发症及共患疾病的情况、患者的年龄、是否有生育要求及患者的经济情况制订个体化的治疗方案。

　　2）放疗：由于垂体瘤属于腺瘤，本身对放疗的敏感性较差，放疗后70%～80%的患者出现垂体功能降低，降低了患者的生活质量，所以放疗只适用于手术残余、不能耐受手术、对药物不敏感、有共患疾病不能够接受手术或药物治疗的患者。

　　3）药物治疗：对于垂体催乳素分泌型肿瘤，90%以上的患者（无论是微腺瘤还是大腺瘤）都可以用多巴胺激动剂（短效制剂溴隐亭、长效制剂卡麦角林）控制催乳素（PRL）水平，使肿瘤的体积缩小。只有那些对该类药物过敏或不耐受、肿瘤压迫导致的急性症状需要急诊手术解压或患者不愿意接受手术治疗的催乳素腺瘤患者，才选择手术治疗。

　　4）手术治疗：目前对垂体瘤的治疗还是以手术为主，辅以药物治疗、放射治疗。垂体瘤的位置在鞍区，周围有视神经、颈内动脉、下丘脑等重要神经结构，所以手术还是有一定风险的。目前手术方法有经蝶窦、开颅和伽马刀治疗。瘤体直径大于3cm、与视神经粘连或视力受损的肿瘤可先行手术治疗，手术必须达到视神经充分减压，术后再行伽马刀治疗，但是术后仍旧有可能复发，因此需定期复查。

　　问题3：垂体瘤患者常规的术前准备有哪些？

　　（1）术前评估：包括患者的生理和心理评估。

　　（2）备皮：嘱咐患者术前一天做好自身清洁；术日晨做好术野区皮肤准备（经口鼻蝶肿瘤切除术的患者，剪鼻毛并清洁鼻腔，目的是清洁手术区域，预防感染）。

　　（3）备血：遵医嘱行交叉配血。

　　（4）术前指导：①用物指导，如术中特殊药品；②适应性训练，指导患者床上用便盆的方法，教会患者有效咳痰、床上翻身及变换体位的方法，预防术后并发症；术日晨测量患者生命体征，取下义齿、饰物等；③向患者行疼痛自评的宣教；④指导患者练习张口呼吸。

　　问题4：该患者存在的主要护理问题有哪些？

　　该患者目前存在的主要护理问题：①脑组织灌注异常，与手术有关；②舒适度减弱，头痛与颅内压增高、手术有关；③焦虑，与担心疾病预后有关；④潜在并发症，如尿崩症、电解质紊乱、颅内感染。

　　问题5：应对该患者采取哪些护理措施？

　　（1）严密观察生命体征，以及意识、瞳孔的变化，视力视野有无改变。术后48h内为术区再出血的高峰期，术后 3～7 天为脑水肿高峰期。此外，严密进行体温监测，由于高热可增加患者脑耗氧代谢，加重脑水肿，患者发热时应及时进行物理降温。

（2）正确应用数字疼痛量表（附表 2）评估患者疼痛性质、持续时间。嘱绝对卧床休息，保持病室安静、舒适；抬高床头 15°～30°，以利于颅内静脉回流，降低脑水肿，以减轻头痛。必要时遵医嘱应用镇痛药物。

（3）帮助患者查找引起焦虑的原因，进行心理疏导，使其树立战胜疾病的信心。向患者讲明疾病治疗及护理方面的知识、临床表现及治疗措施，消除患者的顾虑，使其保持良好的情绪。

（4）保持出入水量平衡，记录 24h 尿量，监测尿比重（正常尿比重为 1.010～1.025），观察患者皮肤弹性。如患者连续 2h 尿量＞200ml/h，应及时告知医生。

（5）密切监测患者电解质及血糖情况，辨别不同类型的水、电解质紊乱。低钠血症的患者应多进食含高钠的食物，如咸菜、盐水；高钠血症的患者应多喝白开水，以利于钠离子排出。严格遵医嘱补充液体，禁止摄入含糖液体，防止渗透性利尿，以免加重尿崩症状。

（6）观察鼻部敷料情况，及时擦拭鼻腔血迹及污垢，防止液体逆流，勿挖鼻，勿自行堵塞鼻腔，或冲洗鼻腔；密切观察脑脊液鼻漏的颜色、性质和量，并及时记录和告知值班医师；出现脑脊液鼻漏时应取头高位；注意保暖，避免咳嗽、喷嚏；避免用力排便以免使颅内压升高；不经鼻吸痰或插胃管；定时完成口腔护理，防止逆行感染；若病情允许可抬高床头 30°～60°，使脑组织移向颅底而封闭漏口；遵医嘱按时给予抗生素；限制探视人数，减少外源性感染因素；保持病室空气清新，每日定时通风。

四、案例小结

垂体瘤是常见的良性肿瘤，按细胞的分泌功能可分为催乳素腺瘤、生长激素腺瘤、促肾上腺皮质激素腺瘤、甲状腺刺激素细胞瘤、促性腺激素细胞腺瘤及无分泌功能腺瘤。在护理此类患者时，应根据患者不同肿瘤大小和类型给予不同的护理观察及疾病指导。本案例患者垂体瘤属于生长激素腺瘤，主要出现脑组织灌注异常、舒适的改变、焦虑及潜在并发症（尿崩症）、电解质紊乱等问题，护理患者时要针对患者存在的问题采取相应的护理措施，从病情观察、出入量记录、电解质监测、活动与休息、心理护理等方面对患者进行健康教育。在护理过程中，要注意患者的情绪及心理变化，体现人文关怀。

（张和妹）

案例九　颅内血肿

 学习目标

掌握：颅内血肿的分类、临床表现和护理措施。

熟悉：颅内血肿的辅助检查和治疗方法。

了解：颅内血肿的病因及发病机制。

一、案例资料

【一般资料】　朱某，男性，25 岁，汉族，初中文化，农民。

【主诉】　头部外伤后头晕、头痛 5h。

【病史】　　患者因骑电动车与一辆摩托车相撞，致头部外伤 5h 入院。前额部着地，伤后患者诉头痛、头晕、伴有恶心感，无呕吐，无意识障碍，无胸闷，无腹痛、腹胀等不适；鼻腔、双耳无出血，无肢体抽搐、视物模糊，无听力下降。被家人急送到急诊科就诊，途中出现呕吐数次，呕吐物为胃内容物，行头颅 CT 检查提示右颞硬脑膜外血肿。为进一步诊疗收入院。

【护理体检】　　T 36.5℃，P 82 次/分，R 20 次/分，BP 128/65mmHg。患者神志昏睡，精神欠佳，刺痛睁眼，可以发音，刺痛能定位，GCS 评分（E2V2M5）9 分。口腔、外耳道无流血。右眼睑淤血肿胀，眼球无突出，双侧瞳孔大小约为 2.5mm，对光反射灵敏。颈稍抵抗。胸廓无畸形、无压痛，双肺呼吸音粗，双肺可闻及少许痰鸣音。心律齐，心率约 82 次/分，未闻及病理性杂音。腹平软，无压痛、反跳痛。肝脾肋下未触及肿大，叩诊无移动性浊音。脊柱无压痛。其他关节活动良好，四肢肢体感觉无异常，四肢肢体肌力正常。双侧病理征未引出。

【辅助检查】　　头颅 CT：右侧颞部硬脑膜下、硬脑膜外血肿，较厚处约 3.2cm，伴少许积气，邻近右侧颞叶受压；双侧额叶少许脑挫裂伤；右侧顶颞骨、蝶骨、右侧眼眶外侧壁、右侧颧弓、右侧上颌窦外侧壁及前壁骨折。

【入院诊断】　　右颞部硬脑膜外血肿；双额脑挫裂伤；创伤性蛛网膜下腔出血；前颅底骨折。

【诊疗过程】　　患者入院后完善相关检查：血常规＋血型、血生化、输血四项、凝血功能、心电图、腹部 B 超等，复查头部 CT，了解血肿变化。患者目前硬脑膜外血肿约 30ml，有明确的手术指征，急诊在全麻下行右侧额颞顶开颅硬脑膜外血肿清除术。术后给予止血药物、清除自由基、止痛等对症治疗。患者神志嗜睡，双侧瞳孔等大、等圆，约 2.5mm，对光反射灵敏，四肢肢体感觉无异常，四肢肢体肌力正常，硬脑膜外引流管引出暗红色液体 150ml，有痰，不易咳出。

二、案例问题引导

问题 1：患者入院诊断为硬脑膜外血肿，依据是什么？

问题 2：颅内血肿分为哪些类型？

问题 3：硬脑膜外血肿的临床表现有哪些？

问题 4：颅内血肿为什么会导致颅内压增高？

问题 5：该患者存在哪些主要护理问题？

问题 6：应对该患者采取哪些护理措施？

三、案例分析

问题 1：患者入院诊断为硬脑膜外血肿，依据是什么？

依据：患者有明确的头部外伤史，伤后头晕、头痛。体格检查：神志昏睡，右眼睑淤血肿胀。头颅 CT：右侧颞部硬脑膜外血肿，大者截面约 5.2cm×2.1cm。结合病史、体格检查及影像学检查，以上诊断明确。

问题 2：颅内血肿分为哪些类型？

颅内血肿按血肿所在部位分为硬脑膜下血肿、硬脑膜外血肿和脑内血肿；按出现颅内高压或早期脑疝症状所需时间分为急性型（3 天内）、亚急性型（3 天～3 周）和慢性型（3 周以上）。

> **知识链接**
>
> 　　颅内血肿（intracranial hematoma）是颅脑损伤中最多见、最严重、可逆的继发性病变。由于血肿直接压迫脑组织，引起局部脑功能障碍及颅内压增高，若未及时处理，可导致脑疝危及生命。

（1）硬脑膜下血肿：出血积聚于硬脑膜下腔，是颅内血肿中最常见的类型。急性和亚急性硬脑膜下血肿多见于额颞部，常继发于对冲性脑挫裂伤，出血多来自挫裂的脑实质血管。慢性硬脑膜下血肿多发于老年人，有轻微或无明显外伤史，其病因及发病机制尚不完全清楚，可能是老年性脑萎缩的颅腔空间相对较大，遇到轻微惯性力作用时，脑与颅骨产生相对运动，使进入上矢状窦的桥静脉撕裂出血，因而所致。慢性硬脑膜下血肿形成完全包膜，缓慢增大，出现脑受压和颅内压增高症状。

（2）硬脑膜外血肿：与颅骨损伤有密切关系，可因骨折或颅骨的短暂变形撕破位于骨沟内的硬脑膜中动脉或静脉窦而引起出血或骨折的板障出血。血液积聚使硬脑膜与颅骨在分离过程中也可撕破一些小血管，造成血肿增大。由于颅盖部的硬脑膜与颅骨附着较松，易于分离，而颅底部硬脑膜附着较紧，故硬脑膜外血肿多见于颅盖骨折，以颞部多见。

（3）脑内血肿：浅部血肿多因脑挫裂伤致脑实质内血管破裂引起，常与硬脑膜下血肿同时存在，多伴有颅骨凹陷性骨折；深部血肿多见于老年人，由脑受力变形或剪力作用使深部血管撕裂所致，血肿位于脑白质深处，脑表面可无明显挫伤。

问题 3：硬脑膜外血肿的临床表现有哪些？

（1）意识障碍：典型病例呈现昏迷—清醒—昏迷的过程，有明显的中间清醒或意识好转期。部分患者伤后无原发昏迷而之后逐渐陷入昏迷状态。甚至伤后持续昏迷或昏迷由浅变深。

（2）颅内压增高及脑疝：表现常有头痛、恶心、剧烈呕吐等，伴有血压升高、呼吸和心率减慢、体温升高等。当发生小脑幕切迹疝时，患者瞳孔先短暂缩小，随后进行性散大，对光反射消失，对侧肢体偏瘫进行性加重。幕上血肿者大多先经历小脑幕切迹疝，然后合并枕骨大孔疝，故严重的呼吸循环障碍常发生在意识障碍和瞳孔改变之后。幕下血肿者可直接发生枕骨大孔疝，较早发生呼吸骤停。

（3）神经系统体征：伤后立即出现的局灶症状和体征多为原发脑损伤的表现。单纯硬脑膜外血肿，除非血肿压迫脑功能区，否则早期较少出现体征。但当血肿增大引起小脑幕切迹疝时则可出现对侧锥体束征。脑疝发展，脑干受压严重时导致去大脑强直。

知识链接　　　　　神经导航手术

神经导航手术又称无框架立体定向技术或影像引导外科，能提供定向和定位信息的动态影像引导。由于脑内病灶周围往往有主管记忆、语言、感觉或运动的功能区，且常常被许多重要的血管神经包绕，因此在手术中要避开重要区域，同时精确达到病变位置予以切除，难度很大。常规显微外科虽能达到治疗效果，但很可能伴有较大面积探查，导致术后出现严重并发症。神经导航手术则可以克服这一问题，使现代神经外科手术更趋于微创、微侵袭且并发症少。

问题 4：颅内血肿为什么会导致颅内压增高？

颅内压主要是靠腔内脑脊液及血容量的增减来调节，颅腔的代偿容积为 5%～10%，因此在颅内血肿量较少的情况下可以通过颅内血管反射性收缩时血容量减少及脑脊液排出颅腔外、脑脊液产生速度减慢与吸收增快等来代偿。但是当血肿进一步增大，颅腔失代偿即可产生颅内压增高，若不及时诊断及治疗颅内压增高将会引起脑疝，从而危及生命。

问题 5：该患者存在哪些主要护理问题？

该患者目前存在的主要护理问题：①清理呼吸道无效，与硬脑膜外血肿术后有关；②意识障碍，与硬膜外血肿、颅内压增高有关；③躯体移动障碍，与硬脑膜外血肿意识障碍有关；④潜在并发症，如颅内感染、再出血。

问题6： 应对该患者采取哪些护理措施？

（1）加强拍背，及时清除呼吸道的分泌物，注意吸痰，如发生呕吐，及时将患者头转向一侧，以免误吸。保持室内适宜的温湿度，加强湿化，避免呼吸道分泌物过于黏稠，以利排痰。

（2）抬高床头 15°～30°，以利于颅内静脉回流，减轻脑水肿。严密观察患者意识、生命体征、瞳孔和肢体活动变化，观察有无剧烈头痛、频繁呕吐等，警惕颅内高压危象的发生。

（3）应用成人压疮危险（Braden）评估表（附表3）评估患者压疮风险值，加强生活护理，保持皮肤清洁干燥，定时翻身预防压疮，尤其注意骶尾部、足跟、肩胛部等骨隆突部位；四肢关节保持功能位，每日做患肢被动活动和肌肉按摩，以防关节僵硬和肌肉挛缩。

（4）引流管的护理：注意保持引流管通畅，避免受压、打折、堵塞，密切观察引流液的颜色、性质和量，并妥善固定引流管，严格无菌操作，预防感染。

（5）一旦出现意识障碍加深，脑疝形成，立即紧急降低颅内压，保持呼吸道通畅，给予氧气吸入，遵医嘱立即使用脱水药，以暂时降低颅内压，同时做好手术准备。

四、案例小结

颅内血肿是颅脑损伤中最常见、最严重、可逆性的继发病变，发生率占闭合性颅脑损伤的10%和重型颅脑损伤的 40%～50%。由于血肿直接压迫脑组织，引起局部脑功能障碍及颅内压增高，如不能及时诊断处理，多因进行性颅内压增高形成脑疝而危及生命。在护理此类患者时，应根据患者不同的治疗方案给予不同的监测指导。本案例患者主要出现清理呼吸道无效、意识障碍、躯体移动障碍及潜在并发症（颅内感染、再出血）等问题，护理患者时要针对患者存在的问题采取相应的护理措施，从呼吸道护理、体位护理、引流管的护理等方面对患者进行健康教育。在护理过程中，要注意患者的情绪及心理变化，体现人文关怀。

（张和妹）

案例十　颅内压增高

 学习目标

掌握： 颅内压增高的临床表现和护理措施。

熟悉： 颅内压增高的辅助检查和治疗方法。

了解： 颅内压增高的病因及发病机制。

一、案例资料

【一般资料】　陈某，男性，69岁，汉族，初中文化，农民。

【主诉】　反应迟钝，小便失禁2月余。

【病史】　患者于2个月前开始出现反应迟钝，间断胡言乱语，行走乏力，小便失禁，进行性加重，间断出现恶心呕吐，遂到本院门诊就诊。门诊行头颅CT检查提示脑积水，拟"脑积水"收入院。既往有头部外伤史，住院治疗后痊愈出院。患者缺乏疾病相关知识，担心疾病预后，与子女关系和谐。

【护理体检】　T 36.8℃，P 72 次/分，R 19 次/分，BP 120/70mmHg。患者被平车送入院，

反应迟钝，仅能发音，不能讲话。神志清楚，查体不合作，双侧瞳孔等大、等圆，直径约 3mm，对光反应灵敏，颈抵抗（−），四肢肌张力正常，肌力 2 级，浅感觉减退，生理反射存在，病理反射未引出，共济运动失调阳性，无视盘水肿。

【辅助检查】 头颅 CT 显示双侧额颞叶多发斑片及斑点状稍高密度影，边界模糊，双侧侧脑室旁脑白质内见对称性斑片状低密度影，脑室系统稍扩大，脑沟、脑裂稍增宽，中线结构无移位，侧脑室额角渗出明显，水肿加剧。

【入院诊断】 脑积水。

【诊疗过程】 入院后完善三大常规＋血型、凝血功能、输血四项、血生化全项、心电图等相关检查；遵医嘱给予 20%甘露醇脱水治疗，监测血电解质。拟在全麻下行侧脑室–腹腔分流术。

二、案例问题引导

问题 1：患者入院诊断为脑积水，是否存在颅内压增高，依据是什么？

问题 2：颅内压增高的临床表现有哪些？

问题 3：该患者存在哪些主要护理问题？

问题 4：应对该患者采取哪些护理措施？

问题 5：该患者出现脑疝应如何急救？

三、案例分析

问题 1：患者入院诊断为脑积水，是否存在颅内压增高，依据是什么？

患者存在颅内压增高。依据：患者为中年男性，因反应迟钝，小便失禁 2 月余，进行性加重，间断出现恶心、呕吐就诊。体格检查：四肢肌张力正常，肌力 2 级，浅感觉减退，共济运动失调阳性。头颅 CT 检查提示双侧额颞叶多发斑片及斑点状稍高密度影，边界模糊，双侧侧脑室旁脑白质内见对称性斑片状低密度影，脑室系统稍扩大，脑沟、脑裂稍增宽，中线结构无移位，侧脑室额角渗出明显，水肿加剧。结合病史、体检及影像学检查，以上诊断明确。

> **知识链接**
>
> 　　颅内压增高（increased intracranial pressure）是由颅脑疾病导致颅腔内容物体积增加或颅腔容积缩小，超过颅腔可代偿的容量，导致颅内压持续高于 200mmH$_2$O（2.0kPa），出现以头痛、呕吐和视盘水肿为主要表现的综合征。引起颅内压增高的原因很多，大体可分两类。
>
> 　　（1）颅腔内容物体积或量增高：①脑体积增高，如脑组织损伤、炎症、缺血缺氧、中毒等导致脑水肿；②脑脊液增多，脑脊液分泌过多、吸收障碍或脑脊液循环受阻导致脑积水；③脑血流量增加，高碳酸血症时血液中二氧化碳分压增高、脑血管扩张致颅内血容量急剧增多；④占位性病变，如颅内血肿、肿瘤、脓肿等在颅腔内占据一定体积导致颅内压增高。
>
> 　　（2）颅内空间或颅腔容积缩小：①先天性畸形，如狭颅症、颅底凹陷症等使颅腔容积变小；②外伤致大片凹陷性骨折，使颅内空间缩小。

问题 2：颅内压增高的临床表现有哪些？

头痛、呕吐、视盘水肿是颅内压增高的三个主征，但出现的时间并不一致，常以其中 1 项为首发症状。

知识链接　　　　　　　　　　　颅内压监测技术

有创内压监测分为两类。①植入法：经颅骨钻孔或开颅，将压力传感器直接植入颅内。②导管法：将导管置入脑室、脑池或蛛网膜下腔，传感器在颅外。不同位置测压，其精确性和可行性依次排序为脑室内测压＞脑实质内测压＞硬脑膜下测压＞硬脑膜外测压。

无创颅内压监测的主要方法有，①闪光视觉诱发电位（F-VEP）：颅内压升高时，神经电信号传导阻滞，F-VEP 波峰潜伏期延长，延长时间与颅内压成正比。②经颅多普勒超声检查法：通过监测脑底大动脉血流量速度间接反映颅内压。③眼压测定法：当颅内压力影响海绵窦静脉回流时，房水的回流会受到影响，进而影响眼压。因此提示眼压可反映颅内压。④其他：如基于电信号分析的颅内压无创监测、视网膜静脉压检测法、鼓膜检测法等。需要注意的是无创监测因其精确性等问题不能代替有创监测，但床旁进行、技术简单快捷、结果可靠的无创性颅内压监测仍然是研究的热点和挑战。

问题 3：该患者存在哪些主要护理问题？

该患者目前存在的主要护理问题：①焦虑，与缺乏疾病知识，担心疾病预后有关；②有脑组织灌注不足的危险，与颅内压增高有关；③有体液不足的危险，与恶心呕吐及应用脱水药有关；④潜在并发症，如脑疝。

问题 4：应对该患者采取哪些护理措施？

（1）由于缺乏疾病及其治疗相关知识，患者可能会出现焦虑。护理人员应与患者建立相互信任的关系，鼓励患者表达内心的感受，主动询问有关疾病及其治疗方面的问题。

（2）将床头抬高 15°～30°，以利于颅内静脉回流，减轻脑水肿。保持病房安静，卧床休息，避免患者突然坐起及情绪激动，以免血压骤升，增高颅内压，保持呼吸道通畅，呼吸道梗阻使 $PaCO_2$ 增高，致脑血管扩张，脑血流量增多，也加重颅内高压。避免剧烈咳嗽和便秘，因为剧烈咳嗽和用力排便均可使胸腔内压力骤然升高而导致脑疝。预防和及时治疗感冒，避免咳嗽，鼓励患者多吃蔬菜水果，促进肠蠕动以免发生便秘，勿用力屏气排便，可用开塞露、缓泻剂或低压小量灌肠通便，禁忌高压灌肠。

（3）对于不能经口进食者可鼻饲。成人每日静脉输液量在 1500～2000ml。使用脱水剂会引起钠、钾等排出过多，引起电解质紊乱，治疗期间记录 24h 出入量，合理输液。

（4）严密观察患者意识、生命体征、瞳孔和肢体活动变化，观察患者有无剧烈头痛、频繁呕吐等，警惕颅高压危象或脑疝的发生。

问题 5：该患者出现脑疝应如何急救？

患者一旦发生脑疝，立即紧急降低颅内压，保持呼吸道通畅，给予氧气吸入，遵医嘱立即使用脱水药，以暂时降低颅内压，同时做好手术前准备。

知识链接

脑室外引流减压术后，引流管应如何护理？

（1）引流管的安置：在严格的无菌条件下连接并妥善固定引流管及引流瓶（袋），引流管开口需高于侧脑室平面 10～15cm，以维持正常的颅内压。

（2）引流速度及量：术后早期应适当将引流瓶（袋）挂高，以减低流速，待颅内压力平衡后再放低。因正常脑脊液每日分泌 400～500ml，故每日引流量以不超过 500ml 为宜。

（3）保持引流通畅：引流管不可受压、扭曲、成角、折叠，应适当限制患者头部活动范围，活动及翻身时应避免牵拉引流管。注意观察引流管是否通畅，若引流管内不断有脑脊液流出，管内的液面随患者呼吸、脉搏等上下波动多，表明引流管通畅；若引流管无脑脊液流出应查明原因。

（4）观察并记录脑脊液的颜色、量及性状：正常脑脊液无色透明，无沉淀，术后1～2日脑脊液可略呈血性，之后转为橙黄色。若脑脊液中有大量血液或血性脑脊液的颜色逐渐加深，常提示有脑室内出血。一旦脑室内大量出血，需紧急手术止血；感染后的脑脊液混浊，呈毛玻璃状或有絮状物，患者有颅内感染的全身及局部表现。

（5）严格遵守无菌操作原则：每日定时更换引流瓶（袋）时，应先夹闭引流管以免管内脑脊液逆流入脑室，注意保持整个装置无菌，必要时做脑脊液常规检查或细菌培养。

（6）拔管：开颅术后脑室引流管一般放置3～4日，此时脑水肿期已过，颅内压开始逐渐降低。脑室引流时间一般不宜超过5～7日，以免时间过长发生颅内感染。拔管前一天应试行抬高引流瓶（袋）或夹闭引流管24h，以了解脑脊液循环是否通畅、有否颅内压再次升高的表现。若患者出现头痛、呕吐等颅内压增高症状，应立即放低引流瓶（袋）或开放夹闭的引流管，并告知医生。拔管时应先夹闭引流管，以免管内液体逆流入脑室引起感染。拔管后，切口处若有脑脊液漏出，也应告知医师妥善处理，以免引起颅内感染。

四、案 例 小 结

颅内压增高的发生发展过程中，机体通过调节脑脊液和脑血容量维持正常的功能。这种调节有一定限度，超过限度就会引起颅内压增高。典型的临床表现有头痛、呕吐、视盘水肿，这是颅内压增高的三个主征。在护理此类患者时，应严密观察患者意识、生命体征、瞳孔和肢体活动变化，积极去除病因，降低颅内压。本案例患者主要有脑组织灌注无效的危险，有体液不足的危险，焦虑，潜在并发症（脑疝）等问题，护理患者时要针对患者存在的问题采取相应的护理措施，从病情、饮食、药物、活动方面对患者进行健康教育。在护理过程中，要注意患者的情绪及心理变化，体现人文关怀。

（张和妹）

第九章　运动系统疾病

案例一　颈椎间盘突出症

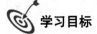 **学习目标**

掌握：颈椎间盘突出症的临床表现和护理措施。

熟悉：颈椎间盘突出症的辅助检查和治疗方法。

了解：颈椎间盘突出症的病因及发病机制。

一、案例资料

【一般资料】　王某，女性，55 岁，汉族，小学文化，农民。

【主诉】　头晕、头痛、颈肩疼痛伴有右上肢放射痛及麻木 1 年。

【病史】　患者常年从事重体力劳动，自述近 1 年无明显诱因出现头晕、头痛、颈肩疼痛伴有右上肢放射痛及麻木。既往无特殊病史，无家族遗传性病史。已婚育 2 子 1 女。

【护理体检】　T 37.0℃，P 78 次/分，R 20 次/分，BP 128/70mmHg，身高 1.56m，体重 66kg。患者神志清醒，应答切题，坐轮椅送入病房，自主体位，查体合作。专科情况：颈椎生理前凸消失，颈部前屈、后伸、旋转等活动部分受限，臂神经丛牵拉试验阳性，颈 5～6 棘突旁压痛明显。其余病理反射未引出。

【辅助检查】　MRI 检查：颈 5、颈 6 椎间盘突出，退行性变，神经根受压。

【入院诊断】　颈椎间盘突出症。

【诊疗过程】　患者入院后完善相关检查，遵医嘱给予卧床、枕颌带牵引、理疗、止痛对症治疗。

二、案例问题引导

问题 1：患者入院诊断为颈椎间盘突出症，依据是什么？

问题 2：颈椎间盘突出症的临床表现有哪些？

问题 3：颈椎间盘突出症的患者均需要手术治疗吗？

问题 4：该患者存在哪些主要护理问题？

问题 5：应对该患者采取哪些护理措施？

三、案例分析

问题 1：患者入院诊断为颈椎间盘突出症，依据是什么？

依据：患者头晕、头痛、颈肩疼痛伴有右上肢放射痛及麻木。专科检查：颈椎生理前凸消失，颈部前屈、后伸、旋转等活动部分受限，臂神经丛牵拉试验阳性，颈 5～6 棘突旁压痛明显。MRI 检查：颈 5、颈 6 椎间盘突出，退行性变，神经根受压。

知识链接

颈椎间盘突出症（herniation of cervical disc）是指由退行性变、颈部创伤等因素引起

纤维环破裂，髓核从破裂处脱出，刺激或压迫颈神经根或脊髓等组织而引起的相应症状和体征。该病的发病率仅次于腰椎间盘突出症，多见于 40～50 岁人群，男性多于女性，突出部位以颈 5～6、颈 4～5 多见。导致颈椎间盘突出症的病因包括退行性变、慢性劳损及头颈部外伤。

问题 2：颈椎间盘突出症的临床表现有哪些？

颈椎间盘突出症根据颈椎间盘向椎管内突出的位置不同，呈现不同的临床表现。

（1）中央突出型：症状有不同程度的四肢无力，且下肢重于上肢，表现为步态不稳；严重时可出现四肢不完全性或完全性瘫痪，大、小便功能障碍，表现为尿潴留和排便困难。体征有不同程度的肢体肌力下降；深、浅感觉异常；肢体肌张力增高，腱反射亢进，并出现病理现象。

（2）侧方突出型：症状有后颈部疼痛、僵硬、活动受限；颈部后伸时疼痛加剧，并向肩臂部放射；一侧上肢有放射性疼痛或麻木。体征有颈部活动受限；病变节段相应椎旁压痛、叩痛；臂神经丛牵拉试验阳性；受累的脊神经支配区感觉异常、肌力减退、肌肉萎缩、反射改变等。

（3）旁中央突出型：除有侧方突出型颈椎间盘突出症的症状、体征外，还可有不同程度的单侧脊髓受压症状，表现为患侧下肢无力、活动不便、有踩棉花感等。

问题 3：颈椎间盘突出症的患者均需要手术治疗吗？

并非所有的颈椎间盘突出症患者需要手术。该患者在 1 年前无明显诱因出现头晕、头痛、颈肩疼痛伴有右上肢放射痛及麻木，经评估该患者无手术指征，因此遵医嘱给予卧床、枕颌带牵引、理疗、止痛对症治疗。

知识链接

（1）颈椎间盘突出症非手术治疗：是本病的基本疗法，主要适用于颈椎间盘突出症早期；仅表现为神经根性症状者；脊髓压迫症状，但患者无法耐受手术治疗者。非手术治疗方法包括枕颌带牵引、佩戴颈围、推拿按摩、理疗、药物治疗等。

（2）颈椎间盘突出症手术治疗：主要适用于神经症状反复发作，经非手术治疗无效者；上肢症状重于颈部症状，且经至少 6 周的保守治疗无效者；出现明显脊髓压迫症状且呈进行性加重者；影像学表现有明确的椎间盘突出，与临床表现相一致。手术方式主要包括颈椎前路手术、颈椎后路手术。

问题 4：该患者存在哪些主要护理问题？

该患者目前存在的护理问题：①慢性疼痛，与椎间盘突出压迫神经、肌肉痉挛有关；②有废用综合征的危险，与慢性疼痛、僵硬、活动受限有关；③有受伤的危险，与椎间盘突出压迫神经、肌肉痉挛、头晕等有关。

问题 5：应对该患者采取哪些护理措施？

（1）疼痛护理措施

1）评估患者疼痛的性质和疼痛的程度。

2）注意颈、肩部保暖：在秋冬季节最好穿高领衣服或披围巾；吹空调或电风扇时避免凉风直接吹颈、肩部。

3）纠正不良姿势：日常生活、工作、休息时要注意纠正不良姿势，特别是伏案工作、用电脑或手机时的姿势等，避免靠在床头或沙发扶手上看书、看电视或看手机等。工作时间超过 1h 应休息几分钟，活动肢体、做颈肩部运动或按摩等，以缓解颈肩部肌肉的慢性劳损。

4）睡卧硬板床且低枕：宜选择中间低两端高、透气性好的枕头，长度以超过肩宽10～16cm为宜，高度以头颈部可压下一拳为宜。

（2）预防废用综合征的护理措施

1）遵医嘱给予相应的治疗措施。

2）加强功能锻炼：评估患者颈、肩关节及肢体的活动能力，如能活动指导患者做主动运动，以增强颈、肩部及肢体肌肉的力量；如不能活动，病情许可时，协助并指导患者做被动运动，以防颈、肩部及肢体的肌肉萎缩和关节僵硬。

（3）预防受伤：协助患者在床上活动；做好安全护理防止坠床。

知识链接

颈椎间盘突出患者的颈部活动操：自然站立，双目平视，双脚略分开，与肩同宽，双手叉腰。

（1）第一步：先将颈部缓慢向左侧屈，停留片刻，再缓慢向右侧屈，停留片刻，反复做5～10次。动作要舒展、轻松、缓慢，以不感到难受为宜。

（2）第二步：先将颈部缓慢转向左侧，停留片刻，再缓慢转向右侧，停留片刻，反复做5～10次。要注意的是，此动作以不感到头晕为宜。

（3）第三步：先将下颌内收，同时头用力向上顶，停留片刻，再放松还原到准备姿势，反复做5～10次。

（4）第四步：先将头颈向左前，然后缓慢向右做环绕动作，回到准备姿势。然后，反方向做同样动作，反复做5～10次。

（5）第五步：先将头颈向左旋转，同时左手经体前伸向右肩上方，停留片刻，还原到准备姿势。然后，反方向做同样动作，反复做5～10次。

（6）第六步：先将头颈向左侧弯，同时左手经头顶上方去触碰右耳朵，停留片刻，还原到准备姿势。然后反方向做同样动作，反复做5～10次。

（7）第七步：先低头含胸，两臂在胸前交叉，尽量伸向对侧，左臂在上；然后挺胸，两臂展开尽量外旋，肘屈曲与肩相平，同时头颈向左旋转，眼睛看着左手，停留片刻；还原到准备姿势。然后，反方向做同样动作，反复做5～10次。

四、案例小结

颈椎间盘突出症是指由于退行性变、颈部创伤等因素引起纤维环破裂，髓核从破裂处脱出，刺激或压迫颈神经根或脊髓等组织而引起的相应症状和体征。颈椎间盘突出症的临床表现分为三型：中央突出型、侧方突出型和旁中央突出型。本案例患者主要为侧方突出型。在护理此类患者时，应根据患者不同的治疗方案给予不同的监测和指导。本案例患者主要出现慢性疼痛、有废用综合征的危险、有受伤的危险等问题，护理患者时要针对该患者存在的问题采取具体的护理措施，从疼痛护理、功能锻炼、避免外伤等方面对患者进行健康教育。在护理过程中，要注意患者的情绪及心理变化，体现人文关怀。

（夏杰琼）

案例二　腰椎间盘突出症

 学习目标

　　掌握：腰椎间盘突出症的临床表现和护理措施。
　　熟悉：腰椎间盘突出症的辅助检查和治疗方法。
　　了解：腰椎间盘突出症的病因及发病机制。

一、案 例 资 料

　　【一般资料】　张某，男性，50岁，汉族，初中文化，农民。
　　【主诉】　间歇性腰痛5年，加重并伴右下肢放射性疼痛4天。
　　【病史】　患者常年从事重体力劳动。自述5年前无明显诱因出现右下肢疼痛伴麻木，夜间加重，严重时如刀割样痛，并伴有蚁走感，在某镇医院给予"腰痛宁胶囊、维生素B_1、维生素B_{12}"治疗未见好转。之后劳累后腰痛反复发作，卧床休息可减轻。4天前因劳累过度，腰痛加重，遂来院治疗。既往无特殊病史，无家族遗传性病史。已婚，育有1儿1女。
　　【护理体检】　T 36.8℃，P 88次/分，R 19次/分，BP 120/60mmHg。患者身高1.66m，体重56kg。患者神志清醒，应答切题，坐轮椅送入病房，自主体位，查体合作。专科情况：腰椎生理前凸消失，腰椎轻度右弯畸形；L_4、L_5、S_1棘间及棘右旁压痛（＋）；右下肢直腿抬高试验30°（＋），加强试验（＋），右膝腱反射减弱，右跟腱反射消失，右下肢外后侧及足底感觉减弱，右足跖屈肌力减弱；鞍区感觉异常；腰部前屈50°、后伸10°、左侧屈10°、右侧屈10°、左右侧旋10°。
　　【辅助检查】　X线检查：$L_{4\sim5}$、$L_5\sim S_1$椎间盘突出，L_3、L_4椎体骨质增生。
　　【入院诊断】　腰椎间盘突出症。
　　【诊疗过程】　患者入院后完善腰部X线摄片、心电图等相关检查；遵医嘱给予卧床、骨盆牵引、止痛等对症治疗。择日在腰硬联合麻醉下行椎间盘切除术。术后患者主诉切口疼痛；腰椎切口有敷料，敷料外层有少许渗血；留置一切口引流管，引流通畅，引出液为淡红色血性液；留置导尿管，尿液淡黄色，澄清、透明；右手留置针连接一个患者自控镇痛泵。

二、案例问题引导

　　问题1：患者入院诊断为腰椎间盘突出症，依据是什么？
　　问题2：腰椎间盘突出症的临床表现有哪些？
　　问题3：腰椎间盘突出症的患者均需要手术治疗吗？
　　问题4：该患者存在哪些主要护理问题？
　　问题5：应对该患者采取哪些护理措施？如何指导患者进行功能锻炼？

三、案 例 分 析

　　问题1：患者入院诊断为腰椎间盘突出症，依据是什么？
　　依据：患者常年从事重体力劳动，间歇性腰痛5年，卧床休息可减轻。劳累后腰痛反复发作。4天前，患者因劳累过度，腰痛加重而入院。专科检查情况：腰椎生理前凸消失，腰椎轻度右弯畸形；L_4、L_5、S_1棘间及棘右旁压痛（＋）；右下肢直腿抬高试验30°（＋），加强试验（＋），右膝腱反射减弱，右跟腱反射消失，右下肢外后侧及足底感觉减弱，右足跖屈肌力减弱；鞍区感觉异常；腰部前屈50°、后伸10°、左侧屈10°、右侧屈10°、左右侧旋10°。X线检查：L$_{4\sim5}$、L$_5\sim$S$_1$椎间盘突出，L$_3$、L$_4$椎体骨质增生。

> **知识链接**
>
> 腰椎间盘突出症（lumbar interverte bral disc herniation）是指由椎间盘变性、纤维环破裂、髓核组织突出刺激和压迫马尾神经或神经根所引起的一种综合征，是腰腿痛最常见的原因之一。腰椎间盘突出症可发生于任何年龄，最多见于中年人，20～50岁为多发年龄，男性多于女性。好发部位是L$_{4\sim5}$与L$_5\sim$S$_1$。导致腰椎间盘突出的原因有椎间盘退行性变、长期震动、过度负荷、外伤、妊娠等。

问题2：腰椎间盘突出症的临床表现有哪些？

腰椎间盘突出症的症状主要包括腰痛、下肢放射性痛、间歇性跛行、马尾综合征等。体征有腰椎侧凸、腰部活动障碍、压痛和叩痛、直腿抬高试验及加强试验阳性、感觉及运动功能减弱。

问题3：腰椎间盘突出症的患者均需要手术治疗吗？

并非所有的腰椎间盘突出症的患者需要手术治疗，如初次发作、病程较短且经休息后症状明显缓解，影像学检查无严重突出者。80%～90%的患者可经非手术治疗而治愈。本案例患者在起初发病时采取了非手术治疗，但不够系统和专业。本次患者因劳累过度病情加重，且具有明显的马尾综合征症状，故需手术治疗。

> **知识链接**
>
> （1）腰椎间盘突出症非手术治疗：包括绝对卧床休息、骨盆牵引、物理治疗、皮质激素硬膜外注射、髓核化学溶解法。
>
> （2）腰椎间盘突出症手术治疗：10%～20%的患者需要手术治疗。适用于①急性发作，具有明显马尾神经症状者；②诊断明确，经系统的保守治疗无效，或保守治疗有效但经常反复发作且疼痛较重，影响工作和生活者；③病史虽不典型，但影像学检查证实椎间盘对神经或硬膜囊有严重压迫者；④合并腰椎管狭窄症。手术类型包括椎板切除术和髓核摘除术、椎间盘切除术、经皮穿刺髓核摘除术、人工椎间盘置换术。

问题4：该患者存在哪些主要护理问题？

该患者目前存在的主要护理问题：①疼痛，与椎间盘突出症压迫神经、肌肉痉挛及术后切开疼痛有关；②有体液失衡的危险，与伤口出血、脑脊液漏的可能有关；③有感染的危险，与术后伤口、留置导尿管有关。

问题5：应对该患者采取哪些护理措施？

（1）疼痛护理措施

1）评估患者疼痛的性质和疼痛的程度。

2）指导患者使用自控镇痛泵的方法。

3）功能锻炼：为预防长期卧床所致的肌肉萎缩、关节僵硬等并发症，患者宜早期行床上肢体功能锻炼。

> **知识链接**
>
> 腰椎间盘突出症术后功能锻炼方法如下：
>
> （1）四肢肌肉、关节的功能锻炼：卧床期间坚持定时活动四肢关节，以防关节僵硬。
>
> （2）直腿抬高锻炼：术后第1日开始进行股四头肌收缩和直腿抬高锻炼，每分钟2

次，抬放时间相等，每次 15～30min，每日 2～3 次，以能耐受为限；逐渐增加抬腿幅度，以防神经根粘连。

（3）腰背肌锻炼：根据术式及医嘱，指导患者锻炼腰背肌，以增加腰背肌肌力、预防肌萎缩、增强脊柱稳定性。一般术后第 7 日开始用五点支撑法，1～2 周后采用三点支撑法；每日 3～4 次，每次 50 个，循序渐进，逐渐增加次数。

（4）行走训练：制订活动计划，帮助患者按时下床活动。一般卧床 2 周后借助腰围或支架下床活动，须根据手术情况适当缩短或延长下床时间。指导患者正确起床，预防长时间卧床引起的直立性低血压及肌无力。

（2）预防体液失衡

1）病情观察：包括观察患者的生命体征、伤口敷料。观察伤口敷料有无渗出液，如有渗出液应观察颜色、性状、量等。观察引流液的颜色、性状、量，有无脑脊液漏。若引流袋内引流出淡黄色液体，患者出现头痛、呕吐等症状，应考虑发生了脑脊液漏，须立即报告医师给予处理；同时适当抬高床尾，去枕卧位 7～10 日；监测及补充电解质；遵医嘱给予抗生素预防颅内感染；必要时探查伤口，行裂口缝合或修补硬脊膜。

2）遵医嘱补充充足的液体。

（3）预防感染：监测患者的生命体征，保持伤口敷料干净，敷料渗湿后及时通知医生更换敷料，以防感染；留置导尿管期间注意观察尿液的颜色、性质、量，患者能起床活动后及时拔除导尿管，以防发生尿路感染。

知识链接

日常生活中如何预防腰椎间盘突出？

（1）预防指导：指导患者采取正确卧、坐、立、行和劳动姿势。保持正确的坐、立、行姿，坐位时选择高度合适、有扶手的靠背椅，保持身体与桌子距离适当，膝与髋保持同一水平，身体靠向椅背，并在腰部衬垫一软枕；站立时尽量使腰部平坦伸直、收腰、提臀；行走时抬头、挺胸、收腹，利用腹肌收缩支撑腰部。避免长时间保持同一姿势，适当进行原地活动或腰背部活动，以解除腰背肌肉疲劳。长时间伏案工作者，积极参加课间操活动，以避免肌肉劳损。勿长时间穿高跟鞋站立或行走。合理应用人体力学原理，如站位举起重物时，高于肘部，避免膝、髋关节过伸；蹲位举起重物时，背部伸直勿弯；搬运重物时，宁推勿拉；搬抬重物时，髋、膝弯曲下蹲，伸直腰背，用力抬起重物后再行走。采取保护措施，腰部劳动强度过大的工人、长时间开车的司机可戴腰围保护腰部。脊髓受压者，也可戴腰围，直至神经压迫症状解除。

（2）加强营养：可缓解机体组织及器官退行性变。

（3）体育锻炼：适当体育锻炼，增强腰背肌肌力，以增加脊柱稳定性。参加剧烈运动时，运动前应有预备活动，运动后有恢复活动，切忌活动突起突止，应循序渐进。

四、案例小结

腰椎间盘突出症是指由于椎间盘变性、纤维环破裂、髓核组织突出刺激和压迫马尾神经或神经根所引起的一种综合征，是腰腿痛最常见的原因之一。腰椎间盘突出症可发生于任何年龄，最多见于中年人，20～50 岁为多发年龄，男性多于女性。好发部位是 $L_{4～5}$ 与 $L_5～S_1$。导致腰椎间盘突出的原因有椎间盘退行性变、长期震动、过度负荷、外伤、妊娠等。腰椎间盘突出症的主要症状有腰痛、下肢放射性痛、间歇性跛行和马尾综合征。在护理此类患者时，应根据患者不同的治疗方案给予不同的监测指导。本案例患者因腰痛加重，有明显的马尾综合征症状，故需手术治疗（椎间盘切除术）。该患者主要出现慢性疼痛、有体液失衡的危险、有感染的危险等问题，护理患者时要针对该患者存在的问题采取具体的护理措施。从功能锻炼、病情观察、保持伤口敷料干净等方面对患者进行健康教育。在护理过程中，要注意患者有无紧张、恐惧心理，体现人文关怀。

（夏杰琼）

案例三　四肢骨折

 学习目标

　　掌握：四肢骨折的临床表现和护理措施。
　　熟悉：四肢骨折的辅助检查和治疗方法。
　　了解：四肢骨折的病因及发病机制。

一、案例资料

　　【一般资料】　王某，男性，38岁，汉族，初中文化，工人。
　　【主诉】　右侧大腿疼痛，右前臂疼痛，活动障碍 3h 入院。
　　【病史】　患者于 3h 前骑电动车与货车发生碰撞，右手臂与右大腿受到挤压，疼痛明显，当时就不能站立走路，右手臂畸形、疼痛，不能活动。急诊医生给予小夹板固定送入病房。患者既往无特殊病史，无家族遗传性病史。已婚，育有 2 子。
　　【护理体检】　T 37.1℃，P 90 次/分，R 21 次/分，BP 140/80mmHg。患者身高 1.74m，体重 76kg。患者神志清醒，应答切题，由平车送入病房。专科检查情况：骨盆挤压试验及分离试验（-），右大腿明显肿胀，外翻畸形，近端向前、外及外旋方向移位，远端向内、后方向移位，右下肢明显缩短，右下肢末端感觉、血液循环尚可。右髋关节、膝关节活动正常，无明显压痛。右前臂明显畸形，手指无明显麻木，末梢血液循环好。
　　【辅助检查】　X 线检查：右尺、桡骨中下段横行骨折，断端明显移位；右股骨中段骨折，断端移位。
　　【入院诊断】　右股骨干中段骨折；右前臂双骨折。
　　【诊疗过程】　患者入院后完善相关检查，遵医嘱给予卧床、右下肢胫骨结节牵引、右上肢石膏绷带外固定、止痛、消肿等对症治疗。择日再行手术治疗。

二、案例问题引导

　　问题 1：患者入院诊断为右股骨干中段骨折和右前臂双骨折，依据是什么？
　　问题 2：股骨干骨折和前臂双骨折的临床表现有哪些？
　　问题 3：什么叫骨-筋膜室综合征？
　　问题 4：该患者存在哪些主要护理问题？
　　问题 5：应对该患者采取的护理措施有哪些？

三、案 例 分 析

问题 1：患者入院诊断为右股骨干中段骨折和右前臂双骨折，依据是什么？

（1）右股骨干中段骨折的诊断依据：患者右侧大腿疼痛。护理体检：右大腿明显肿胀，外翻畸形，近端向前、外及外旋方向移位，远端向内、后方向移位，右下肢明显缩短。X线检查：右股骨中段骨折，断端移位。

（2）右前臂双骨折的诊断依据：患者右手臂畸形、疼痛、不能活动。护理体检：右前臂明显畸形，手指无明显麻木，末梢血液循环好。X线检查：右尺桡骨中下段横形骨折，断端明显移位。

> **知识链接**
>
> （1）股骨干骨折（fracture of femoral shaft）：是指股骨转子以下、股骨髁以上部位的骨折。多见于青壮年。股骨干骨折根据其骨折的部位不同，一般分为股骨上 1/3 骨折、股骨中 1/3 骨折和股骨下 1/3 骨折。
>
> （2）前臂双骨折（fracture of the radius ulna）：是指尺、桡骨干双骨折。较多见，易发生骨–筋膜室综合征。常见的病因有直接暴力、间接暴力和扭转暴力。

问题 2：股骨干骨折和前臂双骨折的临床表现有哪些？

（1）股骨干骨折主要临床表现：患肢疼痛、肿胀、远端肢体异常扭曲，不能站立和行走。

（2）前臂双骨折主要临床表现：受伤后，患侧前臂疼痛、肿胀、畸形、功能障碍。

> **知识链接**
>
> （1）股骨干骨折的体征：患肢明显畸形，可出现反常活动、骨擦音。单一股骨干骨折因失血量较多，可能出现休克前期表现；若合并多处骨折或双侧股骨干骨折，甚至可以出现休克表现。股骨下 1/3 骨折时可损伤腘动脉、腘静脉、胫神经或腓总神经，出现远端肢体相应的血液循环、感觉和运动功能障碍。
>
> （2）前臂双骨折的体征：可发现畸形、反常活动、骨擦音或骨擦感。尺骨上 1/3 骨折可合并桡骨小头脱位，称为孟氏（Monteggia）骨折。桡骨干下 1/3 骨折合并尺骨小头脱位，称为盖氏（Galeazzi）骨折。

问题 3：什么叫骨–筋膜室综合征？

骨–筋膜室综合征好发于前臂掌侧和小腿。引起骨–筋膜室内压力增高的因素包括骨折的血肿和组织水肿、包扎过紧、局部压迫使骨–筋膜室内容积减小。当压力达到一定程度，供应肌肉血液的小动脉关闭，可形成缺血—水肿—缺血的恶性循环。根据缺血程度不同可导致以下不同结果：①濒临缺血性肌痉挛；②缺血性肌痉挛；③坏疽。

> **知识链接**
>
> 骨–筋膜室综合征的确诊指征及护理措施如下：
>
> （1）出现以下 4 个体征可确诊：①患肢感觉异常；②肌肉被动牵拉试验阳性（被动牵拉受累肌肉出现疼痛）；③肌肉主动屈曲时出现疼痛；④筋膜室（即肌腹处）有压痛。
>
> （2）护理措施：应密切观察石膏固定肢体的末梢血液循环，注意评估"5P 征"——疼痛（pain）、苍白（pallor）、感觉异常（paresthesia）、麻痹（paralysis）及脉搏消失（pulseless）。

患者一旦出现肢体血液循环受阻或神经受压的征象，立即放平肢体，并通知医生全层剪开固定的石膏，严重者须拆除，甚至行肢体切开减压术。

问题 4： 该患者存在哪些主要护理问题？

该患者目前存在的主要护理问题：①急性疼痛，与软组织损伤、患肢活动受限有关；②躯体活动障碍，与骨折、固定、牵引有关；③有废用综合征的危险，与肢体长期固定、缺乏功能锻炼有关。

问题 5： 应对该患者采取的护理措施有哪些？

（1）急性疼痛的护理措施

1）采用疼痛评估工具对患者的疼痛情况进行评估，了解疼痛的程度及疼痛的性质。

2）保持有效的牵引：保持反牵引力，抬高床尾 15～30cm，若身体移位，抵住床头或床尾及时调整；牵引重锤保持悬空，牵引方向与被牵引肢体长轴应成直线，不可随意放松牵引绳，不可随意增减牵引重量或移除牵引物；检查牵引弓有无松脱，并拧紧螺母，防止其脱落；避免过度牵引；每日测量被牵引的肢体长度，并与健侧进行对比；也可通过 X 线检查了解骨折对位情况，及时调整牵引重量；牵引方向与身体长轴成直线，不可随意中断牵引，牵引绳上不能放置杂物，以免影响有效牵引。

> **知识链接**
>
> 骨牵引又称直接牵引，是将不锈钢针穿入骨骼坚硬的部位，通过牵引钢针直接牵引骨骼，达到骨折复位或维持复位的治疗方法。骨牵引适用于颈椎骨折或脱位、肢体开放骨折及肌肉丰富处的骨折。

3）保持有效固定：行石膏管型固定者，注意调整石膏干固前、干固后的固定。因肢体肿胀消退或肌萎缩均可导致原石膏失去固定作用，必要时应重新更换。

> **知识链接**
>
> 石膏绷带外固定的护理措施如下：
>
> （1）石膏干固前
>
> 1）加快干固：石膏一般自然风干，从硬固到完全干固需 24～72h；若要加快干固可创造条件，天气冷时可通过适当提高室温、灯泡烤箱、红外线照射等烘干及热风机吹干等方法，但须注意石膏传热，温度不宜过高，且应经常移动仪器位置，避免灼伤。
>
> 2）搬运：搬运及翻身时，用手掌平托石膏固定的肢体，切忌抓捏，以免留下指凹点，石膏干固后形成局部压迫。注意维持肢体的位置，避免石膏折断。
>
> 3）体位：潮湿的石膏容易变形，故须维持石膏位置固定直至石膏完全干固，患者需卧硬板床，用软枕妥善垫好石膏。患者在石膏固定后 8h 内勿翻身，8～10h 后协助其翻身。四肢包扎石膏时抬高患肢，适当支托以防肢体肿胀及出血。
>
> 4）保暖：寒冷季节注意保温。覆盖毛毯时未干固的石膏需用支被架托起。
>
> （2）石膏干固后
>
> 1）保持清洁、干燥：石膏污染后用布蘸少量洗涤剂擦拭，清洁后立即擦干。断裂、变形和严重污染的石膏应及时更换。
>
> 2）保持有效固定：行石膏管型固定者，因肢体肿胀消退或肌萎缩可导致原石膏失去固定作用，必要时应重新更换。

4）维持良好的血液循环：密切观察患者患肢末梢血液循环情况。若局部出现青紫、肿胀、发冷、麻木、疼痛、运动障碍及脉搏细弱时，详细检查、分析原因并及时报告医生。

（2）躯体活动障碍的护理措施：加强生活护理，持续牵引者由于制动造成活动不便，生活不能完全自理。应协助患者满足正常生理需要，如协助洗头、擦浴，教会患者床上使用拉手、便盆等。在可能发生压疮的部位放置水垫、应用减压贴或气垫床，保持床单位清洁、干燥和平整，定时翻身，并观察受压皮肤的情况。

（3）预防废用综合征：加强功能锻炼。由于肢体长期固定、缺乏功能锻炼导致肌肉萎缩；同时大量钙盐逸出骨骼可致骨质疏松；关节内纤维粘连致关节僵硬。因此石膏固定期间应加强未固定肢体的功能锻炼。下肢水平牵引时，踝关节呈自然足下垂位，加之关节不活动，会发生跟腱挛缩和足下垂。护理时可用垂足板将踝关节置于功能位。若病情许可，定时做踝关节活动预防足下垂。

四、案 例 小 结

骨折是指骨骼的完整性和连续性中断，总体的处理原则包括复位、固定、功能锻炼。本案例患者发生了右股骨干骨折及右前臂双骨折。治疗上主要是右下肢胫骨结节牵引，右上肢石膏绷带外固定。本案例患者主要出现急性疼痛、躯体活动障碍、有废用综合征的危险等问题。护理患者时要针对该患者存在的问题采取具体的护理措施，从急性疼痛的护理、生活护理、功能锻炼等方面对患者进行健康教育。在护理过程中要注意患者有无焦虑、抑郁等负性情绪，体现人文关怀。

（夏杰琼）

案例四 骨盆骨折

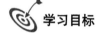 **学习目标**

掌握：骨盆骨折的临床表现和护理措施。

熟悉：骨盆骨折的辅助检查和处理原则。

了解：骨盆骨折的分类。

一、案 例 资 料

【一般情况】 许某，男性，35岁，汉族，大学文化，企业员工。

【主诉】 因车祸致髋部疼痛，肿胀，活动受限1h。

【病史】 患者于入院前1h发生车祸后髋部疼痛、肿胀、活动受限，由救护车送到急诊。急诊CT示骨盆骨折。患者既往无特殊病史，缺乏疾病相关知识，担心疾病预后。

【护理体检】 T 36.8℃，P 76次/分，R 18次/分，BP 130/80mmHg。患者脊柱畸形，活动度好，骨折局部肿胀、疼痛，双下肢活动受限，被动活动肢体时可使疼痛加剧，局部受压明显。骨盆挤压分离试验阳性。足趾部皮肤温暖，红润。患者精神差，情绪紧张。

【辅助检查】 血常规：WBC 12.0×10^9/L，CT检查示骨盆骨折。

【入院诊断】 骨盆骨折。

【诊疗过程】 患者入院后完善相关检查，遵医嘱给予吸氧（3L/min）、心电监护、固定等处理，完善术前准备，择期手术。

二、案例问题引导

问题 1：患者入院诊断为骨盆骨折，依据是什么？

问题 2：护士评估该患者时，应重点关注哪些方面？

问题 3：该患者拟行手术复位和内固定，其手术前后存在的主要护理问题有哪些？

问题 4：应对该患者采取哪些护理措施？

三、案 例 分 析

问题 1：患者入院诊断为骨盆骨折，依据是什么？

依据：患者因车祸致髋部疼痛，肿胀，活动受限 1h 而入院，体格检查骨盆挤压分离试验阳性，CT 检查示骨盆骨折。

> **知识链接**
>
> 骨盆骨折（pelvic fracture）是指暴力作用于骨盆，导致骨盆的前后环损伤，使骨盆稳定性遭受损坏，常合并静脉丛和动脉大量出血及盆腔内脏器的损坏。患者髋部肿胀、疼痛，不能坐起或站立。有大出血或严重内脏损伤者可有低血压和休克早期表现。

问题 2：护士评估该患者时，应重点关注哪些方面？

（1）术前评估：一般情况包括年龄、性别、婚姻、职业和运动爱好等；了解受伤的时间、原因和部位，受伤时的体位、症状和体征、搬运方式、急救情况，有无昏迷史和其他部位复合伤等外伤史情况；了解家族中是否有患骨科疾病的患者；评估有无休克或体温异常的症状；是否有骨折局部的一般表现和专有体征；皮肤是否完整；有无其他重要伴发伤，如神经、血管或脊髓损伤；有无骨折后早期并发症；固定是否维持于有效状态等；了解有无 X 线、CT、MRI及其他有关手术耐受性检查（如心电图、肺功能检查）等的异常发现；了解患者对疾病的认知程度，对治疗方案和疾病预后有何顾虑和思想负担；了解患者的朋友及家属对其的关心和支持程度。

（2）术后评估：了解患者手术、麻醉方式与效果，骨折修复情况，术中出血、补液、输血情况和术后诊断；评估内固定是否维持于有效状态；功能恢复情况；是否出现与手术有关或与骨折有关的并发症；评估患者有无焦虑、抑郁等负面情绪；康复训练和早期活动是否配合；对出院后的继续治疗是否了解。

问题 3：该患者拟行手术复位和内固定，其手术前后存在的主要护理问题有哪些？

该患者手术前后存在的护理问题：①疼痛，与骨折有关；②组织灌注量不足，与骨盆损伤、出血有关；③躯体活动障碍，与骨盆骨折有关；④焦虑，与担心疾病预后和并发症有关；⑤潜在并发症，如腹膜后血肿、盆腔内脏损伤和神经损伤等。

问题 4：应对该患者采取哪些护理措施？

（1）根据疼痛的原因采取相应的措施。药物镇痛：按医嘱予以镇痛药物，并观察药物疗效及有无不良反应；物理方法镇痛：应用局部冷敷、抬高伤肢的方法减轻伤肢水肿，起到减轻疼痛的作用。骨盆骨折手术复位后 1～3 天疼痛明显，夜间尤为剧烈，翻身动作要轻柔，可以让患者听轻松的音乐或是看一些感兴趣的书刊，分散患者的注意力。

（2）快速建立输血补液通道，补充血容量和维持正常的组织灌注。

1）尽早建立静脉输液通道，遵医嘱及时输血、输液，纠正血容量不足。

2）观察生命体征：骨盆骨折常合并静脉丛及动脉出血，出现低血容量性休克。注意观察患者的意识、血压、脉搏和尿量，及时发现和处理血容量不足。

3）及时止血和处理腹腔内脏器官损伤：若经抗休克治疗后不能维持血压，应及时通知医生，并协助其做好术前准备。

（3）指导功能锻炼：去枕平卧于硬板床，每2h翻身一次。康复训练应遵循循序渐进、动静结合、主动和被动相结合的原则。与患者共同讨论并制订个体化的功能锻炼方案，从而充分调动患者的主观能动性。卧床期间定时做四肢关节的活动，防止关节僵硬，术后1～2周以进行肢体肌肉等长收缩训练为主。医生允许患者下床后，可使用助行器或拐杖，以减轻骨盆负重。

（4）心理护理：态度和蔼，善于与患者沟通，建立良好的护患关系，及时解决患者的问题。耐心解释，消除患者的顾虑，减轻其思想负担，增强患者战胜疾病的信心。

（5）并发症的护理：骨盆骨折常伴有严重的并发症，这些并发症常较骨折本身更为严重，因此应进行重点观察和护理。

1）腹膜后血肿：骨盆各骨主要为松质骨，邻近又有许多动脉和静脉丛，血液循环丰富。骨折后巨大血肿可沿腹膜后疏松结缔组织间隙蔓延至肾区或膈下，患者可有腹痛、腹胀等腹膜刺激症状。大出血可造成失血性休克，甚至造成患者迅速死亡。护士应严密观察患者生命体征和意识变化，遵医嘱输血输液。

2）盆腔内脏损伤：①膀胱或后尿道损伤，尿道的损伤远比膀胱损伤多见。注意观察有无血尿、无尿或急性腹膜炎等表现。膀胱和尿道损伤时均需行修补术。②直肠损伤，较少见。直肠破裂如发生在腹膜反折以上可引起弥漫性腹膜炎；如发生在腹膜反折以下，则在直肠修补术时还需做临时的结肠造瘘，以利于直肠恢复，因此应做好瘘口护理。

3）神经损伤：主要是腰骶部神经丛与坐骨神经损伤。观察患者是否有括约肌功能障碍、下肢某些部位感觉减退或消失、肌肉萎缩无力或瘫痪等表现，发现异常及时报告医生。

4）脂肪栓塞与静脉栓塞：发生率可高达35%～50%，有症状性肺栓塞发生率为2%～10%，其中致死性肺栓塞发生率为0.5%～2%，是患者死亡的主要原因之一。由于下肢长时间制动、静脉血液回流缓慢及创伤导致的血液高凝状态等，易导致下肢深静脉血栓形成；骨盆内静脉丛破裂及骨髓腔被破坏，骨髓脂肪溢出随破裂的静脉窦进入血液循环，引起肺、脑、肾等部位的脂肪栓塞。如患者突然出现胸痛、胸闷、呼吸困难、咳嗽、咯血、烦躁不安甚至晕厥时，应警惕肺栓塞的发生。接受手术前、后，常规采取预防栓塞的措施：鼓励患者勤翻身、抬高患肢、按摩下肢；早期功能锻炼、下床活动；适度补液、多饮水以避免脱水；改善生活方式，如戒烟、戒酒、控制血糖和血脂等；避免下肢静脉尤其是股静脉穿刺输液，必要时遵医嘱使用抗凝药物。一旦出现脂肪栓塞或静脉栓塞，嘱患者绝对卧床，予以高流量氧气吸入、抗凝、溶栓等处理，同时监测生命体征、意识、血氧饱和度、血气分析和出凝血时间等。

四、案 例 小 结

骨盆骨折的发生率约占全身骨折的1.5%，常合并静脉丛和动脉大量出血，以及盆腔内脏器官的损伤。开放性骨盆骨折的死亡率为30%～50%，闭合性损伤的病死率为10%～30%，因此必须高度重视。骨盆骨折多由强大的直接暴力挤压骨盆所致。在护理此类患者时，应认真对其进行术前和术后的护理评估，根据患者外伤史、临床表现、术中情况、心理状态等，对其采取相应的急救护理。本案例患者主要出现疼痛、组织灌注量不足和潜在并发症等问题，护理患者时要针对患者存在的问题采取护理措施，从体位、缓解疼痛、病情监控和潜在并发症的处理等方面对患者进行健康教育。在护理过程中要注意患者的情绪及心理变化，体现人文关怀。

（颜时姣）

案例五 关 节 脱 位

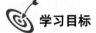

学习目标

掌握：关节脱位的护理措施。

熟悉：关节脱位的临床表现。

了解：关节脱位的概念、病因和分类。

一、案例资料

【一般资料】 李某，女性，35岁，汉族，高中文化，企业职工。

【主诉】 因车祸致右肩部疼痛、活动受限6h。

【病史】 患者于6h前发生车祸致右肩部疼痛、活动受限，由急诊入院。遂行X线检查示右肩关节脱位，未发现合并骨折。既往无特殊病史，患者家庭关系和谐。

【护理体检】 T 36.8℃，P 76次/分，R 18次/分，BP 130/80mmHg。患者神志清楚，应答切题，表情痛苦，情绪紧张，头偏向右侧，查体合作。患者脊柱无明显侧弯，无后凸畸形，各节段无压痛及叩击痛，脊柱间接叩击痛。右肩肿胀呈方肩畸形，关节盂空虚，肩峰突出明显，压痛明显。可见皮擦伤，大小为2cm×2cm。可扪及明显关节活动和弹性固定，未扪及明显骨擦音，搭肩试验（Dugas征）阳性，右肩关节功能活动受限，右桡骨动脉搏动可扪及，右上肢皮肤感觉未见异常。

【辅助检查】 X线检查：右肩关节脱位，未发现合并骨折。

【入院诊断】 右肩关节脱位。

【诊疗过程】 患者入院后完善相关检查，先行手法复位，再行外固定方式治疗。

二、案例问题引导

问题1：患者入院诊断为右肩关节脱位，依据是什么？

问题2：该患者目前存在哪些主要护理问题？

问题3：应对该患者采取哪些护理措施？

问题4：患者关节复位成功后行三角巾悬吊固定期间和解除固定后，如何指导患者对患肢进行功能锻炼？

三、案例分析

问题1：患者入院诊断为右肩关节脱位，依据是什么？

依据：患者因车祸致右肩部疼痛、活动受限6h，体格检查右肩肿胀呈方肩畸形，关节盂空虚，肩峰突出明显，压痛明显。可见皮擦伤，大小为2cm×2cm。可扪及明显关节活动和弹性固定，未扪及明显骨擦音，Dugas征阳性，右肩关节功能活动受限，右桡骨动脉搏动可扪及，右上肢皮肤感觉未见异常。X线检查示右肩关节脱位，未发现合并骨折。

> **知识链接**
>
> 肩关节运动涉及盂肱关节、肩锁关节、胸锁关节及肩胸关节，其中以盂肱关节的活动最重要，临床上习惯将盂肱关节脱位称为肩关节脱位（dislocation of shoulder joint）。创伤是肩关节脱位的主要原因，多由间接暴力引起。当身体侧位跌倒时，手掌或肘撑地，肩关节处于外展、外旋和后伸位，肱骨头在外力作用下突破关节囊前壁，滑出肩胛盂而

致脱位；当肩关节极度外展、外旋和后伸时，肱骨颈或肱骨大结节抵触于肩峰时构成杠杆的支点，使肱骨头向盂下滑出发生脱位。若肩关节后方受到直接暴力的碰撞，可使肱骨头向前脱位。

知识链接

肘关节脱位（dislocation of elbow joint）的发生率仅次于肩关节脱位，好发于10～20岁青少年，多为运动损伤，占肘关节损伤的 3%～6%。肘关节脱位的主要症状为肘关节局部疼痛、肿胀功能受限。其体征表现为肘部变粗、后突、前臂短缩，肘后三角关系失常。鹰嘴突高出内外髁，可触及肱骨下端。若患肢前臂或手麻木、胀痛、运动不灵活等，则可能出现正中神经或尺神经损伤，也可出现动脉受压的临床表现。

髋关节由股骨头和髋臼构成，是人体最大的杵臼关节。髋臼为半球形，深而大，周围有强大韧带和肌肉附着，结构相当稳定，故往往只有强大暴力才能导致髋关节脱位（dislocation of hip joint），约50%髋关节脱位同时合并有骨折。髋关节脱位的症状为患侧髋关节疼痛，主动活动功能丧失，被动活动时引起剧烈疼痛。

问题2：该患者目前存在哪些主要护理问题？

该患者目前存在的主要护理问题：①疼痛，与关节脱位引起局部组织损伤及神经受压有关；②自理能力下降，与关节脱位、疼痛、制动有关；③有皮肤完整性受损的危险，与外固定压迫皮肤有关；④潜在并发症，如血管、神经受损。

问题3：应对该患者采取哪些护理措施？

（1）缓解疼痛

1）局部冷、热敷：受伤 24h 内局部冷敷，达到消肿止痛的目的；受伤 24h 后局部热敷，以减轻肌肉痉挛引起的疼痛。

2）避免加重疼痛的因素：进行护理操作或移动患者时，托住患肢，动作轻柔，以免用力不当加重疼痛。

3）镇痛：应用心理暗示、转移注意力或松弛疗法等非药物镇痛方法缓解疼痛，必要时根据疼痛评分，遵医嘱应用镇痛剂。

（2）热情接待、关心体贴患者，加强沟通，耐心开导，消除其紧张、恐惧心理，使之心情舒畅，从而接受并配合治疗。因为患者患侧关节固定，生活不方便，护理人员要帮助患者生活所需，真正做到急患者之所急，鼓励其做力所能及的事。

（3）保持皮肤完整性：使用石膏固定或牵引者，避免因固定物压迫而损伤皮肤。此外，髋关节脱位固定后需长期卧床者，鼓励其经常更换体位，保持床单位整洁，预防压疮形成。对于皮肤感觉功能障碍的肢体，防止烫伤和冻伤。

（4）病情观察

1）体位：抬高患肢并保持患肢于关节的功能位，以利于静脉回流，减轻肿胀。

2）移位的骨端压迫邻近血管和神经，可引起患肢缺血、感觉和运动障碍。

3）定时观察患肢远端血运、皮肤颜色、温度、感觉和活动情况等；如患肢苍白、发冷、肿胀、疼痛加剧、感觉麻木等，及时通知医生并配合处理。

问题4：患者关节复位成功后行三角巾悬吊固定期间和解除固定后，如何指导患者对患肢进行功能锻炼？

三角巾悬吊固定期间患者须主动活动腕部与手指；疼痛肿胀解除后，用健侧手缓慢推动患肢行外展与内收活动，活动范围以不引起患侧肩部疼痛为限。解除固定后，开始进行肩关节的活动锻炼；锻炼须循序渐进，主动进行肩关节各方向的活动，使其活动范围得到最大限度的恢复，切忌操之过急。

> **知识链接**
>
> 　　习惯性肩关节脱位是指一次脱位固定后反复出现肩关节脱位，甚至轻度牵拉下也出现肩关节脱位。习惯性肩关节脱位大多是由于急性肩关节脱位，只注意肱骨头复位而忽视了下列情况：①对肩关节起固定作用的软组织的病理改变未给予及时恰当的处理；②固定时间太短、功能锻炼太早，最后形成了喙肱韧带和关节囊的松弛愈合；③关节盂缘的破损使关节盂变浅；④关节囊的裂口未愈合或发生解剖学的变异，从而使对肩关节起固定作用的组织结构被破坏，稳定性变差。

四、案例小结

　　肩关节脱位是临床上最常见的一种关节脱位，多由间接暴力引起。典型的临床表现为肩关节疼痛、周围软组织肿胀、活动受限。关节脱位后，关节盂空虚，肩峰明显突出，呈方肩畸形；在腋窝、喙突下或锁骨下可触及肱骨头；Dugas 征阳性。在护理此类患者时，应认真对其进行护理评估，根据患者外伤史、临床表现等及时识别患者关节脱位部位，并采取相应的急救护理。本案例患者主要出现疼痛、躯体活动障碍和潜在并发症等问题，护理患者时要针对患者存在的问题采取护理措施，从体位、缓解疼痛、病情监控和功能锻炼等方面对患者进行健康教育。在护理过程中，要注意患者的情绪及心理变化，体现人文关怀。

（颜时姣）

案例六　骨　肉　瘤

 学习目标

　　掌握：骨肉瘤的临床表现和护理措施。

　　熟悉：骨肉瘤的处理原则。

　　了解：骨肿瘤的外科分期。

一、案例资料

　　【一般资料】　曾某，男性，13 岁，汉族。

　　【主诉】　左膝关节疼痛 4 周，加重伴肿胀 1 周。

　　【病史】　患者于 4 周前跑步后出现左膝关节持续性隐痛不适，3 天后疼痛消失。1 周前活动后又感左膝部疼痛并较前加重，自行外涂扶他林软膏后疼痛减轻。近 1 周来感觉左膝部持续疼痛加重，夜间尤甚，并且发现左膝外侧肿胀，压之疼痛加重。患者发病以来，精神欠佳，睡眠差，食欲正常，体重下降 3kg。由父母带到当地医院进行检查。

　　【护理体检】　患者神志清楚，应答切题。左大腿下段外侧稍肿大，有明确的肿块扪及，约 4cm×3cm 大小。皮肤无溃破，局部皮温高，无静脉曲张。有压痛阳性。左足趾感觉正常，左膝关节活动受限。

【辅助检查】　实验室检查：血常规示 Hb130g/L，WBC 8.5×10^9/L，血清碱性磷酸酶157U/L，乳酸脱氢酶276U/L。左膝关节 X 线检查：左股骨远端溶骨性破坏，在骨破坏区可见密度增高的针状新生骨，与骨皮质垂直排列，肿块近端有三角形骨膜反应。穿刺活检病理报告显示成骨骨肉瘤。

【入院诊断】　左膝关节骨肉瘤。

【诊疗过程】　患者入院后，完善相关检查，遵医嘱进行新辅助化学治疗联合骨肿瘤手术治疗。

二、案例问题引导

问题 1：患者入院诊断为左膝关节骨肉瘤，依据是什么？

问题 2：患者术前应用大剂量化学治疗 2 周，现即将实施骨肉瘤根治性切除左腿截肢手术，围手术期主要的护理问题有哪些？

问题 3：针对该患者的护理问题，如何采取相应的护理措施？

三、案例分析

问题 1：患者入院诊断为左膝关节骨肉瘤，依据是什么？

依据：患者左膝关节疼痛 4 周，加重伴肿胀 1 周，左大腿下段外侧稍肿大，有明确可扪及的肿块，左膝关节活动受限。左膝关节 X 线检查：左股骨远端溶骨性破坏，在骨破坏区可见密度增高的针状新生骨，与骨皮质垂直排列，肿块近端有三角形骨膜反应。穿刺活检病理报告显示成骨骨肉瘤。血清碱性磷酸酶和乳酸脱氢酶升高。

> **知识链接**
>
> 　　发生在骨内或起源于各种骨组织成分的肿瘤，以及由其他脏器恶性肿瘤转移到骨骼的肿瘤统称为骨肿瘤（bone tumor）。骨肿瘤分原发性和继发性两类，前者来自骨及其附属组织，后者由其他部位的恶性肿瘤通过血液或淋巴液转移而来。原发性骨肿瘤占全身肿瘤的 2%～3%，以良性肿瘤多见。良性骨肿瘤中软骨肉瘤发病率最高，恶性骨肿瘤中骨肉瘤发病率最高。骨肿瘤男性发病率稍高于女性，病因尚不完全明确，但骨肿瘤的发生具有各自的年龄和部位特点，如骨肉瘤多见于儿童和青少年，骨巨细胞瘤多见于成人，而骨髓瘤多见于老年人。解剖部位对骨肿瘤的发生也有意义，许多骨肿瘤生长于长骨的干骺端，如股骨远端、胫骨近端和肱骨近端，而骨骺则很少发生。

问题 2：患者术前应用大剂量化学治疗 2 周，现即将实施骨肉瘤根治性切除左腿截肢手术，围手术期主要的护理问题有哪些？

围手术期主要的护理问题：①恐惧，与担心肢体功能丧失和预后不良有关。②疼痛，与肿瘤浸润压迫周围组织、病理性骨折、手术创伤、术后幻肢痛有关。③躯体活动障碍，与疼痛、关节功能受限及制动有关。④潜在并发症，如伤口感染、幻肢痛和病理性骨折等。⑤自我形象紊乱，与手术和化学治疗引起的自我形象改变有关。

问题 3：针对该患者的护理问题，如何采取相应的护理措施？

（1）截肢术前的护理

1）心理护理：骨肉瘤恶性程度较高，转移早，预后差，病死率高，一旦确诊，患者往往产生忧郁、恐惧、悲观失望等负面情绪，对治疗失去信心。此外，由于患者多为青少年，对保肢手术寄予过多的希望，对截肢术后肢体的外观改变和遗留残疾缺乏承受能力，往往拒绝治疗。

护士应多与患者及其家属沟通，了解疾病对患者及其家庭带来的影响，理解患者的情绪反应。向患者及其家属介绍目前的治疗方法和进展，以及手术治疗和化学治疗的重要性，鼓励患者积极配合治疗。介绍治疗成功患者与其交流，以树立战胜疾病的信心。骨肉瘤术前各种检查项目较多，应充分做好解释工作，促进患者配合术前准备。应给予精神上的支持，与患者一起讨论术后可能出现的问题，并提出可能的解决方案，使患者在心理上对截肢术有一定的准备。

2）缓解疼痛

A. 非药物镇痛：协助患者采取适当体位，如肿瘤局部固定制动，以减轻疼痛；进行护理操作时避免触碰肿瘤部位，尽量减少诱发或加重疼痛的护理操作。与患者讨论缓解疼痛的有效措施，如缓慢地翻身和改变体位，转移注意力等。

B. 药物镇痛：可按 WHO 推荐的癌性疼痛三阶梯疗法遵医嘱进行镇痛处理。

3）化学治疗副作用的护理：根据患者出现的恶心呕吐、腹泻等化疗副作用进行相应的处理。具体措施按肿瘤患者的常规护理进行。

（2）截肢术后的护理

1）体位：术后残肢应用牵引或夹板固定在功能位置，以防止关节挛缩；保持下肢截肢患者髋关节于伸直位，术后 24～48h 整体抬高患肢，避免关节屈曲，预防肢体肿胀。下肢截肢者，每 3～4h 俯卧 20～30min，并将残肢以枕头支托，压迫向下；仰卧位时，不可外展患肢。

2）并发症护理

A. 注意观察肢体残端伤口渗血情况，创口引流液的颜色、性状和量，保持引流通畅。床旁常规放置止血带，以备急用。对于渗血较多者，可用棉垫加弹性绷带加压包扎；若出血量较大，血压急剧下降，脉搏细弱，应警惕残端血管破裂或血管结扎缝线脱落，须立即以沙袋压迫术区或在出血部位的近心端扎止血带压迫止血，并告知医生，配合处理。

B. 伤口感染：是该手术的严重并发症。由于手术切除范围广泛，手术时间长，出血多，切口容易出现积液，患者术前或术后经过化学治疗，容易发生感染。术后按时换药，观察伤口渗出情况。若伤口剧痛或跳痛并伴体温升高，局部有波动感，可能有术区深部感染，应报告医生及时查找原因，调整抗生素种类及剂量，必要时行局部穿刺或及时拆除缝线，充分引流。

C. 幻肢痛（phantom limb pain）：绝大多数截肢患者在术后相当长的一段时间内感到已切除的肢体仍然有疼痛或其他异常感觉，称为幻肢痛。其原因可能是术前肿瘤压迫周围组织造成的剧烈疼痛对大脑皮质中枢刺激形成兴奋灶，术后短时间内未能消失。疼痛多在断肢的远端出现，性质多种，如电击样、切割样、撕裂样或烧灼样等，多为持续性，尤以夜间为甚，属精神因素性疼痛。缓解幻肢痛的方法主要有，①尽早佩戴义肢：通常术后 6～8 周切口愈合，患者可以尝试适应临时义肢，有的在术后 10～14 日即可适应临时义肢。②心理护理：护士应引导患者注视残肢，接受截肢的现实。应用放松疗法等心理治疗手段逐渐消除幻肢痛，指导患者自我训练调节心理平衡，达到自我分析、自我控制、自我暗示的目的。③药物治疗：必要时适当给予安慰剂治疗或脊髓神经止痛术，可有效缓解幻肢痛。④手术治疗：截肢残端神经阻滞术、残端探查术或脊髓神经止痛术可有效缓解幻肢痛。⑤其他：对于幻肢痛持续时间长者，可轻叩残端，进行残端按摩，或用理疗、封闭的方法消除幻肢痛。幻肢痛大多可随时间延长而逐渐减轻或消失。

D. 病理性骨折：由于骨质被破坏，患者可能发生病理性骨折，搬运患者时应轻柔，避免暴力。翻身时应予以协助。对于术后骨缺损大、人工假体置换或异体骨移植术后患者，要注意保护患肢。功能锻炼要循序渐进，不要急于下地行走，患者开始站立或练习行走时应在旁保护，防止跌倒。若发生骨折，应局部石膏固定或牵引，按骨折常规护理。

3）残肢功能锻炼：一般在术后 2 周，伤口愈合后开始功能锻炼，方法如下。下肢截肢患者应以卧位练习大腿内收、后伸；上肢截肢患者进行肩关节外展、内收及旋转运动；每日用弹性绷带反复包扎残端，均匀压迫，促进软组织收缩；当残端瘢痕不敏感，伤口愈合牢固后，可进行残端按摩、拍打及蹬踩，以增加残端的负重能力。制作临时义肢，鼓励患者拆线后尽早使用，以消除水肿，促进残端成熟，为安装义肢做准备。

（3）促使患者对自我形象的认可，向患者解释化疗引起的脱发是暂时现象，停药后头发可再生，建议患者暂时戴假发或帽子。对于患者残缺的肢体，做治疗时要保护患者的隐私，注意遮挡，同时转移患者对其自身的注意力，介绍有类似经历的患者现身说法，给予其信心。加强心理干预，促使患者逐渐接受和坦然面对自身形象。

四、案 例 小 结

恶性骨肿瘤包括骨肉瘤、软骨肉瘤、骨纤维肉瘤、尤因（Ewing）肉瘤、恶性淋巴瘤、骨髓瘤等，其中骨肉瘤发病率最高，其次为软骨肉瘤。骨肉瘤是最常见的原发性恶性骨肿瘤。恶性程度高，预后差。好发于 10 多岁的青少年，男性多于女性，好发部位为长管状骨干髓端，如股骨远端、胫骨和肱骨近端。近年来，由于早期诊断和新辅助化学治疗的发展，骨肉瘤的 5 年存活率大大提高。在护理此类患者时，应根据患者不同时期的治疗方案给予不同的监测和指导。本案例患者主要出现恐惧、疼痛、躯体活动障碍、自我形象紊乱和潜在并发症等问题，护理患者时要针对患者存在的问题采取相应的护理措施，从手术前的心理护理和缓解疼痛到手术后促进功能恢复、提供相关的康复知识、预防病理性骨折和做好截肢术后的护理等方面对患者进行健康教育。

（颜时姣）

案例七　急性血源性化脓性骨髓炎

 学习目标

掌握：急性血源性化脓性骨髓炎的临床表现和护理措施。
熟悉：急性血源性化脓性骨髓炎的处理原则。
了解：急性血源性化脓性骨髓炎的病因病理。

一、案 例 资 料

【一般资料】　王某，男性，11 岁，汉族，学生。

【主诉】　跌倒导致左大腿肿痛，活动受限 6 天，加重伴寒战、高热 1 天。

【病史】　患者于 6 天前玩耍时跌倒，导致左大腿碰伤，当时即感疼痛，能忍受，未给予重视。2 天后疼痛加重，行走困难，入院前 1 天患者出现发热，体温 38.2℃。今日出现寒战、高热，体温达 40℃，伴左大腿剧痛，由其父母带至医院就诊。既往无特殊病史，无药物过敏史。

【护理体检】　T 40℃，P 120 次/分，R 24 次/分，BP 110/83mmHg。患者神志清楚，应答切题，左大腿局部皮温高，压痛明显，查体合作。

【辅助检查】　血常规：Hb 100g/L，WBC $11×10^9$/L。左大腿 X 线未见异常。脓肿分层穿刺于左大腿下端骨膜下穿刺抽出脓性液体。

【入院诊断】 急性血源性化脓性骨髓炎。

【诊疗过程】 患者入院后完善相关检查，给予降温、补液、提高免疫力、抗感染、用皮肤牵引或石膏托固定，切开减压引流脓液等治疗。

二、案例问题引导

问题1： 患者入院诊断为急性血源性化脓性骨髓炎，依据是什么？

问题2： 患者将被实施脓肿开窗减压＋闭式灌洗引流手术，围手术期常见的护理问题有哪些？

问题3： 针对该患者的护理问题，应采取哪些相应的护理措施？

三、案例分析

问题1： 患者入院诊断为急性血源性化脓性骨髓炎，依据是什么？

依据：患者跌倒导致左大腿肿痛，活动受限6天，入院前一天高热，左大腿剧痛，怀疑组织完整性受损，创伤后感染。患者起病时间短，实验室检查白细胞计数明显升高。左大腿X线检查未见异常。脓肿分层穿刺于左大腿下端骨膜下穿刺抽出脓性液体。

> **知识链接**
>
> 化脓性骨髓炎是化脓性细菌感染引起的骨膜、骨皮质和骨髓组织的炎症。本病感染主要源于三个方面：①血源性感染；②创伤后感染；③邻近感染灶等。化脓性骨髓炎按病程发展可分为急性和慢性骨髓炎两类。急性骨髓炎反复发作，病程超过10日即进入慢性骨髓炎阶段。两者没有明显时间界限，一般认为死骨形成是慢性骨髓炎的标志，死骨出现约需6周时间。身体其他部位化脓性病灶中的细菌经血流传播引起骨膜、骨皮质和骨髓的急性化脓性炎症称急性血源性化脓性骨髓炎。80%以上患者为12岁以下儿童，男性多于女性。好发部位为长骨的干骺端，如胫骨近端、股骨远端、肱骨近端，还可见于脊椎骨及髂骨等。

问题2： 患者将被实施脓肿开窗减压＋闭式灌洗引流手术，围手术期常见的护理问题有哪些？

常见的护理问题：①体温过高，与化脓性感染有关。②疼痛，与化脓性感染和手术有关。③活动无耐力，与局部感染和疼痛有关；④组织完整性受损，与化脓性感染和骨质破坏有关；⑤潜在并发症，如脓毒血症和引流术造口感染。

> **知识链接**
>
> 急性血源性化脓性骨髓炎是由于身体其他部位化脓性病灶中的细菌在机体抵抗力低下的情况下，经血液循环播散至骨骼而发生的。由于儿童干骺端滋养血管为终末血管，血流缓慢，容易使细菌驻留，引发急性感染、局部充血水肿、骨腔内压力升高，从而引起剧痛，发热。婴儿肌肉发生保护性痉挛，肢体呈半屈状态，造成躯体移动障碍。

问题3： 针对该患者的护理问题，应采取哪些相应的护理措施？

（1）维持正常体温

1）控制感染：配合医生完善相关检查，尽快明确致病菌。遵医嘱应用抗生素，以控制感染和发热。用药时严密观察患者的情况。

2）降温：鼓励患者多饮水，可用冰袋、温水擦浴、冷水灌肠等措施行物理降温，以防发生高热惊厥。遵医嘱使用退热药物，观察并记录用药前后的体温变化。

3）卧床休息：让患者卧床休息，以保护患肢和减少消耗。

（2）缓解疼痛

1）制动患肢：抬高患肢，促进血液和淋巴回流。限制患肢活动，维持其功能位，移动患肢时动作轻柔，尽量减少对其的刺激。

2）遵医嘱使用镇痛药，并观察其用药效果。

3）转移注意力：让患者听音乐，与他人交流等，使之分散对患处疼痛的注意力。

（3）加强营养，鼓励患者进食高蛋白、高热量、高维生素和易消化的食物，必要时给予肠外营养支持和少量多次输血，以改善患者的营养状况，增强机体抵抗力，纠正贫血和低蛋白血症。

（4）保持皮肤清洁干燥，着柔软宽松的内衣裤，卧床期间保持床单位整洁干燥，鼓励和协助患者勤翻身，骨隆突处可进行局部减压，防止血循环不畅而发生压疮。鼓励患者摄入足够量的蛋白质，多食蔬菜和水果，增进营养。

（5）保持有效引流，观察病情变化。

1）妥善固定：拧紧连接接头，防止松动；翻身或转运患者时妥善安置管道，以防脱出；躁动患者适当约束四肢，以防自行拔出引流管。

2）保持通畅：①保持引流管与一次性负压引流袋（瓶）连接紧密，并维持负压状态。②切开引流术后一般会放置 2 条引流管，置于高处者为冲洗管，其连接的输液瓶高于伤口 60～70cm，以 1500～2000ml 抗生素溶液 24h 持续冲洗；置于低处者为引流管，接负压引流袋，引流袋低于伤口 50cm。③观察引流液的量、颜色和性状，保持出入量的平衡。④根据冲洗后引流液的颜色和清亮程度调节灌洗速度。一般钻孔或开窗引流术后 24h 内连续快速灌洗，以防血块堵塞，以后每 2h 快速冲洗一次，引流液颜色变淡时逐渐减少冲洗液的量，维持冲洗直至引流液清亮为止。若出现滴入不畅或引流液突然减少，应检查是否有血凝块堵塞或管道受压扭曲，并及时处理，以保证引流通畅。

3）拔管指征：引流管留置 3 周，体温下降，引流液连续 3 次培养阴性，引流液清亮无脓时，先将冲洗管拔除，3 日后再考虑拔除引流管。注意功能锻炼，防止长期制动导致肌肉萎缩或关节挛缩畸形。

四、案 例 小 结

急性血源性化脓性骨髓炎好发于儿童和少年的长骨干骺端，男性多于女性。多为化脓性细菌（金黄色葡萄球菌）引起的骨组织（包括骨膜、骨密质、骨松质与骨髓组织）感染。临床症状：起病急，发热（39～40℃），寒战，局部红肿热痛。在护理此类患者时，应认真对患者的情况进行评估。本案例患者主要出现体温过高、疼痛、组织完整性受损等问题，在对患者实施手术后，应对患者的病情进行严密监控，保持有效引流并指导其进行功能锻炼。在护理过程中，要注意患者的情绪及心理变化，体现人文关怀。

（颜时姣）

第十章　其　　他

案例一　急性乳腺炎

 学习目标

掌握： 急性乳腺炎的临床表现和护理措施。

熟悉： 急性乳腺炎的病因和治疗方法。

了解： 急性乳腺炎的辅助检查。

一、案　例　资　料

【一般资料】 王某，女性，28 岁，汉族，大学文化，公司职员。

【主诉】 右乳房红肿疼痛 3 天，伴发热 1 天。

【病史】 患者于入院前 3 天自觉右乳房胀痛，伴局部皮肤发红，皮温升高。发病后未做处理，症状逐渐加重。1 天前出现寒战、发热，体温高达 39℃。遂到本院门诊就诊，以"急性乳腺炎"收入院。既往无特殊病史，育有 1 子，正在哺乳期。家庭关系和谐。

【护理体检】 T 38.8℃，P 98 次/分，R 22 次/分，BP 136/70mmHg。患者神志清楚，应答切题，步入病房，自主体位，查体合作。双侧乳房大小不对称，右侧乳房体积增大，外上象限局部皮肤红肿，有压痛，皮温升高，可触及 2.0cm×3.0cm 大小的肿块，质韧，表面光滑，边界不清，有压痛，触之有波动感。左侧乳房未见异常，双侧腋窝未触及肿大淋巴结。

【辅助检查】 血常规：WBC $20.3×10^9$/L，N% 88.2%。心电图正常。

【入院诊断】 急性乳腺炎。

【诊疗过程】 患者入院后患侧暂停哺乳，用吸乳器尽量排空乳汁；局部按摩；25%硫酸镁湿热敷；使用青霉素 240 万 U 静脉滴注，3 次/天。拟行脓肿切开引流术。

二、案例问题引导

问题 1： 患者入院诊断为急性乳腺炎，依据是什么？

问题 2： 急性乳腺炎的临床表现有哪些？

问题 3： 为什么哺乳期妇女好发急性乳腺炎？

问题 4： 该患者存在哪些主要护理问题？

问题 5： 应对该患者采取哪些护理措施？

三、案　例　分　析

问题 1： 患者入院诊断为急性乳腺炎，依据是什么？

依据：患者为哺乳期女性，因右乳红肿疼痛 3 天，发热 1 天就诊。体格检查示右侧乳房体积增大，外上象限局部皮肤红肿，有压痛，皮温升高，可触及 2.0cm×3.0cm 大小的肿块，质韧，表面光滑，边界不清，有压痛，触之有波动感。辅助检查中血白细胞计数及中性粒细胞百分比明显高于正常值。

知识链接

急性乳腺炎（acute mastitis）是乳腺的急性化脓性感染，多见于产后哺乳期妇女，尤以初产妇多见，往往发生在产后3~4周。急性乳腺炎的主要致病菌为金黄色葡萄球菌，其次为表皮葡萄球菌及链球菌。

问题2： 急性乳腺炎的临床表现有哪些？

急性乳腺炎发病初期表现为乳头皲裂、疼痛，哺乳时疼痛加剧，以致产妇惧怕或拒绝哺乳，由此出现乳汁淤积、乳房胀痛不适或积乳的肿块。局部可出现红肿、疼痛。感染严重者，炎性肿块增大，可有波动感，并可出现腋窝淋巴结肿大、疼痛，全身表现有寒战、高热等。

问题3： 为什么哺乳期妇女好发急性乳腺炎？

急性乳腺炎的主要病因有产后抵抗力下降、乳汁淤积和细菌感染。哺乳期妇女正处于产后机体免疫力下降的阶段，为感染创造了条件，乳头潮湿且温度升高，更容易造成细菌感染。

知识链接

急性乳腺炎的病因主要与乳汁淤积和细菌入侵有关。乳汁淤积是引起急性乳腺炎最常见的原因，乳汁是理想的培养基，乳汁淤积有利于入侵细菌的生长繁殖。细菌可通过乳头破损或皲裂入侵，这是感染的主要途径，此外，婴儿患口腔炎或口含乳头睡眠，细菌可直接入侵乳管，上行至乳腺小叶而致感染。

问题4： 该患者存在哪些主要护理问题？

该患者存在的主要护理问题：①急性疼痛，与乳腺炎症、肿胀、乳汁淤积有关；②体温过高，与乳腺炎症有关；③潜在并发症，如乳瘘。

问题5： 应对该患者采取哪些护理措施？

（1）病情观察：定时测量体温、脉搏、呼吸，了解血白细胞计数及分类变化。

（2）减轻疼痛：定时用吸乳器吸尽乳汁，防止乳汁淤积。局部可用宽松的胸罩托起两侧乳房，以减轻疼痛；进行热敷、理疗，外用药物，促进血液循环和炎症消散。

（3）降温处理：予以物理降温，必要时遵医嘱应用解热镇痛药物。

（4）饮食：给予高蛋白、高热量、高维生素、低脂肪食物，保证足量水分的摄入。

（5）个人卫生：养成良好的产褥期卫生习惯，勤更衣，定期沐浴，保持婴儿口腔、哺乳期妇女皮肤和会阴部的清洁。

知识链接

急性乳腺炎患者的健康指导包括①保持乳头和乳晕清洁：孕妇定期用肥皂及温水清洗两侧乳头，妊娠后期每天清洗一次；产后每次哺乳前后均需清洁乳头，以保持局部干燥和洁净。②纠正乳头内陷：乳头内陷者于妊娠后期每天挤捏、牵拉乳头。③养成良好的哺乳习惯：按需哺乳，每次哺乳时让婴儿吸净乳汁，如有乳汁淤积及时用吸乳器或手法按摩排空乳汁；培养婴儿不含乳头睡眠的好习惯；注意婴儿口腔卫生，及时治疗婴儿口腔炎症。④积极处理乳头破损或皲裂：暂停哺乳，用吸乳器吸出乳汁哺育婴儿；局部用温水清洗后涂以抗生素软膏，待愈合后再行哺乳。症状严重时应及时就诊。

（6）脓肿切开引流的护理：保持引流通畅，注意观察引流脓液量、颜色及性质、气味的变化，及时更换切口敷料。严格遵循无菌操作原则。

四、案例小结

急性乳腺炎是乳房的急性化脓性感染，好发于产后 3～4 周，以初产妇多见，多为金黄色葡萄球菌感染所致。主要的临床表现有患侧乳房红、肿、热、痛，随着炎症的发展，患者可有寒战、高热、脉率加快，伴有患侧淋巴结肿大、压痛。本案例患者主要存在急性疼痛、体温过高的问题，护理时要针对患者存在的问题采取相应的护理措施，减轻疼痛、控制体温和感染，同时要做好病情观察。在护理过程中，要了解患者的健康需求，通过多种方式给患者进行健康宣教。

（曹兰玉）

案例二　乳　腺　癌

学习目标

掌握：乳腺癌的临床表现和护理措施。
熟悉：乳腺癌的辅助检查和治疗方法。
了解：乳腺癌的病因与发病机制。

一、案例资料

【一般资料】　王某，女性，45 岁，汉族，大学毕业，外企主管。

【主诉】　发现左乳房肿物 3 月余。

【病史】　患者于入院前 3 月余无明显诱因发现左乳房内侧有一肿物，如红枣大小，伴乳房间歇性隐痛，肿物无明显压痛，无他处放射痛，无发热、盗汗、咳嗽等全身不适症状。遂到门诊就诊，以"左乳房肿物性质待查"收入院。患者缺乏疾病相关知识，担心疾病预后。既往无特殊病史，平素月经规律，适龄结婚，育有 1 子。家庭关系和谐。

【护理体检】　T 36.8℃，P 78 次/分，R 18 次/分，BP 126/70mmHg。患者神志清楚，应答切题，步入病房，自主体位，查体合作。双乳外观对称，局部皮肤无红肿破溃、无橘皮样变，双乳头无凹陷，无溢液，左乳房内上象限可触及一大小约 2.0cm×2.0cm 的肿物，质地中等，边界不清，活动欠佳，无压痛；右乳房未触及明显肿物，双腋窝未触及肿大淋巴结。

【辅助检查】　乳腺彩超示左侧乳腺 11 点钟方向距乳头 2cm 处有实性包块，BI-RADS（乳腺影像报告和数据系统）5 级。巴德针穿刺取活检示左乳腺浸润性导管癌。

【入院诊断】　乳腺癌。

【诊疗过程】　患者入院后完善心电图、胸片等相关检查。查无手术禁忌，在全麻下行左乳腺癌改良根治术，术后安返病房，予心电监护、补液、止痛等对症治疗，指导患者进行患侧上肢功能锻炼。

二、案例问题引导

问题 1：患者入院诊断为乳腺癌，依据是什么？
问题 2：乳腺癌的临床表现有哪些？
问题 3：该患者存在哪些主要护理问题？

问题4：应对该患者采取哪些护理措施?

问题5：该患者术后为什么要进行患侧上肢功能锻炼?

三、案 例 分 析

问题1：患者入院诊断为乳腺癌，依据是什么?

依据：患者为中年女性，因发现左乳肿物3月余就诊。体格检查示左乳房内上象限可触及一大小约 2.0cm×2.0cm 的肿物，质地中等，边界不清，活动欠佳，无压痛。辅助检查巴德针穿刺取活检示左乳腺浸润性导管癌。

知识链接

乳腺癌（breast carcinoma）是女性乳房最常见的恶性肿瘤，45～49岁和60～64岁两个年龄段的妇女发病率较高。乳腺癌发病率占全身恶性肿瘤的7%～10%，在我国的部分城市，乳腺癌已占女性恶性肿瘤的首位。病因尚不清楚，乳腺是多种内分泌激素的靶器官，如雌激素、孕激素及催乳素等，其中雌激素和雌二醇与乳腺癌的发病有直接关系。目前已知乳腺癌发生的易感因素有①内分泌因素：月经初潮早于12岁、绝经期迟于50岁、40岁以上未孕或初次足月产迟于35岁，乳腺癌发病概率增加；②家族史：一级亲属（生母或同胞姊妹）中有乳腺癌病史者，发病危险性是普通人群的2～3倍；③乳腺良性疾病恶变：多数认为乳腺小叶上皮高度增生或不典型增生可能与乳腺癌的发病有关；④高脂饮食：营养过剩、肥胖、高脂肪饮食，可加强或延长雌激素对乳腺上皮细胞的刺激；⑤环境因素和生活方式：北美、北欧地区发病率较高。

问题2：乳腺癌的临床表现有哪些?

乳腺癌早期表现为无痛性、单发的肿块，多发生于乳房外上象限。肿块质硬，表面不光滑，与周围组织分界不清且不易推动。随着肿瘤的生长，可引起乳房外形的改变，如酒窝征、橘皮征、乳头内陷。晚期可出现转移征象，多见于患侧腋窝淋巴结，也可转移至肝、肺、骨组织等。

问题3：该患者存在哪些主要护理问题?

该患者存在的主要护理问题：①身体形像紊乱，与术后身体外观改变有关；②焦虑，与担心疾病预后有关；③组织完整性受损，与术后留置引流管有关。

问题4：应对该患者采取哪些护理措施?

（1）心理护理：鼓励患者表达自己的顾虑与担心，请曾接受过类似手术且恢复良好者现身说法，帮助患者渡过心理适应期。告诉患者乳房重建的可能，鼓励其树立战胜疾病的信心。同时对其丈夫进行心理辅导，鼓励夫妻双方坦诚相待，取得丈夫的理解、关心和支持，并能接受妻子手术后身体形象的改变。

（2）体位：患者术后血压平稳后可取半卧位，以利呼吸和引流。

（3）饮食：术后6h无恶心、呕吐等麻醉反应者，可正常饮食，并保证足够热量和维生素，以利康复。

（4）伤口护理：注意观察皮瓣颜色及创面愈合情况并记录。手术部位用弹力绷带加压包扎，使皮瓣紧贴创面，松紧度适中，以维持正常血运、不影响呼吸为宜；观察患侧上肢远端血液循环。

（5）引流管护理：及时引流皮瓣下的渗液和积气，使皮瓣紧贴创面，避免坏死、感染、促进愈合。护理时应注意：①妥善固定引流管，患者卧床时固定于床旁，起床时固定于上身衣服。②保证有效的负压吸引，每小时逆向挤压引流管或负压吸引器。③观察引流液的颜色、性质、量并记录。术后1～2天，每日引流血性液体50～100ml，以后逐渐减少；术后4～5天，皮瓣下无积液、创面与皮肤紧贴即可拔管。若拔管后仍有皮下积液，可在严格消毒后抽液并局部加压包扎。④引流过程中若有局部积液、皮瓣不能紧贴胸壁且有波动感，应报告医生，及时处理。

（6）并发症的预防：术后忌经患侧上肢测血压、抽血、静脉或皮下注射等。指导患者自我保护患侧上肢，平卧时用两垫枕抬高患侧上肢；下床活动时用吊带托扶；需他人扶持时只能扶健侧，以防腋窝皮瓣滑动而影响愈合。按摩患侧上肢或进行握拳、屈伸肘运动，以促进淋巴回流，鼓励和协助患者早期开始患侧上肢的功能锻炼。

> **知识链接**　　　　乳腺癌患者术后患侧上肢功能锻炼
>
> ①术后24h内：活动手指和手腕，可做伸指、握拳、屈腕等锻炼。②术后1～3日：进行上肢肌肉等长收缩。③术后4～7日：鼓励患者用患侧手洗脸、刷牙、进食，并做以患侧手触摸对侧肩部及同侧耳朵的锻炼。④术后1～2周：术后1周皮瓣基本愈合后，开始做肩部活动，以肩部为中心，前后摆臂。术后10日左右皮瓣与胸壁黏附已较牢固，循序渐进地做抬高患侧上肢（患侧肘关节伸屈、手掌置于对侧肩部，直至患侧肘关节与肩平）、手指爬墙（逐渐递增幅度，直至患侧手指能高举过头）、梳头（以患侧手越过头顶梳对侧头发、扪对侧耳朵）等锻炼。指导患者做患肢功能锻炼时应根据自身的实际情况而定，一般以每日3～4次、每次20～30min为宜；循序渐进，逐渐增加功能锻炼的内容。术后7日内不上举，10日内不外展肩关节；不要以患侧肢体支撑身体，以防皮瓣移动而影响愈合。

问题5： 该患者术后为什么要进行患侧上肢功能锻炼？

由于手术切除了胸部肌肉、筋膜和皮肤，使患侧肩关节活动明显受限，随时间推移，肩关节挛缩可导致"冰冻肩"。术后加强肩关节活动可增强肌肉力量、松解和预防粘连，最大限度地恢复肩关节的活动范围。为减少和避免术后残疾，应指导患者早期开始患侧上肢的功能锻炼。

四、案 例 小 结

乳腺癌是女性最常见的恶性肿瘤之一，最突出的表现是乳房触及无痛性肿块。目前乳腺癌的治疗以手术治疗为主，再辅以化疗、放疗、内分泌调节等综合治疗。护理此类患者时，应根据患者的不同治疗方案给予监测和指导。本案例患者主要存在身体形像紊乱、焦虑等问题，要针对患者存在的问题采取相应的护理措施，做好术后病情观察和护理。在护理过程中，要重视患者的心理变化，通过多种方式给予患者鼓励与支持。

（曹兰玉）

案例三　腹 股 沟 疝

 学习目标

掌握： 腹股沟疝的临床表现和护理措施。

熟悉： 腹股沟斜疝和直疝的鉴别，腹股沟疝的治疗方法。

了解： 腹股沟疝的病因和辅助检查。

一、案 例 资 料

【一般资料】　王某，男性，60岁，汉族，高中毕业，公司职员。

【主诉】　右侧腹股沟区可复性肿物1年余。

【病史】　患者于入院前1年余无意间发现右侧腹股沟区有一肿物，约鸽子蛋大小，未进入阴囊，于咳嗽、久站或行走时肿物稍增大，平卧时可消失，局部皮肤无红肿热痛，无腹痛、腹胀，无呕吐、腹泻，无寒战、发热，未予重视。近期肿物反复突出且逐渐增大。遂到本院门诊就诊，以"右侧腹股沟疝"收入院。既往无特殊病史，吸烟30余年，30支/天。家庭关系和谐。

【护理体检】　T 36.8℃，P 68次/分，R 20次/分，BP 126/70mmHg。患者神志清楚，应答切题，步入病房，自主体位，查体合作。右侧腹股沟区于站立时可见一肿物，呈椭圆形，未进入阴囊，大小约4.0cm×3.0cm，局部皮肤无红肿，皮温正常，肿物基底不清，表面尚光滑，质软，无压痛，平卧时肿物可自行回纳腹腔，外环口扩大松弛，可容纳一指，指压外环口，嘱其咳嗽时有冲击感，压迫内环口，嘱其咳嗽时回纳的肿物不再突出。透光试验阴性。

【辅助检查】　体表肿块超声示右侧腹股沟管异常回声，考虑右侧腹股沟疝。

【入院诊断】　右腹股沟斜疝。

【诊疗过程】　患者入院后完善心电图、胸片等相关检查；查无禁忌，在全麻下行腹股沟疝无张力修补术，术后患者生命体征平稳。

二、案例问题引导

问题1：患者入院诊断为右腹股沟斜疝，依据是什么？

问题2：腹股沟斜疝与腹股沟直疝的鉴别要点有哪些？

问题3：什么是无张力疝修补术？

问题4：该患者术后应采取哪些护理措施？

三、案 例 分 析

问题1：患者入院诊断为右腹股沟斜疝，依据是什么？

依据：患者因右侧腹股沟区可复性肿物1年余就诊。体格检查示右侧腹股沟区于站立时可见一可复性肿物，外环口扩大、咳嗽冲击试验阳性，内环压迫试验阳性、透光试验阴性。辅助检查中体表肿块超声示右侧腹股沟管异常回声。

知识链接

发生在腹股沟区的腹外疝统称为腹股沟疝（inguinal hernia）。根据疝环与腹壁下动脉的关系，腹股沟疝可分为腹股沟斜疝和腹股沟直疝两种，以腹股沟斜疝最多见。腹股沟斜疝是指疝囊经过腹壁下动脉外侧的腹股沟管内环突出，向下、向前斜行经过腹股沟管，穿出腹股沟管外环，并可进入阴囊。发病率最高，多见于儿童及青壮年，男性多于女性，右侧多于左侧。

问题2：腹股沟斜疝与直疝的鉴别要点有哪些？

表1-10-1　腹股沟斜疝与腹股沟直疝的鉴别要点

鉴别点	腹股沟斜疝	腹股沟直疝
发病年龄	儿童、青壮年	老人
突出途径	经腹股沟管，可进入阴囊	经直疝三角突出，不进入阴囊

续表

鉴别点	腹股沟斜疝	腹股沟直疝
疝块外形	椭圆形或梨形	半球形
回纳后压住深环	不再突出	仍可突出
精索与疝囊的关系	精索在疝囊后方	精索在疝囊前外方
疝囊颈与腹壁下动脉的关系	疝囊颈在腹壁下动脉的外侧	疝囊颈在腹壁下动脉的内侧
嵌顿机会	较多	较少

问题 3：什么是无张力疝修补术？

无张力疝修补术是利用人工合成的网片材料，在无张力的情况下进行疝修补，其克服了传统疝修补术的诸多弊端，同时患者下床早，恢复快。现常用的修补材料主要是合成纤维网片，如聚四氟乙烯等。手术方式：分离出疝囊后，将疝囊内翻入腹腔，用填充物填充疝环的缺损，后壁加用补片。优点：修补无张力，无牵涉痛，节省手术时间。

问题 4：该患者术后应采取哪些护理措施？

（1）体位与活动：术后平卧屈膝，术后当天卧床，一般次日可下床。

（2）饮食：一般术后 6～12h 可进食。若无恶心、呕吐，可进流质饮食，次日可进软食或普食。

（3）病情观察：观察生命体征，伤口有无渗血，阴囊有无血肿等。

（4）防止腹内压升高：保暖，防受凉咳嗽。咳嗽时用手掌按压、保护切口以免缝线撕脱。保持大小便通畅。

（5）预防并发症：保持切口敷料清洁，遵医嘱使用抗生素，预防切口感染。术后用"丁字带"将阴囊托起，预防阴囊水肿。

知识拓展　　　　　　　　　特殊类型的疝

由于进入疝囊的内容物相对特殊，对疾病的发展和治疗有一定的影响，包括①肠壁（Richter）疝：疝内容物为部分肠壁，即使出现嵌顿或发生绞窄，临床上也可无肠梗阻的表现。②憩室（Littre）疝：嵌顿的疝内容物是小肠憩室，此类疝易发生绞窄。③逆行性嵌顿（Maydl）疝：为逆行性嵌顿疝，两个或更多的肠袢进入疝囊，其间肠袢仍位于腹腔，形如"W"，位于疝囊内的肠袢血运可以正常，但腹腔内的肠袢可能有坏死，需要全面检查。④Amyand 疝：疝内容物为阑尾，因阑尾常可并发炎症、坏死和化脓而影响修补。

四、案例小结

腹股沟疝是最常见的一种腹外疝，分为直疝和斜疝两种类型，其中 85%～95% 患者为斜疝。腹股沟斜疝的基本临床表现是腹股沟区有一突出的肿块。本案例患者进行无张力疝修补术治疗，护理患者时要根据患者的治疗方法进行整体护理，认真做好术前准备和术后观察。在护理过程中，要注意保护患者隐私，体现人文关怀。

（曹兰玉）

案例四 急性阑尾炎

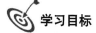 学习目标

掌握：急性阑尾炎的临床表现和护理措施。
熟悉：急性阑尾炎的病因和治疗方法。
了解：急性阑尾炎的辅助检查。

一、案例资料

【**一般资料**】 张某，男性，31 岁，汉族，大学文化，公务员。

【**主诉**】 转移性右下腹痛约 25h。

【**病史**】 患者于入院前 25h 出现脐周疼痛，呈持续性隐痛，约 8h 后疼痛转移至右下腹，呈持续性胀痛，程度较前加重，无他处放射痛，伴有恶心及呕吐少量胃内容物 1 次，无鲜血及咖啡样物，无腹泻、腹胀，无黄疸，无尿频、尿急。遂到本院急诊就诊，以"急性腹膜炎：急性阑尾炎？"收入院。既往无特殊病史，已婚，家庭关系和谐。

【**护理体检**】 T 38.2℃，P 88 次/分，R 22 次/分，BP 136/70mmHg。患者神志清楚，应答切题，用平车送入病房，查体合作。全腹平坦，未见胃肠型及蠕动波，未见浅表静脉曲张，右下腹肌紧张，有压痛及反跳痛，以麦氏点为甚。全腹未触及包块，肝脾肋下未触及，墨菲征阴性，肝区无叩痛，移动性浊音阴性，肠鸣音 1～2 次/分。结肠充气试验阳性，腰大肌和闭孔内肌试验阴性。

【**辅助检查**】 腹部彩超示右下腹阑尾区异常回声改变，结合临床表现考虑阑尾炎的可能。

【**入院诊断**】 急性阑尾炎。

【**诊疗过程**】 患者入院后经术前准备，急诊在硬膜外麻醉下行阑尾切除术，术后第一天予流质饮食，伤口无红肿，外观干燥，生命体征平稳。

二、案例问题引导

问题 1：患者入院诊断为急性阑尾炎，依据是什么？
问题 2：急性阑尾炎的临床表现有哪些？
问题 3：该患者存在哪些主要护理问题？
问题 4：应对该患者采取哪些护理措施？

三、案例分析

问题 1：患者入院诊断为急性阑尾炎，依据是什么？

依据：患者为青年男性，因转移性右下腹痛 25h 就诊。体格检查示右下腹肌紧张，有压痛及反跳痛，以麦氏点为甚。结肠充气试验阳性。辅助检查中腹部彩超示右下腹阑尾区异常回声改变。

知识链接

急性阑尾炎（acute appendicitis）是最常见的外科急腹症之一，多发生于 20～30 岁，男性发病率高于女性。阑尾管腔堵塞是急性阑尾炎最常见的病因。导致阑尾管腔堵塞的原因有：①淋巴滤泡明显增生，约占 60%；②粪石堵塞，约占 35%；③异物、炎性狭窄、食物残渣、蛔虫、肿瘤等，较少见；④阑尾解剖异常，较少见。

问题 2：急性阑尾炎的临床表现有哪些？

急性阑尾炎可出现下述症状和体征。

（1）腹痛：典型表现为转移性右下腹痛。

（2）胃肠道症状：轻度厌食、恶心或呕吐；可发生腹泻；弥漫性腹膜炎可致腹胀。

（3）全身表现：乏力，可有心率增快，体温多在 38℃左右；阑尾穿孔时出现寒战、高热（39～40℃）；发生门静脉炎时可出现寒战、高热和轻度黄疸。

（4）右下腹压痛：最常见的重要体征。压痛点通常位于麦氏点。

（5）腹膜刺激征：提示阑尾炎症加重，出现化脓、坏疽或穿孔等病理改变。

（6）右下腹包块：常提示出现阑尾周围脓肿。

（7）特殊体征：结肠充气试验、腰大肌试验、闭孔内肌试验。

该患者出现典型的转移性右下腹痛表现。

知识链接　　　　　**急性阑尾炎的特殊体征检查**

①结肠充气试验（Rovsing 征）：患者取仰卧位，一只手压住左下腹，另一只手按压近端结肠，结肠积气传至盲肠、阑尾，引起右下腹痛者为阳性。②腰大肌试验：患者左侧卧位，使右大腿后伸，引起右下腹疼痛者为阳性。说明阑尾位于腰大肌前方，盲肠后位或腹膜后位。③闭孔内肌试验：患者仰卧位，使右髋、右膝屈曲 90°，然后被动向内旋转，引起右下腹痛者为阳性，提示阑尾靠近闭孔内肌。

问题 3：该患者存在哪些主要护理问题？

该患者存在的主要护理问题：①急性疼痛，与阑尾炎症刺激及手术创伤有关；②体温过高，与阑尾炎症有关；③潜在并发症，如切口感染。

问题 4：应对该患者采取哪些护理措施？

（1）病情观察：定时测量生命体征并准确记录，加强巡视，注意倾听患者的主诉，观察患者腹部体征的变化。

（2）做好疼痛评估，遵医嘱进行抗感染治疗。

（3）体位与活动：患者卧床时取半卧位，以降低腹壁张力，减轻切口疼痛，有利于呼吸。鼓励患者在床上翻身、活动肢体。积极下床活动，以促进肠蠕动恢复，减少肠粘连的发生。

（4）饮食：术后肛门排气后可进食，目前患者进流质饮食，可指导其进食米汤、肉汤、菜汤等液体食物，逐渐过渡至普通食物。

（5）并发症的观察与护理：切口感染是阑尾切除术后最常见的并发症。注意观察切口情况并监测患者体温变化。

四、案 例 小 结

急性阑尾炎是常见的外科急腹症，典型的表现为转移性右下腹痛。本案例患者主要存在急性疼痛和潜在术后并发症的问题，护理患者时要针对患者现存的或可能出现的问题提供护理措施，加强病情观察，预防术后并发症的发生。在护理过程中，要了解患者的健康需求，通过各种途径给患者进行健康宣教。

（曹兰玉）

案例五 原发性下肢静脉曲张

 学习目标

掌握：原发性下肢静脉曲张的临床表现和护理措施。

熟悉：原发性下肢静脉曲张的特殊检查和治疗方法。

了解：原发性下肢静脉曲张的病因及发病机制。

一、案例资料

【**一般资料**】 张某，男性，51岁，大学文化，警察。

【**主诉**】 发现左下肢浅静脉曲张7年，胀痛4月余。

【**病史**】 患者自诉7年前开始出现左下肢浅静脉曲张，常于久站后出现，平卧休息后能缓解，当时无明显疼痛等不适，活动不受限，故未引起重视，未就诊，此后浅静脉曲张程度逐渐加重，4月余前开始出现久站后疼痛、坠胀不适，无向他处放射，左下肢偏重，今为求诊疗，来院就诊，门诊拟"下肢静脉曲张"收入院。

【**护理体检**】 T 36.5℃，P 82次/分，R 20次/分钟，BP 112/77mmHg。患者双下肢浅静脉曲张，呈团状或蚯蚓状，左侧为重，主要位于小腿内侧及后方，足靴区可见散在色素沉着，未见明显溃烂，双下肢无肿胀、皮温不高，双侧股动脉搏动可及。

【**辅助检查**】 双侧大隐静脉瓣膜功能试验（Trendelenburg）（＋）、深静脉通畅试验（Perthes）（－）。

【**入院诊断**】 下肢浅静脉曲张（双侧大隐静脉曲张）。

【**诊疗过程**】 患者入院后完善三大常规、生化功能、凝血功能、输血四项、心电图、胸片等相关检查。完善相关术前准备，排除手术禁忌证，择日行大隐静脉结扎、剥脱术。

二、案例问题引导

问题1：患者入院诊断为下肢浅静脉曲张，依据是什么？

问题2：原发性下肢静脉曲张的临床表现有哪些？

问题3：给该患者进行双侧大隐静脉瓣膜功能试验和深静脉通畅试验有什么意义？

问题4：该患者存在哪些主要护理问题？

问题5：应对该患者采取哪些护理措施？

三、案例分析

问题1：患者入院诊断为下肢浅静脉曲张，依据是什么？

依据：患者为中年男性，因发现下肢浅静脉曲张7年，胀痛4月余就诊。体格检查示双下肢浅静脉曲张，呈团状或蚯蚓状，左侧为重，主要位于小腿内侧及后方，足靴区可见散在色素沉着，双侧Trendelenburg（＋）、Perthes（－）。

> **知识链接**
>
> 原发性下肢静脉曲张（primary lower extremity varicose vein）是指因下肢浅静脉瓣膜关闭不全，血液回流障碍引起的静脉扩张、伸长和迂曲而形成的静脉团块。引起浅静脉瓣膜关闭不全的主要原因为静脉壁薄弱、静脉瓣膜缺陷及浅静脉内压力增高。静脉壁薄弱和静脉瓣膜缺陷与遗传因素有关；长期站立、重体力劳动、妊娠、慢性咳嗽、习惯性便秘等后天性因素可致腹腔压力增高，使下肢静脉瓣膜承受过度压力。

问题 2：原发性下肢静脉曲张的临床表现有哪些？

原发性下肢静脉曲张的临床表现以大隐静脉和左下肢多见，但双侧下肢可先后发病。

（1）发病早期，患者常感患肢酸胀、沉重、乏力、有隐痛，久站久坐后足踝部肿胀。小腿处浅静脉扩张（内侧多见）、迂曲成团、隆起，直立时更明显。

（2）本病晚期，小腿和踝部皮肤发生营养障碍，出现皮肤萎缩、脱屑、瘙痒、色素沉着，甚至形成溃疡、湿疹等。

> **知识链接**
>
> 原发性下肢静脉曲张主要的并发症有以下几种。①小腿慢性溃疡并感染：由于静脉血淤积，局部皮肤营养障碍，皮肤细胞坏死脱落形成溃疡，继发细菌感染。炎症长期刺激，局部皮肤可发生恶变。②大出血：曲张静脉在外力作用下发生破裂，引起出血不止，发生休克。③血栓性静脉炎：静脉血流迟缓，血细胞凝集，血栓形成，发生无菌性静脉炎。表现为疼痛、血管变硬呈条索状、有压痛。

问题 3：给该患者进行双侧大隐静脉瓣膜功能试验和深静脉通畅试验有什么意义？

双侧大隐静脉瓣膜功能试验可检测大隐静脉瓣膜是否存在功能不全；深静脉通畅试验可检测深静脉是否阻塞，是决定能否手术的重要条件。

> **知识链接**
>
> （1）大隐静脉瓣膜功能试验：患者平卧，抬高患肢 45°，使浅静脉内血液排空。在大腿上 1/3 处扎止血带，以阻断浅静脉血液反流，但不要扎得太紧，以免压迫深静脉，然后嘱患者站立。10s 内放开止血带，若出现自上而下的静脉逆向充盈并扩张，则提示大隐静脉瓣膜功能不全。同理，在腘窝部扎上止血带，检测小隐静脉瓣膜的功能。
>
> （2）深静脉通畅试验：让患者站立，患肢浅静脉明显充盈时，在大腿中上部缚扎一止血带阻断浅静脉，嘱患者连续做踢腿或下蹲运动 15～20 次，充盈的浅静脉消失或明显消退，表示深静脉回流通畅，能实施手术；浅静脉充盈、曲张不消失反而加重，说明深静脉不畅通，不能实施手术。
>
> （3）下肢静脉造影：是目前检查下肢深静脉通畅情况和瓣膜功能最可靠、有效的方法。不仅能检查深静脉及交通支静脉的瓣膜功能状况，而且可判断病变程度。
>
> （4）多普勒超声检查：提供可视的管腔变化，测定血流变化。

问题 4：该患者存在哪些主要护理问题？

该患者目前存在的主要护理问题：①活动无耐力，与患肢远端供血不足有关；②皮肤完整性受损，与局部皮肤营养障碍有关；③缺乏本病的预防、治疗知识；④潜在并发症，如血栓性静脉炎、术后出血。

问题 5：应对该患者采取哪些护理措施？

（1）术前护理

1）患肢护理：适当休息，术前数日抬高患肢，高于心脏 20～30cm，并指导其行足背伸屈运动，促进下肢血液回流，减轻水肿。

2）保护皮肤：避免搔抓和用力擦洗患肢。

3）心理护理：关心、帮助患者及其家属，使他们了解手术的目的、方法和注意事项，解除其思想顾虑，以取得配合。

4）皮肤准备：清洗肛门、会阴部。备皮范围包括腹股沟部、会阴部和整个下肢。

（2）术后护理

1）一般护理：卧床休息，抬高患肢，以利静脉回流。同时做足伸屈运动，防止下肢深静脉血栓形成。术后24h，应鼓励患者下床活动，促进下肢静脉血液回流。

2）病情观察：观察患肢伤口情况及皮下渗血，发现异常应及时报告医生并妥善处理。

3）应用弹力绷带：注意保持松紧度，以能扪及足背动脉搏动和保持足部皮肤正常温度为宜，一般需要维持1～3个月。

4）心理护理：理解、关心、体贴患者，向患者及其家属耐心解释各种治疗和护理措施，争取使患者及其家属积极配合治疗。

四、案 例 小 结

原发性下肢静脉曲张是指下肢浅静脉瓣膜关闭不全，血液回流障碍引起的静脉扩张、伸长和迂曲而形成的静脉团块。主要临床表现为下肢浅静脉扩张、迂曲。手术是其主要的治疗手段。本案例患者主要出现活动无耐力、皮肤完整性受损、知识缺乏、潜在并发症等问题，护理患者时要根据患者的治疗方法和存在的问题采取相应的护理措施，主要是围绕手术做好术前和术后的护理。在护理过程中要注意患者的情绪及心理变化，体现人文关怀。

（韦 景）

案例六 血栓闭塞性脉管炎

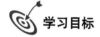 **学习目标**

掌握：血栓闭塞性脉管炎的临床表现和护理措施。

熟悉：血栓闭塞性脉管炎的特殊检查和治疗方法。

了解：血栓闭塞性脉管炎的病因及发病机制。

一、案 例 资 料

【一般资料】 符某，男性，46岁，初中文化，农民。

【主诉】 双下肢反复疼痛溃烂7年，再发疼痛6天。

【病史】 患者于7年前无明显诱因出现左足疼痛，呈持续性，不向他处放射，不伴发热、畏寒，当时未在意，未行系统诊疗，此后胀痛加重并开始出现足趾溃烂，遂到当地医院就诊，诊断为"左下肢脉管炎"，予抗炎、中草药等对症治疗（具体不详），此后疼痛、溃烂反复发作，足趾从第五趾至第二趾逐节脱落。且右足第一、二趾也出现疼痛及趾尖溃烂，经治疗后愈合。现因再发疼痛6天就诊。有30余年吸烟史、嗜酒史。

【护理体检】 T 36.4℃，P 76次/分，R 20次/分钟，BP 81/118mmHg。患者左前足第二至第五趾缺失，创面愈合尚可，左足稍肿胀，足底发绀，皮温凉，无明显触痛。右足第一、二趾尖缺如，未见溃烂，皮温尚可，无触痛。动脉搏动情况：左侧股动脉、胭动脉（－），左侧足背、胫后动脉（－），右股动脉、胭动脉（＋），右侧足背、胫后动脉（－），双侧肱动脉（＋）。

【辅助检查】 测踝肱指数（ABI）：左侧0.47，右侧0.75。

【入院诊断】 血栓闭塞性脉管炎；左前足坏疽。

【诊疗过程】 患者入院后完善三大常规、凝血功能、输血四项、血生化、血沉、心电图等相关检查。择日行"左股-腘动脉人工血管转流术"+"左前足截足术"。

二、案例问题引导

问题 1： 患者入院诊断为血栓闭塞性脉管炎，依据是什么？

问题 2： 血栓闭塞性脉管炎的临床表现有哪些？

问题 3： 该患者为什么要测定踝肱指数？

问题 4： 该患者存在哪些主要护理问题？

问题 5： 应对该患者采取哪些护理措施？

三、案例分析

问题 1： 患者入院诊断为血栓闭塞性脉管炎，依据是什么？

依据：患者为中年男性，双下肢反复疼痛溃烂 7 年，再发疼痛 6 天就诊，有 30 余年吸烟史。体格检查示左前足第二至第五趾缺失，创面愈合尚可，左足稍肿胀，足底发绀，皮温凉，无明显触痛。右足第一、二趾尖缺如，未见溃烂，皮温尚可，无触痛。动脉搏动情况：左侧股动脉、腘动脉（－），左侧足背、胫后动脉（－），右股动脉、腘动脉（＋），右侧足背、胫后动脉（－），双侧肱动脉（＋）。ABI：左侧 0.47，右侧 0.75。

> **知识链接**
>
> 血栓闭塞性脉管炎（thromboangiitis obliterans,TAO）又称 Buerger 病，是一种累及血管的炎症性、阶段性和周期性发作的慢性闭塞性疾病。多侵袭四肢的中、小动、静脉，以下肢多见，好发于男性青壮年。病因尚未明确，可归纳为以下两方面。①外在因素：与吸烟、寒冷潮湿的生活环境、慢性损伤和感染有关。②内在因素：自身免疫功能紊乱、性激素和前列腺素分泌失调及遗传因素。上述因素中，主动或被动吸烟是参与本病发生和发展的重要因素，烟碱能使血管收缩。免疫功能紊乱可能是本病发病的重要因素，其可造成血管炎症反复和血栓形成。

问题 2： 血栓闭塞性脉管炎的临床表现有哪些？

血栓闭塞性脉管炎起病隐匿，进展缓慢，常呈周期性发作，经较长时间反复后症状逐渐加重。血栓闭塞性脉管炎常见的临床表现主要有间歇性跛行、静息痛和缺血性溃疡。

> **知识链接**
>
> 血栓闭塞性脉管炎按病变发展程度在临床上可分为三期。
>
> （1）局部缺血期：以血管痉挛为主，典型表现是间歇性跛行。患肢发凉、怕冷、有麻木感，小腿酸痛。检查可见患肢皮肤苍白，足背或胫后动脉搏动减弱，可反复出现游走性浅静脉炎。
>
> （2）营养障碍期：以血栓形成为主，典型表现为静息痛，以夜间为甚。检查可见患肢皮肤温度明显降低，足部和小腿皮肤苍白或出现潮红、紫斑、干冷、肌萎缩，趾甲增厚变形，足背或胫后动脉搏动消失。
>
> （3）组织坏死期：患肢动脉完全闭塞，局部组织缺血、坏死，肢体远端发生干性坏疽，坏死常始于足趾尖端，逐渐累及全趾甚至整个足部。皮肤呈暗红色或黑褐色，坏死组织自行脱落，残端趾骨暴露，形成经久不愈的溃疡。合并感染时，变为湿性坏疽，患肢红、肿、热、痛，流出恶臭脓液。全身可出现高热、畏寒、烦躁不安等症状。

问题3：该患者为什么要测定踝肱指数？

测定踝肱指数的意义是检测是否存在动脉阻塞性改变。

知识链接

血栓闭塞性脉管炎的辅助检查如下：

（1）踝肱指数：即踝部动脉与同侧肱动脉压比值，正常值为 0.9～1.3。＜0.9 提示动脉缺血，＜0.4 提示动脉严重缺血。

（2）皮肤温度测定：用电子测温仪测量双下肢皮温，患肢皮肤温度较正常侧相应部位低 2℃以上，表明该侧肢体血供不足。

（3）肢体抬高试验：患者平卧，下肢抬高 45°，60s 后观察足部，特别是足趾部和足掌部，如出现麻木、疼痛、皮肤呈苍白色或蜡黄色，提示存在肢体动脉供血不足。然后将下肢垂于床旁，如超过 45s，皮肤颜色仍不能复原或呈青紫色，则进一步提示患肢存在动脉供血障碍。

（4）其他检查：多普勒超声检查、动脉造影、肢体血流图等检查可了解动脉狭窄的程度、病变部位、范围及侧支循环建立等情况。

问题4：该患者存在哪些主要护理问题？

该患者目前存在的主要护理问题：①慢性疼痛，与患肢缺血、组织坏死有关；②焦虑，与担心预后、对疾病缺乏正确认识有关；③行走障碍，与患肢远端供血不足、疼痛有关；④皮肤完整性受损，与患肢远端供血不足有关；⑤潜在并发症，如感染。

问题5：应对该患者采取哪些护理措施？

（1）患肢保护：指导患者避免患肢受冷、热刺激，避免损伤，注意足部保暖。告知患者不宜用热水袋、取暖器等取暖，以免加重组织缺氧。保持皮肤干燥、滋润，穿棉质袜子，不要过紧或过松，保持鞋袜干燥洁净，足部涂凡士林保持滋润。

（2）疼痛的护理：①绝对戒烟，告知患者吸烟的危害，消除烟碱对血管的收缩作用。②做好患肢疼痛性质、具体部位、持续时间的评估，必要时遵医嘱给予镇痛药物，给药后注意观察是否出现中枢神经系统兴奋、烦躁不安、情绪异常、幻觉等不良反应，如有异常及时告知医生后进行 24h 陪护，必要时给予约束带，同时注意观察，保证患者血液循环不受影响。

（3）心理护理：以极大的同情心关心、体贴患者，给患者以心理支持，帮助其树立战胜疾病的信心，使其积极配合治疗和护理。

（4）预防组织损伤与感染：保持足部清洁、干燥。每天用温水洗脚，告诉患者先用手试水温，勿用足趾试水温，以免烫伤。皮肤瘙痒时，不要用手去搔抓，以免造成开放性伤口。若发生感染，可用止痒药膏。

（5）术前准备：做好手术前皮肤准备。

四、案 例 小 结

血栓闭塞性脉管炎是一种累及血管的炎症性、阶段性和周期性发作的慢性闭塞性疾病，主要的临床表现有间歇性跛行、静息痛和缺血性溃疡。在护理此类患者时，应根据患者不同的治疗方案给予不同的监测和指导。本案例患者主要出现慢性疼痛、焦虑、行走障碍、皮肤完整性受损、潜在并发症。护理患者时要根据患者的治疗方法和存在的问题采取相应的护理措施。从患者保护、疼痛护理、预防组织损伤与感染方面对患者进行健康教育。在护理过程中，要注意患者的情绪及心理变化，体现人文关怀。

（韦　景）

案例七　痔

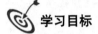
学习目标

掌握：痔的临床表现和护理措施。

熟悉：痔的病因和治疗方法。

了解：痔的辅助检查。

一、案 例 资 料

【一般资料】　王某，男性，51 岁，汉族，初中文化，司机。

【主诉】　大便带血伴肿物脱出 8 年余，加重 1 周。

【病史】　患者于入院前 8 年余不明原因出现大便表面带有鲜血，自觉有肿物脱出，便后可回纳，无腹痛、腹泻，无畏寒、发热，无恶心、呕吐。于当地镇医院诊断为"痔疮"，经对症治疗后症状缓解，其间反复出现上述表现未予重视。1 周前，患者便后出血症状加重，伴有肛门疼痛坠胀感。为求进一步治疗来医院就诊，以"痔"收入院。既往无特殊病史，家庭关系和谐。

【护理体检】　T 36.8℃，P 68 次/分，R 18 次/分，BP 116/70mmHg。患者神志清楚，应答切题，步入病房，自主体位，查体合作。肛门视诊，嘱患者做排便动作时肛门处可见肿物脱出，有红肿，无流脓。直肠指诊齿状线以上可见黏膜隆突、柔软，肛管及直肠下端未及质硬性肿块，指套退出无血染。

【辅助检查】　实验室检查未见异常。

【入院诊断】　混合痔。

【诊疗过程】　患者入院后给予二级护理，进半流质饮食。完善术前检查后于脊椎麻醉下行混合痔吻合器痔上黏膜环切固定术（PPH 术），术后予抗感染、止血、止痛等对症治疗。

二、案例问题引导

问题 1：患者入院诊断为混合痔，依据是什么？

问题 2：痔的临床表现有哪些？

问题 3：痔的治疗方法有哪些？

问题 4：该患者存在哪些主要护理问题？

问题 5：应对该患者采取哪些护理措施？

三、案 例 分 析

问题 1：患者入院诊断为混合痔，依据是什么？

依据：患者为中年男性，因大便带血伴肿物脱出 8 年余、加重 1 周就诊。体格检查：肛门视诊，嘱患者做排便动作时肛门处可见肿物脱出。直肠指诊齿状线以上可见黏膜隆突、柔软，指套退出无血染。

知识链接

痔（hemorrhoid）是最常见的肛肠疾病。任何年龄都可发病，但随年龄增长，发病率增高。病因尚未完全明确，可能与多种因素有关，目前主要有两种学说，即肛垫下移学说和静脉曲张学说。另外，长期饮酒和进食大量刺激性食物可使局部充血；肛周感染可引起静脉周围炎，使静脉失去弹性而扩张；营养不良可使局部组织萎缩无力；以上因素都可诱发痔的发生。

问题2：痔的临床表现有哪些？

痔根据其所在部位不同分为内痔、外痔和混合痔。内痔的主要临床表现是出血和脱出。间歇性便后出鲜血是内痔的常见症状。未发生血栓、嵌顿、感染时内痔无疼痛，部分患者可伴发排便困难。外痔主要的临床表现是肛门不适、肛周潮湿不洁，有时有瘙痒。结缔组织外痔（皮垂）及炎性外痔常见。混合痔的临床表现为内痔和外痔的症状同时存在。内痔发展到Ⅲ度以上时多形成混合痔。

问题3：痔的治疗方法有哪些？

痔的治疗应遵循三个原则：无症状的痔无须治疗；有症状的痔重在减轻或消除症状，而非根治；以非手术治疗为主。对于初期的痔和无症状的痔，只需增加纤维性食物，改变不良的大便习惯，保持大便通畅，防止便秘和腹泻。热水坐浴可改善局部血液循环。血栓性外痔有时经局部热敷、外敷消炎止痛药后，疼痛缓解而不需手术。此外，还有注射疗法、胶圈套扎疗法、多普勒超声引导下痔动脉结扎术、痔单纯切除术、PPH（procedure for prolapse and hemorrhoids）手术、血栓外痔剥离术等。

知识链接

吻合器痔上黏膜环切固定（PPH）术主要适用于Ⅲ度或Ⅳ度内痔、非手术治疗失败的Ⅱ度内痔和环状痔。直肠黏膜脱垂也可采用。主要方法是通过专门设计的管状吻合器环形切除距离齿状线2cm以上的直肠黏膜2～4cm，使下移的肛垫上移固定。该术式在临床上的通用名称为PPH手术，与传统手术比较具有疼痛轻微、手术时间短、患者恢复快等优点。

问题4：该患者存在哪些主要护理问题？

该患者目前存在的主要护理问题：①急性疼痛，与痔块嵌顿、手术治疗有关；②潜在并发症，如创面出血；③久坐的生活方式，与自身职业有关。

问题5：应对该患者采取哪些护理措施？

（1）饮食与活动：术后1～2日予无渣或少渣流质、半流质饮食为主。术后24h后可适当下床活动，逐渐延长活动时间，并指导患者进行轻体力活动。

（2）控制排便：术后3日尽量避免解大便，促进伤口愈合。

（3）并发症的观察：通常术后7日内粪便表面带少量出血，如患者出现恶心、呕吐、心悸、出冷汗、面色苍白等并伴肛门坠胀感进行性加重，敷料渗血较多，应及时通知医生处理。

（4）缓解疼痛：便后用1：5000高锰酸钾溶液坐浴改善局部微循环，采用疼痛评估量表评估患者的疼痛程度，指导患者非药物镇痛方法。

（5）健康指导：术后3日后保持大便通畅，伤口愈合后可恢复正常工作，但要避免久站或久坐。

四、案例小结

痔是最常见的肛肠疾病，根据所在部位不同分为内痔、外痔和混合痔。一般无症状的痔无须治疗，有症状的痔应减轻或消除症状，以非手术治疗为主。本案例患者为混合痔，非手术治疗无效后采取 PPH 术治疗。护理患者时要针对患者的治疗方案采取适当的护理措施，做好术前准备和术后护理。在护理过程中，要加强对患者进行健康指导，预防疾病复发。

（曹兰玉）

案例八　肛　瘘

学习目标

　　掌握：肛瘘的临床表现和护理措施。
　　熟悉：肛瘘的病因和治疗方法。
　　了解：肛瘘的辅助检查。

一、案例资料

　　【一般资料】　李某，男性，31 岁，汉族，大学毕业，公司职员。
　　【主诉】　肛旁肿块破溃流脓 9 个月，加重 1 周。
　　【病史】　患者于入院前 9 个月无明显诱因出现肛旁肿块，局部疼痛明显，后肛旁肿块自行破溃有脓液流出，破溃后疼痛缓解，反复发作，经久不愈。外院检查提示"肛瘘"，但未经系统治疗。1 周前症状加重。患者为求进一步治疗来笔者所在医院就诊，以"肛瘘"收入院。既往无特殊病史，已婚，育有 1 子，家庭关系和谐。
　　【护理体检】　T 36.8℃，P 78 次/分，R 18 次/分，BP 126/70mmHg。患者神志清楚，应答切题，步入病房，自主体位，查体合作。肛门视诊（膝胸位）外观正常，肛门"7 点钟"位置肛旁可见一皮下瘘，皮下可触及质硬包块，挤压外口疼痛不明显，有分泌物流出，触及明显内口，位于齿状线处。直肠指诊：直肠黏膜光滑，肛管及直肠下端未触及质硬肿块，指套退出无血染。
　　【辅助检查】　实验室检查未见异常。
　　【入院诊断】　肛瘘。
　　【诊疗过程】　患者入院后给予二级护理，半流质饮食。完善术前检查后于脊椎麻醉下行肛瘘切除术，术后予抗感染、止血、止痛等对症治疗。

二、案例问题引导

　　问题 1：患者入院诊断为肛瘘，依据是什么？
　　问题 2：肛瘘的临床表现有哪些？
　　问题 3：肛瘘的治疗方法有哪些？
　　问题 4：该患者存在哪些主要护理问题？
　　问题 5：应对该患者采取哪些护理措施？

三、案例分析

　　问题 1：患者入院诊断为肛瘘，依据是什么？
　　依据：患者为青年男性，主因肛旁肿块破溃流脓 9 个月，加重 1 周就诊。有肛周脓肿病史，体格检查示肛门"7 点钟"位置肛旁可见一皮下瘘，皮下可触及质硬包块，挤压外口疼痛不明显，有分泌物流出，触及明显内口，位于齿状线处。

知识链接

　　肛瘘（anal fistula）是指肛管周围的肉芽肿性通道，由内口、瘘管、外口三部分组成。内口常位于肛窦，多为一个；外口在肛周皮肤上，可为一个或多个，经久不愈或间歇性反复发作，任何年龄都可发病，多见于青壮年男性。大部分肛瘘由直肠、肛管周围脓肿引起，脓肿自行破溃或切开引流处形成外口，位于肛周皮肤。由于外口生长较快，脓肿常假性愈合，导致脓肿反复发作破溃或切开，形成多个瘘管和外口，使单纯性肛瘘成为复杂性肛瘘。

　　问题 2：肛瘘的临床表现有哪些？

　　瘘外口流出少量脓性、血性、黏液性分泌物为肛瘘的主要症状。较大的高位肛瘘，因瘘管位于肛门括约肌外，不受肛门括约肌的控制，常有粪便或气体排出。分泌物的刺激使肛门部潮湿、瘙痒，有时形成湿疹。当外口愈合，瘘管中有脓肿形成时，可感到明显疼痛，同时可伴有发热、寒战、乏力等全身感染症状，脓肿穿破或切开引流后，症状缓解。上述症状反复发作是肛瘘的临床特点。

　　问题 3：肛瘘的治疗方法有哪些？

　　肛瘘极少自愈，必须及时治疗以避免反复发作。治疗方法主要有两种：堵塞法和手术治疗。堵塞法适用于单纯性肛瘘，但治愈率较低。手术治疗的原则是将瘘管切开或切除，形成敞开的创面，促使愈合。手术的关键是尽量减少肛门括约肌的损伤，防止肛门失禁，同时避免瘘的复发。常用的术式有瘘管切开术、挂线疗法、肛瘘切除术等。

　　问题 4：该患者存在哪些主要护理问题？

　　该患者目前存在的主要护理问题：①急性疼痛，与肛周炎症有关；②皮肤完整性受损，与肛周脓肿破溃、手术治疗有关；③潜在并发症，如肛门狭窄。

　　问题 5：应对该患者采取哪些护理措施？

　　（1）饮食与活动：术后 1～2 日应以无渣或少渣流质、半流质饮食为主。术后 24h 后可适当下床活动，逐渐延长活动时间，并指导患者进行轻体力活动。伤口愈合后可恢复正常工作。

　　（2）抗感染治疗：遵医嘱输注抗感染药物，观察疗效及不良反应。

　　（3）保持肛周皮肤清洁：便后用 1:5000 高锰酸钾溶液坐浴，也可改善局部微循环，减轻疼痛症状，定时换药。

　　（4）保持大便通畅：多进食富含纤维素的食物，多饮水，养成定时排便习惯，防止用力排便。

　　（5）并发症的观察：为防止肛门狭窄，术后 5～10 天可用示指扩肛。观察术后伤口有无渗血、术后有无尿潴留及术后疼痛程度。如有异常应及时通知医生处理。

四、案　例　小　结

　　肛瘘是一种良性的肛肠疾病，大部分肛瘘由直肠、肛管周围脓肿引起。一般肛瘘极少自愈，必须及时治疗以避免反复发作。本案例患者为低位肛瘘，进行了肛瘘切除术治疗。护理患者时要针对患者的治疗方案采取适当的护理措施，做好术前准备和术后护理。在护理过程中，要加强对患者的健康指导，预防疾病复发。

（曹兰玉）

案例九 破 伤 风

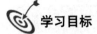
学习目标

掌握：破伤风的临床表现和护理措施。
熟悉：破伤风的治疗方法。
了解：破伤风的病因、发病机制及预防方法。

一、案 例 资 料

【一般资料】 李某，女性，58 岁，高中文化，退休人员。

【主诉】 张口困难，四肢抽搐 3 天。

【病史】 患者于 3 天前开始出现张口困难，右上肢麻木伴抽搐、活动障碍，并逐渐加重，累及其他肢体和颈背部，出现颈背部疼痛，无发热、寒战，无呼吸困难，无发绀，神志尚清楚。患者发病以来，精神一般，进食困难。9 天前，患者不慎摔伤导致右手掌被瓦片划伤，未处理。否认有高血压、糖尿病等疾病。

【护理体检】 T 37.1℃，P 94 次/分，R 21 次/分，BP 110/168mmHg。患者张口困难，口齿紧闭。颈项强直，颈静脉无怒张，气管居中。胸廓对称，无畸形，双肺呼吸运动对称，双肺触觉语颤对称，双肺叩诊清音，双肺听诊呼吸音粗，未闻及明显干、湿啰音。四肢肌张力增高，肌力 3 级，布氏征及克氏征阴性。右手掌可见一长约 3cm 的伤口，周围红肿，无化脓。右下肢可见一直径约 2cm 的皮肤破损，较表浅，已结痂，无化脓、渗液。

【辅助检查】 血常规、电解质六项、凝血功能、尿常规、输血四项、血气分析等检查未见异常。

【入院诊断】 破伤风（发作期）。

【诊疗过程】 患者入院后给予镇静，头孢哌酮他唑巴坦抗感染，马破伤风免疫球蛋白中和毒素；行急诊气管切开术；在局部麻醉下行右手掌清创探查术。

二、案例问题引导

问题 1： 患者入院诊断为破伤风，依据是什么？

问题 2： 破伤风的临床表现有哪些？

问题 3： 该患者存在的护理问题有哪些？

问题 4： 应对该患者采取哪些护理措施？

问题 5： 如何预防破伤风？

三、案 例 分 析

问题 1： 患者入院诊断为破伤风，依据是什么？

依据：患者为中年女性，9 天前右手掌被瓦片划伤。张口困难，四肢抽搐 3 天。体格检查示张口困难，口齿紧闭，颈项强直，四肢肌张力增高，肌力 3 级。右手掌可见一长约 3cm 的伤口，周围红肿，无化脓。右下肢可见一直径约 2cm 的皮肤破损，较表浅，已结痂，无化脓、渗液。

> **知识链接**
>
> 破伤风（tetanus）是常与创伤相关联的一种特异性感染，除了可能发生在各种创伤后，还可能发生于不洁条件下分娩的产妇和新生儿。致病菌是破伤风梭菌，为专性厌氧性

菌，革兰氏染色阳性，广泛存在于泥土和粪便中。破伤风发病需具备的条件是病原菌侵入伤口、缺氧环境，其中缺氧环境是主要的因素。在缺氧的环境中，破伤风梭菌的芽孢发育为繁殖体，迅速繁殖并产生大量外毒素，主要是痉挛毒素，导致患者一系列临床症状和体征。痉挛毒素与神经组织有特殊的亲和力，随血流到脑干及脊髓前角运动神经元，抑制神经细胞，使神经元兴奋，引起全身横纹肌持续性收缩、阵发性痉挛，同时使交感神经兴奋。

问题 2：破伤风的临床表现有哪些？

破伤风的临床表现：一般有潜伏期，通常是 7 天左右。前驱症状是全身乏力、头痛、头晕、咀嚼肌紧张、反射亢进、烦躁不安等。典型症状是肌肉强直性收缩、阵发性痉挛。

知识链接

　　破伤风患者最先受影响的肌群是咀嚼肌，之后依次为面部表情肌、颈、背、四肢、膈肌，相应地出现张口不便、牙关紧闭、苦笑面容、颈项强直、头后仰、躯干扭曲成弓形，屈膝、屈肘、半握拳姿态，形成角弓反张或侧弓反张。声、光、风、触摸等轻微刺激均可诱发阵发性痉挛。持续的呼吸肌和膈肌痉挛，可导致呼吸骤停。患者死亡原因多为窒息、心力衰竭或肺部并发症。

问题 3：该患者存在的护理问题有哪些？

该患者目前存在的护理问题：①有窒息的危险，与持续性喉头和呼吸肌痉挛及气道堵塞有关。②有受伤的危险，与强烈肌肉痉挛有关。③有体液不足的危险，与反复肌肉痉挛消耗、大量出汗有关。④潜在并发症，如肺不张、肺部感染、心力衰竭、尿潴留等。

问题 4：应对该患者采取哪些护理措施？

（1）保持呼吸道通畅：备气管切开包，配合医生尽早行气管切开，并做好呼吸道管理，包括气道雾化、湿化、冲洗等，在痉挛发作控制后，协助患者翻身、叩背，以利排痰，必要时吸痰，防止痰液堵塞。患者进食时避免呛咳、误吸；如频繁抽搐，禁止经口进食。

（2）防止患者受伤：使用带护栏的病床，必要时加用约束带，防止痉挛发作时患者坠床和自我伤害；应用合适的牙垫，以防舌咬伤；患者剧烈抽搐时勿强行按压肢体，关节部位放置软垫，以防肌腱断裂、骨折及关节脱位；床上置治疗气垫，防止压疮。

（3）维持体液平衡：遵医嘱补液，保持静脉输液通路通畅，在每次抽搐发作后检查静脉通路，防止因抽搐使静脉通路堵塞、脱落而影响治疗。

（4）病情观察：每 4h 测量 1 次体温、脉搏、呼吸，根据需要测量血压。观察并记录痉挛、抽搐发作的次数和持续时间，以及有无伴随症状。

（5）控制痉挛的护理：遵医嘱使用镇静药物。减少外界刺激，医护人员走路要轻，语声低，操作稳，避免各种干扰；护理治疗安排集中有序，可在使用镇静剂 30min 内进行，减少探视，尽量不要搬动患者。房间光线宜暗。

（6）防止交叉感染：患者住单人隔离病房，严格执行消毒隔离制度。

知识链接

　　破伤风患者的隔离要求：护士进病室时穿隔离衣，戴口罩、手套、帽子，身体有伤口者不能参与护理，患者用过的物品和排泄物应严格消毒后处理，伤口处更换的敷料必须焚烧。尽可能使用一次性物品，室内的物品未经处理不得带出隔离间。病室内空气、地面、用物等需定时消毒。

（7）并发症的护理：遵医嘱使用抗生素，防止肺部感染等并发症发生。加强心电监护，注意防治心力衰竭。

（8）心理护理：安慰患者及其家属，稳定情绪，减轻焦虑。解释病情发展情况、主要的治疗和护理措施，鼓励患者及其家属积极配合各种治疗和护理工作。

问题 5： 如何预防破伤风？

破伤风是可以预防的疾病。创伤后早期彻底清创、改善局部循环、消除无氧环境是预防破伤风的关键；注意劳动保护，避免开放性损伤，正确处理深部感染（如化脓性中耳炎），普及科学接生，以防止新生儿破伤风及产妇产后感染等；还可采取人工免疫，人工免疫包括自动免疫和被动免疫。

（1）自动免疫：注射破伤风类毒素抗原，使人体产生抗体以达到免疫的目的。方法是皮下注射破伤风类毒素 3 次，每次 0.5ml。首次注射后，间隔 4～6 周再进行第 2 次皮下注射，间隔 6～12 个月，再注射第 3 针。接受全程主动免疫者，伤后仅需肌内注射 0.5ml 便可迅速形成有效的免疫抗体。

（2）被动免疫：对伤前未接受自动免疫的患者，尽早皮下注射破伤风抗毒素（TAT）1500～3000U。但其预防作用短暂，有效期为 10 天左右，因此，对深部创伤，有潜在厌氧菌感染可能的患者，可在 1 周后追加注射一次。

知识链接

破伤风抗毒素（TAT）易引起过敏反应，注射前须做过敏试验，阳性者采用脱敏法注射。注射 TAT 应注意预防过敏性休克，准备好肾上腺素等抢救药品。

四、案例小结

破伤风是与创伤相关联的一种特异性感染，典型临床表现是肌肉强直性收缩和阵发性痉挛。本案例患者主要有窒息的危险、受伤的危险、体液不足的危险、潜在并发症等问题。护理时要针对患者存在的问题采取相应的护理措施。在护理过程中，要注意患者的情绪及心理变化，体现人文关怀。

（韦　景）

第二篇 妇 儿 护 理

第十一章 妇 科 疾 病

案例一 外 阴 炎

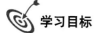 **学习目标**

掌握：外阴炎的临床表现和护理措施。

熟悉：外阴炎的治疗方法。

了解：外阴炎的病因及发病机制。

一、案 例 资 料

【一般资料】 吴某，女性，36岁，汉族，高中文化，工人。

【主诉】 外阴瘙痒、疼痛伴烧灼感1周。

【病史】 患者于1周前月经干净后出现外阴瘙痒，未在意，于3天前外阴瘙痒加重伴疼痛、烧灼感，活动、性交、排尿及排便时明显。遂到本院门诊就诊，诊断为"外阴炎"。既往无特殊病史，否认有糖尿病史。喜欢穿化纤内裤。25岁结婚，配偶体健，孕1产1。15岁月经初潮，月经周期24～30天，经期5～7天，经量中，暗红色，无痛经，末次月经：2018年1月20日。患者时不时搔抓外阴部，显得非常焦虑。

【护理体检】 T 36.8℃，P 88次/分，R 19次/分，BP 120/70mmHg，身高1.62m，体重58kg。患者外阴发育正常，外阴皮肤充血、肿胀，皮温增高，有明显抓痕，无糜烂，局部红肿，内裤见少量淡黄色分泌物，无臭味，无阴道流血。

【辅助检查】 白带常规：阴道清洁度Ⅲ度，霉菌（－），滴虫（－），革兰氏阴性双球菌（－）。

【入院诊断】 外阴炎。

【诊疗过程】 患者入院后遵医嘱局部用1：5000高锰酸钾液坐浴，每日2次，每次15～30min，5～10日为一个疗程。指导患者注意个人卫生。

二、案 例 问 题 引 导

问题1：患者诊断为外阴炎，依据是什么？

问题2：外阴炎的临床表现有哪些？

问题3：该患者为什么要强调注意个人卫生？

问题4：该患者存在哪些主要护理问题？

问题5：应对该患者采取哪些护理措施？

三、案 例 分 析

问题1：患者诊断为外阴炎，依据是什么？

依据：患者喜欢穿化纤内裤，月经后出现外阴皮肤瘙痒、疼痛伴烧灼感，活动、性交、排尿及排便后明显，白带常规未检出病原体。

问题 2：外阴炎的临床表现有哪些?

外阴皮肤黏膜瘙痒、疼痛伴烧灼感，活动、性交、排尿及排便时加重。妇科检查见外阴充血、肿胀、糜烂，常有抓痕，严重者形成溃疡或湿疹。瘙痒严重可影响睡眠。慢性炎症可使外阴皮肤增厚、粗糙、皲裂，甚至呈苔藓样变。

问题 3：该患者为什么要强调注意个人卫生?

外阴炎是由物理、化学因素而非病原体所致的外阴皮肤或黏膜的炎症，由于外阴部暴露于外，与尿道、肛门邻近，经常受到经血、阴道分泌物、尿液、粪便的刺激，若不注意外阴皮肤清洁，易因各种刺激导致外阴炎。

> **知识链接**
>
> 外阴炎（vulvitis）的常见病因：尿瘘患者的尿液、肛瘘患者的粪便、糖尿病患者的糖尿刺激及月经期、妊娠期、分娩期、产褥期，穿紧身化纤内裤，月经垫通透性差，局部经常潮湿。

问题 4：该患者存在哪些主要护理问题?

该患者目前存在的主要护理问题：①舒适度减弱，与外阴瘙痒有关；②焦虑，与担心疾病预后有关；③有皮肤完整性受损的危险，与外阴瘙痒、搔抓有关；④缺乏外阴清洁知识及预防炎症知识。

问题 5：应对该患者采取哪些护理措施?

（1）舒适护理：外阴避免使用刺激性药物或肥皂擦洗。避免刺激性食物，勿饮酒。外阴破溃者注意预防继发性感染。教会患者坐浴的方法，包括溶液的配制、浓度、温度、坐浴的时间及注意事项。坐浴后可根据医嘱涂抗生素软膏或紫草油。急性期可进行微波或红外线局部物理治疗。

> **知识链接**
>
> 坐浴通常使用 0.1%聚维酮碘液或 1∶5000 的高锰酸钾溶液。高锰酸钾溶液配制方法：取高锰酸钾结晶加 40℃温开水配制成 1∶5000 的高锰酸钾溶液，肉眼观为淡玫瑰红色（结晶应充分溶解）。浓度不宜过高，避免灼伤皮肤。坐浴时应使会阴部全部浸没于溶液中，每日 2 次，每次 15~30min，5~10 天为一个疗程。月经期停止坐浴。

（2）心理护理：由于缺乏疾病及其治疗相关知识，患者出现焦虑。护理人员应与患者建立相互信任的关系，鼓励患者表达内心的感受，教会患者使用药物及配合治疗的正确方法，病情的改善可减轻焦虑。

（3）外阴皮肤保护：嘱患者不要搔抓皮肤，使用柔软无菌会阴垫，避免摩擦和混合感染。

（4）个人卫生指导：指导患者注意个人卫生，特别是月经期、妊娠期、分娩期、产褥期，应穿纯棉质内裤，并经常更换，及时清洗，晾晒于日光下，避免悬挂于潮湿处。

四、案 例 小 结

外阴炎是由物理、化学因素而非病原体所致的外阴皮肤或黏膜的炎症，表现为外阴皮肤黏膜瘙痒、疼痛、烧灼感，于活动、性交、排尿及排便时加重。在护理此类患者时，应针对病因进行治疗护理。本案例患者主要出现舒适度减弱、焦虑、有皮肤完整性受损的危险等问题，护理患者时要针对患者存在的问题采取护理措施，从局部皮肤护理、用药护理、饮食、个人卫生方面进行健康教育。在护理过程中，要注意患者的情绪及心理变化，注意保护患者隐私，体现人文关怀。

（李敏香）

案例二 阴 道 炎

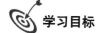 **学习目标**

掌握：阴道炎的临床表现和护理措施。

熟悉：阴道炎的传播方式和治疗方法。

了解：阴道炎的病因及发病机制。

一、案 例 资 料

【一般资料】 王某，女性，38 岁，汉族，高中文化，无职业。

【主诉】 外阴瘙痒、灼痛，阴道分泌物增多 1 周。

【病史】 患者于 1 周前自觉外阴瘙痒、灼痛，伴性交痛、尿痛及白带增多。遂到本院门诊就诊，诊断为"外阴阴道假丝酵母菌病"。既往无特殊病史，否认有糖尿病史，半个月前因阑尾炎发作住院使用抗生素治疗 10 天。25 岁结婚，配偶体健，孕 1 产 1。16 岁月经初潮，月经周期 24～30 天，经期 3～5 天，经量中等，呈暗红色，无痛经，末次月经：2018 年 1 月 20 日。患者外阴瘙痒，常因瘙痒夜间醒来，缺乏疾病相关知识，担心疾病预后。

【护理体检】 T 36.8℃，P 88 次/分，R 19 次/分，BP 120/70mmHg，身高 1.62m，体重 58kg。患者外阴发育正常，外阴皮肤红斑、水肿，有明显抓痕，无皮肤皲裂、溃疡，内裤见中量白色豆腐渣样白带。阴道黏膜红肿，阴道黏膜及后穹可见大量白色豆腐渣样分泌物。

【辅助检查】 白带常规检查：阴道清洁度Ⅲ度；霉菌（＋）；滴虫（－）；革兰氏阴性双球菌（－）。

【入院诊断】 外阴阴道假丝酵母菌病。

【诊疗过程】 遵医嘱给予阴道用抗真菌药物治疗。

二、案 例 问 题 引 导

问题 1： 患者诊断为外阴阴道假丝酵母菌病，依据是什么？

问题 2： 该患者感染外阴阴道假丝酵母菌病的病原体及诱发因素是什么？

问题 3： 外阴阴道假丝酵母菌病的临床表现有哪些？

问题 4： 该患者存在哪些主要护理问题？

问题 5： 应对该患者采取哪些护理措施？

三、案 例 分 析

问题 1： 患者诊断为外阴阴道假丝酵母菌病，依据是什么？

依据：患者使用抗生素后出现外阴瘙痒及阴道分泌物增多，外阴发育正常，已婚经产式，外阴皮肤红斑、水肿，有明显抓痕，无皮肤皲裂、溃疡，内裤见中量白色豆腐渣样白带。阴道黏膜红肿，阴道黏膜及后穹可见大量白色豆腐渣样分泌物。白带常规检查：阴道清洁度Ⅲ度，霉菌（＋）。

问题 2：该患者感染外阴阴道假丝酵母菌病的病原体及诱发因素是什么？

80%～90%的病原体为白假丝酵母菌，10%～20%为光滑假丝酵母菌、近平滑假丝酵母菌、热带假丝酵母菌等。

白假丝酵母菌为机会致病菌，10%～20%非妊娠妇女及 30%孕妇阴道中有此菌寄生，但菌量极少，呈酵母相，并不引起症状。由于该患者使用抗生素后，抑制了乳酸菌生长，假丝酵母菌大量繁殖并转变为菌丝相而出现症状。

问题 3：外阴阴道假丝酵母菌病的临床表现有哪些？

外阴瘙痒、灼痛、性交痛及尿痛，阴道分泌物增多，分泌物白色稠厚，呈凝乳或豆腐渣样。妇科检查可见外阴红斑、水肿，常伴有抓痕，严重者可见皮肤皲裂、表皮脱落。阴道黏膜红肿、小阴唇内侧及阴道黏膜附有白色块状物，擦除后露出红肿黏膜面，急性期还可见糜烂及浅表溃疡。

问题 4：该患者存在哪些主要护理问题？

该患者目前存在的主要护理问题：①舒适度减弱，与外阴瘙痒、灼痛、阴道分泌物增多有关；②缺乏预防、治疗阴道炎症的知识；③焦虑，与担心疾病预后有关；④睡眠型态紊乱，与外阴瘙痒有关；⑤有皮肤完整性受损的危险，与外阴瘙痒、搔抓有关。

问题 5：应对该患者采取哪些护理措施？

（1）舒适护理：消除诱因，若有糖尿病应给予积极治疗，及时停用抗生素、雌激素及皮质类固醇激素，不穿紧身化纤内裤，减少潮湿及分泌物刺激导致的外阴瘙痒、灼痛。

（2）药物治疗指导：向患者说明用药的目的与方法，按医嘱完成正规疗程治疗。告知患者各种剂型的阴道用药方法。在月经期暂停坐浴、阴道冲洗及阴道用药。无需对性伴侣进行常规治疗。约 15%的男性与女性患者性接触后患有龟头炎，对有症状男性应进行检查及治疗，预防女性重复感染。

（3）心理护理：由于缺乏疾病及其治疗相关知识，患者出现焦虑。与患者讨论发病的原因及治疗原则、预防的方法，教会患者使用药物及配合治疗的正确方法，病情的改善可减轻焦虑、改善睡眠。

（4）外阴皮肤护理：嘱患者不要搔抓皮肤，指导患者注意个人卫生，应穿纯棉质内裤，并经常更换，及时清洗，培养健康的卫生习惯，保持局部清洁，避免交叉感染。治疗期间用过的内裤、毛巾、盆均应用开水烫洗。

四、案 例 小 结

VVC 主要为内源性感染，病原体为假丝酵母菌，属机会致病菌。VVC 主要表现为外阴瘙痒、灼痛、性交痛及尿痛，阴道分泌物增多，分泌物白色稠厚、呈凝乳或豆腐渣样。在护理此类患者时，应针对病因进行治疗护理。本案例患者主要出现舒适度减弱、焦虑、有皮肤完整性受损的危险等问题，护理患者时要针对患者存在的问题采取相应的护理措施，从病因护理、用药护理、心理护理、睡眠、个人卫生方面进行健康教育，同时做好性伴侣治疗、妊娠合并感染的治疗教育。在护理过程中，要注意患者的情绪及心理变化，注意保护患者隐私，体现人文关怀。

（李敏香）

案例三 子宫颈炎

 学习目标

掌握：子宫颈炎的临床表现和护理措施。

熟悉：子宫颈炎的病理表现类型和治疗方法。

了解：子宫颈炎的病因及发病机制。

一、案 例 资 料

【一般资料】 张某，女性，35岁，汉族，大专文化，幼师。

【主诉】 淡黄色阴道分泌物增多3个月，性交后出血1天。

【病史】 患者近3个月来阴道分泌物增多，呈淡黄色，无臭味，无外阴瘙痒及不适，昨日性交后出血，量少。遂到本院门诊就诊，诊断为"慢性子宫颈炎"。既往无特殊病史，25岁结婚，配偶体健，孕3产1。13岁月经初潮，月经周期24～30天，经期3～5天，月经量中等，呈暗红色，无痛经，末次月经：2018年1月20日。患者缺乏疾病相关知识，担心癌变。

【护理体检】 T 36.8℃，P 88次/分，R 19次/分，BP 120/70mmHg，身高1.62m，体重53kg。患者外阴发育正常，已婚经产式。阴道通畅，白带量多，呈淡黄色，无异味。宫颈肥大，Ⅱ度柱状上皮外移，无接触性出血。子宫前位，大小、活动正常，无压痛。双侧附件区未触及包块，活动好，无压痛。

【辅助检查】 白带常规检查：阴道清洁度Ⅱ，霉菌（－），滴虫（－），革兰氏阴性双球菌（－）。宫颈脱落细胞学检查：无上皮内病变或恶性病变。HPV 检查：所检 HPV 型别均为阴性。

【入院诊断】 慢性子宫颈炎。

【诊疗过程】 遵医嘱给予物理治疗。

二、案例问题引导

问题 1：患者入院诊断为慢性子宫颈炎，依据是什么？

问题 2：慢性子宫颈炎的临床表现有哪些？

问题 3：该患者存在哪些主要护理问题？

问题 4：应对该患者采取哪些护理措施？

三、案例分析

问题 1：患者入院诊断为慢性子宫颈炎，依据是什么？

依据：患者为有过性生活的女性，主因淡黄色阴道分泌物增多 3 个月、性交后出血就诊，阴道检查示宫颈肥大，Ⅱ度柱状上皮外移，宫颈脱落细胞学辅助检查提示无上皮内病变或恶性病变。

> **知识链接**
>
> 　　子宫颈炎（cervicitis）是妇科常见疾病之一，临床常见的子宫颈炎是急性子宫颈管黏膜炎，若未及时诊治或病原体持续存在，可导致慢性子宫颈炎。
>
> 　　急性子宫颈炎习称急性宫颈炎，指子宫颈发生急性炎症，包括局部充血、水肿，上皮变性、坏死，黏膜、黏膜下组织、腺体周围大量中性粒细胞浸润，腺腔中可见脓性分泌物。急性子宫颈炎可由多种病原体引起，也可由物理因素、化学因素或机械性子宫颈损伤、子宫颈异物伴发感染所致。
>
> 　　慢性子宫颈炎习称慢性宫颈炎，指子宫颈间质内有大量淋巴细胞、浆细胞等慢性炎细胞浸润，可伴有子宫颈腺上皮及间质的增生和鳞状上皮化生。慢性子宫颈炎症可由急性子宫颈炎症迁延而来，也可为病原体持续感染所致，病原体与急性子宫颈炎相似。

问题 2：慢性子宫颈炎的临床表现有哪些？

慢性子宫颈炎多无症状，少数患者可有阴道分泌物增多，呈淡黄色或脓性，性交后出血，月经间期出血，偶有分泌物刺激引起外阴瘙痒或不适。检查可见子宫颈呈糜烂样改变，或有黄色分泌物覆盖子宫颈口或从子宫颈口流出，也可表现为子宫颈息肉或子宫颈肥大。

> **知识链接**
>
> 　　子宫颈糜烂样改变只是一个临床征象，可为生理性改变，也可为病理性改变。除慢性子宫颈炎外，子宫颈的生理性柱状上皮异位、子宫颈上皮内瘤变，甚至早期子宫颈癌也可呈现子宫颈糜烂样改变。生理性柱状上皮异位多见于青春期、生育年龄妇女雌激素分泌旺盛者、口服避孕药者或妊娠期，由于雌激素的作用，鳞柱交界部外移，子宫颈局部呈糜烂样改变外观。生理性柱状上皮异位即子宫颈外口处的阴道部外观呈细颗粒状的红色区在阴道镜下表现为宽大的转化区，肉眼所见的红色区为柱状上皮覆盖，由于柱状上皮菲薄，其下间质透出而呈红色。过去将此种情况称为"宫颈糜烂"。目前已明确为"宫颈糜烂"并不是病理学的上皮溃疡或缺失所致的真性糜烂，也与慢性子宫颈炎症的定义即间质中出现慢性炎细胞浸润不一致。因此，"宫颈糜烂"作为慢性子宫颈炎的诊断术语已不再恰当。

问题 3：该患者存在哪些主要护理问题？

该患者目前存在的护理问题：①焦虑，与性交后出血，担心癌变有关；②舒适度减弱，与阴道分泌物增多有关；③缺乏相关疾病知识。

问题 4：应对该患者采取哪些护理措施？

（1）心理护理：由于缺乏疾病及其治疗相关知识，患者可能会出现焦虑情绪。护理人员应与患者建立相互信任的关系，鼓励患者表述内心的情感感受，主动询问有关疾病及其治疗方面的问题。及时告知检查结果，减轻患者焦虑情绪。

（2）舒适护理：向患者说明物理治疗的必要性，以及配合筛查排除子宫颈上皮内瘤变及子宫颈癌的必要性，说明物理治疗的注意事项及术后护理要点，保持局部清洁干燥，避免阴道分泌物增多刺激导致外阴瘙痒。

知识链接

急性子宫颈炎主要采用抗生素药物治疗。

慢性子宫颈炎的不同病变应采用不同的治疗方法。对表现为糜烂样改变者，若为无症状的生理性柱状上皮异位则无须处理。对糜烂样改变伴有分泌物增多、乳头状增生或接触性出血者，可给予局部物理治疗，包括激光、冷冻、微波等方法，其原理是将糜烂样改变的单层柱状上皮破坏，使结痂脱落后新的鳞状上皮覆盖创面，为期3～4周，病变较深者需6～8周，可使子宫颈恢复光滑外观。

物理治疗的注意事项及术后护理要点：治疗前常规做子宫颈刮片细胞学检查，排除子宫颈上皮内瘤变及子宫颈癌。患者无急性生殖道炎症。选择在月经干净后3～7天进行。向患者说明物理治疗后常见症状：阴道分泌物增多，甚至有大量水样排液，术后1～2周脱痂时可有少许出血。在创面未完全愈合期间（4～8周）禁盆浴、性交及阴道冲洗。两次月经干净后3～7天复查，了解创面愈合情况。

慢性子宫颈管黏膜炎：对持续性子宫颈管黏膜炎症，应积极查找病因，针对病因给予治疗。对病原体不清者，尚无有效治疗方法，可使用物理治疗。

子宫颈息肉：行息肉摘除术，术后将息肉送病理组织学检查。

子宫颈肥大：一般无须处理。

（3）健康指导：嘱患者做好个人卫生，注意经期卫生及性卫生，定期接受妇科检查，及时治疗急性子宫颈炎。物理治疗在创面未完全愈合期间（4～8周）禁盆浴、性交及阴道冲洗。

四、案 例 小 结

子宫颈炎是妇科常见疾病之一，包括子宫颈阴道部炎症及子宫颈管黏膜炎症。因子宫颈阴道部鳞状上皮与阴道鳞状上皮相延续，故阴道炎症均可引起子宫颈阴道部炎症。由于子宫颈管黏膜上皮为单层柱状上皮，抗感染能力较差，易发生感染。临床常见的子宫颈炎是急性子宫颈管黏膜炎，若急性子宫颈炎未经及时诊治或病原体持续存在，可导致慢性子宫颈炎症。在护理此类患者时，应根据患者不同的治疗方案给予不同的指导。本案例患者主要出现焦虑情绪、舒适度减弱等问题，护理患者时要针对患者存在的问题采取相应的护理措施，从心理、个人卫生、治疗配合及护理方面对患者进行健康教育。在护理过程中，要注意患者的情绪及心理变化，保护患者隐私，体现人文关怀。

（李敏香）

案例四 盆腔炎

 学习目标

掌握： 盆腔炎的临床表现和护理措施。

熟悉： 盆腔炎的辅助检查和治疗方法。

了解： 盆腔炎的病因及发病机制。

一、案例资料

【一般资料】 王某，女性，28 岁，汉族，初中文化，自由职业。

【主诉】 不规则下腹痛半个月，加重 1 周。

【病史】 患者于半个月前无明显诱因出现下腹部疼痛，呈阵发性胀痛，可忍受，休息后稍有缓解，无转移性右下腹痛，无放射痛，伴腰骶部酸胀痛，近 1 周来自觉下腹疼痛较前明显加重，呈持续性胀痛，阴道分泌物增多。遂到本院门诊就诊，诊断为"盆腔炎"，收住院治疗。一周来患者睡眠、食欲欠佳。患者 1 年前因"子宫肌瘤"在医院行腹式子宫肌瘤剜除术。患者 23 岁结婚，配偶体健，14 岁月经初潮，平素月经周期 24～30 天，经期 3～5 天，经量中等，呈暗红色，无痛经。患者缺乏疾病相关知识，担心疾病预后。丈夫陪同来就诊。

【护理体检】 T 38.0℃，P 87 次/分，R 21 次/分，BP 121/73mmHg，身高 1.58m，体重 53kg。患者神志清楚，精神欠佳，下腹压痛，反跳痛，肌紧张。妇科检查：外阴，发育正常，已婚未产式；阴道通畅，白带量多，呈脓性，有异味；宫颈充血，举痛；子宫后位，正常大小，活动受限，压痛；双侧附件区均有明显压痛，未触及明显包块。

【辅助检查】 血常规：WBC $11.8×10^9$/L；N% 76.9%；C 反应蛋白 176.46mg/L；各类病原体测定：UU–DNA$2.90×10^7$copies/ml。阴道彩超提示盆腔积液（范围约为 52mm×31mm），包囊性？附件区无明显异常图像。

【入院诊断】 盆腔炎。

【诊疗过程】 入院后完善相关检查，如胸部 X 线片、心电图、白带常规等检查；遵医嘱给予半卧位休息、抗感染及对症支持治疗，必要时手术治疗。

二、案例问题引导

问题 1： 患者入院诊断为盆腔炎，依据是什么？

问题 2： 盆腔炎的临床表现有哪些？

问题 3： 该患者为什么会发生盆腔炎？

问题 4： 该患者存在哪些主要护理问题？

问题 5： 应对该患者采取哪些护理措施？

三、案例分析

问题 1： 患者入院诊断为盆腔炎，依据是什么？

依据：患者为 28 岁女性，不规则下腹痛半个月，加重 1 周，发热，阴道有异味的分泌物增多，妇科检查子宫颈举痛，子宫体及附件压痛明显。辅助检查中白细胞、C 反应蛋白明显高于正常值，阴道分泌物培养提示支原体感染。阴道彩超提示盆腔积液。

知识链接

盆腔炎（pelvic inflammatory disease，PID）是指女性上生殖道的一组感染性疾病，主要包括子宫内膜炎、输卵管炎、输卵管卵巢脓肿、盆腔腹膜炎。炎症可局限于一个部位，也可同时累及几个部位，以输卵管炎、输卵管卵巢炎最常见。

问题 2：盆腔炎的临床表现有哪些？

盆腔炎可因炎症轻重及范围大小而有不同的临床表现，轻者无症状或症状轻微。常见症状为下腹痛、阴道分泌物增多；腹痛呈持续性，活动或性交后加重。病情严重时可出现发热甚至高热、寒战、头痛、食欲下降。若有腹膜炎，可出现消化道症状，如恶心、呕吐、腹胀、腹泻等。伴有泌尿系统感染，可有尿频、尿急、尿痛症状。患者体征差异较大，轻者无明显异常，或妇科检查仅有宫颈举痛或宫体压痛或附件区压痛。

问题 3：该患者为什么会发生盆腔炎？

该患者由于受到外源性病原体支原体的感染，病原体沿生殖道黏膜上行蔓延，发病初期没有及时诊断、治疗，导致炎症扩散，病情加重。

知识链接

女性生殖系统有较完整的自然防御功能，但当机体免疫力下降、内分泌发生变化及致病菌侵入时，即可导致炎症的发生。盆腔炎的病原体有外源性及内源性两种，两种病原体可单独存在，但通常为混合感染。病原体可经生殖道黏膜上行蔓延；或通过外阴、阴道、宫颈及宫体创伤处的淋巴管经淋巴系统蔓延；或先侵入人体的其他系统再经血液循环传播（结核）；也可因腹腔内其他脏器感染后直接蔓延至内生殖器，如阑尾炎可引起右侧输卵管炎。

外源性病原体主要为性传播疾病的病原体，如沙眼衣原体、淋病奈瑟菌。其他有支原体，包括人型支原体、生殖支原体及解脲支原体。

内源性病原体来自寄居于阴道内的微生物群，包括需氧菌及厌氧菌，可以仅为需氧菌或仅为厌氧菌感染，但以需氧菌及厌氧菌混合感染多见。主要的需氧菌及兼性厌氧菌有金黄色葡萄球菌、溶血性链球菌、大肠埃希菌；厌氧菌有脆弱类杆菌、消化球菌、消化链球菌。厌氧菌感染的特点是容易形成盆腔脓肿、感染性血栓静脉炎，脓液有粪臭并有气泡。70%～80%的盆腔脓肿可培养出厌氧菌。

问题 4：该患者存在哪些主要护理问题？

该患者目前存在的护理问题：①疼痛，与炎症刺激有关；②体温过高，与上生殖道及其周围组织感染有关；③睡眠形态紊乱，与疼痛及担心疾病预后有关；④缺乏疾病知识。

问题 5：应对该患者采取哪些护理措施？

（1）疼痛护理：通过心理护理，患者心理压力及焦虑减轻后，疼痛常常可以有所减轻。护理人员应定时评估患者疼痛程度，疼痛评分＞4 分，可以通过听音乐、深呼吸或看书分散患者注意力以减轻疼痛，疼痛评分≤4 分，遵医嘱使用止痛药物缓解疼痛。

（2）药物医嘱执行与护理：及时、正确、足量、合理使用抗生素；必要时，遵医嘱给予镇痛药物，缓解患者不适，高热时采用物理降温，腹胀时给予胃肠减压。尽量避免阴道灌洗和不必要的妇科检查，以免引起炎症扩散。饮食应为高热量、高蛋白、高维生素流食或半流食，补充液体。避免刺激性食物和含咖啡因的饮料，如咖啡、茶、可乐，因这些饮料可影响患者的休息和睡眠。护理人员应评估患者水、电解质及酸碱平衡情况，发现患者存在的问题，选择适当的护理措施。嘱患者休息，避免劳累；急性期卧床休息，取半卧位，以利于炎症局限及减少毒素的吸收。

（3）心理护理：由于缺乏疾病及其治疗相关知识，病程较长，患者会出现焦虑情绪。护理人员应主动向患者讲解疾病相关知识，使患者了解及时、足量抗生素治疗的重要性，与患者建立相互信任的关系，鼓励患者表达内心的感受，以树立信心，取得配合，减轻患者心理压力。应促进患者休息和放松，因焦虑常会引起休息和睡眠障碍。

（4）健康教育：做好经期、妊娠期及产褥期的卫生宣教；指导性生活卫生，减少性传播疾病，经期禁止性交。指导高危妇女进行筛查与治疗。告知患者有下生殖道感染需及时接受正规治疗的重要性，防止出现盆腔炎后遗症。

知识链接　　　　　盆腔炎性疾病高危因素

（1）年龄：年轻妇女容易发生盆腔炎，可能与频繁性生活、宫颈柱状上皮生理性异位、宫颈黏液机械防御功能较差有关。

（2）不良性行为：盆腔炎多发生于性生活活跃的妇女，尤其是初次性交年龄小、有多个性伴侣、性交过频及性伴侣有性传播疾病者。

（3）下生殖道感染：如淋病奈瑟菌性宫颈炎、衣原体性宫颈炎及细菌性阴道炎等与盆腔炎的发生密切相关。

（4）宫腔内手术：如刮宫术、输卵管通液术、子宫输卵管造影术、宫腔镜检查等，手术消毒不严格或手术所致生殖道黏膜损伤等可导致下生殖道内源性菌群的病原体上行感染。

（5）经期卫生不良：使用不洁的月经垫、经期性交等。

（6）邻近器官炎症直接蔓延：阑尾炎、腹膜炎等蔓延至盆腔，导致炎症发作。

（7）盆腔炎再次急性发作：盆腔炎可致盆腔广泛粘连、输卵管损伤、输卵管防御能力下降，容易造成再次感染，导致急性发作。

（5）术前准备：行手术切除病灶的患者必须做好充分的术前准备，以防术后并发症的发生。

四、案例小结

PID是女性生殖道的一组感染性疾病，主要包括子宫内膜炎、输卵管炎、输卵管卵巢脓肿、盆腔腹膜炎。在护理此类患者时，应根据不同患者的治疗方案给予不同的监测和指导。本案例患者主要出现疼痛、体温过高、睡眠形态紊乱、焦虑等问题，护理患者时要针对患者存在的问题提出护理措施，从饮食、活动与休息、心理护理、睡眠方面对患者进行健康教育，预防盆腔炎后遗症的发生。在护理过程中，要注意患者的情绪及心理变化，体现人文关怀。

（李敏香）

案例五 子宫肌瘤

 学习目标

掌握： 子宫肌瘤的临床表现和护理措施。

熟悉： 子宫肌瘤的辅助检查和治疗方法。

了解： 子宫肌瘤的病因及发病机制。

一、案例资料

【一般资料】 蔡某，女性，39岁，汉族，小学文化，家庭主妇。

【主诉】 月经量增多6个月余。

【病史】 患者平素月经尚规律，经期4～5天，周期23～25天，月经量适中，卫生巾约1包/周期，无血块，有轻微痛经。于1年前因经期延长1月余，行B超发现子宫肌瘤（未见检查单），因肌瘤较小，未予特殊处理，定期复查。半年前无明显诱因出现月经量增多，伴有血块，卫生巾约3包/周期，经期及周期无明显改变。行B超示子宫前壁、宫底部多发性肌瘤，最大者位于左前壁，大小约55mm×44mm，双侧附件区未见明显异常。患者拒绝住院手术治疗，3个月后复查B超示子宫前壁实性占位性病变（壁间肌瘤？），双侧附件区未见明显异常，为进一步治疗遂于门诊就诊，行阴道彩超示子宫壁多发性实性团块，大者位于左侧壁，约50mm×48mm，考虑多发性肌瘤；子宫内膜增厚声像；右侧卵巢未见明显异常。门诊行诊刮术，术后病理回报：（宫腔）内膜破碎，腺体大小形态不一，大多呈分泌改变，少许呈增生改变，另见部分腺体及间质崩解，出血明显，未见异型。诊断"盆腔包块性质待查：子宫多发性肌瘤？"既往无特殊病史，无家族遗传史，患者缺乏疾病相关知识，担心疾病预后。适龄结婚，丈夫体健，育有一儿一女，家庭关系和睦。

【护理体检】 T 36.7℃，P 54次/分，R 20次/分，BP 108/89mmHg，身高154cm，体重62kg。患者神志清楚，应答切题，步入病房，自主体位，查体合作。外阴发育正常，阴道通畅，壁光滑，内见中量白色分泌物，无异味，宫颈正常大小，光滑，无接触性出血，无举痛，子宫前位，增大如妊娠50余天大小，质地适中，活动尚可，无压痛；双侧附件区未触及包块，无压痛。

【辅助检查】 阴道彩超示子宫壁多发性实性团块，大者位于左侧壁，约50mm×48mm，考虑多发性肌瘤；子宫内膜增厚声像；右侧卵巢未见明显异常。HPV基因分型提示阴性。TCT示未见上皮内病变或恶性病变（NILM）。诊刮术后病理回报示（宫腔）内膜破碎，腺体大小形态不一，大多呈分泌改变，少许呈增生改变，另见部分腺体及间质崩解，出血明显，未见异型。

【入院诊断】 盆腔包块性质待查：子宫多发性肌瘤？

【诊疗过程】 患者入院后完善腹部B超、妇科B超、胸部X线片、心电图等相关检查；择日在全麻下行经腹子宫肌瘤剜除术＋子宫整形术。

二、案例问题引导

问题1： 患者主要的医疗诊断是什么？依据是什么？

问题2： 该案例中子宫肌瘤的临床表现有哪些？

问题3： 子宫肌瘤的治疗方法有哪些？

问题4： 该患者存在哪些主要护理问题？

问题5： 应对该患者采取哪些护理措施？

三、案例分析

问题 1: 患者主要的医疗诊断是什么?依据是什么?

主要的医疗诊断:子宫多发性肌瘤。

依据:患者月经周期 23～25 天,经期延长,月经量增多,有血块,宫体增大如妊娠 50 余天大小,质中,阴道彩超提示子宫壁多发性实性团块,大者位于左侧壁,约 50mm×48mm,考虑多发性肌瘤。

> **知识链接**
>
> 临床常见的子宫肌瘤类型如下:
>
> (1)肌壁间肌瘤:以子宫肌瘤初发时较多见,肌瘤位于子宫肌壁内,四周均为肌层所包围,是女性最常见的一种子宫肌瘤,占所有子宫肌瘤发病的 60%～70%。
>
> (2)黏膜下肌瘤:约占 10%,是肌壁间肌瘤向宫腔内生长,突出于子宫腔内,与黏膜层直接接触形成的。此瘤可使子宫腔逐渐增大变形,并常有蒂与子宫相连,如蒂长,可堵住子宫颈口或脱出于阴道内。
>
> (3)浆膜下肌瘤:是较常见的一种类型,约占 20%。肌壁间肌瘤向浆膜发展,并突出于子宫表面,与浆膜层直接接触。如突入阔韧带两叶之间生长,即为阔韧带内肌瘤。

问题 2: 该案例中子宫肌瘤的临床表现有哪些?

(1)症状:月经量增多,伴有血块。

(2)体征:①妇科检查,子宫前位,增大如妊娠 50 余天大小,质地适中,活动尚可,无压痛。②辅助检查,阴道彩超示子宫壁多发性实性团块,大者位于左侧壁,约 50mm×48mm。

> **知识链接**
>
> 子宫肌瘤常见临床表现如下:
>
> (1)月经改变:大的肌壁间肌瘤和黏膜下肌瘤可致宫腔及内膜面积增大,影响子宫收缩,致使月经周期缩短、经期延长、经量增多、不规则阴道流血等;黏膜下肌瘤常表现为月经量过多,随肌瘤逐渐增大,经期延长。患者因长期月经量过多可引起不同程度的贫血。
>
> (2)下腹部肿物:当肌瘤逐渐增大致使子宫超过妊娠 3 个月大小时,患者可于下腹部正中扪及肿物,尤其是膀胱充盈将子宫推向上方时更容易触及。
>
> (3)白带增多:肌壁间肌瘤使宫腔、宫腔内膜面积增大,内膜腺体分泌增加,并伴有盆腔充血致白带增多。
>
> (4)腹痛、腹酸、下腹坠胀:通常无腹痛,常为腰酸、下腹坠胀,月经期间加重。当浆膜下肌瘤发生蒂扭转时可出现急性腹痛;肌肉呈红色样变时腹痛剧烈,并伴发热、恶心。黏膜下肌瘤由宫腔向外排出时也可引起腹痛。
>
> (5)压迫症状:肌瘤增大时可压迫邻近器官,患者出现相应器官受压的各种症状,如尿频、尿急、便秘等。
>
> (6)不孕或流产:子宫肌瘤可能影响精子进入宫腔;宫腔变形,子宫内膜充血等可妨碍受精、受精卵着床,造成不孕或流产。

问题3：子宫肌瘤的治疗方法有哪些？

根据患者的年龄、婚姻、症状、生育要求，以及肌瘤的部位、大小、数目、全身情况等选择适当的治疗方案。

（1）保守治疗

1）随访观察：肌瘤小、无明显症状或几近绝经期的妇女，可每3~6个月定期复查。

2）药物治疗：子宫小于妊娠2个月大小，症状不明显及较轻者，特别是近绝经期或全身情况无法手术者，在排除子宫内膜癌的情况下，可采用药物对症治疗。常用雄激素对抗雌激素，直接作用于平滑肌，促使子宫内膜萎缩而减少出血，如甲睾酮；也可用抗雄激素制剂他莫昔芬；还可选用促性腺激素释放激素激动剂，通过抑制垂体、卵巢的功能降低体内雌激素水平，达到治疗目的。

（2）手术治疗：临床症状明显，或经保守治疗效果不明显又无需保留生育功能的妇女，可行子宫切除术。

1）肌瘤切除术：年轻又想生育的妇女，术前排除子宫和宫颈的癌前病变后，可考虑经腹和经腹腔镜切除肌瘤，保留子宫。突出于子宫颈口或阴道内的黏膜下肌瘤可经阴道或宫腔镜切除。近年临床开展的栓塞术、子宫肌瘤射频消融术等，有保留子宫、术后恢复快等优点。

2）子宫切除术适应证：①月经过多致贫血，药物治疗无效；②严重腹痛、性交痛或慢性腹痛；③有膀胱、直肠压迫症状；④能确定肌瘤是不孕或反复流产的唯一原因；⑤肌瘤生长较快，怀疑有恶变。

知识链接

子宫肌瘤变性：子宫肌瘤是良性肿瘤，若肌瘤较大或生长较快血供不足时，易继发退行性变，常见玻璃样变、囊性变、红色变、肉瘤样变及钙化等。其中玻璃样变最常见。红色变常发生于妊娠期和产褥期，可能与妊娠期肌瘤迅速增大或包膜血管受压而发生缺血、瘀血及血栓形成所导致的出血、溶血、血液渗入瘤体有关。子宫肌瘤恶性变极为少见。

问题4：该患者存在哪些主要护理问题？

该患者目前存在的护理问题：①焦虑，与担心疾病预后有关；②缺乏子宫肌瘤的相关知识；③应对无效，与选择子宫肌瘤治疗方案的无助感有关。

问题5：应对该患者采取哪些护理措施？

（1）提供信息，增强信心：详细评估患者所具备的子宫肌瘤相关知识及错误概念，通过连续性护理活动与患者建立良好的护患关系，讲解有关疾病知识，纠正其错误认识。为患者提供表达内心顾虑、恐惧、感受和期望的机会与环境，帮助患者分析住院期间及出院后可利用的资源及支持系统，减轻其无助感。使患者确信子宫肌瘤为良性肿瘤，通常不会出现其他问题，消除不必要的顾虑，增强其康复信心。

（2）鼓励患者参与决策过程：根据患者能力提供疾病的治疗信息，允许患者参与决定自己的治疗和护理方案。帮助患者接受目前的健康状况，充分利用既往解决困难的有效方法，由患者评价自己的行为、认识自己的能力。

（3）健康教育：评估患者的健康教育需求，针对患者的需求，讲解子宫肌瘤相关知识，指导患者的饮食、活动、休息、治疗、术前准备注意事项、术后康复及出院指导等。

四、案 例 小 结

子宫肌瘤是女性生殖器官中最常见的肿瘤，其典型表现有月经改变、腹部肿物、腹部压迫症状等。子宫肌瘤的治疗方法有保守治疗和手术治疗，在护理此类患者时，应根据患者的临床表现，帮助患者选择适宜的治疗方案。做好心理支持并纠正患者对疾病的错误认知。当患者临床症状明显时，要做好对症处理和监护。

（蒙莉萍）

案例六　子宫颈癌

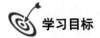
学习目标

　　掌握：子宫颈癌的临床表现和护理措施。
　　熟悉：子宫颈癌的辅助检查和治疗方法。
　　了解：子宫颈癌的病因及发病机制。

一、案例资料

　　【一般资料】　邓某，女性，43岁，汉族，高中文化，生活条件良好。

　　【主诉】　接触性出血2个月，阴道排液半个月。

　　【病史】　患者于2个月前在同房后出现阴道出血，未去医院就诊，半个月以来出现不明原因阴道排液，无异味。在当地医院检查发现宫颈病变，行宫颈病理活检考虑鳞状细胞癌，为求进一步诊治，遂到笔者所在医院就诊，诊断为"宫颈鳞状细胞癌"。既往无特殊病史，无家族遗传史。患者缺乏疾病相关知识，担心疾病预后。与丈夫、儿子、儿媳合居，生活条件可。

　　【护理体检】　T 36.3℃，P 88次/分，R 19次/分，BP 120/60mmHg，身高151cm，体重54kg。患者神志清楚，应答切题，步入病房，自主体位，查体合作。外阴发育正常，阴道通畅，壁光滑，内可见中量白色分泌物，腥臭；宫颈呈溃疡型，大小约3cm，阴道后穹隆变浅，左侧宫旁缩窄，前穹隆右侧穹隆可及，无缩窄，弹性好。子宫前位，正常大小，活动可，无压痛；双侧附件区未及包块，无压痛。宫骶韧带无明显增粗。

　　【辅助检查】　病理切片会诊：病变符合（宫颈）鳞状细胞癌。人乳头瘤病毒分型检测：高危型HPV16、HPV45、HPV68。

　　【入院诊断】　宫颈鳞状细胞癌ⅡA期。

　　【诊疗过程】　患者入院后完善腹部B超、妇科B超、胸部X线片、心电图、盆腔MRI等相关检查；择日在全麻下行广泛全子宫切除＋双附件切除（骨盆漏斗韧带高位结扎）＋盆腔淋巴结清扫。

二、案例问题引导

　　问题1：患者入院后诊断为宫颈鳞状细胞癌ⅡA期，依据是什么？
　　问题2：该患者有哪些临床表现？
　　问题3：子宫颈癌患者的处理原则有哪些？
　　问题4：应对该患者采取哪些护理措施？

三、案例分析

　　问题1：患者入院后诊断为宫颈鳞状细胞癌ⅡA期，依据是什么？
　　依据：患者的临床表现有接触性出血、不明原因的阴道流液，应当考虑宫颈病变的可能，结合妇科检查宫颈呈溃疡型，进一步验证宫颈恶性肿瘤的可能，病理活检结果最终确认为宫颈恶性病变，宫颈鳞状细胞癌的诊断成立。阴道后穹隆变浅，左侧宫旁缩窄，提示肿瘤超过子宫颈，但未达阴道下 1/3，无宫旁浸润，根据宫颈癌的国际妇产科联盟（FIGO）分期，应为ⅡA 期。

知识链接　　　　　宫颈癌的国际妇产科联盟分期

1. Ⅰ期：肿瘤严格局限于宫颈（扩展至宫体将被忽略）。

（1）ⅠA 期：镜下浸润癌。间质浸润≤5mm，水平扩散≤7mm。

1）ⅠA1 期：间质浸润≤3mm，水平扩散≤7mm。

2）ⅠA2 期：间质浸润>3mm，但≤5mm，水平扩展≤7mm。

（2）ⅠB 期：肉眼可见病灶局限于宫颈，或临床前病灶>ⅠA 期。

1）ⅠB1 期：肉眼可见病灶最大径线≤4cm。

2）ⅠB2 期：肉眼可见病灶最大径线>4cm。

2. Ⅱ期：肿瘤超过子宫颈，但未达骨盆壁或未达阴道下 1/3。

（1）ⅡA 期：无宫旁组织浸润。

1）ⅡA1 期：肉眼可见病灶最大径线≤4cm。

2）ⅡA2 期：肉眼可见病灶最大径线>4cm。

（2）ⅡB 期：有明显宫旁组织浸润，但未扩展至盆壁。

3. Ⅲ期：肿瘤扩展到骨盆壁和（或）累及阴道下 1/3 和（或）引起肾盂积水或无功能肾者。

（1）ⅢA 期：肿瘤累及阴道下 1/3，没有扩展到骨盆壁。

（2）ⅢB 期：肿瘤扩展到骨盆壁和（或）引起肾盂积水或无功能肾。

4. Ⅳ期：肿瘤侵犯邻近器官（膀胱及直肠）或肿瘤播散超出真骨盆。

（1）ⅣA 期：肿瘤侵犯膀胱或直肠黏膜（活检证实）。泡状水肿不能分为Ⅳ期。

（2）ⅣB 期　肿瘤播散至远处器官。

问题 2： 该患者有哪些临床表现?

早期患者常无明显症状和体征，随着病变发展最常出现的症状为阴道流血和阴道排液，该患者因同房后出现阴道出血、不明原因阴道排液，因此到医院就诊。

知识链接

子宫颈癌的临床表现如下：

1）接触性出血：早期表现为性交后或双合诊检查后有少量出血，称为接触性出血，是子宫颈癌的典型症状。

2）阴道不规则流血：当癌肿侵及间质内血管时出现流血，出血量与病灶大小、侵及间质内血管情况有关。可有月经间期或绝经后少量断续不规则出血，晚期出血量较多，一旦侵蚀较大血管可能引起致命性大出血。年轻患者也可表现为经期延长、周期缩短、月经量增多等；老年患者常诉绝经后不规则阴道流血。

3）阴道排液：患者有白色或血性、稀薄如水样或米泔样阴道排液，多伴有腥臭味。晚期癌组织坏死继发感染时则出现大量脓性或米汤样阴道排液，伴有恶臭味。

4）腰骶部或坐骨神经疼痛：子宫颈癌晚期，由于病变累及盆壁、闭孔神经、腰骶神经等，可出现严重持续性腰骶部分或坐骨神经痛。

5）其他：当盆腔病变广泛时，可因静脉和淋巴回流受阻，导致下肢肿痛、输尿管阻塞、肾盂积水。

问题 3：子宫颈癌患者的处理原则有哪些？

（1）手术治疗：主要用于早期子宫颈癌（即ⅠA～ⅡA期）且无严重内外科合并症及手术禁忌证者。

知识链接

子宫颈癌手术类型如下：

Ⅰ型：扩大子宫切除术即筋膜外子宫切除术（适用于ⅠA1期患者）。

Ⅱ型：子宫次全切除术，切除范围还包括 1/2 骶、主韧带和部分阴道（适用于ⅠA2期患者）。

Ⅲ型：广泛子宫切除术，切除范围还包括靠盆壁切除骶、主韧带和上 1/3 阴道（为标准的子宫颈癌根治手术，适用于ⅠB～ⅡA期患者）。

Ⅳ型：超广泛子宫切除术（根据患者具体情况）。

Ⅴ型：盆腔廓清术（根据患者具体情况）。

（2）放射治疗：主要应用于ⅡB期以上中、晚期宫颈癌患者及不能耐受手术治疗的早期宫颈癌患者。

（3）手术及放疗综合治疗：适用于宫颈局部病灶较大者，术前进行放疗，待癌灶缩小后再进行手术。手术后证实淋巴结或宫旁组织有转移者，可将放疗作为术后的补充治疗。

（4）化学药物治疗：主要应用于放疗患者，给予单药或联合化疗进行放疗增敏即同步放化疗。另外，还有术前的新辅助化疗及晚期远处转移、复发患者的姑息治疗等。

问题 4：应对该患者采取哪些护理措施？

（1）给予心理支持，协助患者接受各种诊疗方案：关心陪伴患者，多与患者沟通，以使其缓解压力、减轻恐惧；评估患者目前的身心状况及接受诊疗方案的反应，利用挂图、实物、宣传资料等向患者介绍有关子宫颈癌的医学常识；介绍各种诊疗过程、可能出现的不适及有效的应对措施；与患者共同讨论健康问题，解除其疑虑，缓解其不安情绪，使患者能以积极态度接受诊疗，增强战胜疾病的信心，主动接受和配合治疗。

（2）手术护理

1）做好术前准备：按妇科腹部手术前常规护理，术前 3 天每日阴道抹洗 2 次，手术前日晚清洁灌肠，发现异常及时与医生联系。

2）协助术后康复：宫颈癌根治术涉及范围广，患者术后反应也比一般腹部手术者大。为此，要求每 15～30min 观察并记录一次患者的生命体征及出入量，患者生命体征平稳后改为每 4h 一次。注意保持导尿管、腹腔、盆腔各种引流管及阴道引流通畅，认真观察引流液体性状及量。通常按医嘱术后 48～72h 取出引流管，术后 7～14 天拔除导尿管。拔除导尿管前 3 天开始夹管，定时间断放尿以训练膀胱功能，促进恢复正常排尿功能。患者于拔导尿管后 1～2h 自行排尿一次；如不能自解应及时处理，必要时重新留置尿管。拔导尿管后 4～6h 测残余尿量一次，如超过 100ml 则需继续留置导尿管；少于 100ml 者每日测一次，2～4 次均在 100ml 以内者说明膀胱功能已恢复。指导患者进行床上肢体活动，预防长期卧床并发症的发生。

（3）放、化疗护理：患者术后接受放疗、化疗时，按有关内容进行护理。

（4）出院指导：鼓励患者及其家属积极参与出院计划的制订过程，以保证计划的可行性。必须见到病理报告单才可决定出院日期。如有淋巴转移，则需要继续接受放疗和（或）化疗，以提高5年存活率。向患者说明认真随访的重要性，并核实通讯地址。出院后第1年内，出院后1个月行首次随访，以后每2～3个月复查一次；出院后第2年每3～6个月复查一次；出院后3～5年每半年复查一次；第6年开始每年复查一次。患者出现任何症状均应及时就诊。帮助患者调整自我，协助其重新评价自我能力，根据患者具体状况提供有关术后生活方式的指导，包括根据机体康复情况逐渐增加活动量和强度，适当参加社会交往活动或恢复日常工作。性生活的恢复需依术后复查结果而定，评估患者对性问题的看法和疑虑，提供针对性帮助。

知识链接

子宫颈癌的预防如下：

（1）提供预防保健知识：大力宣传并积极治疗与子宫颈癌发病有关的高危因素，及时诊治CIN（宫颈上皮内瘤变），以阻断、控制宫颈癌的发生与发展。

（2）子宫颈癌筛查：30岁以上妇女到妇科门诊就医时，应常规接受宫颈刮片检查，一般妇女为1～2年普查一次，有异常者应进一步处理。

（3）有异常情况，及时就医：已婚妇女，尤其是绝经前后有月经异常或有接触性出血者及时就医，警惕生殖道癌的可能。

知识拓展　　　　　　　**子宫颈癌合并妊娠者的护理**

妊娠期子宫颈癌患者的处理原则通常与非妊娠期子宫颈癌患者相同，应由多专科专家共同参与制订治疗方案，并与患者家属充分讨论后确定。因为妊娠期盆腔血运供应及淋巴流速增加可促进癌细胞转移，所以子宫颈癌合并妊娠者分娩时容易发生癌组织扩散，并导致出血与感染。因此，妊娠合并子宫颈癌的患者一般不应经阴道分娩。对子宫颈癌合并妊娠者，应根据肿瘤发展情况及妊娠月份确定治疗方法。对确定为原位癌者严密随访，至妊娠足月时行剖宫产结束分娩，产后继续随访。对确诊为子宫颈浸润癌者，应立即终止妊娠并接受相应治疗。

由于体内高水平雌激素对宫颈移行带区细胞的影响，妊娠期妇女宫颈局部可出现类似原位癌病变，但产后可恢复正常，故不必处理。

四、案 例 小 结

子宫颈癌为妇女最常见的恶性肿瘤之一，早期患者常无明显症状，其典型表现为接触性出血。在护理此类患者时，应根据患者的临床分期和临床表现制订治疗方案和护理计划。要针对患者存在的问题采取相应的护理措施，做好健康宣教。注意患者的心理变化和情绪改变，体现人文关怀。

（蒙莉萍）

案例七　子宫内膜癌

学习目标

掌握：子宫内膜癌的临床表现和护理措施。

熟悉：子宫内膜癌的辅助检查和治疗方法。

了解：子宫内膜癌的病理分期。

一、案 例 资 料

【一般资料】　符某，女性，49岁，汉族，小学文化，无职业。

【主诉】　绝经后阴道不规则出血1月余。

【病史】　患者已绝经3年，1月余前无明显诱因开始出现阴道出血，色暗红，量少于月经量，无腹胀、腹痛，无阴道排液，无尿频、尿急、尿痛，无排尿及排便困难等不适，行"宫腔镜检查术＋取环术＋分段诊刮术"，术中见宫颈后唇柱状上皮异位，接触性出血，宫颈管黏膜粗糙，宫腔稍小，形态不规则，内膜呈蜂窝状，充血明显，宫腔可见一圆形金属节育环，双侧输卵管开口可见。术后病理回报示：①（宫腔）子宫内膜癌，Ⅱ级；②（宫颈管）可见腺癌组织浸润。行病理玻片会诊，结果回报示（宫颈、颈管）高分化子宫内膜癌。诊断为"子宫内膜癌"。近期患者精神、进食、睡眠均可，二便正常，体重无明显改变。既往无特殊病史，无家族遗传病史，患者缺乏疾病相关知识，担心疾病预后。再婚，丈夫体健，育有二子，夫妻关系和睦。

【护理体检】　T 36.5℃，P 87次/分，R 20次/分，BP 141/73mmHg，身高150cm，体重66kg。患者神志清楚，应答切题，步入病房，自主体位，查体合作。外阴发育正常，阴道通畅，壁光滑，内见少许浆液性物，无异味；宫颈常大，轻度糜烂，无接触性出血，无举痛；子宫前位，稍大，质地适中，活动尚可，无压痛；双侧附件区未触及包块，无压痛。

【辅助检查】　阴道彩超示：子宫内膜厚18mm，回声不均匀，宫腔下段见一节育器强回声；左附件区见一弯管状液性暗区，范围为31mm×14mm，右附件区见一低回声包块，范围为46mm×34mm。HPV（－）。TCT：NILM。分段诊刮术后病理回报示：①（宫腔）子宫内膜癌，Ⅱ级；②（宫颈管）可见腺癌组织浸润。病理玻片会诊示（宫颈、颈管）高分化子宫内膜癌。

【入院诊断】　子宫内膜癌。

【诊疗过程】　患者入院后完善腹部B超、妇科B超、胸部X线片、心电图、盆腔MRI等相关检查；择日在全麻下行子宫内膜癌根治术＋盆腔淋巴结清扫＋盆腔粘连松解术。

二、案例问题引导

问题1：患者可能的主要医疗诊断是什么？依据是什么？

问题2：子宫内膜癌的临床表现有哪些？

问题3：子宫内膜癌的治疗方法有哪些？

问题4：该患者目前存在哪些主要护理问题？

问题5：应对该患者采取哪些护理措施？

三、案 例 分 析

问题1：患者可能的主要医疗诊断是什么？依据是什么？

可能的医疗诊断：子宫内膜癌Ⅱa期。

依据：根据患者的临床表现，以及病理回报所示：①（宫腔）子宫内膜癌，Ⅱ级；②（宫颈管）可见腺癌组织浸润。提示已出现宫颈转移，但未侵犯宫颈间质。临床分期为Ⅱa期。

> **知识链接**
>
> 　子宫内膜癌的高危因素及确诊方法如下：
>
> 　（1）高危因素：子宫内膜癌的确切病因不明，可能和雌激素长期刺激子宫内膜，使子宫内膜增生过长有关，尤其是无黄体酮拮抗的雌激素刺激。肥胖、糖尿病、高血压、绝经期后延、未婚、少产是子宫内膜癌的高危因素。
>
> 　（2）确诊方法：分段诊断性刮宫是早期确诊子宫内膜癌的最常用方法。

> **知识链接** 　　　　　　　**子宫内膜癌病理分期**
>
> 　1. Ⅰ期　癌局限于宫体。
> 　（1）Ⅰa期：癌局限于子宫内膜。
> 　（2）Ⅰb期：癌侵犯肌层≤1/2。
> 　（3）Ⅰc期：癌侵犯肌层>1/2。
> 　2. Ⅱ期　癌累及宫颈，无子宫外病变。
> 　（1）Ⅱa期：仅宫颈黏膜腺体受累。
> 　（2）Ⅱb：宫颈间质受累。
> 　3. Ⅲ期　癌散播于子宫外的盆腔内，但未累及膀胱、直肠。
> 　（1）Ⅲa：癌累及浆膜和（或）附件和（或）腹腔细胞学阳性。
> 　（2）Ⅲb期：阴道转移。
> 　（3）Ⅲc期：盆腔淋巴结和（或）腹主动脉旁淋巴结转移。
> 　4. Ⅳ期　癌累及膀胱及直肠（黏膜明显受累），或有盆腔外远处转移。
> 　（1）Ⅳa期：癌累及膀胱和（或）直肠黏膜。
> 　（2）Ⅳb期：远处转移，包括腹腔内和（或）腹股沟淋巴结转移。

问题2： 子宫内膜癌的临床表现有哪些？

子宫内膜癌极早期患者无明显症状，随着病情发展出现以下症状：

（1）阴道流血：子宫内膜癌典型临床症状是绝经后不规则阴道流血，量一般不多。尚未绝经者可表现为月经量增多、经期延长或月经紊乱。

（2）阴道排液：多为血性或浆液性分泌物，合并感染则有脓性或脓血性排液，有恶臭味。

（3）疼痛：晚期癌瘤浸润周围组织或压迫神经时可引起下腹及腰骶部疼痛，并向下肢及足部放射。当癌灶侵犯宫颈、堵塞宫颈管致宫颈积脓时，可出现下腹肿痛及痉挛性疼痛。

（4）全身症状：晚期出现贫血、消瘦、发热、衰竭等恶病质表现。

问题3： 子宫内膜癌的治疗方法有哪些？

根据临床分期、癌细胞的分化程度、患者情况等因素综合考虑决定。因为子宫内膜癌绝大多数为腺癌，对放射治疗不敏感，故治疗以手术为主，其他尚有放疗、化疗及药物等综合治疗。

（1）手术治疗：是子宫内膜癌患者首选的治疗手法。手术可明确病灶范围，正确进行临床分期，以正确决定手术范围，如全子宫切除加双侧附件切除术，广泛性子宫切除术加盆腔淋巴结清扫术及（或）主动脉旁淋巴结清扫术，肿瘤减灭术。

（2）放射治疗：是治疗子宫内膜癌的有效方法之一，适用于已有转移或可疑淋巴结转移及复发的子宫内膜癌患者。根据病情需要于术前或术后加用，以提高疗效。

（3）药物治疗

1）孕激素：多用于手术或放疗后复发或转移的病例，也用于腺癌分化好、早期、年轻、需要保留生育功能的患者。孕激素类药物作为综合治疗的一个组成部分，值得推荐。常用药物有醋酸甲孕酮、醋酸甲地孕酮、17-羟己酸孕酮和18-甲基炔诺酮等。

2）抗雌激素药物：他莫昔芬为一种非甾体类抗雌激素药物，本身有轻微雄激素作用。它与雌二醇竞争雌激素受体，占据受体而起抗雌激素的作用。服本药后，肿瘤内 PR（孕激素）上升，有利于孕激素治疗。通常用于晚期病例、术后复发或转移者。可单用（孕激素治疗无效时）或与孕激素同用，或与化疗药物合并应用。

3）化学药物：适用于晚期不能手术治疗或治疗后复发者。常用的化疗药物有顺铂、多柔比星、紫杉醇等，可单独使用也可几种药物联合应用，还可与孕激素合用。

问题4： 该患者目前存在哪些主要护理问题？

该患者目前存在的护理问题：①知识缺乏，缺乏子宫内膜癌的治疗、护理知识；②焦虑，与担心疾病预后有关。

问题5： 应对该患者采取哪些护理措施？

（1）心理护理：关心、陪伴患者，鼓励其表达内心感受；向患者及其家属介绍子宫内膜癌的诊疗方法、可能出现的不适及应对措施，缓解焦虑。使患者相信肿瘤生长缓慢、预后较好，能积极配合检查和治疗。

（2）治疗护理

1）手术护理：严格执行妇科腹部手术患者的护理措施；预防术后并发症的发生。

2）孕激素治疗的护理：强调严格用药的重要性，教会患者口服药物的方法，告知其治疗过程中可能出现的反应及预后。

3）晚期病例及化疗、放疗者：按有关内容护理。

（3）随访指导：术后2～3年内，每3个月一次；术后3年后每6个月一次；术后5年后每年一次。随访中注意有无复发灶，并根据康复情况调整随访时间。

四、案 例 小 结

子宫内膜癌是女性生殖器三大恶性肿瘤之一，好发于绝经后妇女。其典型表现有绝经后不明原因的阴道出血及阴道排液等。子宫内膜癌以腺癌为主，早期病变局限于子宫内膜，肿瘤生长缓慢，手术治疗为首选方案，护理时要以患者为中心，实施整体护理。从心理、饮食、活动、睡眠等全方面进行健康宣教。注意患者的心理变化和情绪改变，体现人文关怀。

（蒙莉萍）

案例八　侵蚀性葡萄胎

 学习目标

掌握： 侵蚀性葡萄胎的临床表现和护理措施。

熟悉： 侵蚀性葡萄胎的辅助检查和治疗方法。

了解： 侵蚀性葡萄胎的病因及发病机制。

一、案例资料

【一般资料】 何某，女性，25岁，汉族，初中文化，自由职业。

【主诉】 人工流产术后27天，阴道不规则流血5天。

【病史】 患者平素月经规则，27天前因妊娠1月余行人工流产术，术中考虑"葡萄胎"。术后阴道流血不多，持续5天后自行停止。5天前，患者出现阴道不规则流血，量少，头痛，无腹痛、发热、咳嗽、咯血等不适。手术后每周复查血清hCG，结果分别是1313.44mIU/ml、1552.06mIU/ml、7966mIU/ml，诊断为"侵蚀性葡萄胎"，入院治疗。患者睡眠较差，精神、食欲一般，二便正常，体重减轻3kg。既往无特殊病史，孕1产0，末次妊娠为2个月前。患者缺乏疾病相关知识，担心疾病预后。与丈夫关系和谐。

【护理体检】 T 36.4℃，P 80次/分，R 18次/分，BP 120/70mmHg，身高1.51m，体重54kg。患者神志清楚，应答切题，步入病房，自主体位，查体合作。妇科检查：外阴发育正常，已婚未产式；阴道通畅，未见紫蓝色结节；宫颈正常大小，可见散在纳囊，无接触性出血，无举痛；子宫前位，正常大小，质地适中，活动尚可，无压痛；双侧附件区未及明显包块，活动尚可，无压痛。

【辅助检查】 清宫术后病理回报示（宫内物）见蜕膜及绒毛组织，部分绒毛水肿并见中央水池，滋养叶细胞轻中度增生。血清hCG 6046.03mIU/ml。免疫组化结果：完全性水泡状胎块；P57（－），抑制素（＋）。清宫术后1周血清hCG1313.44mIU/ml；清宫术后2周血清hCG 1552.06m IU/ml；清宫术后3周血清hCG 7966mIU/ml。

【入院诊断】 侵蚀性葡萄胎（妊娠滋养细胞肿瘤）。

【诊疗过程】 患者入院后完善肿瘤标志物、血清hCG、胸片、胸部CT、头颅CT、盆腔CT、心电图、B超等相关检查；择期化疗。

二、案例问题引导

问题1： 患者入院诊断为侵蚀性葡萄胎，依据是什么？

问题2： 侵蚀性葡萄胎的临床表现有哪些？

问题3： 该患者为什么要测定血清hCG？

问题4： 该患者存在哪些主要护理问题？

问题5： 应对该患者采取哪些护理措施？

三、案例分析

问题1： 患者入院诊断为侵蚀性葡萄胎，依据是什么？

依据：患者为青年女性，人工流产术后27天，阴道不规则流血5天；病理检查示（宫内物）见蜕膜及绒毛组织，部分绒毛水肿并见中央水池，滋养叶细胞轻中度增生；免疫组化结果示完全性水泡状胎块；多次复查hCG不降反升。

> **知识链接**
>
> 妊娠滋养细胞疾病（gestational trophoblastic disease，GTD）是一组来源于胎盘滋养细胞的疾病，根据组织学形态特征将其分为葡萄胎、侵蚀性葡萄胎、绒毛膜癌（简称绒癌）及胎盘部位滋养细胞肿瘤。葡萄胎因妊娠后胎盘绒毛滋养细胞增生、间质水肿而形成大小不一的水泡，水泡间借蒂相连成串，形如葡萄，因而得名，也称水泡状胎盘。

侵蚀性葡萄胎全部继发于葡萄胎妊娠，恶性程度不高，大多数仅造成局部侵犯，预后较好。绒癌可继发于葡萄胎妊娠，也可继发于非葡萄胎妊娠，绒癌恶性程度高，发生转移早而广泛。

营养状况与社会经济因素是可能的葡萄胎高危因素之一，饮食中缺乏维生素A、β胡萝卜素和动物脂肪者发生葡萄胎的概率显著升高。

问题2： 侵蚀性葡萄胎的临床表现有哪些？

侵蚀性葡萄胎继发于葡萄胎妊娠，临床表现包括阴道流血、子宫复旧不全或不均匀性增大、卵巢黄素化囊肿、腹痛、假孕状态等。

问题3： 该患者为什么要测定血清 hCG？

血清 hCG 水平是妊娠滋养细胞肿瘤的主要诊断依据。

问题4： 该患者存在哪些主要护理问题？

该患者目前存在的主要护理问题：①焦虑/恐惧，与担心疾病预后有关；②角色紊乱，与较长时间住院和接受化疗有关；③有感染的危险，与反复阴道出血、手术等导致机体抵抗力下降有关；④潜在并发症，如肺转移、阴道转移、脑转移；⑤睡眠型态紊乱，与担心疾病预后有关；⑥缺乏疾病治疗及随访知识。

问题5： 应对该患者采取哪些护理措施？

（1）心理护理：由于缺乏疾病及治疗相关知识，担心疾病预后，患者可能会出现焦虑、恐惧。护理人员应提供疾病及护理的相关知识，以减少恐惧及无助感；与患者建立相互信任的关系，鼓励患者表达内心的感受，主动询问有关疾病及其治疗方面的问题；对疼痛、化疗不良反应等问题积极采取措施减轻症状，减轻患者的心理压力，帮助患者及其家属尽快进入角色，树立战胜疾病的信心。

（2）并发症的预防及照护：加强营养，鼓励患者多进高蛋白、高热量、高维生素、易消化的食物。注意外阴清洁，防止感染，节制性生活。严密观察病情：观察腹痛及阴道流血情况，阴道出血多时密切观察患者生命体征，配合医生抢救，及时做好术前准备。动态观察血清 hCG 变化，观察转移部位症状，做好相应护理。

知识链接

（1）阴道转移患者的护理：①禁止做不必要的阴道检查和（或）使用窥阴器，尽量卧床休息，禁止性生活，密切观察阴道转移灶有无破溃出血；②减少增加腹压的因素，保持大便通畅，必要时使用镇咳剂、止吐剂等；③密切观察阴道出血情况，准确估计出血量；④准备好阴道大出血的抢救物品，一旦发现阴道大出血，立即通知医生，并协助进行阴道纱条填塞，同时快速建立静脉通道，密切观察生命体征的变化，必要时给予氧气吸入；⑤指导有阴道出血者保持外阴清洁；⑥需手术止血者，做好手术前准备。

（2）肺转移患者的护理：①尽量卧床休息，起床时应有人陪护，严密观察有无咯血、胸闷、胸痛等不适，遵医嘱给予镇静药及化疗药物，呼吸困难者取半卧位，吸氧；②出现血胸时，密切注意患者生命体征的变化，及早发现肺部感染迹象；③肺内转移灶破裂大咯血时，置患者头低患侧卧位并保持呼吸道通畅，轻击背部，排除积血，快速建立静脉通道，立即通知医生。

（3）脑转移患者的护理：①将患者置于避光、安静的病室，备齐抢救物品；②严密观察病情变化，颅内压增高明显时遵医嘱使用脱水剂，准确记录出入量；③发生抽搐时将患者平卧，头偏向一侧，保持呼吸道通畅，及时吸痰，防止窒息；④昏迷患者或偏瘫患者按相应护理常规进行护理。

（3）休息与睡眠：病程中患者睡眠差，护理人员应与患者建立支持与信任的关系，以帮助患者应对应激事件，减轻焦虑；详细解释患者所担心的各种疑虑，减轻患者的心理压力，帮助患者和其家属树立战胜疾病的信心；将患者安置在一个安静的房间，避开危重患者和嘈杂、交通喧闹的区域；鼓励患者适当运动，以缓解神经紧张和不安；限制探视者，避免引起患者不安。

（4）健康教育：提供疾病及护理的相关知识，做好避孕指导；讲解葡萄胎患者清宫术后、滋养细胞肿瘤治疗结束后必须定期随访的重要性，出院后严密随访，以便尽早发现滋养细胞肿瘤并及时处理。

知识链接

葡萄胎清宫术后随访包括以下内容：

（1）定期测定 hCG，葡萄胎清宫术后每周测定 1 次，直至连续 3 次测定阴性，之后每个月测定 1 次共 6 个月，之后再每 2 个月测定 1 次共 6 个月。

（2）评估病史，包括月经状况、有无阴道流血、咳嗽、咯血等症状。

（3）妇科检查，必要时可选择超声、X 线胸片或 CT 等检查。

滋养细胞肿瘤治疗结束后应严密随访，包括第 1 次（在出院后 3 个月），然后 6 个月 1 次至手术后 3 年，此后每年 1 次直至手术后 5 年，之后可每 2 年 1 次。随访内容同葡萄胎。随访期间应严格避孕，一般在化疗停止≥12 个月后方可妊娠。

四、案 例 小 结

侵蚀性葡萄胎全部继发于葡萄胎妊娠，恶性程度不高，大多数仅造成局部侵犯，预后较好。其临床表现包括阴道流血、子宫复旧不全或不均匀性增大、卵巢黄素化囊肿、腹痛、假孕状态等。在护理此类患者时，应根据不同患者的治疗方案给予不同的监测和指导。本案例患者主要出现焦虑/恐惧、角色紊乱、有感染的危险等问题，护理患者时要针对患者存在的问题采取相应的护理措施，从饮食、活动、睡眠方面对患者进行健康教育。在护理过程中，要注意患者的情绪及心理变化，体现人文关怀。

（李敏香）

案例九 功能失调性子宫出血

学习目标

掌握：功能失调性子宫出血的临床表现和护理措施。

熟悉：功能失调性子宫出血的辅助检查和治疗方法。

了解：功能失调性子宫出血的病因及发病机制。

一、案 例 资 料

【一般资料】 李某，女性，50 岁，汉族，初中文化，职工。

【主诉】 月经紊乱 2 年，阴道不规则出血 1 个月。

【病史】 患者平素月经规律，无痛经。入院前 2 年无明显诱因开始出现月经紊乱，月经量增多，量较平素月经增多 1~2 倍，每周期使用卫生巾数量从 15 片增加到 30 片左右，色暗红，偶伴有血块；周期时长时短，为 20~90 天，自感头晕、乏力，无眼花，无腹痛、腹胀。遂到本院门诊就诊，考虑"功能失调性子宫出血"，行超声检查提示子宫内膜增厚并回声不均，内膜厚约 24mm。行诊刮术，病理回报示月经期改变子宫内膜。基础体温测定呈单相曲线。诊断为"功能失调性子宫出血"收住院治疗。患者既往无特殊病史，23 岁结婚，配偶体健，孕 3 产 2，末次妊娠为 10 年前。14 岁月经初潮，既往月经周期 24~30 天，经期 3~5 天，月经量中等，呈暗红色，无痛经。患者缺乏疾病相关知识，担心疾病预后。丈夫及子女均健康，家庭关系和谐。有职工基本医疗。

【护理体检】 T 36.8℃，P 98 次/分，R 20 次/分，BP 126/65mmHg，身高 1.50m，体重 50kg。患者神志清楚，应答切题，步入病房，自主体位，查体合作。外阴：发育正常，已婚经产式；阴道：通畅，见少量暗红色血液，无异味；宫颈：肥大，光滑，无接触性出血，无举痛；子宫前位，正常大小，质地适中，活动尚可无压痛；双侧附件区未扪及包块，无压痛。

【辅助检查】 血常规：Hb 53g/L。阴道彩超提示形态正常，子宫内膜增厚并回声不均，内膜厚约 24mm。

【入院诊断】 功能失调性子宫出血；重度贫血。

【诊疗过程】 患者入院后完善心电图检查、腹部及泌尿系 B 超、宫颈细胞学等相关检查；遵医嘱服用炔诺酮片 5mg，q8h，输血。观察患者阴道流血情况，择日在静脉麻醉下行宫腔镜检查＋诊刮术。

二、案例问题引导

问题 1： 患者入院诊断为功能失调性子宫出血，依据是什么？

问题 2： 功能失调性子宫出血的临床表现有哪些？

问题 3： 该患者存在哪些主要护理问题？

问题 4： 应对该患者采取哪些护理措施？

三、案 例 分 析

问题 1： 患者入院诊断为功能失调性子宫出血，依据是什么？

依据：患者为中年女性，月经紊乱 2 年，阴道不规则出血 1 个月，超声检查提示子宫内膜增厚并回声不均，内膜厚约 24mm。组织病理回报示（子宫内膜）月经期改变子宫内膜。基础体温测定呈单相曲线。

知识链接

功能失调性子宫出血（dysfunctional uterine bleeding，DUB），简称功血，是由生殖内分泌轴功能紊乱造成的异常子宫出血，分为无排卵性和有排卵性两大类。其中无排卵性功血约占 85%。

正常月经：排卵后黄体生命期结束，雌激素和孕激素撤退，从而使子宫内膜功能层皱缩坏死而脱落出血。正常月经的周期、持续时间和血量表现为明显的规律性和自限性。

当机体受内部和外界各种因素，如精神紧张、营养不良、代谢紊乱、慢性疾病、环境及气候骤变、饮食紊乱、过度运动、酗酒及其他药物等影响时，可通过大脑皮质和中枢神经系统引起下丘脑-垂体-卵巢轴功能调节或靶细胞效应异常，从而导致月经失调。

无排卵性功血好发于青春期和绝经过渡期，也可以发生于生育年龄。青春期，下丘脑-垂体-卵巢轴激素间的反馈调节尚未成熟，大脑中枢对雌激素的正反馈作用存在缺陷，卵泡刺激素（FSH）呈持续低水平，无促排卵性黄体生成素（LH）陡直高峰形成而不能排卵；在绝经过渡期，卵巢功能不断衰退，卵巢对垂体促性腺激素的反应性低下，卵泡发育受阻而不能排卵。各种原因引起的无排卵均可导致子宫内膜受单一雌激素刺激而无黄体酮对抗，继而引起雌激素突破性出血或撤退性出血。

有排卵性功血多发生于生育期妇女，有周期性排卵，因此临床上仍有可辨认的月经周期。其原因为①子宫内膜纤溶酶活性过高或前列腺素等血管舒缩因子分泌失调；②黄体功能异常：分为黄体功能不全和黄体萎缩不全两种类型，黄体功能不全是由于黄体期黄体酮分泌不足，黄体期缩短；黄体萎缩不全是指月经周期中黄体发育良好，但黄体生存14天后萎缩过程延长，导致子宫内膜不能如期完整脱落；③与排卵前后激素水平波动有关。

问题2：功能失调性子宫出血的临床表现有哪些？

DUB临床上最常见的症状是子宫不规则出血，表现为月经周期紊乱，经期长短不一，经量不定或增多，甚至大量出血。出血期间一般无腹痛或其他不适，出血量多或时间长时常继发贫血，大量出血可导致休克。

知识链接

基础体温测定是测定排卵的简易可行方法，不仅有助于判断有无排卵，还可提示黄体功能。基础体温呈单相型，提示无排卵；基础体温呈双相型，提示有排卵。体温升高日数≤11日，体温上升缓慢，上升幅度偏低，提示黄体功能不全；高温相体温下降缓慢伴经前出血，提示黄体萎缩不全致子宫内膜不规则脱落。

问题3：该患者存在哪些主要护理问题？

该患者目前存在的主要护理问题：①疲乏，与子宫异常出血导致的继发贫血有关；②活动无耐力，与重度贫血，能量供应不足有关；③焦虑，与担心疾病预后有关；④有感染的危险，与子宫不规则出血导致重度贫血，机体抵抗力下降有关；⑤缺乏正确使用性激素的知识。

问题4：应对该患者采取哪些护理措施？

（1）补充营养：加强营养，改善全身情况。可补充铁剂、维生素C和蛋白质。为患者推荐含铁丰富的食物，如动物内脏、蛋黄、葡萄干、菠菜、紫菜等。按照患者的饮食习惯，制订适于患者的饮食计划，保证患者获得足够的营养。

（2）维持正常血容量：观察并记录患者的生命体征，嘱患者保留出血期间使用的会阴垫及内裤，准确估计出血量。督促患者卧床休息，避免过度疲劳和剧烈活动，遵医嘱做好配血、输血、止血措施。

（3）心理护理：由于缺乏疾病及其治疗相关知识，患者出现焦虑。向患者讲解病情并提供相关信息，解除其思想顾虑。护理人员应与患者建立相互信任的关系，鼓励患者表达内心的感受，主动询问有关疾病及其治疗方面的问题。应促进患者的休息和放松，因焦虑常会引起休息和睡眠障碍。

（4）预防感染：严密观察体温、脉搏等，监测白细胞计数及分类，保持会阴清洁。如有感染征象，及时与医生联系，并遵医嘱给予治疗。

（5）药物治疗指导及护理：护理人员应提供并教会患者正确服药的方法，嘱患者按时按量按规定使用性激素，不得随意停服或漏服。指导患者在治疗期间如出现不规则阴道流血应及时反馈。为需要接受手术治疗的患者提供手术常规护理。

> **知识链接**
>
> 护理人员应指导患者正确用药，不可自行减量或停药，并密切观察药物的不良反应，及时处理。使用性激素的护理措施：①按时按量正确服用性激素，保持药物在血中的稳定水平，不得随意停服和漏服。②药物减量必须按医嘱规定，在出血停止后才能开始，每3天减量一次，每次减量不得超过原剂量的1/3，直至维持量。③维持量服用时间，通常按停药后发生撤退性出血的时间与患者上一次行经时间相应考虑。④指导患者在治疗期间如出现不规则阴道出血应及时反馈。

四、案 例 小 结

DUB 是由于生殖内分泌轴功能紊乱造成的异常子宫出血，分为无排卵型和有排卵型两大类，典型的临床表现有子宫不规则出血，表现为月经周期紊乱、经期长短不一、经量不定或增多甚至大出血等。在护理此类患者时，应根据患者不同的类型及治疗方案给予不同的指导。本案例患者主要出现疲乏、知识缺乏、有感染的危险等问题，护理患者时要针对患者存在的问题提出护理措施，从饮食、用药、心理方面对患者进行健康教育。在护理过程中，要注意患者的情绪及心理变化，体现人文关怀。

（李敏香）

案例十　围绝经期综合征

 学习目标

掌握：围绝经期综合征的临床表现和护理措施。

熟悉：围绝经期综合征的辅助检查和治疗方法。

了解：围绝经期综合征的病因及发病机制。

一、案 例 资 料

【一般资料】　吴某，女性，50岁，汉族，大学文化，在职职工。

【主诉】　月经紊乱，失眠、潮热、易激动1年。

【病史】　患者1年来月经周期紊乱，经期2～3天，月经量时多时少，自感阵发性潮热、心悸、失眠，时有眩晕，容易激动，爱哭，右膝关节、右足跟疼痛。遂到本院门诊就诊，诊断为"围绝经期综合征"。患者既往无特殊病史。23岁结婚，配偶体健，孕2产2，末次妊娠为15年前。14岁月经初潮，平素月经周期24～30天，经期3～5天，月经量中等，呈暗红色，无痛经。近1年来月经周期紊乱，经期2～3天，量时多时少。患者缺乏疾病相关知识，担心激素治疗的危害。家庭关系和谐。

【护理体检】　T 36.8℃，P 88次/分，R 19次/分，BP 120/60mmHg，身高1.56m，体重

56kg。患者神志清楚，应答切题，自主体位，查体合作。外阴发育正常，已婚经产式。阴道通畅，白带量少，无异味。宫颈肥大，光滑，无接触性出血。子宫前位，较正常稍小，无压痛。双侧附件区未触及包块，活动好，无压痛。

【辅助检查】 E_2（雌二醇）20pg/ml，LH 15mIU/ml，FSH 25mIU/ml。妇科B超示子宫稍小，约50mm×35mm×25mm，右侧卵巢20mm×18mm，左侧卵巢20mm×18mm，未见窦卵泡；余未见明显异常图像。

【入院诊断】 围绝经期综合征。

【诊疗过程】 患者入院后完善相关检查后，遵医嘱给予雌、孕激素联合序贯用药治疗。

二、案例问题引导

问题1：患者入院诊断为围绝经期综合征，依据是什么？

问题2：围绝经期综合征的临床表现有哪些？

问题3：该患者会发生怎样的内分泌变化？

问题4：该患者存在哪些主要护理问题？

问题5：应对该患者采取哪些护理措施？

三、案例分析

问题1：患者入院诊断为围绝经期综合征，依据是什么？

依据：患者为50岁女性，主因月经紊乱，失眠、潮热、易激动1年就诊。体格检查示子宫前位，较正常稍小。辅助检查中血清E_2降低，LH、FSH升高，妇科B超示子宫变小。

> **知识链接**
>
> 围绝经期综合征指妇女绝经前后出现性激素波动或减少所致的一系列躯体及精神心理症状。绝经分为自然绝经和人工绝经。自然绝经指卵巢内卵泡生理性耗竭所致的绝经。人工绝经指两侧卵巢经手术切除或放射线照射等所致的绝经。

问题2：围绝经期综合征的临床表现有哪些？

临床表现包括近期症状及远期症状。近期症状主要表现为月经紊乱、血管舒缩症状、自主神经失调症状及精神神经症状；远期症状主要表现为泌尿生殖道症状、骨质疏松、阿尔茨海默病及心血管病变。

问题3：该患者会发生怎样的内分泌变化？

绝经前后最明显的内分泌变化是卵巢功能衰退，随后表现为下丘脑-垂体功能退化。其内分泌变化主要体现在雌激素降低，黄体酮减少，雄激素总体水平下降，血抑制素水平、抗苗勒氏管激素（AMH）下降，促性腺激素（GTH）水平升高，促性腺激素释放激素（GnRH）分泌增加。

> **知识链接**
>
> 围绝经期的内分泌变化如下：
>
> （1）雌激素：卵巢功能衰退的最早征象是卵泡对FSH的敏感性降低，FSH水平升高。绝经过渡早期雌激素水平波动很大，由于FSH升高对卵泡的过渡刺激引起雌二醇分泌过多，甚至可高于正常卵泡期水平，因此整个绝经过渡期雌激素水平并非逐渐下降，只是在卵泡完全停止生长发育后，雌激素水平才迅速下降。绝经后卵巢极少分泌雌激素，

体内低水平的雌激素来源于肾上腺皮质及卵巢的雄烯二酮经周围组织中芳香化酶转化而成的雌酮。

（2）黄体酮：绝经过渡期卵巢尚有排卵功能，仍有黄体酮分泌。但因卵泡期延长，黄体功能不良，黄体酮分泌减少。绝经后无黄体酮分泌。

（3）雄激素：绝经后雄激素来源于卵巢间质细胞及肾上腺，总体雄激素水平下降，其中雄烯二酮主要来源于肾上腺，量约为绝经前的一半。卵巢主要产生睾酮，升高的黄体生成素（LH）对卵巢间质细胞的刺激增加，使睾酮水平较绝经前增高。

（4）促性腺激素：绝经后雌激素水平降低，诱导下丘脑分泌促性腺激素释放激素增加，刺激垂体释放 FSH 和 LH 增加。卵泡闭锁导致雌激素和抑制素水平降低及 FSH 水平升高，是绝经的主要信号。

（5）促性腺激素释放激素（GnRH）：绝经后 GnRH 分泌增加，并与 LH 相平衡。

（6）抑制素：绝经后妇女血抑制素水平下降，较雌二醇下降早且明显，可能成为反映卵巢功能衰退更敏感的指标。

问题 4： 该患者存在哪些主要护理问题？

该患者目前存在的主要护理问题：①情绪控制失调，与围绝经期内分泌改变所致精神神经症状有关；②睡眠型态紊乱，与围绝经期内分泌改变自主神经失调有关；③缺乏性激素治疗相关知识；④慢性疼痛，与围绝经期雌激素下降致骨质吸收增加有关；⑤有感染的危险，与围绝经期泌尿生殖道萎缩所致抗感染能力下降有关。

问题 5： 应对该患者采取哪些护理措施？

（1）心理护理：由于缺乏疾病及其治疗相关知识，患者出现焦虑，对患者进行心理疏导，与患者建立相互信任的关系，鼓励患者表达内心的感受，向患者讲解围绝经期的相关知识，使其了解绝经过渡期的生理过程，并以乐观积极的心态适应老年期的到来，应促进患者休息和放松，因焦虑常会引起休息和睡眠障碍。

（2）用药护理及指导：向患者讲解激素替代治疗的特点及作用，帮助患者了解用药的目的、方法、药物剂量、禁忌证、适应证、用药过程可能出现的反应等。督促长期使用性激素治疗的患者定期随访。

知识链接

激素替代治疗是针对绝经相关健康问题而采取的一种医疗措施，可有效缓解绝经相关症状，改善生活质量。

（1）适应证：绝经相关的症状、泌尿生殖道萎缩的相关问题、低骨量、骨质疏松症及预防存在高危因素的心血管疾病。

（2）禁忌证：已知或可疑妊娠、原因不明的阴道流血、已知或可疑患有乳腺癌、已知或可疑患有性激素依赖性恶性肿瘤、最近 6 个月内患有活动性静脉或动脉血栓栓塞性疾病、严重肝肾功能障碍、耳硬化、脑膜瘤（禁用孕激素）等。

（3）制剂和剂量：主要药物为雌激素，可辅以孕激素。原则上尽量选用天然性激素，剂量和用药方案应个性化，以最小剂量且有效为佳。

（4）用药途径：性激素可经不同途径使用，如口服、经皮肤、经阴道、肌内注射等，均需要相应的不同制剂。

（5）用药方案：序贯给药，在雌激素治疗后半周期加用孕激素制剂；联合用药，采用雌孕激素合剂。

（6）用药时间：选择最小剂量和与治疗目的相一致的最短时间。在卵巢开始衰退并出现相关症状时即可应用。需定期评估，停止雌激素治疗时，一般主张应缓慢减量或间歇用药，逐步停药。

（7）副作用及危险性：性激素替代治疗过程可出现子宫出血、性激素副作用、增加患卵巢癌风险，长期单用雌激素可增加子宫内膜癌的风险。

（3）并发症的预防：健康饮食，进食低脂、低盐、高维生素、高铁含量的饮食，增加日晒时间，摄入足量蛋白质及含钙丰富的食物，预防骨质疏松。鼓励建立健康的生活方式，包括坚持身体锻炼、多参加社会活动、定期健康体检、积极防治围绝经期妇女的常见病和多发病。

四、案例小结

围绝经期综合征指妇女绝经前后出现性激素波动或减少所致的一系列躯体及精神心理症状。近期的临床表现有月经紊乱、血管舒缩症状、自主神经失调症状、精神神经症状；远期临床表现有泌尿生殖道症状、骨质疏松、阿尔茨海默病及心血管病变。在护理此类患者时，应根据患者不同的治疗方案给予不同的评估指导。本案例患者主要出现情绪控制失调、睡眠型态紊乱等问题，护理患者时要针对患者存在的问题采取相应的护理措施，从饮食、活动、睡眠方面对患者进行健康教育。在护理过程中，要注意患者的情绪及心理变化，体现人文关怀。

（李敏香）

案例十一 卵 巢 肿 瘤

学习目标

掌握： 卵巢肿瘤的临床表现和护理措施。

熟悉： 卵巢肿瘤的辅助检查和治疗方法。

了解： 恶性卵巢肿瘤的转移途径和临床分期。

一、案例资料

【一般资料】 童某，女性，22岁，汉族，初中文化，在职职工。

【主诉】 4个月前腹痛一次，发现盆腔包块4月余。

【病史】 患者于4个月前同房后出现右下腹剧痛，行经阴道超声检查示右侧附件区囊实性包块，考虑右侧卵巢囊性畸胎瘤；左侧卵巢未凝性包块，考虑黄体囊肿。盆腔积液（血性），子宫未见异常。口服康妇灵胶囊3粒/次，3次/日，中午腹痛自然缓解，门诊持续服3个月，未再腹痛。后体检复查经阴道超声示右侧附件包块，考虑卵巢畸胎瘤；子宫、左侧附件未见异常。再次到门诊就诊，月经干净后入院手术治疗，诊断为"盆腔包块性质待查：卵巢肿瘤？"。患者既往无特殊病史，无家族遗传史，患者缺乏疾病相关知识，担心疾病预后。未婚未育。

【护理体检】 T 36.5℃，P 81次/分，R 20次/分，BP 106/60mmHg，身高1.64m，体重46kg。患者神志清楚，应答切题，步入病房，自主体位，查体合作。外阴发育正常，阴道通畅，壁光滑，内见中量白色分泌物，无异味，宫颈光滑，接触无出血，无举痛，子宫前位，正常大小，质地适中，活动尚可，无压痛，右侧附件可触及一囊性包块，大小约 4cm×4cm×3cm，边界清，活动尚可，无压痛；左侧附件区未触及包块，无压痛。

【辅助检查】 经阴道超声示右侧附件区囊实性包块（36mm×31mm），考虑右侧卵巢囊性畸胎瘤；左侧卵巢未凝性包块，考虑黄体囊肿。盆腔积液（血性）；子宫未见异常。卵巢癌筛查：糖类抗原 19-9（CA19-9），201.23；人乳头瘤病毒基因分型检测，HPV82（＋）。

【入院诊断】 盆腔包块性质待查：卵巢肿瘤？

【诊疗过程】 患者入院后完善腹部 B 超、妇科 B 超、胸部 X 线片、心电图等相关检查；择日在全身麻醉下行腹腔镜检术（拟行患侧卵巢肿瘤剥除术）。

二、案例问题引导

问题 1：患者入院后诊断为卵巢肿瘤，依据是什么？

问题 2：卵巢肿瘤的临床表现有哪些？

问题 3：该患者于 4 个月前就诊时的情况，应注意哪些问题？

问题 4：卵巢肿瘤患者的处理原则有哪些？

问题 5：该患者目前存在的主要护理问题有哪些？

问题 6：应对该患者采取哪些护理措施？

三、案例分析

问题 1：患者入院后诊断为卵巢肿瘤，依据是什么？

依据：根据患者的临床表现（右下腹痛），结合妇科检查，右侧附件可触及一囊性包块，大小约 4cm×4cm×3cm，边界清，活动尚可，无压痛，怀疑卵巢肿瘤可能，经阴道超声提示右侧附件区囊实性包块（36mm×31mm），考虑右侧卵巢囊性畸胎瘤，进一步验证该诊断。

知识链接

卵巢肿瘤组织学分类见图 2-11-1。

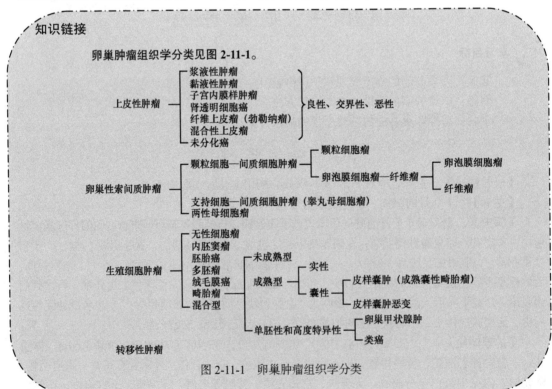

图 2-11-1 卵巢肿瘤组织学分类

问题 2：卵巢肿瘤的临床表现有哪些?

早期多无症状，一般在体检中偶尔发现，随肿瘤增大可出现下腹部不适、腹胀、腹痛，甚至压迫症状，如尿频、便秘、气急、心悸等。

> **知识链接**
>
> （1）卵巢良性肿瘤：初期肿瘤较小，患者多无病症，常在妇科检查时偶然发现。当肿瘤增长至中等大小时，患者可感腹胀或扪及肿块。较大的肿瘤占满盆腔时可出现压迫症状，如尿频、便秘、气急、心悸等。
>
> （2）卵巢恶性肿瘤：早期多无自觉症状，出现症状时，往往病情已属晚期。由于肿瘤生长迅速，短期内可出现腹胀、腹部肿块及腹水。症状轻重取决于肿瘤大小、位置、侵犯邻近器官的程度、有无并发症及组织学类型。若肿瘤向周围组织浸润或压迫神经则可引起腹痛、腰痛或下腹疼痛；压迫盆腔静脉可出现水肿；患功能性肿瘤者可出现不规则阴道流血或绝经后阴道流血症状，晚期患者呈明显消瘦、贫血等恶病质现象。

问题 3：该患者于 4 个月前就诊时的情况，应注意哪些问题?

患者于 4 个月前同房后出现右下腹剧痛到医院就诊，检查提示右侧附件区囊实性包块，应注意蒂扭转的发生。

> **知识链接**
>
> 卵巢肿瘤并发症如下：
>
> （1）蒂扭转：约 10% 的卵巢肿瘤可发生蒂扭转。蒂扭转好发于瘤蒂较长、中等大小、活动度良好、重心偏于一侧的肿瘤，如成熟畸胎瘤。卵巢肿瘤扭转的蒂由骨盆漏斗韧带、卵巢固有韧带和输卵管组成。发生急性扭转后，蒂扭转的典型症状是体位改变后突然发生一侧下腹痛，常伴恶心、呕吐甚至休克。双合诊检查可扪及压痛的肿块，以蒂部最明显。有时不全扭转可自然复位，腹痛随之缓解。治疗原则是一经确诊，尽快行剖腹手术。
>
> （2）破裂：约 3% 的卵巢肿瘤会发生破裂，有自发性破裂和外伤性破裂。自发性破裂常因肿瘤发生恶性变、肿瘤快速浸润性生长穿破囊壁所致。外伤性破裂则在腹部受重击、分娩、性交、妇科检查及穿刺后引起。症状轻重取决于破裂口的大小、流入腹腔囊液的数量和性质。考虑肿瘤破裂时应立即手术，手术尽量洗净囊液，并取涂片行细胞学检查，彻底清洗盆、腹腔，切除的标本送病理科检查。
>
> （3）感染：较少见，多继发于肿瘤扭转或破裂，也可来自邻近器官感染灶（如阑尾脓肿）的扩散。患者可有发热、腹痛、腹部压痛和反跳痛、腹肌紧张、腹肌肿块及白细胞升高等。治疗原则是抗感染治疗后，手术切除肿瘤。感染严重者，应尽快手术去除感染灶。
>
> （4）恶变：肿瘤迅速生长尤其是双侧性卵巢肿瘤，应考虑有恶变可能。诊断后应尽早手术。

问题 4：卵巢肿瘤患者的处理原则有哪些?

原则上卵巢肿瘤一经确诊首选手术治疗。手术范围取决于肿瘤性质、病变累及范围和患者年龄、生育要求、对侧卵巢情况及对手术的耐受力等。较小的卵巢良性肿瘤常采用腹腔镜手术，恶性肿瘤多采用剖腹手术。

（1）良性肿瘤：年轻、单侧良性卵巢肿瘤者应行患侧卵巢肿瘤剥除术或卵巢切除术，保留患侧正常卵巢组织和对侧正常卵巢；双侧卵巢良性肿瘤者应行肿瘤剥除术。绝经后期妇女宜行子宫及双侧卵巢切除术，术中需判断卵巢肿瘤的良恶性，必要时做冰冻切片组织学检查，明确肿瘤的性质，以确定手术范围。

（2）交界性肿瘤：主要采用手术治疗。育龄期希望保留生育功能的Ⅰ期患者可以保留正常的子宫和对侧卵巢。

（3）恶性肿瘤：以手术为主，辅以化疗、放疗等综合治疗方案。晚期卵巢肿瘤患者行肿瘤细胞减灭术，其目的是切除所有原发灶，尽可能切除所有转移灶，使残余肿瘤的直径越小越好。

（4）卵巢肿瘤并发症：属急腹症，一旦确诊须立即手术。怀疑卵巢瘤样病变且囊肿直径小于 5cm 者可进行随访观察。

> **知识链接**　　　　　　　　　**原发性卵巢恶性肿瘤的分期**
>
> （1）Ⅰ期：肿瘤限于卵巢。
>
> 　1）ⅠA期：肿瘤限于一侧卵巢，无腹水，卵巢表面无肿瘤而且包膜完整。
>
> 　2）ⅠB期：肿瘤侵犯两侧卵巢，无腹水，包膜完整，表面无肿瘤。
>
> 　3）ⅠC期：一侧或两侧卵巢表面有肿瘤，包膜破裂，腹水中有癌细胞。
>
> （2）Ⅱ期：肿瘤累及一侧或两侧卵巢，并扩散至盆腔。
>
> 　1）ⅡA期：肿瘤蔓延转移至子宫及输卵管。
>
> 　2）ⅡB期：肿瘤蔓延至盆腔或其他器官。
>
> 　3）ⅡC期：一侧或两侧卵巢表面有肿瘤，包膜破裂及腹水中能检测到癌细胞。
>
> （3）Ⅲ期：一侧或两侧卵巢肿瘤伴盆腔外、腹膜及腹膜后或腹股沟淋巴结转移，肝表面转移，腹水中有癌细胞。病理证实肿瘤可扩散至大肠和小肠。
>
> 　1）ⅢA期：腹腔腹膜表面种植。
>
> 　2）ⅢB期：腹腔腹膜种植，但肿瘤直径<2cm。
>
> 　3）ⅢC期：腹腔种植直径>2cm 或腹膜后或腹股沟淋巴结转移。
>
> （4）Ⅳ期：卵巢肿瘤伴远处转移，腹水中有癌细胞。

问题 5：该患者目前存在的主要护理问题有哪些？

该患者目前存在的主要护理问题：①预感性悲哀，与切除子宫、卵巢有关；②焦虑，与发现盆腔包块有关。

问题 6：应对该患者采取哪些护理措施？

（1）提供支持，协助患者应对压力

1）为患者提供表达情感的机会和环境：经常巡视病房，用一定的时间（至少 10min）陪伴患者，详细了解患者的疑虑和需求。

2）评估患者焦虑的程度及应对压力的技巧；耐心向患者讲解病情，解答患者的提问。安排已康复的病友分享感受，增强患者治愈疾病的信心。

3）鼓励家属尽可能参与护理活动，接受患者无破坏性的应对压力方式，以维持其独立性和生活自控能力。

4）鼓励家属参与照顾患者，为他们提供单独相处的时间及场所，增进家庭成员间互动的作用。

（2）协助患者接受各种检查和治疗

1）向患者及其家属介绍即将经历的手术经过、可能施行的各种检查，取得主动配合。

2）协助医生完成各种诊断性检查，如为引流腹水者备好腹腔穿刺用物，协助医生完善操作过程。在引流腹水过程中，严密观察并记录患者的生命体征变化、腹水量和性质及出现的不良反应；一次引流腹水 3000ml 左右，不宜过多，以免腹压骤降，发生虚脱，引流腹水速度宜缓慢，后用腹带包扎腹部。发现不良反应及时报告医生。

知识链接

卵巢恶性肿瘤合并腹水患者的护理如下：

（1）卵巢恶性肿瘤约 2/3 合并腹水，患者腹围增大，且常伴呼吸困难，可指导患者采取半卧位，减轻呼吸困难。

（2）保持皮肤清洁干燥，床铺平整，防止皮肤破溃、感染或发生压疮。

（3）定期测量体重及腹围并记录，每天记录出入量；限制患者水钠摄入，指导其低钠饮食。

（4）腹腔穿刺引流腹水后，应指导患者在饮食上注意补充蛋白质。此外还应注意：在引流腹水过程中，密切注意血压、脉搏、呼吸变化情况并观察腹水的性质；根据患者的情况，一般可引流 3000ml 左右，速度宜缓慢，以免腹压骤降而发生虚脱；引流腹水结束后可用腹带包扎，并记录腹水量、性状，观察有无不良反应等；按要求送检腹水，进行腹水常规检查及癌细胞检查。

3）使患者理解手术是卵巢肿瘤最主要的治疗方法，消除患者对手术的种种顾虑。按腹部手术患者的护理内容，认真做好术前准备和术后护理工作，包括与病理科联系，安排快速切片组织学检查事项，以助术中识别肿瘤的性质，确定手术范围；术前准备还应包括应付必要时扩大手术范围的需要。同时需要为巨大肿瘤患者准备沙袋加压腹部，以防腹压骤然下降出现休克。

4）需放疗、化疗者，为其提供相应的护理活动。

知识链接

放射治疗患者的护理如下：

（1）全腹照射患者放疗反应较大，可有恶心、呕吐、腹泻等胃肠反应，应及时给予对症处理，指导其合理休息及饮食起居。

（2）由于全腹放疗晚期反应可能会引起肠粘连和肠梗阻，所以应观察患者每日排便次数、性状及有无腹胀情况，发现问题及时报告医生。

（3）需常规监控血常规，并做肝肾功能各项检查。

（4）每日观察放射区皮肤有无出现充血、发红、破溃情况，发现异常应及时处理。

（5）放疗后期观察患者有无出现下腹痛、腹泻、下坠感，甚至里急后重或脓血便，如有上述症状应考虑为放射引起的炎症。

知识链接

化疗的护理如下：

（1）保护静脉：患者长期化疗，应注意保护好静脉，防止静脉炎和药物外漏现象发生，要有计划地选择血管。目前临床上已广泛使用锁骨下静脉穿刺或外周静脉置管的方法，以减少每日穿刺的痛苦，而且固定较好，患者行动方便。护士定时封管，用 20ml 生理盐水冲洗导管，抽吸 0.2ml 肝素加入 20ml 生理盐水中稀释，注入 3～5ml 封管，保持

24h，并应密切观察中心静脉置管的局部情况，每周更换 1～2 次敷料，观察局部有无炎性反应，导管是否有脱落、静脉炎和皮下气肿等。

（2）骨髓抑制的护理：化疗期间每周查血常规一次，当白细胞低于 $3×10^9$/L 时应停药或减量；当白细胞低于 $1×10^9$/L，血小板低于 $80×10^9$/L 时应进行保护性隔离，或进入隔离层或层流病房，谢绝探视。由于血液成分含量低，免疫力下降，患者易发生感染，应注意保暖并保持室内空气流通。

（3）监测肝功能：多种药物对肝脏均有不同程度的损伤，使氨基转移酶升高，影响化疗的进行，应及时口服保肝药物，必要时可注射干扰素提高机体免疫力，改善肝功能。

（4）腹腔化疗：是卵巢癌常用的一种化疗方法，不仅可控制腹水，又能使种植病灶缩小或消失。其优点在于药物直接作用于肿瘤，局部药物浓度明显高于血液浓度，且不良反应较全身用药轻。常用腹腔灌注药物为顺铂，同时需行水化治疗，使每小时尿量达 150ml。腹腔灌注顺铂前嘱患者先解大小便，以防灌注时由于活动导致药物渗漏于皮下；灌注完药物，应嘱患者变换体位，以使药物充分作用于全腹腔。

（3）做好随访工作

1）卵巢非赘生性肿瘤直径<5cm 者，应定期（3～6 个月）接受复查并详细记录。

2）手术后患者根据病理报告结果配合治疗：良性肿瘤患者术后 1 个月常规复查；恶性肿瘤患者术后常需辅以化疗，但尚无统一化疗方案，多按肿瘤的组织类型制订不同化疗方案，疗程多少因个案情况而异。早期患者常采用静脉化疗 3～6 个疗程，疗程间隔 4 周。晚期患者可采用静脉腹腔联合化疗或静脉化疗 6～8 个疗程，疗程间隔 3 周。老年患者可用卡帕或紫杉醇单药化疗。护士应配合家属督促、协助患者克服实际困难，努力完成治疗计划以提高疗效。

3）卵巢癌易于复发，患者需要长期接受随访和监测。随访时间：术后 1 年内，每月一次；术后第 2 年每 3 个月一次；术后 3～5 年视病情每 4～6 个月一次；5 年以上者每年一次。随访内容包括凌晨症状与体征、全身及盆腔检查、B 型超声检查等，必要时做 CT 或 MRI 检查；根据病情需要测定血清 CA125、AFP、HGG 等肿瘤标志物。

（4）加强预防保健意识

1）大力宣传卵巢癌的高危因素，提倡高蛋白、富含维生素 A 的饮食，避免高胆固醇饮食，高危妇女宜预防性口服避孕药。

2）积极开展普查普治工作，30 岁以上妇女每年应进行一次妇科检查，高危人群不论年龄大小最好每半年接受一次检查，必要时进行 B 型超声检查和血清 CA125 等肿瘤标志物的检测。

3）卵巢实物肿瘤或囊性肿瘤>5cm 者应及时手术切除。盆腔肿块诊断不清或治疗无效者宜及早行腹腔镜检或剖腹检查。凡乳腺癌、子宫内膜癌、肠胃癌等患者，术后随访中应定期接受妇科检查，以确定有无卵巢转移癌。

（5）妊娠合并卵巢肿瘤患者的护理：妊娠合并卵巢肿瘤的患者比较常见，其危害性较非妊娠期大，恶性肿瘤者很少妊娠。

1）合并良性肿瘤者：早期妊娠者可等待妊娠 12 周后手术，以免引起流产；妊娠晚期发现肿瘤者可等待至妊娠足月行剖宫产术，同时切除卵巢。

2）合并恶性肿瘤者：诊断或考虑为恶性肿瘤者，应及早手术并终止妊娠，其处理和护理原则同非妊娠期。

四、案 例 小 结

卵巢肿瘤可发生于任何年龄，是女性生殖器官常见肿瘤，可以有各种不同的形态和性质，又有良性、交界性和恶性之分。卵巢位于盆腔内无法直接观察，而且早期无症状，又缺乏完善的早期诊断和鉴别方法，一旦出现症状往往已属晚期病变。本病例 B 超显示疑似畸胎瘤，需手术病理检查才能最后确诊。在护理此类患者时，应根据患者病情发展和治疗方案的不同给予不同的护理。注意患者的心理变化和情绪改变，体现个性化护理。

（蒙莉萍）

第十二章　产科疾病

案例一　妊娠高血压综合征

 学习目标

掌握：妊娠高血压综合征的临床表现和护理措施。

熟悉：妊娠高血压综合征的治疗方法。

了解：妊娠高血压综合征的病因。

一、案例资料

【一般资料】　陈某，女性，31岁，汉族，本科，教师。

【主诉】　停经40周，发现血压升高1个月，加重1天。

【病史】　患者停经40周，平素月经规律，周期（4～5）天/35天，末次月经为2016年5月6日，预产期为2017年2月13日。停经40天始患者出现早孕反应及尿hCG（＋），4月余始觉胎动，停经期间无感染及用药史，无腹痛，无阴道出血、流水史。妊娠期共孕检6次，未发现异常。1个月前无明显诱因出现双下肢水肿，产前检查血压为145/90mmHg，尿常规检查正常，未遵医嘱用药。入院前1天患者自觉头晕不适，无眼花及恶心呕吐，无胸闷、心悸，测血压为160/110mmHg，无临产征兆。由急诊入院。患者既往身体健康，否认"肝炎、结核、癫痫"等病史。28岁结婚，配偶体健。孕1产0，月经初潮13岁。否认家族有高血压、糖尿病、癫痫、恶性肿瘤等病史。父母健在。

【护理体检】　T 36.5℃，P 86次/分，R 20次/分，BP 160/110mmHg，身高162m，体重68kg。患者神志清楚，查体合作；心肺检查未发现异常，妊娠腹型，肝脾肋下未触及，四肢活动正常，下肢水肿（＋＋）。专科检查：宫高37cm，腹围96cm，胎方位为左枕前位，胎心率140次/分，头先露，已衔接，胎膜未破，未及宫缩，宫颈管长约2cm，质地适中，居后，宫口未开；骨盆外测量：髂棘间径26cm，髂嵴间径27cm，骶耻外径19cm，坐骨结节间径9cm。

【辅助检查】　血常规：WBC $7.4×10^9$/L，Hb 133g/L，HCT 37.1%，PLT $170×10^9$/L。血PT、KPTT均正常。血电解质：K^+4.62μmol/L，Na^+137.9μmol/L，Cl^-106.5mmol/L。血生化检查：肝功能、肾功能及血糖等均无异常。B超：胎儿双顶径（BPD）9.4cm；胎心率140次/分；胎盘II^+级，位于宫底部，厚43mm；羊水指数（AFI）101mm，脐血流（S/D）2.2。ECG：窦性心率，90次/分，正常心电图。眼底检查：眼底 A：V＝1：3，视网膜未见水肿，未见渗出及出血。尿常规：蛋白（＋＋），其余无异常。

【入院诊断】　第一胎妊娠40周待产，LOA；妊娠高血压综合征（重度子痫前期）。

【诊疗过程】　患者入院后遵医嘱给予25%硫酸镁20ml＋5%葡萄糖，100ml快速静脉滴注；继而25%硫酸镁60ml＋5%葡萄糖，500ml静脉滴注维持。完善相关检查，24h后行剖宫产术终止妊娠。

二、案例问题引导

问题1：患者入院诊断为妊娠高血压综合（重度子痫前期），依据是什么？

问题2：妊娠高血压综合征（重度子痫前期）的临床表现有哪些？

问题3：该患者存在哪些主要护理问题？

问题4：对该患者应采取哪些护理措施？

三、案 例 分 析

问题1：患者入院诊断为妊娠高血压综合征（重度子痫前期），依据是什么？

患者入院诊断依据：生育期女性，第一次妊娠，停经40周，发现血压升高1个月，加重1天，停经40天始出现早孕反应及尿hCG（＋），4月余始觉胎动，1个月前无明显诱因出现双下肢水肿，未遵医嘱用药。既往体健，无高血压等病史。入院前1天患者自觉头晕不适，无眼花、恶心呕吐，无胸闷心悸，测血压为160/110mmHg。进一步相关检查异常结果：下肢水肿（＋＋），蛋白（＋＋）。

> **知识链接**
>
> 妊娠期高血压疾病（hypertensive disorders in pregnancy）是常见的妊娠期特有合并症，包括妊娠高血压（gestational hypertension）、子痫前期（preeclampsia）、子痫（eclampsia）、原发高血压并妊娠（primary hypertension coincidental pregnancy）及妊娠合并慢性高血压等。其中妊娠高血压、子痫前期及子痫统称为妊娠高血压综合征（简称妊高征，pregnancy-induced hypertension，PIH）。

问题2：妊娠高血压综合征（重度子痫前期）的临床表现有哪些？

重度子痫前期的临床表现：孕妇妊娠期BP≥160/110mmHg；尿蛋白≥2.0g/24h，或随机尿蛋白（＋＋）；血肌酐>10^6μmol/L；血小板<$100×10^9$/L；出现微血管溶血（LDH升高）；血清ALT或AST升高；持续性头痛或视觉障碍；持续性上腹部不适等症状。

问题3：该患者存在哪些主要护理问题（至少说出两项主要护理问题）？

该患者目前存在的主要护理问题：①体液过多，与下腔静脉被增大的子宫压迫导致血液回流受阻或营养不良性低蛋白血症有关；②潜在并发症，如子痫、胎盘早剥。

问题4：对该患者应采取哪些护理措施？

（1）体液过多的护理：①保证休息，重度子痫前期患者需要住院治疗。每天休息不少于10h，以左侧卧位为宜，此卧位可减轻子宫对下腔静脉的压迫，改善胎盘供血，增加回心血量，24h可使舒张压降低10mmHg。②调整饮食，妊娠期轻度高血压的患者需要摄入足够的蛋白质、维生素及钙、铁元素等，不必严格限制食盐，因长期低盐饮食会造成低钠血症，易发生产后血液循环衰竭，不利于母儿健康。但是全身水肿的患者应限制食盐的摄入量。③用药护理，遵医嘱给予镇静、解痉、降压、利尿等处理，护士应明确药物的使用方法、毒性反应及注意事项等。

（2）并发症的观察及护理

1）子痫：在子痫前期的基础上出现抽搐发作，或伴昏迷。预防子痫患者的护理：①密切观察患者有无发生抽搐前兆，做好患者一旦发生抽搐，尽快控制的准备工作。硫酸镁为首选药物，必要时可加用强有力的镇静药物，常用药物为地西泮和冬眠合剂，分娩期慎用。子痫发生后，首先应保持患者呼吸道通畅，并立即给氧，必要时，用吸引器吸出喉部黏液或呕吐物，以免窒息。②减少刺激，以免诱发抽搐。患者应安置于单人暗室，保持绝对安静，以避免声、光刺激。③密切注意血压、脉搏、呼吸、体温及尿量，记录液体出入量。及时进行必要的血、尿化验和特殊检查，及早发现脑出血、肺水肿、急性肾衰竭等并发症。④做好终止妊娠准备。

2）胎盘早剥：主要是全身小动脉发生痉挛或硬化，引起胎盘毛细血管变性坏死甚至破裂出血，从而导致胎盘与子宫壁分离，高血压、水肿、蛋白尿、抽搐、昏迷是胎盘早剥的主要诱因。护理：提供安静的环境，保障充足的睡眠，让患者卧床休息，准确记录 24h 液体出入量，密切监护患者面色表现、生命体征、生化指标及胎儿的胎心、胎动情况等。遵医嘱及时给予解痉镇静药等治疗，并严密观察用药效果和毒性反应及注意事项等。

四、案例小结

妊娠高血压综合征是女性妊娠期特有的一种疾病，它包括妊娠高血压、子痫前期及子痫。该疾病是全身小动脉痉挛，血管通透性增加，体液和蛋白质渗出导致，表现为血压上升、蛋白尿、水肿和血液浓缩等，在护理此类患者时，应根据患者疾病的不同时期、不同的治疗方案给予不同的监测指导，针对患者存在的问题采取相应护理措施，从饮食、睡眠、自觉症状、生命体征的监测及药物的中毒表现等方面对患者进行护理。在护理过程中，要注意患者头痛、视力、上腹部不适及血压变化等情况，体现人文关怀。

（韦玉敏）

案例二　流　产

学习目标

掌握：各种类型流产的临床表现和护理措施。
熟悉：流产的处理原则。
了解：流产的病因。

一、案例资料

【一般资料】　吴某，女性，26 岁，已婚，汉族，初中文化，自由职业。
【主诉】　停经 60 天，阴道少量出血 2 天，色暗红，伴下腹轻度阵发性疼痛。
【病史】　患者既往月经规律，周期（5~6）天/（28~30）天，末次月经：2017 年 3 月 5 日，预产期 2017 年 12 月 12 日，停经 40 天时自测尿 hCG（＋），孕 2 产 0（G_2P_0），2 年前曾人工流产 1 次。
【护理体检】　T 36.6℃，P 80 次/分，R 20 次/分，BP 100/60mmHg，身高 155cm，体重 45kg。患者神志清楚，查体合作。腹部微隆起，下腹有压痛。妇科检查：外阴发育正常，阴道通畅，有少许暗红色出血，子宫口闭，宫颈着色，质软，子宫前倾前屈，如妊娠 8 周大小，质软，活动好。
【辅助检查】　尿 hCG（＋）；B 超：子宫前位，如妊娠 8 周大小，宫腔内可见一个 21mm×17mm 大小的孕囊，内可见少许胎芽，可见原始心管搏动。
【诊断】　先兆流产。
【诊疗过程】　门诊治疗，连续测定血 hCG，遵医嘱肌内注射黄体酮 10mg，每天 1 次，口服维生素 E 保胎治疗。经治疗 2 周，阴道出血停止，继续妊娠，嘱孕 12 周复查。

二、案例问题引导

问题 1：该孕妇诊断为先兆流产，依据是什么？
问题 2：流产的临床表现有哪些？
问题 3：为什么该孕妇需要连续测定血 hCG？

问题 4：该孕妇存在哪些主要护理问题?

问题 5：对该孕妇应采取哪些护理措施?

三、案 例 分 析

问题 1：该孕妇诊断为先兆流产，依据是什么?

依据：患者为已婚育龄妇女，停经 60 天，阴道少量出血 2 天，色暗红，伴下腹轻度阵发性疼痛。妇科检查：阴道有少许暗红色出血，宫颈着色，子宫如孕 8 周大小。辅助检查：尿 hCG（＋）；B 超：子宫如孕 8 周大小，宫腔内可见一个 21mm×17mm 大小的孕囊，内可见少许胎芽，可见原始心管搏动。

> **知识链接**
>
> 凡妊娠不足 28 周、胎儿体重不足 1000g 而终止妊娠者，称为流产(abortion)。流产发生于妊娠 12 周以前者称早期流产，发生在妊娠 12 周至不足 28 周者称晚期流产。流产又分为自然流产和人工流产。导致自然流产的原因：①胚胎因素，染色体异常是自然流产最常见的原因；②胎盘因素，滋养细胞的发育和功能不全是胚胎早期死亡的重要原因；③母儿因素，包括母体全身性疾病、母儿免疫排斥、母儿血型不合、母体生殖器官异常；④环境因素，过多接触有害化学物质和物理因素可引起流产。

问题 2：流产的临床表现有哪些?

流产的临床表现主要为停经后阴道出血和腹痛。在流产发展的不同阶段，其症状发生的时间、程度不同。

> **知识链接**
>
> 按自然流产发展的不同阶段，将其分为以下临床类型：
>
> （1）先兆流产：表现为停经后出现少量阴道出血，有时伴有轻微下腹痛、腰痛、腰坠。妇科检查：子宫大小与停经周数相符，宫颈口未开，妊娠产物未排出。
>
> （2）难免流产：由先兆流产发展而来，流产已不可避免。其表现为阴道出血量增多，阵发性腹痛加重。妇科检查：子宫大小与停经周数相符或略小，宫颈口已扩张，有时可见妊娠物堵塞于宫颈口。
>
> （3）不全流产：由难免流产发展而来，部分妊娠产物已排出宫腔，还有部分残留于宫内，阴道出血持续不止，严重时可引起出血性休克。妇科检查：子宫小于停经周数，宫颈口已扩张，宫颈口有妊娠产物堵塞及血液持续性流出。
>
> （4）完全流产：妊娠产物已完全排出，阴道出血逐渐停止，腹痛随之消失。妇科检查：子宫接近正常大小或略大，宫颈口已关闭。
>
> （5）稽留流产：是指胚胎或胎儿已死亡滞留在宫腔内尚未自然排出者。早孕反应消失，子宫不再增大反而缩小，若已至妊娠中期，胎动消失。妇科检查：子宫小于妊娠周数，宫颈口关闭。
>
> （6）习惯性流产：指自然流产连续发生 3 次或 3 次以上者。连续 2 次自然流产者称复发性自然流产。患者每次流产多发生于同一妊娠月份，其临床经过与一般流产相同。
>
> （7）流产合并感染：流产过程中，若阴道出血时间长，有组织残留于宫腔内，有可能引起宫腔感染。

问题 3：为什么该孕妇需要连续测定血 hCG？

连续测定血 hCG 的水平对判断流产的预后，避免盲目保胎有重要的意义，正常妊娠 6～8 周时，其值每天应以 66% 的速度增长，若 48h 增长速度＜66%，提示妊娠预后不良。

问题 4：该孕妇存在哪些主要护理问题？

该孕妇目前存在的主要护理问题：①有感染的危险，与阴道出血时间过长有关；②焦虑，与担心病情变化及胎儿健康等有关。

问题 5：对该孕妇应采取哪些护理措施？

（1）保胎护理：①遵医嘱给予孕激素保胎治疗；②嘱孕妇注意休息，禁止性生活等，减少各种刺激，避免重体力劳动，并注意观察阴道出血及腹痛情况，如阴道出血增多、腹痛加重则及时到医院处理；③心理护理，注意观察孕妇的情绪变化，给予心理支持，告知孕妇通过治疗和护理可能继续妊娠，增强保胎信心。

（2）预防感染护理：①指导孕妇要勤换会阴垫和内裤，保持会阴部清洁；②监测生命体征，观察阴道分泌物的性质、颜色、气味等，及时发现感染征象。

知识链接

不同类型流产的孕妇，处理原则不同，其护理措施也有差异。护士在全面评估孕妇身心状况的基础上，结合临床诊断及处理，提供相应的护理措施。

（1）妊娠不能再继续者的护理：护士应积极采取措施，及时做好终止妊娠的准备，协助医生完成手术，同时开放静脉通道，做好输液、输血准备。严密监测孕妇的生命体征，观察其面色、腹痛、阴道出血及与休克有关征象。

（2）协助患者度过悲伤期：由于失去胎儿，患者往往会出现悲观等情绪，护士应给予同情和理解，帮助患者及其家属使其接受现实，顺利度过悲伤期。此外，护士还应向他们讲解流产的相关知识，为再次妊娠做好准备。

（3）健康指导：术后禁止性生活 1 个月，做好卫生宣教，嘱患者流产后 1 个月返院复查，指导患者半年后才能再次妊娠。有习惯性流产史的孕妇保胎时间必须超过以往发生流产的妊娠月份，再次妊娠应卧床休息，避免性生活及重体力劳动。

四、案 例 小 结

凡妊娠不足 28 周、胎儿体重不足 1000g 而终止妊娠者，称为流产。流产发生于妊娠 12 周以前者称早期流产，发生在妊娠 12 周至不足 28 周者称晚期流产。停经后阴道出血和腹痛是流产的主要临床症状。按流产发展的各个阶段分为先兆流产、难免流产、不全流产、完全流产、稽留流产、习惯性流产、流产合并感染。不同类型的流产处理原则不同，因此，护士应根据孕妇个体情况实施相对应的护理措施。本案例为先兆流产，主要护理措施包括遵医嘱给予孕激素保胎治疗，嘱孕妇注意休息、禁止性生活等，并给予心理支持，增强保胎信心。针对妊娠不能再继续者，护士在协助医生完成手术及病情监测的同时，要注重心理护理及健康指导，为患者再次妊娠做好准备。

（汤琼瑶）

案例三 异位妊娠

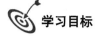 **学习目标**

掌握：异位妊娠的临床表现和护理措施。

熟悉：异位妊娠的辅助检查和治疗方法。

了解：异位妊娠的病因及发病机制。

一、案 例 资 料

【**一般资料**】 林某，女性，27 岁，汉族，初中文化，自由职业。

【**主诉**】 停经 72 天，下腹痛 3h，无阴道出血。

【**病史**】 患者平素月经规律，周期为（3～5）天/（28～30）天，末次月经时间为 2017 年 10 月 14 日，停经 72 天，自测尿 hCG（＋）。患者因下腹剧烈疼痛来院就诊，既往无特殊病史。

【**护理体检**】 T 36.6℃，P 80 次/分，R 20 次/分，BP 103/65mmHg。患者发育正常，营养中等，自由体位，表情自如，神志清楚，查体合作，皮肤弹性好。阴道后穹隆饱满，有宫颈抬举痛。

【**辅助检查**】 血 hCG 检测：990.29mIU/ml；阴道彩超：左侧卵巢旁低回声包块图像，大小约为 26mm×16mm，考虑输卵管妊娠，子宫、右侧附件区未见明显异常图像。

【**入院诊断**】 输卵管妊娠。

【**诊疗过程**】 患者入院后完善相关检查，如血型、心电图等检查；遵医嘱做好手术前准备工作，及时进行手术治疗。

二、案例问题引导

问题 1：患者入院诊断为输卵管妊娠，依据是什么？

问题 2：输卵管妊娠的临床表现有哪些？

问题 3：该患者存在哪些主要护理问题？

问题 4：对该患者应采取哪些护理措施？

三、案 例 分 析

问题 1：患者入院诊断为输卵管妊娠，依据是什么？

依据：患者为生育期女性，停经 72 天，尿 hCG 阳性，下腹痛 3h，阴道彩超：左侧卵巢旁低回声包块图像，大小约为 26mm×16mm，子宫、右侧附件区未见明显异常图像。

> **知识链接**
>
> 受精卵在子宫体腔以外着床发育称为异位妊娠（ectopic pregnancy）。其包括宫颈妊娠、输卵管妊娠、卵巢妊娠、腹腔妊娠及阔韧带妊娠。输卵管妊娠最为常见，是妇产科常见的急腹症之一。输卵管妊娠按发生的部位不同可分为间质部、峡部、壶腹部和伞部妊娠，以壶腹部最多见。输卵管妊娠相关检查包括以下内容：
>
> （1）盆腔检查：输卵管妊娠未发生流产或破裂前，子宫略大较软，可触及胀大的输卵管并有轻度压痛。输卵管妊娠发生流产或破裂者，阴道后穹隆饱满，宫颈有触痛和上举痛，内出血多时，子宫有漂浮感。
>
> （2）专科辅助检查：①阴道后穹隆穿刺，适用于疑有腹腔内出血的患者，是一种简

单可靠的诊断方法。②妊娠试验：动态观察血 β-hCG 的变化对诊断异位妊娠很重要，但 β-hCG 阴性者也不能完全排除异位妊娠。③超声检查，阴道 B 超检查较腹部 B 超检查准确率要高，结合临床表现及 β-hCG 的测定，对诊断的帮助更大。④腹腔镜检查，输卵管妊娠早期未发生流产或破裂前，检查时可见一侧输卵管肿大，表面呈紫蓝色。腹腔内大出血或伴有休克者禁做此项检查。

问题 2：输卵管妊娠的临床表现有哪些？

（1）停经史：患者将妊娠早期不规律出血误认为月经，有时会主诉无停经史。

（2）腹痛：是患者就诊的主要症状，常伴有恶心、呕吐，输卵管妊娠破裂出血后血液聚集至直肠子宫陷凹处后的肛门坠胀感，可与阴道出血同时发生。

（3）阴道出血：一般不超过月经量，是子宫蜕膜剥离所致，在病灶取出后方可停止。

（4）晕厥与休克：由腹腔急性内出血与剧烈腹痛所致，严重者出现休克。

问题 3：该患者存在哪些主要护理问题？

该患者目前存在的主要护理问题：①有休克的危险，与出血有关；②恐惧，与担心手术失败有关。

问题 4：对该患者应采取哪些护理措施？

（1）预防休克的护理：严密观察病情，遵医嘱开放静脉通道，补充液体，采取止血、输血、扩容等措施，做好休克的抢救准备工作。记录患者生命体征，识别病情危重指征，如休克表现等，出现异常及时报告医生并配合处理。

（2）提供心理支持，做好术前准备。

1）向患者及其家属介绍将经历的手术经过、可能施行的各种检查，以取得配合。提供心理支持，协助患者应对压力，缓解焦虑与恐惧。护士做好患者的健康指导工作。

2）协助医生完成各种诊断性检查，协助医生完善操作过程，使患者理解手术是输卵管妊娠的最主要治疗方法，消除患者对手术的顾虑。按腹部手术患者的护理内容，认真做好术前准备和术后护理工作。

四、案 例 小 结

异位妊娠是受精卵在子宫腔以外的部位着床发育引起的，是产科的急腹症之一，妊娠部位组织发生破裂引起腹腔内大出血，如不及时诊断、处理，可危及生命。典型的临床表现有停经、腹痛、阴道出血，严重时患者出现晕厥与休克等症状。在护理此类患者时，应根据患者疾病的不同时期及治疗方案，给予不同的护理措施。本案例患者主要出现输卵管妊娠破裂、腹腔内积存血液等情况，护理患者时针对手术前、手术后出现的护理问题，完善护理措施，注意观察患者的情绪及心理变化，体现人文关怀。

（韦玉敏）

案例四　前置胎盘

学习目标

掌握：前置胎盘的分类和护理措施。

熟悉：前置胎盘的临床表现及对胎儿的影响。

了解：前置胎盘的病因及处理原则。

一、案 例 资 料

【一般资料】 李某，女性，29 岁，已婚，汉族，大学文化，职员。

【主诉】 停经 28^{+6} 周，阴道出血 5h。

【病史】 患者平素月经周期规律，7/28 天，末次月经 2016 年 10 月 30 日，预产期 2017 年 8 月 6 日，停经 40 天查尿 hCG（＋），停经 2 月余出现恶心、呕吐等早孕反应，孕 4 个月自觉胎动至今。停经 20 周患者始建围生期保健卡而进行产前检查，系统 B 超、口服葡萄糖耐量试验（OGTT）未见异常。该孕妇 27^{+3} 周出现少量阴道出血，彩超检查提示胎盘下缘距宫颈内口约 17mm，未予治疗，自行缓解。该孕妇于 28^{+5} 周时再次出现少量阴道出血，呈暗红色，少于月经量，无下腹痛，无阴道流液，胎动正常，入院观察。既往无其他疾病史，生育史：孕 1 产 0。

【护理体检】 T 36.5℃，P 96 次/分，R 20 次/分，BP 100/60mmHg，体重 62.5kg，身高 166cm。患者心肺未闻及明显异常。产科检查：子宫呈纵椭圆形，宫高 26cm，腹围 88cm，胎心率 146 次/分，胎方位为左枕前位，头先露，未入盆，无宫缩，未破膜，骨盆外测量无异常。

【辅助检查】 彩超检查：宫内妊娠，单活胎，头先露，符合 29^{+3} 周，双顶径（BPD）74mm，腹围（AC）247mm，股骨长（FL）55mm，羊水指数 116mm，胎盘成熟度Ⅰ级，体重 1334g±196g。胎盘下缘距宫颈内口约 16mm。

【入院诊断】 孕 1 产 0，妊娠 28^{+6} 周左枕前位先兆早产；边缘性前置胎盘。

【诊疗过程】 患者入院后完善相关检查：血常规、尿常规、血型、凝血功能、生化全套、输血四项、胎心监测等检查。严密观察胎心、胎动及出血情况。住院后予止血、抑制宫缩、促进胎肺成熟治疗。

二、案例问题引导

问题 1： 患者入院诊断为边缘性前置胎盘，依据是什么？

问题 2： 前置胎盘有哪几种类型？

问题 3： 前置胎盘对母儿有哪些影响？

问题 4： 该患者存在哪些主要护理问题？

问题 5： 对该患者应采取哪些护理措施？

三、案例分析问题

问题 1： 患者入院诊断为边缘性前置胎盘，依据是什么？

依据：生育期女性，停经 28^{+6} 周，阴道出血 5h。停经 40 天查尿 hCG（＋），该妇孕 27^{+3} 周出现少量阴道出血，彩超检查提示胎盘下缘距宫颈内口约 17mm，未予治疗，自行缓解。于 28^{+5} 周时患者再次出现少量阴道出血，呈暗红色，少于月经量，彩超检查提示宫内妊娠符合 29^{+3} 周，胎盘成熟度Ⅰ级，胎儿体重 1334g±196g。胎盘下缘距宫颈内口约 16mm。

> **知识链接**
>
> 妊娠 28 周后，胎盘附着于子宫下段，其下缘达到或覆盖宫颈内口，其位置低于胎先露部位，称为前置胎盘（placenta praevia）。正常胎盘附着于子宫前后壁及侧壁。

问题 2： 前置胎盘有哪几种类型？

按胎盘边缘与子宫颈口的关系将前置胎盘分为 3 种类型：①完全性前置胎盘，胎盘组织完全覆盖宫颈内口；②部分性前置胎盘，胎盘组织部分覆盖宫颈内口；③边缘性前置胎盘，胎盘附着子宫下段，边缘到达宫颈内口，但未超越内口（图 2-12-1）。

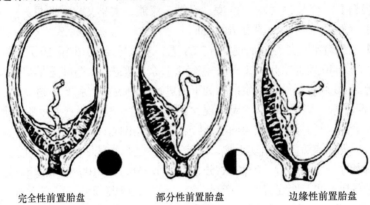

完全性前置胎盘　　　　　　部分性前置胎盘　　　　　　边缘性前置胎盘

图 2-12-1　前置胎盘的类型

> **知识链接**
>
> 　　前置胎盘是由多种原因造成的。①子宫内膜的病变与损伤，如流产、刮宫、分娩及产褥感染等；②胎盘异常，如胎盘过大或副胎盘发育延伸至子宫下段或遮盖宫颈内口；③受精卵发育迟缓，当受精卵到达宫腔时，滋养层发育未达到植入条件，继续下移植入子宫下段，生长发育后形成前置胎盘；④宫腔形态异常，子宫畸形或子宫肌瘤等原因改变宫腔形态致使胎盘附着子宫下段；⑤其他高危因素，如吸烟、喝酒可引起胎盘血流量减少，胎盘代偿性增大形成前置胎盘。

问题 3： 前置胎盘对母儿有哪些影响？

（1）对孕妇的影响：引起产前、产时及产后出血，宫缩乏力，产褥感染。

（2）对胎儿的影响：反复出血或一次性出血过多可导致胎儿宫内缺氧，甚至胎死宫内，早产及新生儿死亡率增加等。

问题 4： 该患者存在哪些主要护理问题？

该患者目前存在的主要护理问题：①有心脏组织灌注不足的危险，与阴道反复出血导致循环血量下降有关；②有感染的危险，与阴道反复出血、胎盘剥离面靠近宫颈口有关；③舒适度减弱，与绝对卧床休息、活动无耐力有关；④恐惧或焦虑，与担心母儿的安危有关。

问题 5： 对该患者应采取哪些护理措施？

（1）心脏组织灌注不足的护理：严密观察病情，遵医嘱开放静脉通道，采取止血、输血、扩容等措施，做好大出血的抢救准备工作。记录孕妇生命体征、阴道出血量及胎心率、胎动次数等。识别病情危重指征，如休克的表现、胎心/胎动异常情况等，如出现异常及时报告医师并配合处理。

（2）预防感染的护理

1）饮食指导：建议孕妇摄入高蛋白、高热量、高维生素及富含微量元素的食物，纠正贫血，保证母儿身体基本需求。

2）保持室内空气通畅，指导产妇注意个人卫生，及时更换会阴垫，会阴擦洗 2 次/天，保持会阴部干燥，定期检测白细胞计数及分类等。

（3）舒适度减弱的护理：协助患者坚持自我照料的行为，如起居、穿衣、饮食、如厕、洗浴等，将日常用品放到患者触手可及的地方。

（4）恐惧或焦虑的护理：向患者及其家属介绍疾病的相关知识，日常生活中的饮食、活动及卫生等方面的注意事项，协助患者应对压力，为患者提供心理支持，以取得配合，缓解焦虑与恐惧。

四、案例小结

前置胎盘是指妊娠 28 周以后，胎盘附着于子宫下段，其下缘达到或覆盖宫颈内口，其位置低于胎先露部位，可分为完全性前置胎盘、部分性前置胎盘和边缘性前置胎盘。典型症状为妊娠晚期或临产时，突发的无诱因、无痛性阴道出血，发生时间、出血次数、出血量与前置胎盘的类型有关。在护理此类患者时，应根据患者出血情况进行监测和指导。除了做好孕妇的护理外，还要做好胎儿的监护和新生儿的抢救护理工作，也要为孕妇提供更多的心理及精神支持，体现人文关怀。

（韦玉敏）

案例五 胎盘早剥

学习目标

掌握：胎盘早剥的临床表现和护理措施。

熟悉：胎盘早剥的病理生理及对母儿的影响。

了解：胎盘早剥的病因。

一、案例资料

【一般资料】 谢某，女性，36 岁，汉族，中专文化，自由职业。

【主诉】 停经 40^{+4} 周，下腹痛，阴道出血 2h 余。

【病史】 患者平素月经周期规律，周期 7 天/30 天，末次月经 2016 年 7 月 25 日，预产期 2017 年 5 月 2 日，停经 2 月余出现恶心、呕吐等早孕反应，妊娠 4 个月自觉胎动至今。妊娠期行不定期检查，妊娠 28^{+3} 周产检测血压 155/90mmHg，未予以重视，未监测血压，口服降压药。该妊娠妇于孕 40^{+2} 周时突然发生腹部持续性疼痛，伴阴道出血，入院待产。既往及家族史无特殊，生育史：孕 3 产 2。

【护理体检】 T 36.7℃，P 110 次/分，R 26 次/分，BP 102/53mmHg。患者呈急性重病容，面色苍白，出冷汗，查体合作，腹肌紧张，子宫持续性收缩，硬如板样，子宫底压痛，胎方位扪不清，胎心音听不到，阴道少量出血，未行肛门检查。

【辅助检查】 床边彩超：胎盘与子宫壁之间出现边缘不清的液性低回声区，胎盘异常增厚或胎盘边缘"圆形"裂开，胎心音消失。实验室检查：Hb 7.0g/L，WBC $15×10^9$/L，L% 85%，N% 15%，尿蛋白（＋）。

【诊断】 孕 3 产 2，妊娠 40^{+2} 周宫内死胎；胎盘早剥。

【诊疗过程】 患者入院后完善相关检查：血常规、尿常规、血型、凝血功能、生化全套、输血四项、交叉配血等。准备剖腹取出胎儿。

二、案例问题引导

问题 1：患者入院诊断为胎盘早剥，依据是什么？

问题 2：胎盘早剥的临床表现有哪些？

问题 3：该患者存在哪些主要护理问题？

问题 4：对该患者应采取哪些护理措施？

三、案例分析

问题 1：患者入院诊断为胎盘早剥，依据是什么？

依据：患者为生育期女性，末次月经 2016 年 7 月 25 日，预产期 2017 年 5 月 2 日，该孕妇 40^{+2} 周时始出现下腹痛，伴阴道出血，腹肌紧张，子宫持续性收缩，硬如板样，子宫底压痛，胎方位扪不清。彩超：胎盘与子宫壁之间出现边缘不清的液性低回声区，胎盘异常增厚或胎盘边缘"圆形"裂开，胎心音消失。

> **知识链接**
>
> 妊娠 28 周以后或分娩期，正常位置的胎盘，在胎儿娩出前，部分或全部与子宫壁剥离，称为胎盘早剥（placental abruption）。其是妊娠中、晚期出血最常见的原因之一，严重者迅速出现弥散性血管内凝血、急性肾衰竭等，危及母儿生命。其是妊娠期的一种严重并发症。

问题 2：胎盘早剥的临床表现有哪些？

胎盘早剥的症状、体征与剥离时间及出血量有关，临床上将胎盘早剥分为 3 度。

（1）Ⅰ度：多见于分娩期，以外出血为主，剥离面积小，无腹痛或轻微腹痛，子宫大小与妊娠月份相符，胎位清楚，检查胎盘母体面有凝血块及压迹即可确诊。

（2）Ⅱ度：多见于有血管病变的孕妇，以隐性出血为主。剥离面占胎盘面积的 1/3 左右，Ⅱ度常有突然发生的持续性腹痛，疼痛程度与胎盘剥离面积的大小有关，无阴道出血或出血量不多，贫血程度与出血量不符，子宫大于妊娠周数，胎盘附着面压痛明显，宫缩有间歇，胎位能触及，胎儿存活。

（3）Ⅲ度：胎盘剥离面大于胎盘面积的 1/2，临床表现较Ⅱ度加重，可出现恶心、呕吐、面色苍白、四肢湿冷、血压下降等休克症状。子宫硬如板状，宫缩间歇期宫体不能松弛，胎位触及不清，胎心音异常或消失。

> **知识链接**
>
> 胎盘早剥的主要病理改变是底蜕膜出血，形成血肿，从而导致胎盘至附着处剥离，分为 3 种类型：
>
> （1）显性剥离或外出血：剥离面小，血液凝固，出血停止，多无症状，继续出血可冲开胎盘边缘与胎膜，血液可沿胎膜与宫壁间经阴道流出。
>
> （2）隐性剥离或内出血：胎盘后血肿不断增大，胎膜与子宫壁未剥离，或胎头固定于子宫内口时，血液聚集在胎盘与子宫壁之间不能向外流出。
>
> （3）混合性出血：当内出血过多时，血液可以冲破胎盘胎膜，经阴道向外流出。内出血严重时，血液向子宫肌层内浸润，引起肌纤维分离、断裂、变性，子宫呈紫蓝色瘀斑，胎盘附着面更明显，称子宫胎盘卒中。

问题3：该患者存在哪些主要护理问题？

该患者目前存在的主要护理问题：①有心脏组织灌注不足的危险，与胎盘剥离面导致子宫-胎盘循环血量下降有关；②恐惧，担心母儿安危有关；③潜在并发症，如出血性休克。

知识链接

胎盘早剥对母儿造成的不良影响：孕妇方面，胎盘早剥是孕妇发生凝血功能障碍最常见的原因，羊水经过子宫的胎盘剥离处的血管进入血液，羊水中的有形成分栓塞肺血管，引起肺动脉高压，大出血造成肾缺血，出现急性肾衰竭；胎儿或新生儿方面，胎儿宫内窘迫、早产、新生儿窒息或死亡的发生率增高。

问题4：对该患者应采取哪些护理措施？

（1）心脏组织灌注不足的护理：①密切观察患者的生命体征、腹痛、阴道出血、凝血功能、贫血程度、肝肾功能等，同时检测胎儿的胎心、胎动情况，发现异常及时报告医生并配合处理；②迅速开放静脉通道，遵医嘱给予输液、输血等补充血容量，改善血液循环，抢救过程中注意给予吸氧、保暖等。

（2）心理护理：向孕妇及其家属提供相关知识，说明配合治疗与护理的重要性，协助患者应对压力，为患者提供心理支持，以取得配合，解释治疗过程中患者及其家属产生的顾虑，缓解其心理压力。

（3）预防出血性休克：开放静脉通道，遵医嘱给予输液、输血等补充血容量，改善血液循环等。

四、案例小结

胎盘早剥是妊娠28周以后或分娩期，正常位置的胎盘在胎儿娩出前部分或全部与子宫壁剥离，是妊娠中、晚期出血最常见的原因之一，是以胎盘底蜕膜出血，形成血肿，导致胎盘至附着处剥离为主的病理生理变化，分为显性剥离或外出血、隐性剥离或内出血、混合性出血3种类型。临床主要表现为妊娠中晚期无诱因、无痛性阴道出血，其可对母儿造成不良影响，大出血造成孕妇肝肾缺血而出现急性衰竭。胎儿窘迫、早产、新生儿窒息或死亡的发生率增高。护理人员要为孕妇提供更多的心理及精神支持，体现人文关怀。

（韦玉敏）

案例六 早 产

学习目标

掌握：早产的临床表现和护理措施。

熟悉：早产的处理原则。

了解：早产的常见病因。

一、案例资料

【一般资料】 齐某，女性，27岁，汉族，大专文化，自由职业。

【主诉】 停经33^{+2}周，见红4h。

【病史】 患者平素月经周期规律，7/30天，末次月经2016年8月31日，预产期2017年6月7日，妊娠早期因少量阴道出血予黄体酮口服保胎治疗，停经18周左右自觉胎动至今。

停经 20 周始建围生期保健卡进行产前检查，羊水穿刺、B 超、OGTT、甲状腺功能检查均未见异常。该孕妇于孕 33^{+1} 周时始出现阴道少许血性分泌物，无下腹阵痛，无阴道排液，胎动正常，入院进一步治疗。既往史、家族史无特殊，生育史：孕 1 产 0。

【护理体检】　T 36.7℃，P 86 次/分，R 20 次/分，BP 110/70mmHg，体重 66kg，身高 159cm。患者一般情况尚可，心肺未闻及明显异常，腹膨隆，孕晚期腹型，产科检查：宫高 33cm，腹围 99cm，胎心率 140 次/分，胎方位为左枕前位，头先露，未入盆，无宫缩，未破膜，外阴发育正常，骨盆外测量无异常，未做直肠指检。

【辅助检查】　彩超：宫内单活胎，符合 33^{+2} 周，胎盘前壁，BPD 88mm，AC 324mm，FL 66mm，羊水指数 102mm，胎盘成熟度 I^+ 级，估计胎儿体重 2098g。

【诊断】　孕 1 产 0 妊娠 33^{+2} 周，左枕前位待产；先兆早产。

【诊疗过程】　患者入院后完善相关检查：血常规、尿常规、血型、凝血功能、生化全套、输血四项、胎心监测等，待产。严密观察胎心、胎动及产程情况。住院后予抑制宫缩、促进胎肺成熟治疗。

二、案例问题引导

问题 1：患者入院诊断为先兆早产，依据是什么？

问题 2：早产的发病原因有哪些？

问题 3：该患者存在哪些主要护理问题？

问题 4：对该患者应采取哪些护理措施？

三、案 例 分 析

问题 1：患者入院诊断为先兆早产，依据是什么？

依据：生育期女性，停经 33^{+2} 周，见红 4h，阴道少许血性分泌物，无下腹阵痛，无阴道排液，胎动正常。

> **知识链接**
>
> 　　早产（preterm labor，PTL）是妊娠满 28 周而少于 37 足周之间的分娩。此时娩出的新生儿称早产儿。早产儿体重多为 1000～2499g，各器官发育尚不够成熟，在新生儿期，死亡率约为 15%。防止早产是降低围生儿死亡率的重要环节之一。早产的临床表现主要是子宫收缩，初期为不规则性的，常伴有少量阴道血性分泌物或出血，胎膜早破发生比足月临产时多，继之发展为规律宫缩，宫口扩张，顺产娩出婴儿。

问题 2：早产的发病原因有哪些？

（1）孕妇因素：孕妇合并传染性疾病、子宫畸形、子宫肌瘤等易诱发早产，精神受到刺激及心理承受巨大压力时也可发生早产。

（2）胎儿、胎盘因素：胎膜早破、绒毛膜羊膜炎最常见，下生殖道炎及泌尿系统感染、子宫过度膨胀及胎盘因素（如前置胎盘、胎盘早剥）、羊水过多及多胎等均可导致早产。

> **知识链接**
>
> 　　早产的处理原则：胎儿存活者，无胎儿窘迫、胎膜未破，通过休息与药物抑制宫缩治疗，尽量维持妊娠至足月；胎膜已破，早产已不可避免时，则尽可能地预防新生儿合并症，以提高早产儿的成活率。

问题3： 该患者存在哪些主要护理问题？

该患者目前存在的主要护理问题：①有窒息的危险，与早产儿发育不成熟有关；②焦虑，与担心早产儿预后有关。

问题4： 对该患者应采取哪些护理措施？

（1）预防早产的护理

1）指导孕妇做好孕期保健工作，避免诱发宫缩的活动，如搬动重物、性生活等。高危孕妇须卧床休息，以左侧卧位为宜，改善胎儿供氧，慎做直肠指检和阴道指检，积极治疗合并症，防止早产发生。

2）遵医嘱使用药物，抑制宫缩，积极控制感染，治疗合并症，观察药物的作用、副作用，对患者进行健康教育。常用抑制宫缩的药物有利托君、沙丁胺醇、硫酸镁、硝苯地平等。

3）预防新生儿合并症的发生：保胎过程中进行胎心监护，自数胎动，对于孕龄在35周以前的早产者，遵医嘱给予地塞米松，可以促进胎儿肺成熟，降低新生儿肺透明膜病的发病率。

4）为分娩做准备：若不可避免早产，应及时决定合理的分娩方式。严密观察胎心及宫缩情况，充分做好早产儿保暖和复苏的准备，产程中应给予孕妇吸氧，增加新生儿血中含氧量。

（2）心理护理：由于早产多是出乎意料的，孕妇没有做好物质准备与心理准备，其在产程中存在很强的无助感，护士要提供较足月生产者更多的精神及心理支持，使产妇以良好的心态承担母亲的角色。

四、案 例 小 结

早产是指妊娠满28周而少于37足周之间的分娩。此时娩出的新生儿称早产儿。其体重多为1000~2499g，各器官发育尚不够成熟。典型的临床表现主要是子宫收缩，初期为不规则性的，常伴有少量阴道血性分泌物或出血，胎膜早破发生率比足月临产时多，继之发展为规律宫缩，宫口扩张，多为顺产娩出胎儿。在护理此类患者时，应根据患者情况及胎儿存活时胎膜是否破裂而具体监测和指导。除了做好产妇的护理外，应预防新生儿合并症，以提高早产儿的成活率。对产妇做好早产的相关知识宣教，提供更多的心理及精神支持，体现人文关怀。

（韦玉敏）

案例七 妊娠合并心脏病

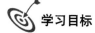
学习目标

掌握： 妊娠、分娩对心脏病的影响和护理措施。

熟悉： 心脏病对妊娠、分娩及胎儿的影响。

了解： 妊娠期、分娩期及产褥期心脏病的处理原则。

一、案 例 资 料

【一般资料】 王某，女性，34岁，汉族，大专文化，职员。

【主诉】 停经39周，下腹疼痛伴心悸、气促1天。

【病史】 患者既往月经规律，末次月经2015年5月2日，预产期2016年2月9日，孕早期无病毒感染及毒物环境接触史，妊娠4月余，自觉胎动，妊娠期无头晕、眼花。1周前因感冒后咳嗽，未处理。妊娠38^{+2}周时出现下腹疼痛不适，伴心悸、气促，入院待产，既往发现

"先天性心脏病" 10 多年，未行治疗。9 年前曾行剖宫产术。生育史：孕 2 产 1。

【护理体检】 T 37.8℃，P 130 次/分，R 26 次/分，BP 108/72mmHg。患者呼吸急促，心脏各瓣膜听诊区均可闻及吹风样杂音，心率 130 次/分，腹膨隆、肝脾肋下未扪及，双下肢轻度水肿。产科检查：宫高 34cm，腹围 95cm，头先露，已入盆，胎心率 150 次/分，直肠指检：宫口未开。

【辅助检查】 心电图显示窦性心动过速，心脏彩超：房间隔缺损。产科彩超：宫内妊娠，单活胎，符合 38^{+2} 周，BPD 96mm，AC 337mm，FL 70mm，羊水指数 111mm，胎盘成熟度 II^{+} 级，体重 3280g±82g。

【诊断】 孕 2 产 1 妊娠 38^{+2} 周左枕前位临产；妊娠合并心脏病。

【诊疗过程】 患者入院后完善相关检查：血常规、尿常规、血型、凝血功能、生化全套、输血四项、交叉配血等。于妊娠 38^{+3} 周剖宫取出一活男婴。

二、案例问题引导

问题 1： 患者入院诊断为妊娠合并心脏病，依据是什么？

问题 2： 妊娠、分娩及产褥期对心脏病有哪些影响？

问题 3： 该患者存在哪些主要护理问题？

问题 4： 对该患者应采取哪些护理措施？

三、案 例 分 析

问题 1： 患者入院诊断为妊娠合并心脏病，依据是什么？

依据：患者为生育期女性，停经 39 周，下腹疼痛伴心悸、气促 1 天。妊娠 4 月余自觉胎动，妊娠期无头晕、眼花。既往有 "先天性心脏病" 病史，未行治疗。心脏各瓣膜听诊区均可闻及吹风样杂音，心率 130 次/分，心电图显示窦性心动过速，心脏彩超提示房间隔缺损。

> **知识链接**
>
> 妊娠合并心脏病（包括妊娠前患有心脏病和妊娠后发生的心脏病）是女性妊娠期患有的一种严重的妊娠合并症，随着妊娠月份的增加及分娩期、产褥期，患者的心脏负担加重而诱发心力衰竭。其是孕产妇死亡的重要原因之一。妊娠合并心脏病类型主要有孕妇先天性心脏病、风湿性心脏病、妊娠期高血压性心脏病、围生期心脏病、贫血性心脏病及心肌炎等。

问题 2： 妊娠、分娩及产褥期对心脏病有哪些影响？

（1）妊娠：妊娠期妇女血容量从第 6 周开始增加，32～34 周达到高峰，产后 2～6 周逐渐恢复正常。妊娠期血容量的增加引起心脏负担加重及心率加快，对于二尖瓣狭窄及肥厚性心脏病的患者，容易出现明显症状及心力衰竭，甚至危及生命。

（2）分娩：分娩期是孕妇体内血流动力学变化最大的阶段，加上孕妇身体体能及耗氧量的增加，此期心脏负担最重。子宫收缩，导致回心血量增加，血压升高；同时第二产程中，腹肌和骨骼肌收缩使外周循环阻力增加，且产妇分娩时屏气使肺循环阻力增加，心脏负担进一步加重；第三产程，胎儿娩出后，腹腔内压力骤减，血液回流到内脏，回心血量减少，造成血流动力学急促变化，患者极易发生心力衰竭及心律失常。

（3）产褥期：产后 3 天内，子宫收缩，大量血液进入体循环，妊娠期出现的心血管系统变化尚不能恢复至非孕正常状态，加之产伤、宫缩及哺乳等，仍有发生心力衰竭的危险。

　　总之，妊娠 32～34 周、分娩期及产褥期最初 3 天内，是患有心脏病产妇的最危险时期，护理时应严密监护，保障母婴安全。

> **知识链接**
>
> 　　心脏病不影响患者受孕，心功能Ⅰ～Ⅱ级，无心力衰竭史，在严密监护下可以妊娠，必要时给予治疗。有下列情况者不宜妊娠：心功能Ⅲ～Ⅳ级，有心力衰竭史、肺动脉高压、严重心律失常、心内膜炎及风湿活动期等。心脏病孕妇，心功能状态好者，母儿相对安全，多以剖宫产终止妊娠。心脏病不宜妊娠的患者一旦受孕或造成心功能状态不良者，流产、早产、胎儿发育不良、死胎、胎儿宫内窘迫及新生儿窒息发生率明显增高，治疗心脏病的药物通过胎盘屏障对胎儿产生不良影响。胎儿先天性心脏病多与遗传有关，双亲中任一方有先天性心脏病，后代遗传患病的概率增加 5 倍。

　　问题 3：该患者存在哪些主要护理问题？

　　该患者目前存在的主要护理问题：①活动无耐力，与心排血量下降有关；②潜在并发症，如心力衰竭。

> **知识链接**
>
> 　　妊娠期合并心脏病的处理是积极防治心力衰竭与感染，建立妊娠合并心脏病孕产妇抢救体系。在非妊娠期，根据患者心脏病的病情及心功能状态，进行妊娠风险咨询与评估，对不宜妊娠者采取有效的避孕措施。妊娠期，定期产前检查，减少心力衰竭的发生及孕产妇死亡率，正确评估母体和胎儿的情况，预防和治疗各种引起心力衰竭的诱因，动态观察心功能，适时终止妊娠。妊娠 12 周以前行人工流产术，大于 12 周者按照妊娠风险分级、患者心功能状态等综合评判，密切监护，积极防治心力衰竭，对于顽固性心力衰竭者，在严密监护下行剖宫产术终止妊娠。分娩期，心功能Ⅰ～Ⅱ级，胎儿不大，胎位正常，在严密监护下经阴道分娩，注意防止心力衰竭和产后出血；心功能Ⅲ～Ⅳ级，胎儿偏大，应行剖宫产术终止妊娠；产褥期，产后 3 天内，特别是 24h 内，也是心力衰竭的危险期，产后应充分休息严密监护，且心功能Ⅲ级及以上者不宜哺乳。

　　问题 4：对该患者应采取哪些护理措施？

　　（1）活动无耐力的护理：患者应充分休息，避免过劳，每天休息至少 10h，采取左侧卧位或半卧位；合理的膳食营养，避免体重过度增长，适当限制食盐，多食蔬菜和水果；避免过度劳累和精神压力因素等诱发心力衰竭。临产后及时使用抗生素预防感染；对患者及其家属进行妊娠合并心脏病相关知识的指导，完善家庭支持系统，缓解妊娠造成的压力，及时提供相关信息，减轻患者及其家属的焦虑心理，安全度过妊娠期。

> **知识链接**
>
> 　　妊娠期合并心脏病心力衰竭的处理方法：
>
> 　　①体位，患者采取半卧位或端坐位，双腿下垂，减少血液回流；②吸氧，立即给予高流量持续吸氧，对抗组织液向肺泡内渗透；③开放静脉通道，遵医嘱给药，注意观察用药后的毒性反应，对妊娠晚期心力衰竭的患者，控制心力衰竭的同时，应紧急行剖宫术取出胎儿，减轻心脏负担，挽救患者生命。

（2）预防心力衰竭的护理

1）加强孕期保健，早期发现诱发心力衰竭的各种潜在危险因素。

2）识别早期心力衰竭的征象并及时处理：①轻微活动后即有胸闷、心悸、气短；②休息时心率超过110次/分，呼吸大于20次/分；③夜间常因胸闷而需坐起呼吸，或需到窗口呼吸新鲜空气；④肺底出现少量持续性湿啰音，咳嗽后不消失。

3）充分休息，卧床期间注意翻身拍背，协助排痰，加强保暖，必要时监测心率、心律、呼吸、血压、血氧饱和度。

4）胎儿娩出后，患者腹部立即放置沙袋，持续24h，防止腹压下降诱发心力衰竭，随时评估心功能，并遵医嘱给予抗生素以预防感染。

5）心功能Ⅰ～Ⅱ级，可以母乳喂养，Ⅲ级及以上者不宜哺乳，必要时给予抗生素及协助恢复心功能的药物。

6）提供情感支持，减少患者及其家属的焦虑，为患者提供舒适的环境，给予情感与心理上的支持与鼓励，取得配合，减轻其焦虑感，维护家庭关系和谐。

7）做好出院指导，指导患者及其家属与心内科医生定期交流，积极治疗原发病，根据病情及时复诊，未绝育者应采取适宜的避孕措施。

四、案 例 小 结

妊娠合并心脏病是妇女围生期患有的一种严重妊娠合并症，随着妊娠月份的增加直至分娩期、产褥期，患者均会因心脏负担加重而诱发心力衰竭。其是孕产妇死亡的重要原因之一。根据心脏病类型及心功能的分级情况，要针对患者出现的问题，从饮食、睡眠、药物的中毒表现及心理状态等方面对患者进行健康教育指导。在护理过程中，针对患者的妊娠期、分娩期及产褥期等不同时期进行护理，为患者及其家属提供心理支持，体现人文关怀。

（韦玉敏）

案例八　妊娠合并糖尿病

学习目标

掌握：妊娠合并糖尿病的临床表现和诊断；妊娠合并糖尿病的护理措施。

熟悉：妊娠合并糖尿病的治疗方法。

了解：妊娠合并糖尿病的分期。

一、案 例 资 料

【一般资料】　陈某，女性，32岁，汉族，大学文化，教师。

【主诉】　停经37^{+5}周，下腹阵痛1h。

【病史】　该患者平素月经规律，7天/30天，量中等，末次月经2016年5月8日，预产期2017年2月15日，妊娠2月余出现恶心、呕吐等早孕反应。妊娠4个月自觉胎动至今。妊娠期定期产检，OGTT：空腹血糖为4.08mmol/L，服糖后1h血糖为10.83mmol/L，2h后血糖为6.5mmol/L。予饮食疗法控制血糖（具体不详）。2017年1月29日4：00患者出现下腹阵痛，无阴道出血，自觉胎动正常，入院待产。既往体健，孕前无糖尿病、高血压史，其母患糖尿病，无高血压家族史。无遗传病家族史。生育史：足月产1次、早产0次、流产1次、现有子女 1 人（孕 3 产 1）。

【护理体检】 T 36.4℃，P 86 次/分，R 20 次/分，BP 120/70mmHg，身高 160cm，体重 73kg。患者呈孕晚期体态，神志清楚，查体合作。全身皮肤弹性尚可，双下肢无水肿。产科检查：宫高 35cm，腹围 95cm，左枕前位（LOA），头先露，已入盆，不规则宫缩。胎心率 141 次/分；骨盆外测量各径线在正常范围。直肠指检：宫口开 1^+cm，胎头下降 S^{-2}。

【辅助检查】 彩超：宫内妊娠，单活胎，符合 37 周左右，BPD 88mm，AC 366mm，FL 66mm，羊水指数 146mm，胎盘成熟度Ⅱ级，体重 2930g±431g。OGTT：空腹血糖为 4.90mmol/L，服糖后 1h 血糖为 11.95mmol/L，2h 后血糖为 10.44mmol/L。

【入院诊断】 孕 3 产 1 妊娠 37^{+5} 周 LOA 先兆临产；妊娠期糖尿病。

【诊疗过程】 患者入院后完善相关检查：血常规、尿常规、凝血功能、生化全套、输血四项、血糖监测、产科彩超、胎心监护等，待产。严密观察胎心、胎动及产程进展。

二、案例问题引导

问题 1： 该患者诊断为妊娠期糖尿病，依据是什么？

问题 2： 妊娠合并糖尿病的临床表现有哪些？

问题 3： 妊娠合并糖尿病如何分期？

问题 4： 该患者存在哪些主要护理问题？

问题 5： 对该患者应采取哪些护理措施？

问题 6： 如何预防新生儿低血糖的发生？

三、案 例 分 析

问题 1： 该患者诊断为妊娠期糖尿病，依据是什么？

依据：患者为已婚育龄妇女，停经 37^{+5} 周，下腹阵痛 1h。产科检查：宫高 35cm，腹围 95cm，胎位 LOA，头先露，已入盆，不规律宫缩，胎心率 141 次/分。彩超：宫内妊娠，单活胎，符合 37 周左右，BPD 88mm，AC 366mm，FL 66mm，羊水指数 146mm，胎盘成熟度Ⅱ级，体重 2930g±431g。OGTT：空腹血糖为 4.90mmol/L，服糖后 1h 血糖为 11.95mmol/L，2h 后血糖为 10.44mmol/L。

知识链接

妊娠合并糖尿病有两种情况，一种为原有糖尿病（diabetes mellitus，DM）的基础上合并妊娠，又称糖尿病合并妊娠；另一种为妊娠前糖代谢正常，妊娠期才出现的糖尿病，称为妊娠期糖尿病（gestational diabetes mellitus，GDM）。糖尿病孕妇中 90% 以上为妊娠期糖尿病。糖尿病合并妊娠者不足 10%。妊娠合并糖尿病属高危妊娠，可增加与之有关的围生期疾病的患病率和病死率，如巨大儿及畸形儿、新生儿肺透明膜病、新生儿低血糖等发生率均增加。

问题 2： 妊娠合并糖尿病的临床表现有哪些？

妊娠期有"三多"症状（多饮、多食、多尿），或外阴阴道念珠菌感染反复发作，有些孕妇体重＞90kg，本次妊娠并发羊水过多或巨大胎儿者，应警惕合并糖尿病的可能。但大多数妊娠期糖尿病患者无明显的临床表现。

知识链接

OGTT 的方法：OGTT 前 1 天晚餐后禁食至少 8h 至次日晨（最迟不超过 9:00），OGTT 前连续 3 天正常体力活动、正常饮食，即每天进食碳水化合物不少于 150g，检查期间静坐、禁烟。检查时，5min 内口服含 75g 葡萄糖的液体 300ml，分别抽取空腹、服糖后 1h、2h 的静脉血（从开始饮用葡萄糖水计算时间），将其放入含有氟化钠的试管中采用葡萄糖氧化酶法测定血浆葡萄糖水平。

75g OGTT 的诊断标准：空腹及服糖后 1h、2h 的血糖值分别为 5.1mmol/L、10.0mmo/L、8.5mmol/L。任何一项血糖值达到或超过上述标准即诊断为妊娠期糖尿病。

问题 3：妊娠合并糖尿病如何分期？

依据患者发生糖尿病的年龄、病程及是否存在血管并发症等进行妊娠合并糖尿病分期（White 分类法）。

A 级：妊娠期诊断的糖尿病。

A1 级：经控制饮食，空腹血糖＜5.3mmol/L，餐后 2h 血糖＜6.7mmol/L。

A2 级：经控制饮食，空腹血糖≥5.3mmol/L，餐后 2h 血糖≥6.7mmol/L。

B 级：显性糖尿病，20 岁以后发病，病程＜10 年。

C 级：发病年龄为 10～19 岁，或病程达 10～19 年。

D 级：10 岁前发病，或病程≥20 年，或合并单纯性视网膜病。

F 级：糖尿病性肾病。

R 级：眼底有增生性视网膜病变或玻璃体积血。

H 级：冠状动脉粥样硬化性心脏病。

T 级：有肾移植史。

问题 4：该患者存在哪些主要护理问题？

该患者存在的主要护理问题：①营养失调，低于或高于机体需要量，与血糖代谢异常有关；②缺乏饮食控制相关知识；③焦虑，与担心母儿安全有关；④有感染的危险，与糖尿病致抵抗力下降有关。

问题 5：对该患者应采取哪些护理措施？

（1）营养与饮食指导：饮食控制是糖尿病治疗的基础，根据体重计算每天需要的热量，体重≤标准体重 10% 者，每天需 36～40kcal/kg，标准体重者每天需 12～18kcal/kg。热量分配：早餐摄入 10% 热量，午餐和晚餐各 30%，餐间点心（3 次）为 30%。碳水化合物占 40%～50%，蛋白质为 20%，脂肪为 30%～40%。碳水化合物应多选择血糖指数较低的粗粮，如荞麦、玉米面、薯类和杂豆类。优质蛋白的摄入应占每天总蛋白 50% 以上，主要选择鱼、肉、蛋、牛奶、豆浆和豆腐等。提倡低盐饮食。

（2）血糖监测：按医嘱监测早、中、晚餐前及餐后 2h 的血糖，必要时监测尿糖和尿酮体，临产当天每 2 小时测血糖 1 次，预防低血糖发生。

（3）胎儿监测：①鼓励孕妇左侧卧位，密切监测胎儿状况；②胎动计数，指导孕妇掌握自我监护胎动的方法，若 12h 胎动次数＜10 次，或胎动次数减少超过原胎动计数 50% 而不能恢复者，则表示胎儿宫内缺氧；③无激惹试验（NST），了解胎儿宫内储备能力。

（4）心理护理：护理人员应提供各种交流的机会，对孕产妇及其家属介绍妊娠合并糖尿病的相关知识、血糖控制稳定的重要性和降糖治疗的必要性，鼓励其讨论面临的问题及心理感受。以积极的心态面对压力，促进身心健康。

（5）预防产褥感染：糖尿病患者抵抗力下降，易合并感染，应保持会阴和全身皮肤清洁，每天用碘伏消毒液擦洗会阴创口 2 次。产后监测体温变化，观察恶露有无异常，及早识别患者的感染征象，并及时处理。

问题 6： 如何预防新生儿低血糖的发生？

（1）新生儿娩出后均按早产儿护理。

（2）新生儿出生时取脐血检测血糖，并在 30min 后单次滴服 25%葡萄糖液 5～10ml 以防止新生儿低血糖的发生，然后按需哺乳，多数新生儿在出生后 6h 内血糖值可恢复正常。

> **知识拓展**
>
> 应重视妊娠期糖尿病患者的产后随访，产后 6～12 周行 OGTT 筛查。
>
> OGTT 筛查正常者：有高危因素的妇女每年 1 次 OGTT 筛查，2 次 OGTT 筛查之间可检测空腹血糖；无高危因素的妇女 3 年 1 次 OGTT 筛查。
>
> OGTT 异常者：空腹血糖为 6.1～7.0mmol/L，餐后 2h 血糖为 7.8～11.1mmol/L（IGT），则每 3 个月随访 1 次，内分泌科随访。
>
> OGTT 显示为糖尿病者：空腹血糖≥7.0mmol/L，餐后 2h 血糖≥11.1mmol/L 转内分泌科处理。定期医院监测糖化血红蛋白、尿蛋白、血脂、血糖、血压等。建立个人档案，做好随访登记，参与糖尿病科普知识学习。

四、案 例 小 结

妊娠合并糖尿病 90%以上是妊娠期糖尿病，典型症状为多饮、多食、多尿，但大多数妊娠期糖尿病患者无明显的临床表现，OGTT 的诊断标准：空腹及服糖后 1h、2h 的血糖值分别为 5.1mmol/L、10.0mmol/L、8.5mmol/L，任何一项血糖值达到或超过上述标准即诊断为妊娠期糖尿病。治疗上绝大部分孕产妇通过饮食与适度运动能使血糖得到控制，少数孕产妇需要使用胰岛素治疗，本案例中孕妇主要以饮食疗法控制血糖，护理措施包括营养与饮食指导、血糖监测、胎儿监测、心理护理、产后预防产褥感染等，患者出院时做好出院指导，重视妊娠期糖尿病患者的产后随访。

（汤琼瑶）

案例九 产后出血

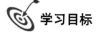**学习目标**

掌握： 产后出血的临床表现和护理措施。

熟悉： 产后出血的诊断和治疗方法。

了解： 产后出血的病因。

一、案 例 资 料

【一般资料】 张某，女性，38 岁，汉族，大学文化，自由职业。

【主诉】 停经 37^{+2} 周，少许阴道出血 2h 余。

【病史】 该患者平素月经规律，周期 7 天/28 天，月经量中等，末次月经 2017 年 4 月 22 日，预产期 2018 年 1 月 29 日，停经 40 天查尿 hCG（＋），妊娠 2 月余出现恶心、呕吐等早孕反应。妊娠 4 个月自觉胎动至今。妊娠期定期产检，妊娠 28 周余糖筛无异常，地中海贫血筛查无异常。妊娠期反复少量阴道出血。2018 年 1 月 10 日 12：00 患者出现少许阴道出血，深褐色，入院待产。患者既往体健，2008 年、2012 年 2 次行剖宫产术。无心血管病史，无糖尿病史，无遗传病家族史。生育史：孕 5 产 2。患者入院后完善相关检查，第 2 天在腰硬联合麻醉下行子宫下段剖宫产术，取出一活成熟女婴。术中胎盘、胎膜不能自然娩出，行徒手剥离胎盘，子宫下段后壁胎盘粘连，胎盘、胎膜剥离基本完整，胎盘剥离面出血跳跃，出血迅猛，计算出血量为 2500ml，术中血压最低达 65/53mmHg。

【术前检查】 护理检查：T 36.4℃，P 80 次/分，R 20 次/分，BP 130/80mmHg，身高 158cm，体重 60kg。患者呈孕晚期体态，神志清楚，查体合作。产科检查：宫高 35cm，腹围 95cm，右枕前位（ROA），头先露，已入盆，不规律宫缩，未破膜，胎心率 138 次/分；骨盆外测量各径线均在正常范围。彩超：宫内妊娠，单活胎，符合 37 周左右，BPD 86mm，AC 325mm，FL 65mm，羊水指数 140mm，胎盘成熟度Ⅱ级，体重 2830g±304g。

【诊断】 产后出血；失血性休克；孕 5 产 2，妊娠 37^{+3} 周，ROA 剖宫产；瘢痕子宫；胎盘粘连。

【诊疗过程】 术中见胎盘剥离面出血跳跃，立即应用宫腔纱条压迫止血、静脉滴注缩宫素、子宫肌内注射卡前列素氨丁三醇注射液，予多巴胺维持血压，急查血常规、凝血功能、3P 试验、交叉配血，同时报告产科主任组织抢救。输入红细胞悬液 2U，血浆 400ml，输液 1800ml。术后送病房继续输红细胞悬液 4U、血浆 800ml，输液及预防感染治疗。术后 24h 取出宫腔纱条，宫腔少量积血。出院前复查血常规显示 Hb 68g/L，予口服纠正贫血治疗，带药出院。

二、案例问题引导

问题 1：患者诊断为产后出血，依据是什么？
问题 2：产后出血的病因有哪些？
问题 3：产后出血的临床表现有哪些？
问题 4：该患者存在哪些主要护理问题？
问题 5：对该患者应采取哪些护理措施？
问题 6：如何预防产后出血？

三、案例分析

问题 1：患者诊断为产后出血，依据是什么？

依据：剖宫产术中胎盘、胎膜不能自然娩出，行徒手剥离胎盘，子宫下段后壁胎盘粘连，胎盘、胎膜剥离基本完整，胎盘剥离面出血跳跃，出血迅猛，计算出血量为 2500ml，术中血压最低达 65/53mmHg。

> **知识链接**
> 产后出血(postpartum hemorrhage，PPH)指胎儿娩出后 24h 内失血量超过 500ml，剖宫产时超过 1000ml，是分娩期的严重并发症，居我国产妇死亡原因首位。

问题 2：产后出血的病因有哪些？
（1）子宫收缩乏力是产后出血最常见原因。妊娠足月时，胎儿娩出后，子宫平滑肌的收缩和缩复对肌束间的血管起到有效的压迫作用，所以，任何影响子宫肌收缩和缩复功能的因素，均可引起子宫收缩乏力性出血。

（2）胎盘因素：①胎盘滞留，胎盘多在胎儿娩出后 15min 内娩出，若 30min 后胎盘仍不娩出，将导致出血。②胎盘植入，指胎盘绒毛在其附着部位与子宫肌层紧密连接。根据胎盘绒毛侵入子宫肌层深度分为胎盘粘连、胎盘植入、穿透性胎盘植入。胎盘绒毛黏附于子宫肌层表面为胎盘粘连；绒毛深入子宫肌壁间为胎盘植入；绒毛穿过子宫肌层到达或超过子宫浆膜面为穿透性胎盘植入。③胎盘部分残留，指部分胎盘小叶、副胎盘或部分胎膜残留于宫腔，影响子宫收缩而出血。

（3）软产道裂伤：软产道裂伤后，尤其未及时发现，可出现产后出血。

（4）凝血功能障碍：任何原发或继发的凝血功能异常，均能造成产后出血。

问题3：产后出血的临床表现有哪些？

胎儿娩出后阴道出血及出现失血性休克、严重贫血等相应症状，是产后出血的主要临床表现。

（1）阴道出血：胎儿娩出后立即发生阴道出血，色鲜红，应考虑软产道裂伤；胎儿娩出后数分钟出现阴道出血，色暗红，应考虑胎盘因素；胎盘娩出后阴道出血较多，应考虑子宫收缩乏力或胎盘、胎膜残留；胎儿娩出后阴道持续出血，且血液不凝，应考虑凝血功能障碍；失血表现明显，伴阴道疼痛而阴道出血不多，应考虑隐匿性软产道损伤，如阴道血肿。剖宫产时主要表现为胎儿胎盘娩出后胎盘剥离面的广泛出血，宫腔不断被血充满或切口裂伤处持续出血。

（2）低血压症状：头晕、面色苍白，出现烦躁、皮肤湿冷、脉搏细数、脉压缩小时，产妇已处于休克早期。

知识链接

产科常用评估失血量方法：

（1）容积法：用专用产后接血容器收集血液，用量杯测定失血量。

（2）称重法：分娩后敷料湿重-分娩前敷料干重＝失血量。

（3）根据失血性休克程度估计：休克指数＝脉率÷收缩压。①休克指数为 0.5，血容量正常；②休克指数为 1，失血量为 500～1500ml；③休克指数为 1.5，失血量为 1500～2500ml；④休克指数为 2，失血量为 2500～3500ml。

问题4：该患者存在哪些主要护理问题？

该患者存在的主要护理问题：①组织灌注量改变，与手术创面出血过多有关；②有感染的危险，与失血后抵抗力降低及手术操作有关；③恐惧，与担心自身的生命安危有关；④疲乏，与失血性贫血、产后体质衰弱有关。

问题5：对该患者应采取哪些护理措施？

（1）促进子宫收缩：①按摩子宫；②遵医嘱应用宫缩剂，缩宫素静脉滴注，卡前列素氨丁三醇注射液于子宫肌壁内注入；③协助医生进行宫腔填塞纱条，密切观察子宫底高度、生命体征变化等，纱条放置 24h 后取出。

（2）协助医生行人工剥离胎盘术，并做好子宫切除的准备。

知识链接

针对出血原因采取止血措施：

（1）胎盘因素导致的大出血，要及时取出胎盘。①胎盘剥离不全或胎盘粘连：行人工剥离胎盘术；②膀胱过度充盈导致胎盘滞留：导尿排空膀胱后，一只手按摩子宫，另一只手轻轻牵拉脐带娩出胎盘；③胎盘嵌顿：行全身静脉麻醉，待子宫狭窄环松解后用手取出胎盘；④胎盘植入：行子宫次全切除术；⑤胎盘、胎膜残留：行钳刮术或刮宫术。

（2）软产道裂伤导致的大出血：配合医生查找裂伤，及时缝合止血。

（3）凝血功能障碍导致的大出血：一旦确诊应迅速补充相应的凝血因子，如血小板、新鲜血及纤维蛋白原。积极做好抗休克准备，必要时行子宫切除术。

（3）失血性休克的急救护理：①产妇取中凹卧位，面罩给氧、保暖；②立即建立两条以上静脉通道，做好输血前准备，遵医嘱输液、输血维持循环血量，并使用止血药；③严密观察并详细记录患者的意识状态、皮肤颜色、血压、脉搏、呼吸及尿量，观察子宫收缩情况。

（4）预防感染：①各种检查及手术操作应严格遵守无菌操作原则，防止病原体入侵；②产后监测体温变化，观察恶露有无异常，宫腔和伤口有无感染迹象，发现异常则报告医生及时处理；③腹部伤口敷料保持干燥，注意会阴部清洁，每天用消毒液擦洗会阴2次；④遵医嘱应用抗生素预防感染。

（5）心理护理：①护理人员应保持镇静，抢救工作紧张有序。以熟练的技术及良好的服务态度，给患者以信任及安全感；②耐心听取患者的心理感受，向患者及其家属解释产后出血的治疗及护理目的和措施，使其积极配合治疗及护理；③及时通告抢救效果，病情允许时鼓励家属陪伴。

（6）出院指导：继续按医嘱口服补血药，注意休息，避免重体力劳动。加强营养，饮食多样化、粗粮细粮搭配，多食富含铁、蛋白质、维生素的食物，纠正贫血。注意观察子宫复旧及恶露情况，产后42天复查。

问题6：如何预防产后出血？

（1）加强妊娠期保健：妊娠早期即开始产前检查，全面了解孕妇健康情况，对于存在贫血、血液系统疾病者或其他全身性疾病者要及时纠正，对有妊娠合并症、可能发生产后出血的孕妇应择期住院待产。

（2）正确处理产程：第一产程严密观察，防止产程延长，有诱发产后出血因素者，应做好输液、输血的准备，积极防治子宫收缩乏力。第二产程勿使胎头娩出过快，胎头娩出后不可忽略胎肩的缓慢娩出，以免软产道损伤。助产手术时，避免操作粗暴，严格执行操作规程。第三产程：①对有诱发产后出血因素者，于胎儿娩出后立即静脉注射缩宫素10～20U；②正确判断胎盘剥离征象，在胎盘娩出前不应揉挤子宫或牵拉脐带，以免引起胎盘部分剥离而出血；③胎盘娩出后，要仔细检查胎盘及胎膜是否完整；④阴道手术助产后，应常规检查软产道有无损伤。

（3）加强产后观察：产后出血多发生于产后2h内，要严密观察子宫收缩情况及阴道出血量、出血的时间和出血的形式。产后30min内进行母婴早接触、早吸吮，促进子宫收缩，减少出血。

四、案例小结

产后出血是我国产妇死亡的首要原因，主要临床表现为胎儿娩出后阴道出血及出现失血性休克、严重贫血等相应症状。处理上是针对出血的原因采取相对应的治疗护理措施。其病因包括子宫收缩乏力、胎盘因素、软产道裂伤、凝血功能障碍，其中子宫收缩乏力是最常见的原因，首选疗法是按摩子宫和应用宫缩剂。本案例中产妇是剖宫产术中胎盘粘连引起的产后出血、失血性休克，迅速实施抢救，行人工剥离胎盘术，给予宫纱堵塞、应用宫缩剂、输液输血及预防感染治疗。护理人员在配合抢救、严密观察病情变化的同时，应注重心理护理及人文关怀，抢救过程保持镇静，给产妇信任感及安全感。

（汤琼瑶）

案例十 胎膜早破

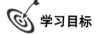
学习目标

　　掌握： 胎膜早破的临床表现和护理措施。
　　熟悉： 胎膜早破的辅助检查和治疗方法。
　　了解： 胎膜早破的病因。

一、案 例 资 料

　　【一般资料】 方某，女性，25 岁，汉族，中专文化，自由职业。
　　【主诉】 停经 37^{+4} 周，阴道排液 1h。
　　【病史】 该患者平素月经规律，周期 6 天/30 天，月经量中等，末次月经 2016 年 5 月 9 日，预产期 2017 年 2 月 16 日，妊娠早期无腹痛、阴道出血、发热、用药及无放射线接触史，妊娠 4 个月自觉胎动至今。妊娠期定期产检，唐氏筛查提示低危，行糖尿病筛查及地中海贫血筛查提示无异常，2017 年 1 月 28 日 23：20 始患者出现阴道排液，量中，色清，无下腹痛及阴道出血，自觉胎动正常，入院待产。患者既往体健，无糖尿病、高血压史，其母患糖尿病，无高血压家族史。无遗传病家族史。生育史：孕 1 产 0。
　　【护理体检】 T 36.5℃，P 84 次/分，R 20 次/分，BP 120/70mmHg，身高 160cm，体重 65kg。患者呈孕晚期体态，神志清楚，查体合作。产科检查：宫高 35cm，腹围 100cm，胎方位为 LOA，头先露，已入盆，不规律宫缩，胎心率 142 次/分。外阴正常，未产式，骨盆外测量无异常。阴道窥器检查：见液体自宫口流出，色清，宫口未开，胎头下降 S^{-2}。
　　【辅助检查】 彩超：宫内单活胎，符合 38 周左右，BPD 92mm，AC 344mm，FL 71mm，羊水指数 108mm，胎盘成熟度 Ⅱ 级，体重：3340g±491g。
　　【入院诊断】 孕 1 产 0 妊娠 37^{+4} 周 LOA 先兆临产；胎膜早破。
　　【诊疗过程】 患者入院后完善相关检查：血常规、血型、尿常规、凝血功能、生化全套、输血四项、胎心监护等。患者待产。绝对卧床，严密观察胎心、胎动及产程情况，预防感染治疗。于入院第 3 天顺产娩出一成熟活女婴。

二、案例问题引导

　　问题 1： 患者入院诊断为胎膜早破，依据是什么？
　　问题 2： 胎膜早破的临床表现有哪些？
　　问题 3： 该患者存在哪些主要护理问题？
　　问题 4： 对该患者应采取哪些护理措施？
　　问题 5： 胎膜早破的孕妇为什么采取抬高臀部及左侧卧位？

三、案 例 分 析

　　问题 1： 患者入院诊断为胎膜早破，依据是什么？
　　依据：患者为已婚育龄妇女，停经 37^{+4} 周，阴道排液 1h。产科检查：宫高 35cm，腹围 100cm，胎方位为 LOA，头先露，已入盆，不规律宫缩，胎心率 142 次/分。阴道窥器检查见液体自宫口流出，色清。

> **知识链接**
>
> 胎膜早破是指临产前发生胎膜破裂。未足月胎膜早破指在妊娠 20 周以后、未满 37 周胎膜在临产前发生的胎膜破裂。胎膜早破的因素很多，常是多因素相互作用的结果，包括生殖道感染、羊膜腔压力增高、胎膜受力不均、营养因素（缺乏维生素 C、锌及铜）、宫颈内口松弛、机械性刺激、细胞因子（IL-6、IL-8、TNF-α）升高。

问题 2： 胎膜早破的临床表现有哪些？

孕妇突然感到有较多液体自阴道流出，可混有胎脂及胎粪，行直肠指诊检查，触不到羊膜囊，上推胎儿先露部可见流液量增多。阴道窥器检查见阴道后穹隆有羊水积聚或有羊水自宫口流出。

> **知识链接**
>
> （1）阴道液酸碱度检查：正常阴道液呈酸性，pH 为 4.5～5.5；羊水的 pH 为 7.0～7.5；尿液的 pH 为 5.5～6.5。用 pH 试纸检查，若流出液 pH≥7.0，则视为阳性，胎膜早破的可能性极大，但要注意受血液、尿液、宫颈黏液、精液及细菌污染时可出现假阳性。
>
> （2）阴道窥器检查：见液体自宫口流出或阴道后穹隆有较多混有胎脂和胎类的液体。
>
> （3）阴道涂片检查：阴道液干燥片检查有羊齿状结晶出现为羊水。
>
> （4）羊膜镜检查：可直视胎先露，看不到前羊膜囊，即可确诊为胎膜早破。

问题 3： 该患者存在哪些主要护理问题？

该患者目前存在的主要护理问题：①有胎儿受伤的危险。与脐带脱垂和胎儿宫内缺氧有关；②有感染的危险，与胎膜破裂后，下生殖道内病原体逆行感染有关；③焦虑，与担心胎儿的生命安全有关。

问题 4： 对该患者应采取哪些护理措施？

（1）严密观察胎儿情况：嘱患者绝对卧床，床尾抬高 30cm，必要时采取左侧卧位，防止脐带脱垂，监测胎心率的变化，教会患者自数胎动。定时观察羊水性状、颜色、气味等。头先露者，若羊水中混有胎粪，提示胎儿宫内缺氧，应及时给予吸氧、终止妊娠等处理。

（2）积极预防感染：嘱患者保持外阴清洁，每天用 0.5% 碘伏棉球擦洗会阴部 2 次；放置吸水性好的消毒会阴垫于外阴，勤换会阴垫，保持会阴清洁干燥，防止上行性感染；按医嘱于胎膜破裂后 12h 给予抗生素预防感染。

（3）心理支持：做好健康教育，告知胎膜早破的原因、治疗护理要点及注意事项，耐心回答患者的问题，取得患者及其家属的理解和配合。鼓励患者表达自身感受，嘱家属给予患者关心和支持。

> **知识链接**
>
> 针对不同孕周胎膜早破者采取的护理措施：对于<35 孕周的胎膜早破者，应遵医嘱给地塞米松 10mg 静脉滴注，以促胎肺成熟。若孕龄<37 周，已临产，或孕龄达 37 周，破膜 12～18h 后尚未临产者，均可按医嘱采取措施，尽快结束分娩。

问题5： 胎膜早破的孕妇为什么采取抬高臀部及左侧卧位？

胎膜早破的孕妇，采取绝对卧床休息，床尾抬高 30cm，取臀高卧位，以降低宫腔内压力，减少羊水流出，防止脐带脱垂的发生，尤其是头高浮、臀位和双胎孕妇。以左侧卧位为好，因左侧卧位避免增大子宫压迫下腔静脉，增加子宫血液灌注量，对胎儿的氧供有利。

四、案 例 小 结

胎膜早破是常见的分娩期并发症，主要症状是临产前孕妇突然感到不能控制的阴道排液，其发生率在妊娠满 37 周为 10%，妊娠不满 37 周的胎膜早破发生率为 2.0%～3.5%，临床上对于胎膜早破者则应根据不同的妊娠周数，破膜时间的长短及是否合并感染来制订处理方案。因此，在护理胎膜早破孕妇时，应根据不同的治疗方案给予对应的护理。本案例患者为足月妊娠胎膜早破，破膜时间超过 12h，护理时针对患者主要存在胎儿受伤的危险及有感染危险的等问题采取具体的护理措施，包括左侧卧位、抬高臀部防止脐带脱垂，严密观察胎儿情况及产程进展，遵医嘱预防使用抗生素等。在护理过程中，要注意患者的情绪变化，做好心理护理和健康指导。

（汤琼瑶）

案例十一 羊 水 栓 塞

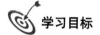

学习目标

掌握： 羊水栓塞的临床表现和护理措施。

熟悉： 羊水栓塞的治疗方法。

了解： 羊水栓塞的病因和病理生理。

一、案 例 资 料

【一般资料】 符某，女性，31 岁，汉族，大学文化，职员。

【主诉】 停经 38 周，全身水肿 1 个月，发现高血压 1 天。

【病史】 该患者平素月经规律，周期 6 天/30 天，月经量中等，末次月经 2016 年 5 月 19 日，预产期 2017 年 2 月 26 日，妊娠早期无腹痛、阴道出血、发热、用药及放射线接触史，妊娠 4 个月自觉胎动至今。妊娠期定期产检，唐氏筛查提示低危，糖尿病筛查及地中海贫血筛查提示无异常，2017 年 2 月 12 日 9：20 以"重度子痫前期、巨大儿"收入院。入院后予以吸氧、镇静、解痉、降压等措施对症治疗 2 天，血压控制不理想。于 2017 年 2 月 14 日急诊行子宫下段剖宫产术，入室监测无创血压 165/105mmHg、脉搏 130 次/分、血氧饱和度 98%，实施腰硬联合麻醉。手术开始 7min 取出一健康男婴。羊水清，胎盘部分剥离，出血量多，人工徒手剥离胎盘。在胎盘取出的同时，产妇出现烦躁不安、呛咳、呼吸困难等症状，随后产妇意识消失，面色发绀，呼吸、心搏骤停。

【护理检查】 T 36.7℃，P 121 次/分，R 30 次/分，BP 86/42mmHg，身高 158cm，体重 72kg，全身水肿（＋＋＋＋）。

【辅助检查】 生化检查：总蛋白 6.2 g/L，白蛋白 31.6g/L。PT 12s，KPTT 33s。血常规检查：RBC 3.43×10^{12}/L，Hb 91g/L，HCT 24.7%，PLT 375×10^9/L。尿蛋白（＋＋）。

【诊断】 羊水栓塞。

【诊疗过程】 术中立即行胸外心脏按压、气管内插管、静脉推注盐酸肾上腺素、硫酸阿托品等，3min 后患者恢复自主心律，立即静脉滴注大剂量氢化可的松注射液抗过敏，静脉滴注罂粟碱注射液解除肺动脉高压，应用肝素防治弥散性血管内凝血。急查血常规、凝血功能、3P试验、生化全套、血气分析、交叉配血，输血、输液治疗，同时在全身麻醉下行子宫切除术。术毕送重症医学科加强治疗。

二、案例问题引导

问题 1：该患者诊断为羊水栓塞，依据是什么？
问题 2：羊水栓塞的临床表现有哪些？
问题 3：羊水栓塞的处理原则有哪些？
问题 4：该患者存在哪些主要护理问题？
问题 5：对该患者应采取哪些护理措施？
问题 6：如何预防羊水栓塞的发生？

三、案 例 分 析

问题 1：该患者诊断为羊水栓塞，依据是什么？

依据：该患者停经 38 周，入院诊断为重度子痫前期、巨大儿。剖宫产取出胎儿后，胎盘部分剥离，出血量多，人工徒手剥离胎盘。在胎盘取出的同时，产妇诉说不适并呛咳一声，紧随连续两声呛咳，随后产妇意识消失，面色青紫，呼吸、心搏骤停。

> **知识链接**
>
> 羊水栓塞（amniotic fluid embolism，AFE）指在分娩过程中羊水突然进入母体血液循环引起急性肺栓塞、过敏性休克、弥散性血管内凝血、肾衰竭等一系列病理改变的严重分娩并发症。其也可发生在足月分娩和妊娠 10～14 周钳刮术时，死亡率高达 60%以上，是孕产妇死亡的主要原因之一。一般认为羊水栓塞是由胎粪污染的羊水中的有形物质（胎儿毳毛、角化上皮、胎脂、胎粪）进入母体血液循环所引起。
>
> 羊水进入母体血液循环有 3 个途径：①子宫颈内膜静脉；②胎盘附着部位的血窦；③病理情况下开放的子宫壁血窦。
>
> 羊水进入母体血液循环必须具备 3 个条件：①强烈子宫收缩；②子宫壁血窦开放；③胎膜破裂。
>
> 羊水进入母体血液循环后，可引起病理生理改变：①肺动脉高压；②过敏性休克；③弥散性血管内凝血；④急性肾衰竭。

问题 2：羊水栓塞的临床表现有哪些？

羊水栓塞的临床表现：

（1）典型羊水栓塞：一般经过 3 个阶段。

1）心肺功能衰竭和休克：在分娩过程中，尤其是刚破膜不久，产妇突然感到寒战，出现呛咳、气急、烦躁不安、恶心、呕吐等前驱症状，继而出现呼吸困难、发绀、抽搐、昏迷、脉搏细数、血压急剧下降、心率加快、肺底部有湿啰音。病情严重者，产妇仅惊叫一声，或打一个哈欠，或抽搐一下后呼吸、心搏骤停，于数分钟内死亡。

2）出血：患者经过心肺功能衰竭和休克后，进入凝血功能障碍阶段，表现以子宫出血为主的全身出血倾向，如切口渗血、全身皮肤黏膜出血、血尿、消化道大出血等。

3）急性肾衰竭：患者出现少尿（或无尿）和尿毒症表现。主要为循环功能衰竭引起的肾缺血及弥散性血管内凝血前期形成的血栓堵塞肾内小血管，引起缺血、缺氧，导致肾脏器质性损害。

（2）不典型羊水栓塞：有些病情发展缓慢，症状隐匿。缺乏急性呼吸、循环系统症状或症状较轻；有些仅表现为分娩或剖宫产时的一次寒战，几小时后才出现大量阴道出血，无血凝块，伤口渗血、酱油色血尿等，并出现休克症状。

问题3：羊水栓塞的处理原则有哪些？

羊水栓塞的处理原则：①抗过敏，解除肺动脉高压，改善低氧血症；②抗休克；③防治弥散性血管内凝血；④预防肾衰竭；⑤预防感染；⑥产科处理。

问题4：该患者存在哪些主要护理问题？

该患者存在的主要护理问题：①气体交换受损，与肺动脉高压、肺水肿、呼吸循环衰竭有关；②潜在并发症，如休克、弥散性血管内凝血、肾衰竭；③恐惧，与羊水栓塞可致死亡有关。

问题5：对该患者应采取哪些护理措施？

羊水栓塞患者的处理与配合：一旦出现羊水栓塞的临床表现，应及时识别并立即给予紧急处理。

（1）立即行胸外心脏按压、气管内插管，纠正呼吸、循环衰竭。

（2）抗过敏：按医嘱立即给予地塞米松或氢化可的松静脉推注或静脉滴注。

（3）解痉挛：按医嘱使用阿托品、罂粟碱、氨茶碱等药，并观察治疗反应。

（4）防治弥散性血管内凝血：①应用肝素治疗羊水栓塞的高凝状态；②及时输新鲜血或血浆、纤维蛋白原等补充凝血因子。

（5）纠正心力衰竭、消除肺水肿：按医嘱使用毛花苷丙（西地兰）静脉推注，必要时1～2h后可重复使用。

（6）抗休克、纠正酸中毒：①输液、输血补足血容量后血压仍不回升，可用多巴胺加于葡萄糖溶液中静脉泵入；②5%碳酸氢钠250ml静脉滴注，并及时纠正电解质紊乱。

（7）少尿或无尿阶段要及时按医嘱应用利尿剂，预防与治疗肾衰竭。

（8）严密监测患者生命体征、出血量、血凝情况、尿量。

（9）产科处理：剖宫产术中子宫出血不止，配合行子宫切除术，以减少胎盘剥离面开放的血窦出血，争取抢救时机。

（10）提供心理支持：对于患者家属的恐惧情绪表示理解和安慰，向家属介绍患者病情的严重性，以取得配合，适当的时候允许家属陪伴患者。

问题6：如何预防羊水栓塞的发生？

（1）加强产前检查，及时发现胎盘早剥、前置胎盘、子宫破裂等诱因。

（2）人工破膜时应避开宫缩，在强烈宫缩时，破膜应推迟。人工破膜时不兼行胎膜剥离。因剥离胎膜时，宫颈管内口或子宫下段由于分离胎膜而损伤血管，当破膜后羊水直接与受损的小静脉接触，在宫缩增强的情况下易使羊水进入母体血液循环。

（3）妊娠中期引产时，羊膜腔穿刺次数不应超过3次，羊膜腔穿刺术用针宜细，操作应熟练，避免由于损伤胎膜和宫壁而构成羊水侵入的途径。钳刮时应先破膜，使羊水流出后再钳夹胎块，严防子宫或产道裂伤。

（4）严格掌握缩宫素使用指征，防止宫缩过强、急产发生。

（5）严格掌握剖宫产指征。

四、案例小结

羊水栓塞是极其严重的分娩期并发症，典型羊水栓塞是以骤然的血压下降（血压与失血量不符合）、组织缺氧和消耗性凝血病为特征的急性综合征。孕产妇死亡率极高，因此，预防是关键。诊疗过程一旦怀疑羊水栓塞，护理人员应立刻配合抢救。本案例是剖宫产术中取出婴儿短时间内，患者诉说不适并呛咳一声，紧随连续两声呛咳，患者意识消失，面色发绀，呼吸、心搏骤停。立即行胸外心脏按压、气管内插管，纠正呼吸循环衰竭。同时给予抗过敏、解除肺动脉高压、抗休克、防治弥散性血管内凝血和肾衰竭等处理，病情得到及时控制。羊水栓塞多数发病急、病情凶险，护理人员必须具备及时识别与配合紧急抢救的能力。护理过程还要注意安抚患者家属的情绪，以取得配合。

（汤琼瑶）

第十三章 儿科疾病

案例一 新生儿高胆红素血症

 学习目标

掌握： 新生儿高胆红素血症的临床表现和护理措施。

熟悉： 新生儿高胆红素血症的辅助检查和治疗方法。

了解： 新生儿高胆红素血症的病因及发病机制。

一、案例资料

【一般资料】 患儿，女性，出生后2天。

【主诉】 皮肤黄染2天。

【病史】 患儿于孕 40^{+1} 周，顺产出生，出生时阿普加评分1min、5min、10min都是10分，出生体重3.4kg。羊水色清、量中等，胎膜、胎盘未见异常，出生后30min内混合喂养，吸吮一般。2天前患儿无明显诱因出现皮肤黄染，始于头面部，后逐渐向胸背、四肢蔓延，在妇产科不足24h时经皮测胆红素值为6.2mg/dl，无发热，今患儿皮肤黄染加重。

【护理体检】 T 36.5℃，P 135次/分，R 40次/分，体重3.2kg。患儿神志清楚，精神反应好，呈足月儿貌。全身皮肤黄染，无皮疹，皮肤弹性好，腹部皮下脂肪1cm。全身浅表淋巴结无肿大。头颅形态正常，前囟平软，大小约2.0cm×2.0cm。巩膜黄染。双侧听诊呼吸音清。心律齐，心音有力，无杂音。腹部平坦，质软，脐部干结。肝脾肋下未扪及肿大，移动性浊音阴性，肠鸣音5次/分。直肠肛门外观正常，外生殖器外观正常，四肢肌张力正常，生理反射存在，病理征阴性。

【辅助检查】 血常规：WBC $20.28×10^9$/L，RBC $5.47×10^{12}$/L，Hb 175g/L，PLT $379×10^9$/L。肝功能：TBiL 206.9μmol/L，DBiL 26.8μmol/L，IBiL 180.1μmol/L。血型检测：母亲O型，患儿A型，RHC血型、RHD血型母儿均阳性，RHE血型母儿均阴性。溶血病检测：Coombs试验（－），游离实验（＋），放散实验（＋）。TORCH（也称优生五项）：阴性；血培养：阴性；大便常规：未见明显异常；尿常规：未见明显异常；葡萄糖-6-磷酸脱氢酶：正常。

【入院诊断】 新生儿高胆红素血症。

【诊疗过程】 患儿入院后完善相关检查：三大常规、C反应蛋白、降钙素原、血气分析，监测生命体征，监测患儿精神及反应等情况，监测血糖，防治感染，蓝光照射治疗，使用酶诱导剂，静脉注入免疫球蛋白，加强喂养，营养支持，必要时行换血疗法等。

二、案例问题引导

问题1： 患儿入院诊断为新生儿高胆红素血症，依据是什么？

问题2： 新生儿高胆红素血症的临床表现有哪些？

问题3： 该患儿为什么要每天测胆红素值？

问题4： 该患儿存在哪些主要护理问题？

问题5： 对该患儿应采取哪些护理措施？

三、案例分析

问题 1：患儿入院诊断为新生儿高胆红素血症，依据是什么？

依据：新生儿，生后 24h 内出现黄染，全身皮肤、巩膜黄染，并逐渐加重，TBiL 206.9μmol/L，DBiL 26.8μmol/L，IBiL 180.1μmol/L。

> **知识链接**
>
> 新生儿高胆红素血症（neonatal jaundice）（又称新生儿黄疸）是新生儿时期胆红素在体内积聚而引起皮肤、黏膜、巩膜等部位黄染的现象。新生儿高胆红素血症由多种不同因素引起，包括新生儿溶血、新生儿败血症及其他感染、新生儿肝炎、先天性胆管阻塞、母乳性黄疸、遗传性疾病、药物性黄疸等。

问题 2：新生儿高胆红素血症的临床表现有哪些？

新生儿高胆红素血症的临床表现主要为皮肤、黏膜、巩膜等部位黄染，严重时会伴有肝脾大和贫血，以及严重的后遗症（胆红素脑病），其可导致患儿死亡，存活者多遗留神经系统后遗症如脑瘫、视力障碍、听力障碍及智力障碍，其是新生儿致死、致残的重要原因之一。

> **知识链接**
>
> 新生儿黄疸分为生理性黄疸和病理性黄疸。其区别要点如下：
>
> （1）生理性黄疸
>
> 1）出生后 2~3 天内出现黄疸，4~5 天达高峰。
>
> 2）一般情况良好。
>
> 3）足月儿在 2 周内消退，早产儿可延到 3~4 周。
>
> （2）病理性黄疸
>
> 1）黄疸在出生后 24h 内出现。
>
> 2）黄疸程度重，血清胆红素＞205.2~256.5μmol/L（12~15mg/dl），或每天上升超过 85μmol/L（5mg/dl）。
>
> 3）黄疸持续时间长（足月儿＞2 周，早产儿＞4 周）。
>
> 4）黄疸退而复现。
>
> 5）血清结合胆红素＞34μmol/L（2mg/dl）。

问题 3：该患儿为什么要每天测血清胆红素值？

血清胆红素的数值变化对判断病情、治疗效果至关重要，如胆红素上升速度过快则需采取除了蓝光照射治疗以外的其他治疗措施（如换血疗法）等，以防止严重并发症胆红素脑病（核黄疸）的发生。每天测血清胆红素 1~2 次可及时观察血清胆红素上升速度及判断治疗效果。

> **知识链接**
>
> 可用黄疸测定仪经皮测胆红素值或采集静脉血测定血清胆红素，后者较可靠，但前者简单、无创、快速，经皮测胆红素值（mg/dl）与血清胆红素值（μmol/L）的换算公式：经皮所测数值（额、面、胸三者的平均值）×17.1＝血清胆红素值。

问题 4：该患儿存在哪些主要护理问题？

该患儿目前存在的主要护理问题：①潜在并发症，胆红素脑病；②缺乏黄疸有关知识；

③焦虑（患儿亲属） 与担心疾病预后有关。

问题5：对该患儿应采取哪些护理措施？

（1）密切观察病情：判断黄疸进展情况；警惕胆红素脑病（核黄疸），其早期表现为拒食、嗜睡、肌张力减退。

（2）不可快速输入高渗性液体及药物（以防止血脑屏障暂时性开放而使游离胆红素入脑）。

（3）促进粪便及胆红素排出：观察大、小便情况，如出现胎粪延迟排出，遵医嘱给予灌肠。

（4）加强保暖。

（5）遵医嘱行蓝光照射治疗。

（6）按医嘱用药：遵医嘱使用酶诱导剂及免疫球蛋白（可抑制吞噬细胞破坏已被抗体致敏的红细胞）。

（7）做好配合换血治疗的准备：血源准备、血量、换血速度（出入平衡）、血管通路的选择、生化检测、病情观察（生命体征、有无抽搐等）。

（8）健康教育：使患儿家长了解病情，以配合治疗及护理。

（9）心理护理：由于缺乏疾病及其治疗相关知识，患儿家长可能会焦虑。护理人员应与患儿及其家长建立相互信任的关系，鼓励患儿家长表述内心的情感感受，主动询问有关疾病及其治疗方面的问题。

> **知识链接**
>
> 患儿如为母乳性黄疸，较严重者可暂停母乳喂养3~5天（注意指导母亲保持泌乳），待黄疸消退后再恢复母乳喂养；如为葡萄糖-6-磷酸脱氢酶（G-6-PD）缺陷症，忌食蚕豆及其制品，衣物勿接触樟脑丸，患病时注意药物的选用以防止发生溶血。

四、案例小结

新生儿高胆红素血症是新生儿时期胆红素在体内积聚而引起皮肤、黏膜、巩膜等部位黄染的现象。临床表现主要为皮肤、黏膜、巩膜等部位黄染，严重时会伴有肝脾大和贫血，以及严重的后遗症（胆红素脑病），其可导致患儿死亡，存活者多遗留神经系统后遗症如脑瘫、视力障碍、听力障碍及智力障碍，其是新生儿致死致残的重要原因之一。本案例患儿主要护理问题为潜在并发症、缺乏黄疸相关知识及焦虑。护理时要针对患儿存在的问题采取相应的护理措施，如观察病情、喂养、促排便、药物治疗、做好光疗护理、准备换血及对患儿家长进行健康宣教和心理护理，取得理解和配合。

（欧阳芸）

案例二 新生儿肺透明膜病

 学习目标

掌握： 新生儿肺透明膜病的临床表现和护理措施。

熟悉： 新生儿肺透明膜病的辅助检查和治疗方法。

了解： 新生儿肺透明膜病的病因及发病机制。

一、案 例 资 料

【一般资料】 患儿，男性，出生后 8min。

【主诉】 患儿于孕 30^{+2} 周剖宫产出生，生后即出现呻吟、吐沫。

【病史】 患儿于孕 30^{+2} 周剖宫产出生，出生时阿普加评分 1min、5min 为 10 分，羊水清、无污染，出生体重 1.6kg，生后即出现呻吟、吐沫。

【护理体检】 T 36.6℃，P 140 次/分，R 55 次/分，体重 1.6kg。患儿神志清楚，呈早产儿貌，口唇红，毳毛多，头发细而乱，呼吸稍浅促，双肺呼吸音弱，未闻及啰音，心律齐，无杂音，腹平软，肝脾无肿大，双侧睾丸未降，指（趾）甲未达末端，足底纹理少，四肢肌力、肌张力正常，原始反射存在，病理征阴性。

【辅助检查】 暂缺。

【入院诊断】 新生儿肺透明膜病。

【诊疗过程】

（1）诊查计划：①三大常规；②生化检查、血气分析、胃液泡沫稳定试验；③胸部 X 线片。

（2）治疗计划：①监测生命体征、精神及反应等情况；②监测血糖、防治感染、加强喂养、营养支持等；③纠正缺氧，根据患儿情况可选择头罩吸氧、鼻塞持续气道正压吸氧、气管内插管、机械呼吸；④必要时行替代治疗（表面活性物质制剂的使用）；⑤维持酸碱平衡，呼吸性酸中毒以改善通气为主，代谢性酸中毒用 5%碳酸氢钠治疗。

（3）病情变化及转归：患儿入科时呻吟、吐沫，经皮血氧饱和度 95%。查体：呼吸 55 次/分，呼吸稍浅促，双肺呼吸音弱，进行性呼吸困难，急予气管内插管呼吸机辅助呼吸（SIMV+PC 模式：PiP 22cmH$_2$O，PEEP 5cmH$_2$O，RR 40 次/分，FiO$_2$ 40%），经皮血氧饱和度维持在 95%～100%。后急查床边胸部 X 线片：双肺透亮度下降；入科后 2h 以气管导管下给予肺泡表面活性物质（猪肺磷脂注射液 180mg）替代治疗，过程顺利，用药过后观察患儿呼吸浅弱，继续予以呼吸机辅助呼吸。患儿呼吸机辅助呼吸下病情相对稳定，根据呼吸情况及血气分析结果逐渐下调呼吸机参数：PiP 20cmH$_2$O，PEEP 3cmH$_2$O，RR 40 次/分，FiO$_2$ 40%；PiP 18cmH$_2$O，PEEP 3cmH$_2$O，RR 35 次/分，FiO$_2$ 35%；PiP 17cmH$_2$O，PEEP 3cmH$_2$O，RR 30 次/分，FiO$_2$ 35%。后改为经鼻持续气道正压通气辅助呼吸（PEEP 4cmH$_2$O，FiO$_2$ 40%），再到鼻导管低流量吸氧后停氧观察，病情稳定、体重增加后出院。诊疗中以头孢地嗪抗感染、氨溴索促进肺成熟、枸橼酸咖啡因注射液兴奋呼吸中枢及补液维持内环境稳定等对症支持处理。

二、案例问题引导

问题 1： 患儿入院诊断为新生儿肺透明膜病，依据是什么？

问题 2： 新生儿肺透明膜病的临床表现有哪些？

问题 3： 该患儿为什么要持续监测脉搏血氧饱和度？

问题 4： 该患儿存在哪些主要护理问题？

问题 5： 对该患儿应采取哪些护理措施？

三、案 例 分 析

问题 1： 患儿入院诊断为新生儿肺透明膜病，依据是什么？

依据：新生儿，生后 6h 内出现进行性呼吸困难，X 线检查：双肺透亮度下降。

> **知识链接**
>
> 新生儿肺透明膜病又称新生儿呼吸窘迫综合征（neonatal respiratory distress syndrome，NRDS），多见于早产儿，由缺乏肺表面活性物质（pulmonary surfactant，PS）所致，是新生儿期重要的呼吸系统疾病。临床表现为出生后不久出现进行性加重的呼吸窘迫和呼吸衰竭。

问题 2：新生儿肺透明膜病的临床表现有哪些？

新生儿肺透明膜病患儿在出生后 6h 内出现呼吸窘迫、呼吸急促（＞60 次/分）、鼻翼扇动、呼气性呻吟、吸气三凹征、发绀。

> **知识链接**
>
> 呼吸窘迫呈进行性加重是本病特点，本病可出现肌张力低下、呼吸暂停甚至呼吸衰竭，出生后第 2 天、第 3 天病情严重，72h 后明显好转。由于肺表面活性物质缺乏，机体出现肺泡壁表面张力增高，肺顺应性降低，因此，出现下列情况：
>
> （1）呼气时功能残气量明显降低，肺泡易于萎陷。
> （2）吸气时肺泡难以充分扩张，潮气量和肺泡通气量减少，导致缺氧和 CO_2 潴留。
> （3）肺泡逐渐萎陷 → 通气不良 → 缺氧发绀、酸中毒 → 肺血管痉挛，阻力增加 → 动脉导管、卵圆孔水平发生右向左分流 → 发绀加重，缺氧明显，形成恶性循环。同时也可导致肺动脉高压

问题 3：该患儿为什么要持续监测血氧饱和度？

血氧饱和度的数值变化对判断病情、调整治疗方案、了解治疗效果至关重要，如血氧饱和度持续下降，需调整氧疗方式（鼻导管给氧、头罩吸氧、持续气道内正压通气辅助呼吸及气管内插管呼吸机辅助呼吸），指导呼吸模式、氧浓度、压力等参数的调节，以维持血氧饱和度在88%～93%。持续监测血氧饱和度可实时监测呼吸窘迫进展情况及判断治疗效果。

> **知识链接**
>
> 可用无创血氧饱和度监测仪监测血氧饱和度或采集动脉血测定血氧饱和度，后者较可靠，但前者简单、无创、快速，且能 24h 实时监测。

问题 4：该患儿存在哪些主要护理问题？

该患儿目前存在的主要护理问题：①自主呼吸受损，与肺表面活性物质缺乏导致的肺不张、呼吸困难有关；②气体交换受损，与肺泡缺乏肺表面活性物质、肺泡萎陷及肺透明膜形成有关；③营养失调，低于机体需要量，与摄入量不足有关；④有感染的危险，与抵抗力降低有关；⑤焦虑，与母婴分离有关。

问题 5：对该患儿应采取哪些护理措施？

（1）保持呼吸道通畅：使患儿头稍后仰，使气道伸直；及时清除口腔、鼻腔、咽部分泌物，必要时可给予雾化吸入后吸痰。

（2）供氧：使用合适的供氧方式使 PaO_2 维持在 6.67～9.3kPa，SaO_2 维持在 88%～93%，注意避免氧中毒。

（3）肺表面活性物质给药护理：常于出生后 24h 内给药，用药前彻底清除口腔、鼻腔及

气道内的分泌物，摆好患儿体位后将药液通过气管插管注入肺内，尽量在用药后 6h 内避免气管内吸痰，注入肺表面活性物质后患儿肺泡表面张力降低，肺顺应性升高，需将呼吸机参数适当调低以防止过高的压力损伤肺泡。

（4）保暖：体温维持在 36～37℃，相对湿度为 55%～65%，减少机体耗氧。

（5）喂养：耐心喂养，保证营养供给，不能吸乳、吞咽者可用鼻饲法或静脉补充营养。

（6）预防感染：做好口腔护理，气管内插管的患儿可用 1%碳酸氢钠溶液擦拭口腔，做好各项消毒隔离。

（7）心理护理及健康教育：及时向患儿家长解释病情，缓解其焦虑情绪，使其了解治疗过程及病情进展，以取得配合；教会其居家照顾。

> **知识链接**
>
> 　　胃液泡沫稳定试验：取新生儿胃液 1ml 并加入 95% 乙醇 1ml，振荡 15s，静置于直径为 1cm 的试管中，15min 后沿管壁有一层或多层泡沫为阳性，可排除新生儿肺透明膜病。若无泡沫或泡沫少于管径的 1/3 可考虑为新生儿肺透明膜病，两者之间为可疑。

四、案 例 小 结

新生儿肺透明膜病是缺乏肺表面活性物质导致肺泡壁表面张力增高，肺顺应性降低，引起进行性加重的呼吸窘迫和呼吸衰竭。临床表现为生后 6h 内出现呼吸窘迫、呼吸急促（>60 次/分）、鼻翼扇动、呼气性呻吟、吸气三凹征、发绀。

本案例患儿主要护理问题：自主呼吸受损，气体交换受损，营养失调，有感染的危险，焦虑。

护理时要针对患儿存在的问题采取相应的护理措施，包括观察病情、保持呼吸道通畅、有效供氧、做好肺表面活性物质给药的护理、加强保暖和喂养、做好消毒隔离以预防感染及重视患儿家长的情绪、心理变化，有针对性地做好心理护理和健康教育，体现人文关怀。

（欧阳芸）

案例三　新生儿颅内出血

 学习目标

　　掌握：新生儿颅内出血的临床表现和护理措施。
　　熟悉：新生儿颅内出血的辅助检查和治疗方法。
　　了解：新生儿颅内出血的病因及发病机制。

一、案 例 资 料

【一般资料】　患儿，女性，生后 1 天。

【主诉】　易激惹、双眼凝视、阵发性呼吸暂停 1h。

【病史】　患儿于孕 32^{+3} 周，顺产出生，伴宫内窘迫，羊水Ⅱ度污染，阿普加评分 1min 8 分（呼吸、肌张力各扣 1 分），予刺激足底、清理呼吸道等处理，5min 阿普加评分为 10 分，体重 2.18kg。出生后 30min 内混合喂养，吸吮一般。1h 前出现激惹、尖叫、拒乳、双眼凝视，四肢肌张力稍高，偶有呼吸暂停、发绀。

【护理体检】 T 36.5℃，P 142 次/分，R 45 次/分，体重 2.18kg。患儿神志清楚，易激惹，尖叫，前囟稍紧张，双眼凝视，双侧瞳孔正圆、等大，对光反射灵敏，四肢肌张力稍高，呼吸浅促、不规则，双肺呼吸音清，心律齐，心音有力。皮肤巩膜无黄染。

【辅助检查】 头颅 CT：右侧顶叶小圆形高密度影。

【入院诊断】 新生儿颅内出血。

【诊疗过程】 患儿入院后完善相关检查：三大常规、脑脊液检查、影像学检查、CT、B超，监测生命体征，监测患儿精神及反应等情况，监测血糖。给予止血、镇静止痉、脱水降颅内压、防治感染、加强喂养、营养支持等治疗。

二、案例问题引导

问题1：患儿入院诊断为新生儿颅内出血，依据是什么？

问题2：新生儿颅内出血的临床表现有哪些？

问题3：为什么要定时观察该患儿的瞳孔变化？

问题4：该患儿存在哪些主要护理问题？

问题5：对该患儿应采取哪些护理措施？

三、案例分析

问题1：患儿入院诊断为新生儿颅内出血，依据是什么？

依据：生后1天的新生儿，有宫内窘迫史，1h前出现易激惹、双眼凝视、阵发性呼吸暂停。

> **知识链接**
>
> 新生儿颅内出血（intracranial hemorrhage of the newborn）是指主要由缺氧或产伤引起的严重脑损伤。早产儿多见，出血量少者，多可痊愈，出血量大者，病死率高，幸存者常留有脑性瘫痪、运动和智力障碍、癫痫等神经系统后遗症。

问题2：新生儿颅内出血的临床表现有哪些？

新生儿颅内出血症状和体征与出血部位及出血量有关，一般生后1～2天出现。

> **知识链接**
>
> 新生儿颅内出血可出现以下神经系统症状：
>
> （1）意识形态改变：一般表现为先兴奋后抑制，如激惹、过度兴奋→表情淡漠、嗜睡、昏迷等。
>
> （2）眼症状：凝视、斜视、眼球上转困难、眼球震颤。
>
> （3）颅内压增高表现：脑性尖叫、前囟隆起、惊厥。
>
> （4）呼吸改变：增快、减慢、不规则或暂停。
>
> （5）肌张力改变：早期增高，逐渐降低。
>
> （6）瞳孔：不对称，对光反射迟钝或消失。
>
> （7）其他：黄疸和贫血。

问题3：为什么要定时观察该患儿的瞳孔变化？

观察瞳孔的变化，有助于判断患儿颅内血肿和脑水肿的进展、脱水治疗的效果，及时发现脑受压迹象及脑疝的先兆表现，抓住最佳抢救时机。另外，还可以通过瞳孔变化诊断和初步判断患儿预后。

知识链接

瞳孔直径一般为 2.5～4mm，一般光线下约为 3mm，呈正圆形，两侧等大，两侧差异不超过 0.25mm，直径<2mm 或>6mm 视为病理征象。双侧性瞳孔散大和对光反射消失，提示病情危急。单侧性瞳孔扩大及对光反射消失，常为同侧硬脑膜下出血。双侧瞳孔不等大或忽大忽小为脑疝表现，脑出血伴瞳孔变化的患儿病死率比不伴瞳孔变化的患儿病死率高。

问题 4：该患儿存在哪些主要护理问题？

该患儿目前存在的主要护理问题：①潜在并发症，如颅内压升高；②低效性呼吸形态，与呼吸中枢受损有关；③有窒息的危险，与惊厥、昏迷有关；④体温调节无效，与体温调节中枢受损有关；⑤焦虑（患儿亲属），与担心疾病预后有关。

问题 5：对该患儿应采取哪些护理措施？

（1）降低颅内压，防止药液外渗。

（2）严密观察病情：生命体征、神态、瞳孔，惊厥发生的时间、性质等。

（3）绝对静卧，减少噪声，减少反复穿刺，抬高头部，防止加重颅内出血。

（4）合理用氧，维持血氧饱和度在 88%～93%，防止氧中毒，使用气管插管呼吸机辅助通气的患儿做好机械通气相关护理。

（5）维持体温稳定：患儿体温过高时予物理降温，患儿体温过低时用远红外床、暖箱或热水袋保暖。

（6）补充营养：根据病情选择不同的喂养方式，避免用力吸吮加重患儿脑出血。

（7）进食后短期内勿过度搬动患儿，使患儿取侧卧位或平卧位头偏向一侧，防止呕吐导致窒息、误吸。

（8）健康指导：向家长讲解病情、治疗效果及可能的预后，给予相应的心理支持和安慰，让家长接受新生儿患病的事实；如有后遗症，尽早带患儿进行功能训练和智力开发，鼓励坚持治疗和随访；出院后遵医嘱继续服用脑代谢激活剂。

知识链接

各类型颅内出血特点：

（1）硬膜下出血：多见于产伤。急性者在数分钟到数小时内死亡，亚急性者于出生后 24h 出现症状，以惊厥为主，或出现偏瘫、硬膜下积液。

（2）蛛网膜下腔出血：多数在出生后 2 天出现症状，以惊厥为主。多数预后良好。少数可有脑积水，大量出血者常于短期内死亡。

（3）脑室周围-脑室内出血：小量出血可无症状，预后较好。大量出血者多于 3 天内出现症状，预后差，病死率高，存活者常留有脑积水和其他神经系统后遗症。

（4）小脑出血：常见于<32 周的早产儿，常因呼吸衰竭而死亡。

四、案例小结

新生儿颅内出血是指主要由缺氧或产伤引起的严重脑损伤。早产儿多见，出血量少者，多可痊愈，出血量大者，病死率高，幸存者常留有脑性瘫痪、运动和智力障碍、癫痫等神经系统后遗症。临床表现与出血部位及出血量有关，包括意识形态改变、眼部症状、颅内压增高的表现、呼吸改变、肌张力改变、瞳孔改变等。

本案例患儿主要护理问题：潜在并发症（颅内压升高）；低效性呼吸形态，与呼吸中枢受损有关；有窒息的危险，与惊厥、昏迷有关；体温调节无效，与体温调节中枢受损有关；焦虑（患儿亲属），与担心疾病预后有关。

护理时要针对患儿存在的问题采取相应的护理措施，包括病情观察、协助降低颅内压、保持呼吸道通畅、合理用氧、维持体温稳定、合理喂养（保证营养供给），重视患儿家长的情绪、心理变化，有针对性地做好心理护理和健康教育，体现人文关怀。

（欧阳芸）

案例四 新生儿胎粪吸入综合征

 学习目标

掌握：新生儿胎粪吸入综合征的临床表现和护理措施。

熟悉：新生儿胎粪吸入综合征的辅助检查和治疗方法。

了解：新生儿胎粪吸入综合征的病因及发病机制。

一、案例资料

【**一般资料**】 患儿，男性，出生后 24min。

【**主诉**】 出生后 24min，反应差 5min。

【**病史**】 患儿系孕 3 产 1，孕 39^{+2} 周，试管婴儿，于 24min 前在产科剖宫产出生，伴宫内窘迫，羊水Ⅲ度污染，1min 阿普加评分为 7 分（肤色、呼吸、肌张力各扣 1 分），予清理呼吸道、经气管插管吸出胎粪样物、刺激足底、正压给氧等处理，5min 阿普加评分为 9 分，体重 3.18kg。入科时患儿反应差，哭声极弱，体温不升，可见"三凹征"，口唇、甲床发绀，无抽搐、激惹等。

【**护理体检**】 T 36.3℃，P 130 次/分，R 60 次/分，BP 70/50mmHg，体重 3.18kg。患儿神志清楚，反应差，呻吟，哭声极弱，口唇、甲床轻度发绀，无皮疹，无吐沫，呼吸稍促，可见轻度"三凹征"，双肺呼吸音粗，可闻及痰鸣音，心律齐，无杂音，腹软，肝脾肋下未触及，四肢肌张力正常，生理反射存在，病理征阴性。

【**辅助检查**】 胸片：双肺透亮度降低，右下肺少许渗出性改变。

【**入院诊断**】 新生儿胎粪吸入综合征。

【**诊疗过程**】

（1）诊查计划：①三大常规；②血气分析、C 反应蛋白、降钙素原；③胸片、头颅 CT。

（2）治疗计划：①监测生命体征、精神及反应等情况；②监测血糖、防治感染、加强喂养、营养支持等；③纠正缺氧，根据患儿情况可选择头罩吸氧、经鼻持续气道正压通气、气管内插管、机械通气；④保暖；⑤维持酸碱平衡，呼吸性酸中毒以改善通气为主，代谢性酸中毒用 5%碳酸氢钠治疗。

（3）病情变化及转归：患儿入科时反应差，哭声极弱，体温不升，可见"三凹征"及口唇、甲床发绀，双肺呼吸音粗，可闻及痰鸣音，经采取低流量吸氧及保暖等措施，患儿经皮血氧饱和度由 88%降至 68%，呼吸频率 66 次/分，心率 160 次/分，将低流量吸氧改经鼻持续气道正压通气辅助呼吸未能缓解，血压 63/32mmHg，立即予扩容处理后复测血压 66/34mmHg，急予气管内插管呼吸机辅助呼吸（PiP 22cmH$_2$O，PEEP 5cmH$_2$O，RR 40 次/分，FiO$_2$ 45%），经皮血氧饱和度维持在 88%～93%。复查胸片：双肺渗出性病变，左中下肺野明显，并有部分肺实变、肺不张表现。给予抗感染、清理呼吸道、加强肺部引流、加强营养、补液维持内环境稳定及对症支持处理。

二、案例问题引导

问题 1：患儿入院诊断为新生儿胎粪吸入综合征，依据是什么？

问题 2：新生儿胎粪吸入综合征的临床表现有哪些？

问题 3：为什么要监测该患儿循环系统症状？

问题 4：该患儿存在哪些主要护理问题？

问题 5：对该患儿应采取哪些护理措施？

三、案例分析

问题 1：患儿入院诊断为新生儿胎粪吸入综合征，依据是什么？

依据：新生儿，反应差，哭声极弱，有宫内窘迫史，羊水Ⅲ度污染，生后 1min 阿普加评分为 7 分，可见"三凹征"，口唇、甲床发绀，予清理呼吸道，经气管插管内可吸出胎粪样物。

> **知识链接**
>
> 　　新生儿胎粪吸入综合征（meconium aspiration syndrome，MAS）是指胎儿在宫内或娩出过程中吸入被胎粪污染的羊水，导致呼吸道与肺泡机械性阻塞和化学性炎症，由于缺氧，出生后患儿常伴缺氧缺血性脑病、颅内出血等多系统损害。

问题 2：新生儿胎粪吸入综合征的临床表现有哪些？

（1）出生后数小时出现呼吸急促（呼吸频率＞60 次/分）、呼吸困难、鼻翼扇动、呻吟、"三凹征"、胸廓饱满、发绀。

（2）严重胎粪吸入和急性缺氧患儿：意识障碍、颅内压增高、惊厥等中枢神经系统症状及红细胞增多症、低血糖、低钙血症和肺出血等表现。

（3）少量吸入：出生时可无症状或症状较轻。

（4）大量吸入：可致死胎或出生后不久死亡。

> **知识链接**
>
> 　　胎儿在宫内或分娩过程中发生缺氧→肛门括约肌松弛而排出胎粪，胎儿将胎粪吸入鼻咽及气管内→胎儿娩出后有效呼吸，使上呼吸道内的胎粪吸入肺内造成机械性梗阻，引起阻塞性肺气肿和肺不张→胎粪继发感染引起肺组织化学性、感染性炎症反应，产生低氧血症和酸中毒。

问题 3：为什么要监测该患儿循环系统症状？

该患儿由于严重缺氧、酸中毒和正压通气等综合因素使心肌功能受损，易发生低血压甚至休克，因此需密切监测循环系统症状。循环系统症状的监测可通过以下几个方面判断：足背动脉搏动、四肢末梢灌注、尿量等。

知识链接

触摸患儿足背动脉搏动的部位和方法：足背动脉一般在第 1 跖骨、第 2 跖骨间（即足背中部踇趾与第 2 足趾之间），位于内外踝背侧连线上。触摸时示指指腹按压的力量要适中，避免将医护人员手指的搏动误认为患儿足背动脉的搏动。

问题 4： 该患儿存在哪些主要护理问题？

该患儿目前存在的主要护理问题：①清理呼吸道无效，与胎粪吸入有关；②气体交换受损，与气道阻塞、通气障碍有关；③潜在并发症，如休克、心力衰竭；④焦虑（患儿亲属），与担心疾病预后有关。

问题 5： 对该患儿应采取哪些护理措施？

（1）及时有效清除吸入物，维持正常通气功能。

（2）做好机械通气治疗的气道护理：使用密闭式吸痰法；吸痰前叩背 2～5min；叩背及吸痰前后充氧呼吸 1～2min；吸痰管管径不超过气管插管内径的 1/2；负压不超过 100mmHg；每次吸痰时间不超过 10s；吸痰后立即连接呼吸机通气；待血氧饱和度再次达到 90% 以上时才可进行第二次吸痰；正确处理积水杯内液体，不可倒在地板上（液体内含有大量病原体）。

（3）选择合适的用氧方式，维持有效吸氧，改善呼吸功能。

（4）密切观察病情：除了密切监测患儿呼吸情况外，还需密切观察患儿循环、精神反应情况，警惕休克、心力衰竭等并发症的发生。

（5）健康教育和心理护理：适时告知家长患儿病情进展及转归，解释治疗方案和护理措施，缓解患儿家长焦虑情绪。

知识链接

胎粪吸入的患儿首先应彻底清理呼吸道，先吸净口鼻，再气管内插管吸净气管。再注入 37℃ 生理盐水后变换体位，叩击背部后吸出冲洗液，反复冲洗清理呼吸道。

四、案 例 小 结

新生儿胎粪吸入综合征是指胎儿在宫内或娩出过程中吸入被胎粪污染的羊水，导致呼吸道和肺泡机械性阻塞和化学性炎症，胎儿由于缺氧，出生后常伴缺氧缺血性脑病、颅内出血等多系统损害。临床表现主要为出生后数小时出现呼吸急促（呼吸频率>60 次/分）、呼吸困难、鼻翼扇动、呻吟、"三凹征"、胸廓饱满、发绀。严重胎粪吸入和急性缺氧患儿：意识障碍、颅内压增高、惊厥等中枢神经系统症状及红细胞增多症、低血糖、低钙血症和肺出血等表现。少量吸入者：出生时可无症状或症状较轻。大量吸入者：可致死胎或出生后不久死亡。

本案例患儿主要护理问题：清理呼吸道无效；气体交换受损；潜在并发症；焦虑（患儿亲属）。

护理时要针对患儿存在的问题采取相应的护理措施，包括观察病情、保持呼吸道通畅、做好机械通气治疗的气道护理、维持体温稳定、加强营养、补液维持内环境稳定及对症支持处理，对患儿家长进行健康宣教和心理护理，以取得理解和配合。

（欧阳芸）

案例五　新生儿败血症

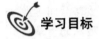 **学习目标**

掌握：新生儿败血症的临床表现和护理措施。

熟悉：新生儿败血症的辅助检查和治疗方法。

了解：新生儿败血症的病因及发病机制。

一、案 例 资 料

【一般资料】　患儿，男性，出生后 2 天。

【主诉】　患儿于孕 38^{+5} 周顺产出生，反应差，不哭少动，呻吟、拒食 1 天。

【病史】　患儿于孕 38^{+5} 周顺产出生，脐带绕颈 1 周，羊水清无污染，1min 阿普加评分为 8 分（呼吸、肌张力各扣 1 分），立即给予保暖、清理呼吸道、给氧等处理，5min 阿普加评分为 10 分，出生后 30min 开奶，吸吮一般，出生后 1 天出现反应差、拒食、不哭少动、轻度呻吟。

【护理体检】　将患儿置于温箱保暖下，T 36.4℃，P 160 次/分，R 52 次/分，血氧饱和度波动在 70%～80%，体重 3.35kg，神志清楚，反应差，哭声低弱，口唇、四肢末端皮肤发绀，头部有一大小约为 4cm×4cm 包块，不受骨缝限制，边界不清，无波动感，皮肤无皮疹，双肺呼吸音稍弱，可闻及湿啰音，心音有力，心律齐，无杂音，腹平软，肝脾肋下未触及，四肢肌张力稍减低，原始反射存在，病理征阴性。

【辅助检查】　血常规：WBC 3.60×10^9/L，Hb 146g/L，PLT 282×10^9/L，L% 77.6%，N% 19.7%，C 反应蛋白 219.44mg/L，降钙素原（PCT）93.40ng/ml，D-二聚体升高（提示血液高凝状态），凝血功能正常。

【入院诊断】　新生儿败血症。

【诊疗过程】

（1）诊查计划：①三大常规；②生化检查、血气分析、血培养、C 反应蛋白、降钙素原；③胸部 X 线片。

（2）治疗计划：①监测生命体征、精神及反应等情况；②监测血糖、防治感染、加强喂养及营养支持等；③纠正缺氧，根据患儿情况可选择头罩吸氧、经鼻持续气道正压通气、气管内插管、机械通气；④维持体温稳定，保暖；⑤选用合适的抗菌药物，早期、联合、足量、静脉应用抗生素，疗程要足，一般应用 10～14 天；⑥营养供给，口服、静脉供给营养及对症、支持治疗；⑦做好脐部及皮肤护理。

（3）病情变化及转归：入院后给予低流量吸氧、保暖，保持呼吸道通畅、防治感染、预防出血，监测生命体征、微量血糖，维持血糖、水电解质、内外环境平衡等对症支持治疗。随后患儿出现胃出血，腹稍胀，前囟门紧张，全身硬肿，背部皮肤可见多量出血点、双肺呼吸音粗，毛细血管再充盈时间为 5s。经加强抗感染、利尿脱水降颅内压、洗胃、胃肠减压、改善微循环、防治出血、镇静、输血、输注免疫球蛋白、补液、维持内环境稳定等相关对症支持处理，患儿病情逐渐好转。

二、案例问题引导

问题 1： 患儿入院诊断为新生儿败血症，依据是什么？

问题 2： 新生儿败血症的临床表现有哪些？

问题3：为什么要严密观察该患儿前囟情况及毛细血管再充盈时间？

问题4：该患儿存在哪些主要护理问题？

问题5：对该患儿应采取哪些护理措施？

三、案 例 分 析

问题1：患儿入院诊断为新生儿败血症，依据是什么？

依据：新生儿，反应差，不哭少动，呻吟、拒食1天，C反应蛋白及降钙素原（PCT）升高。

> **知识链接**
>
> 新生儿败血症（neonatal septicemia）指新生儿时期细菌侵入血液循环并生长繁殖、产生毒素而造成的全身感染。

问题2：新生儿败血症的临床表现有哪些？

（1）精神：可表现为精神萎靡、嗜睡，也可表现为烦躁不安。

（2）反应：哭声弱、不哭、不动。

（3）食欲不佳，即不吃奶。

（4）体温：可升高，也可降低。

（5）呼吸：不规则、浅促、发绀、点头样呼吸、呼吸暂停。

（6）皮肤颜色：面色苍灰/苍白或黄疸（有的患儿以黄疸为唯一表现）。严重者很快发展为循环衰竭、呼吸衰竭、弥散性血管内凝血、中毒性肠麻痹、酸碱平衡紊乱和胆红素脑病，常并发化脓性脑膜炎。

> **知识链接**
>
> 新生儿败血症最大的特点：无特征性表现，进展迅速、病情凶险。
>
> 早发型败血症：出生后7天内出现症状；迟发型（晚发型）败血症：出生7天以后出现症状。
>
> 新生儿败血症病因与发病机制：①自身因素，新生儿免疫系统功能不完善（易感染，感染后很难局限）；②病原菌，早发型以大肠埃希菌为主；迟发型以葡萄球菌、肺炎克雷伯菌为主；③感染途径，新生儿败血症感染可以发生在产前、产时或产后。

问题3：为什么要密切观察该患儿前囟情况及毛细血管再充盈时间？

前囟情况及毛细血管再充盈时间的变化对早期发现及判断病情、调整治疗方案、了解治疗效果至关重要，如前囟饱满提示颅内压升高，毛细血管再充盈时间延长提示循环功能障碍，密切观察前囟情况及毛细血管再充盈时间可及早发现颅内感染及休克，监测病情发展情况，提供早期干预的依据，为早期抢救赢得机会。

问题4：该患儿存在哪些主要护理问题？

该患儿目前存在的主要护理问题：①体温调节无效，与感染有关；②营养失调，低于机体需要量，与摄入量不足有关；③潜在并发症，如化脓性脑膜炎、感染性休克、弥散性血管内凝血；④缺乏护理新生儿的知识；⑤焦虑（患儿亲属），与担心疾病预后有关。

问题5：对该患儿应采取哪些护理措施？

（1）维持体温稳定：感染及环境因素均可导致新生儿体温波动。体温过高时减少衣服、盖被，必要时采取物理降温；体温过低时适当保暖。

（2）保证抗菌药物有效进入体内，注意药物毒副作用：早期、联合、足量、静脉应用抗生素，疗程要足，应用10～14天。

（3）做好消毒隔离，加强脐部及皮肤护理。

（4）保证营养供给：耐心喂养，保证营养供给，不能吸乳、吞咽者可用鼻饲法或静脉补充营养。

（5）观察病情：出现以下症状立即与医生联系，做好抢救准备。脑膜炎：面色青灰、呕吐、脑性尖叫、前囟饱满、双眼凝视；感染性休克：面色青灰、皮肤发花、四肢厥冷、脉搏细数；弥散性血管内凝血：穿刺点不易止血或皮肤出现出血点。

（6）健康教育：指导患儿家长正确喂养和护理患儿，保持皮肤、黏膜清洁无破损。

（7）心理护理及健康教育：及时向患儿家长解答病情，缓解其焦虑情绪，使其了解治疗过程及病情进展，以取得配合；以及教会其居家照顾知识。

> **知识链接**
>
> 　　家庭护理中引起新生儿感染导致败血症的高危因素：消毒隔离措施不当、挑马牙；脐部护理不当；抠除头皮上的胎脂导致皮肤破损；挤压皮肤上的小红点或小白点；亲友探视过多；亲吻婴儿；护理新生儿时未洗手；房间过度封闭，空气不流通。

四、案 例 小 结

新生儿败血症是由于新生儿时期细菌侵入血液循环并生长繁殖、产生毒素而造成的全身感染。临床表现无特异性，患儿精神、反应、食欲、体温、呼吸及皮肤颜色均可有异常表现，进展快、病情凶险，病死率高。

本案例患儿主要护理问题：体温调节无效；营养失调；潜在并发症；缺乏护理新生儿的知识；焦虑（患儿亲属）。

护理时要针对患儿存在的问题采取相应的护理措施，包括观察病情、维持体温稳定、保证抗菌药物有效进入体内、保证营养供给、做好消毒隔离及重视患儿家长的情绪、心理变化，针对性地做好心理护理和健康教育，体现人文关怀。

（欧阳芸）

案例六　维生素 D 缺乏性佝偻病

 学习目标

掌握：维生素 D 缺乏性佝偻病的临床表现和护理措施。

熟悉：维生素 D 缺乏性佝偻病的病因和治疗方法。

了解：人体维生素 D 的来源和维生素 D 缺乏性佝偻病的辅助检查。

一、案 例 资 料

【一般资料】　王某，女性，9个月，汉族。

【主诉】　哭闹、多汗1个月。

【病史】　患儿1个月前开始出现不明原因的哭闹、夜间睡眠差、易惊厥、烦躁不安、多汗。无发热、咳嗽，无抽搐。胃纳一般，大小便正常。既往无特殊病史。患儿系第一胎，足月顺产，出生后由母乳喂养，未添加辅食。平时少晒太阳，未服用维生素 D。父母身体健康，否认有家族性遗传病史。

【护理体检】　T 36.8℃，P 106 次/分，R 30 次/分，体重 8.2kg。患儿发育正常，前囟平，约 2cm×2cm，乳牙未出，枕秃，可见方颅。胸廓无畸形，心肺听诊正常。腹软，肝右肋下 1cm 可触及，质软，脾未触及。双手腕有"手镯征"，下肢无畸形，肌张力正常。生理反射存在，未引出病理反射。

【辅助检查】　血常规：WBC $8.6×10^9$/L，N% 46%，L% 52%，RBC $5×10^{12}$/L，Hb 145g/L。血钙 2.1mmol/L，血磷 1.8mmol/L，血清碱性磷酸酶 486U/L。

【入院诊断】　维生素 D 缺乏性佝偻病。

【诊疗过程】　患儿入院后完善相关检查：三大常规、血生化检查、心电图、双膝部 X 线正位片等。双膝部 X 线正位片提示长骨钙化线模糊不清，软骨盘增宽，干骺端呈杯口状。遵医嘱口服维生素 D、钙剂及行对症支持等治疗。

二、案例问题引导

问题 1：患儿入院诊断为维生素 D 缺乏性佝偻病，依据是什么？

问题 2：维生素 D 缺乏性佝偻病的临床表现有哪些？

问题 3：该患儿为什么要做膝部 X 线正位片？

问题 4：该患儿存在哪些主要护理问题？

问题 5：对该患儿应采取哪些护理措施？

三、案例分析

问题 1：患儿入院诊断为维生素 D 缺乏性佝偻病，依据是什么？

依据：9 个月婴儿，主因哭闹、多汗 1 个月入院。其出生后由母乳喂养，平时少晒太阳，未服用维生素 D。查体：前囟 2cm×2cm，乳牙未出，枕秃，方颅，有"手镯征"。血清钙 2.1mmol/L，血磷 1.8mmol/L，血清碱性磷酸酶 486U/L。膝部 X 线正位片显示长骨钙化线模糊不清，软骨盘增宽，干骺端呈杯口状。

> **知识链接**
>
> 维生素 D 缺乏性佝偻病（vitamin D deficiency rickets）是体内维生素 D 缺乏导致钙、磷代谢失常，造成以骨骼病变为特征的全身慢性营养性疾病。其多见于 2 岁以下的婴幼儿，北方发病率高于南方，是我国儿童保健重点防治的"四病"之一。其病因为围生期维生素 D 储存不足、日光照射不足、摄入不足、需要量增加、疾病及药物影响等。其中日光照射不足是婴幼儿患佝偻病的主要原因。

问题 2：维生素 D 缺乏性佝偻病的临床表现有哪些？

本病好发于 3 个月至 2 岁的婴幼儿，主要表现为神经精神症状、骨骼改变及肌肉松弛等。年龄不同，临床表现有差异，本病可分为初期、活动期、恢复期、后遗症期。

（1）初期（活动早期）：多见于 3 个月左右的婴儿，以神经、精神症状为主，如易激惹、睡眠不安、多汗等，无明显的骨骼改变。

（2）活动期（激期）：常见于 3 个月至 2 岁的婴幼儿。临床表现主要为骨骼改变、运动功能和神经精神发育迟缓及免疫功能低下。骨骼改变发生在生长发育快的部位，表现为颅骨软化、方颅、肋骨呈串珠样、鸡胸、漏斗胸、"手镯征/足镯征"、"O"形或"X"形腿等。

（3）恢复期：经治疗及日光照射后，临床症状和体征逐渐减轻或消失。

（4）后遗症期：多见于 2 岁以后小儿。临床症状消失，仅遗留不同程度的骨骼畸形。

问题 3：该患儿为什么要做膝部 X 线正位片？

本病以骨骼病变为特征性表现。骨骼 X 线检查有助于临床分期及观察治疗效果。初期 X 线检查正常或钙化带稍模糊；活动期可见长骨钙化带消失，干骺端呈毛刷样、杯口样改变，骨骺软骨盘增宽（>2mm），骨密度降低；恢复期出现不规则钙化线，骨骺软骨盘<2mm；后遗症期骨骼干骺端病变消失。

问题 4：该患儿存在哪些主要护理问题？

该患儿目前存在的主要护理问题：①营养失调，维生素 D 低于机体需要量，与日光照射不足和维生素 D 摄入不足有关；②有感染的危险，与免疫功能低下有关；③患儿家长缺乏佝偻病的预防及护理知识；④潜在并发症，如骨骼畸形、维生素 D 中毒。

问题 5：对该患儿应采取哪些护理措施？

（1）补充维生素 D

1）户外活动：指导家长带患儿进行户外活动，每天不少于 1~2h。冬季室内活动要开窗，让紫外线能够透过。夏季可在树荫或阴凉处活动，避免阳光直射，在不影响保暖的情况下，尽量多暴露皮肤，日照时间可逐渐延长。

知识链接

人体维生素 D 的来源：①内源性维生素 D，皮肤中 7-脱氢胆固醇在日光中经紫外线照射后生成维生素 D_3（胆骨化醇），是人类维生素 D 的主要来源。有研究显示，每周让母乳喂养的婴儿户外活动 2h，仅暴露面部和手部，可维持婴儿血骨化二醇浓度在正常范围的低值。②外源性维生素 D，包括维生素 D_2 和维生素 D_3，主要从食物中摄取，如蛋黄、海鱼和动物肝脏等。③胎儿可通过胎盘从母体中获得维生素 D。

2）遵医嘱给予维生素 D 制剂：活动期可口服维生素 D 50~100μg/d（2000~4000U/d），1 个月后改为预防量 400U/d，有条件者应监测血清钙、磷、碱性磷酸酶及骨化二醇水平。服药过程注意观察有无维生素 D 中毒的表现，如厌食、恶心、倦怠、烦躁不安、低热、顽固性便秘、体重下降等表现，如有应立即停用维生素 D。

3）按时引入换乳期食物，增加富含维生素 D、钙、磷的食物，如动物肝脏、蛋黄、海鱼等。

（2）预防感染：保持居室空气清新，阳光充足，温湿度适宜，避免去人群密集的场所，以防发生交叉感染。

（3）预防骨骼畸形和骨折：患儿衣着应柔软、宽松，避免过早过久地坐、立、行，以免发生骨骼畸形。护理患儿时应动作轻柔，避免用力过猛引起骨折。胸廓畸形者可做俯卧位抬头展胸运动；下肢畸形可施行肌肉按摩，"O"形腿按摩外侧肌群，"X"形腿按摩内侧肌群；对于行外科手术矫治者，指导家长正确使用矫形器具。

（4）健康指导：给患儿家长讲解佝偻病的病因及预防知识，鼓励母乳喂养，及时添加辅食；足月儿出生后 2 周开始补充维生素 D，每天 400U，至少服用至 2 岁；早产儿、低出生体重儿出生后 1 周开始补充维生素 D，每天 800U，3 个月后改为每天 400U；选择富含维生素 D、钙、磷和蛋白质的食物；指导家长进行户外活动和正确的护理知识；遵医嘱正确服用维生素 D，避免过量用药，注意观察有无维生素 D 中毒的表现。

知识链接

  佝偻病巧补钙：有关资料表明，佝偻病治疗与钙剂用量大小并没有直接关系，而与维生素 D 有关。即补钙的同时必须补充维生素 D，才能取得满意的效果。人体所需的钙大部分都可以从食物中获得，应注意食补，如多食鱼虾、木耳、蘑菇、胡萝卜、苹果、花生、牛奶、豆浆等。目前市场上的钙剂种类繁多，主要有碳酸钙、枸橼酸钙和葡萄糖酸钙等，其中吸收好的是碳酸钙，而口感好、服用方便的是葡萄糖酸钙，可分别选用。

四、案例小结

  维生素 D 缺乏性佝偻病是维生素 D 缺乏导致钙、磷代谢失常，造成以骨骼病变为特征的全身慢性营养性疾病。早期表现为烦躁不安、夜间哭闹、多汗等非特异性神经精神症状，未经治疗可发生骨骼改变、神经及运动功能发育迟缓，甚至遗留骨骼畸形。在护理维生素 D 缺乏性佝偻病患儿时，应根据患儿不同的治疗方案给予不同的监测指导。本案例患儿主要存在营养失调，有感染的危险，潜在并发症等护理问题。应针对患儿存在的问题从补充维生素 D、预防感染、预防骨骼畸形和骨折等方面采取相应的护理措施，同时对患儿家长进行健康教育。在护理患儿过程中，要体谅患儿家长焦虑的心理，体现人文关怀。

（陈积容）

案例七　鹅　口　疮

 学习目标

  掌握：鹅口疮的临床表现和护理措施。
  熟悉：鹅口疮的病因、治疗方法和健康指导。
  了解：鹅口疮的辅助检查。

一、案例资料

  【一般资料】　黄某，女性，2 个月，黎族。
  【主诉】　腹泻 4 天，口腔黏膜白色乳凝状物 2 天。
  【病史】　患儿于 4 天前无明显诱因出现腹泻，每天排黄色稀烂大便 4～5 次，量中等，微酸，无黏液脓血，未曾治疗。2 天前发现口腔黏膜有白色乳凝状物，不易拭去，无流涎，无发热、咳嗽，无呕吐，吃奶正常。既往无特殊病史。患儿系第一胎，足月顺产，母亲妊娠期正常，患儿出生后由母乳喂养，按时预防接种。父母身体健康，否认有家族性遗传病史。
  【护理体检】　T 36.5℃，P 120 次/分，R 30 次/分，体重 4.1kg。患儿发育正常，营养中等，呼吸平顺。前囟平，约 1.5cm×1.5cm。口唇红润，口唇内侧、舌面、上腭等处可见散在点片状白色乳凝状物附着，不易拭去，咽部无充血。心肺听诊正常，腹平软，肝右肋下可触及，肠鸣音稍活跃。生理反射存在，未引出病理反射。
  【辅助检查】　血常规：RBC 5.2×10^{12}/L，Hb 150g/L，WBC 10.6×10^9/L，N% 52%，L% 46%。口腔白色乳凝状物涂片检查提示真菌感染。
  【入院诊断】　鹅口疮。
  【诊疗过程】　入院后完善相关检查：三大常规、血生化检查、心电图、口腔白色乳凝状物涂片等。给予酪酸梭菌活菌散口服调节肠道菌群，进行口腔护理等对症支持治疗。

二、案例问题引导

问题 1：患儿入院诊断为鹅口疮，依据是什么？
问题 2：为什么使用广谱抗生素或激素的患儿易患鹅口疮？
问题 3：鹅口疮的临床表现有哪些？
问题 4：该患儿存在哪些主要护理问题？
问题 5：对该患儿应采取哪些护理措施？

三、案例分析

问题 1：患儿入院诊断为鹅口疮，依据是什么？

依据：2 个月婴儿，主因腹泻 4 天，口腔黏膜白色乳凝状物 2 天就诊，吮乳正常。查体：体温 36.5℃，口唇内侧、舌面、上腭等处可见散在点片状白色乳凝状物附着，不易拭去。辅助检查：血常规 WBC $10.6×10^9$/L，N% 52%，L% 46%。口腔白色乳凝状物涂片检查提示真菌感染。

> **知识链接**
>
> 鹅口疮（oral candidiasis）又称雪口病，为白念珠菌感染所致，多见于新生儿、营养不良、腹泻、长期应用广谱抗生素或激素的患儿。哺乳时乳头不洁及使用污染的奶具可导致感染，新生儿可在出生时由产道真菌感染引起本病。

问题 2：为什么使用广谱抗生素或激素的患儿易患鹅口疮？

白念珠菌是真菌中的一种致病菌，常寄居于正常人的口腔、上呼吸道、肠道及阴道黏膜表面。长期或大量使用广谱抗生素，抑制了口腔内正常存在的一些细菌，但不能抑制口腔内的白念珠菌，因而白念珠菌借机繁殖。此外，长期大量使用激素，还可以抑制人体的免疫功能，使机体抗感染能力降低，导致白念珠菌感染而致病。

问题 3：鹅口疮的临床表现有哪些？

本病特征是口腔黏膜出现白色或灰白色乳凝块样小点或小片状物，可融合成片，不易拭去，强行擦拭，局部黏膜潮红，可有渗血。常见于颊黏膜，其次是舌、齿龈、上腭等处。患处不痛，不流涎，不影响吃奶，一般无全身症状。重者可波及咽部、肺、食管、肠道等，可出现全身症状。其与其他口炎鉴别如表 2-13-1 所示。

表 2-13-1　小儿常见口炎的特点

	鹅口疮	疱疹性口炎	溃疡性口炎
病原体	白念珠菌	单纯疱疹病毒Ⅰ型	链球菌、金黄色葡萄球菌、肺炎链球菌等
症状	患处不痛，不流涎，一般无全身症状	常有发热，局部疼痛，拒食、流涎、哭闹、烦躁	常有明显发热，局部疼痛明显，拒食、流涎、哭闹、烦躁
体征	口腔黏膜出现白色乳凝块状物，其呈点状和小片状，可融合成片，不易拭去，强行剥离可有渗血	口腔黏膜出现散在或成簇小水疱，水疱迅速破溃形成溃疡，表面覆盖黄白膜样渗出物，周围绕以红晕	口腔黏膜充血、水肿，继而形成大小不等的糜烂面或溃疡，表面有灰白色假膜

问题 4：该患儿存在哪些主要护理问题？

该患儿目前存在的主要护理问题：①口腔黏膜受损，与口腔黏膜感染有关；②家长缺乏本病的预防及护理知识。

问题 5：对该患儿应采取哪些护理措施？

（1）清洁口腔：多喂水，进食后漱口，保持口腔黏膜湿润和清洁。用 2%碳酸氢钠溶液清洁口腔，每天 3 次，以餐后 1h 左右为宜。口腔护理时动作应轻、快、准，以免引起呕吐。流涎者应及时清除分泌物，保持皮肤清洁干燥，避免皮肤发生湿疹及糜烂。

（2）局部涂药：清洁口腔后涂 10 万～20 万 U/ml 制霉菌素鱼肝油混悬溶液，每天 3 次。

知识链接

　　正确口腔涂药的方法：清洗口腔→用无菌纱布或干棉球放在颊黏膜腮腺管口处或舌系带两侧→用干棉球将病变部黏膜表面吸干→涂药（应用棉签在溃疡面上滚动式涂药）→嘱患儿闭口 10min→然后，取出隔离唾液的纱布或棉球。嘱患儿不可立即漱口、饮水或进食。

（3）饮食护理：给予母乳喂养，母亲应注意个人卫生，勤换内衣，每次喂乳前应洗手及用温水清洗乳房，喂乳后给患儿少量温开水以清洁口腔。

（4）健康教育：给家长讲解鹅口疮发生的病因及预防要点，使其注意患儿口腔清洁卫生，增强患儿机体抵抗力；教会家长正确清洁口腔和局部涂药的方法；指导家长食具专用，患儿使用过的奶瓶、水瓶等应用 5%碳酸氢钠溶液浸泡 30min 后再煮沸消毒；不滥用抗生素，以免引起菌群失调。

四、案 例 小 结

鹅口疮是小儿常见的口腔炎，为白念珠菌感染所致。其多见于新生儿、营养不良、腹泻、长期应用广谱抗生素或激素的患儿。主要表现为口腔黏膜出现白色或灰白色乳凝块样点片状物，其可融合成片，患处不痛，不流涎，不影响吃奶，一般无全身症状。本案例患儿主要出现口腔黏膜受损、知识缺乏（家长）等主要护理问题。应针对患儿存在的问题从清洁口腔、局部涂药、饮食护理、健康教育等方面采取相应的护理措施，同时对患儿家长进行健康教育。在护理患儿过程中，要体谅患儿家长焦虑的心理，体现人文关怀。

（陈积容）

案例八　小 儿 腹 泻

 学习目标

掌握：小儿腹泻的临床表现、护理诊断和护理措施。

熟悉：小儿腹泻的病因、治疗原则及口服补液。

了解：小儿腹泻的分类。

一、案 例 资 料

【一般资料】　刘某，女性，11 个月，汉族。

【主诉】　腹泻伴呕吐 3 天，加重 1 天。

【病史】 患儿于 3 天前开始出现腹泻，排黄色稀烂便，每天 5～6 次，量少，无腹痛、呕吐，无发热、咳嗽等。家长自行给予"妈咪爱""蒙脱石散"口服 2 天，病情无明显好转。1 天前腹泻次数增多，排黄色水样便，量中等，每天达 10 次，呕吐 5 次，呕吐物为胃内容物，非喷射状，尿量稍减少。伴发热，体温 38℃左右，流涕、轻咳，精神萎靡，胃纳差。抱送医院急诊，拟诊为"小儿腹泻"收住院。既往无特殊病史。患儿系第一胎，足月顺产，母亲妊娠期正常。出生后母乳喂养，6 个月开始添加辅食，按时预防接种。父母身体健康，否认有家族性遗传病史。

【护理体检】 T 37.9℃，P 110 次/分，R 30 次/分，体重 7kg。患儿发育正常，营养欠佳，精神疲倦。呼吸平顺，皮肤略干燥、弹性稍差，前囟、眼窝稍凹陷，口周无发绀，咽充血（＋）。肺部呼吸音清，心率 110 次/分，律齐。腹软，稍胀，肝脾未触及，肠鸣音 5～6 次/分。肛周皮肤略红，无皮疹。四肢暖，生理反射存在，未引出病理反射。

【辅助检查】 血常规：RBC 4.1×10^{12}/L，Hb 126g/L，WBC 5.7×10^{9}/L，N% 48%，L% 50%。血生化：血钾 4.6mmol/L，血钠 139mmol/L，血氯 103.6mmol/L，血钙 2.3mmol/L，血 HCO_3^- 18mmol/L。粪便检查：黄色水样，WBC 0～2/HP，轮状病毒抗原阳性。

【入院诊断】 轮状病毒肠炎；轻度等渗性脱水。

【诊疗过程】 入院后完善相关检查：三大常规、血生化检查、胸部 X 线片、心电图等。静脉滴注利巴韦林抗病毒，应用口服补液盐（ORS）、酪酸梭菌活菌散、蒙脱石散等对症支持治疗。

二、案例问题引导

问题 1：患儿入院诊断为轮状病毒肠炎、轻度等渗性脱水，依据是什么？

问题 2：小儿腹泻的临床表现有哪些？

问题 3：如何判断腹泻患儿脱水的程度和性质？

问题 4：该患儿存在哪些主要护理问题？

问题 5：对该患儿应采取哪些护理措施？

三、案例分析

问题 1：患儿入院诊断为轮状病毒肠炎、轻度等渗性脱水，依据是什么？

依据：患儿 11 个月，主因腹泻伴呕吐 3 天，加重 1 天就诊。查体：皮肤黏膜略干燥，弹性稍差，眼窝、前囟稍凹陷，尿量略减少。WBC 5.7×10^{9}/L，N% 48%，L% 50%。血钠 139mmol/L，粪便检查 WBC 0～2/HP，轮状病毒抗原阳性。

> **知识链接**
>
> 小儿腹泻（infantile diarrhea）是多病原、多因素引起的以大便次数增多和粪便性状改变为特点的消化道综合征。其是我国儿童保健重点防治的"四病"之一。根据病因小儿腹泻可分为感染性腹泻和非感染性腹泻，其中以肠道内感染最常见。秋冬季腹泻 80% 由病毒引起，以轮状病毒最常见；夏季腹泻多由大肠埃希菌所致；长期使用激素或广谱抗生素导致菌群失调可发生金黄色葡萄球菌肠炎和真菌性肠炎。根据病程小儿腹泻可分为急性（2 周内）、迁延性（2 周至 2 个月）和慢性（超过 2 个月）腹泻。根据病情小儿腹泻可分为轻型腹泻和重型腹泻。

问题 2：小儿腹泻的临床表现有哪些？

小儿腹泻的临床表现取决于病情的轻重。

（1）轻型腹泻：多由饮食因素或肠道外感染引起，以胃肠道症状为主。大便次数增多，每天10次以内，黄色稀水样便，有酸味，偶有呕吐，无脱水及全身中毒症状。多在数天内痊愈。

（2）重型腹泻：多由肠道内感染引起，有严重胃肠道症状。腹泻频繁，每天十余次到数十次，水样便或蛋花汤样便，量多，有少量黏液，少数有血便。全身中毒症状较重，患儿表现为发热、烦躁不安或精神萎靡，重者昏迷、休克。患儿存在水、电解质紊乱及酸碱平衡失调，表现为脱水、代谢性酸中毒、低钾血症、低钙血症和低镁血症等。

知识链接

乳糖不耐受性腹泻：乳糖不耐受性腹泻是由乳糖酶分泌少，不能完全消化分解母乳或牛乳中的乳糖所引起的非感染性腹泻，又称乳糖酶缺乏症。小儿腹泻因肠道黏膜受损，使小肠黏膜上的乳糖酶遭到破坏，导致对母乳或牛乳中的乳糖消化不良，引起乳糖不耐受性腹泻。特别是轮状病毒性肠炎，其容易继发乳糖不耐受。近年研究发现婴儿生理性腹泻也可能是乳糖不耐受的一种特殊类型。

乳糖不耐受患儿食用含双糖（包括乳糖、蔗糖、麦芽糖）的饮食可使腹泻加重，所以应暂停乳类或采用去乳糖配方奶粉。

问题3：如何判断腹泻患儿脱水的程度和性质？

（1）脱水程度：指患病后丢失的体液量。一般根据临床表现综合分析判断，可将脱水分为轻度脱水、中度脱水、重度脱水（表2-13-2）。

表2-13-2 不同程度脱水的临床表现

	轻度脱水	中度脱水	重度脱水
精神状态	稍差、略烦躁	烦躁或精神萎靡	昏睡或昏迷
皮肤弹性	稍差	差	极差
口腔黏膜	稍干燥	干燥	极干燥
眼窝及前囟	稍凹陷	明显凹陷	深度凹陷
眼泪	有	少	无
尿量	稍减少	明显减少	极少或无尿
末梢循环	正常	四肢稍凉	四肢厥冷
累积损失量（ml/kg）	30～50	50～100	100～120
失水占体重百分比	<5%	5%～10%	>10%

（2）脱水性质：临床上根据血钠浓度可将脱水分为低渗、等渗、高渗三种不同性质脱水。低渗性脱水血钠为<130mmol/L，等渗性脱水血钠为130～150mmol/L，高渗性脱水血钠>150mmol/L。

问题4：该患儿存在哪些主要护理问题？

该患儿目前存在的主要护理问题：①腹泻，与感染有关；②体液不足，与腹泻、呕吐使体液丢失和摄入不足有关；③营养失调，低于机体需要量，与腹泻、呕吐丢失过多和摄入不足有关；④有皮肤完整性受损的危险，与粪便对肛周皮肤刺激有关；⑤体温过高，与肠道感染有关。

问题5：对该患儿应采取哪些护理措施？

（1）腹泻护理

1）调整饮食：继续母乳喂养，可减少哺乳次数、缩短每次哺乳时间，暂停辅食。人工喂养儿可喂稀释乳、脱脂乳、米汤等，少量多餐。病情好转后逐渐过渡至正常饮食，并每天加餐1次，共2周。严重呕吐者暂禁食（不禁水）4～6h。病毒性肠炎多有双糖酶缺乏，不宜用蔗糖，或暂停乳类喂养，改为豆制代乳品、发酵乳或去乳糖配方奶粉。

2）防止交叉感染：感染性腹泻患儿应进行消化道隔离。护理患儿前后要洗手，对患儿的食具、衣物、尿布等进行分类消毒处理，防止交叉感染。

3）合理用药：遵医嘱正确使用抗感染药物、微生态制剂、肠黏膜保护剂，补充微量元素锌及维生素 B_1、维生素 C 等。病毒性肠炎一般不用抗生素，以饮食疗法和对症治疗为主。急性期有中毒症状者一般不用止泻剂。

> **知识链接**
>
> 微生态疗法：肠道内菌群失调是小儿腹泻的一个重要原因，为了恢复肠道正常菌群的生态平衡，抑制病原菌的定植与侵袭，临床上常用双歧杆菌、嗜酸乳杆菌、粪链球菌、需氧芽孢杆菌等活菌制剂补充肠道益生菌，恢复肠道菌群平衡而达到止泻功效。活菌制剂不可与抗生素同时服用，以免降低疗效。

（2）纠正脱水：患儿伴有轻度等渗性脱水，遵医嘱口服 ORS（50～80ml/kg），应少量多次服用，每1～2分钟喂5ml，若患儿呕吐可停10min后再慢慢喂服，如患儿出现眼睑水肿，应停服 ORS 溶液。服用期间观察患儿腹泻、呕吐及尿量情况，观察患儿有无酸中毒、低钾、低钙及低镁的表现，如出现异常及时报告医师。

> **知识链接**
>
> 口服补液盐（ORS）：口服补液盐（ORS）是 WHO 推荐用于治疗急性腹泻合并脱水的一种溶液。ORS 有多种配方，2006 年，WHO 推荐使用的新配方是氯化钠 2.6g、枸橼酸钠 2.9g、氯化钾 1.5g、葡萄糖 13.5g，总渗透压为 245mmol/L，其是一种低渗透压口服补盐液配方。临用前以温开水 1000ml 溶解。市面上有专供儿童服用的 ORS 小型包装。一般适用于轻度脱水或中度脱水无严重呕吐者，在用于补充继续损失量和生理需要量时需适当稀释。

（3）维持皮肤完整性：保持会阴部清洁、干燥，选用柔软、吸水、透气的尿布。勤换尿布，每次排便后用温水清洗臀部、拭干，并涂 5%鞣酸软膏。避免使用不透气塑料布或橡皮布，如条件允许可，暴露臀部于空气中或日光下。女婴尿道口接近肛门，清洁会阴时应由前向后擦拭，以免粪便污染尿道口，引起上行性尿路感染。

（4）维持正常体温：观察患儿体温变化，每4小时测体温1次。如体温超过38.5℃，应给予物理降温，如头部冷敷，颈部及腹股沟放置冰袋等，必要时遵医嘱服用解热药。出汗多者及时更换汗湿的衣服，避免着凉。

（5）密切观察病情：监测患儿生命体征；观察并记录患儿大便次数、颜色、性状等，做好动态比较，为输液方案和治疗提供依据；观察水、电解质紊乱和酸碱平衡失调症状；记录24h出入液量。

（6）健康教育：向家长介绍小儿腹泻的病因、治疗方法和护理要点，在饮食、口服补液、合理用药、臀红护理等方面给予指导。微生态制剂与口服抗生素不宜同时服用，至少间隔 1h以上。观察患儿大便次数、排便量和性状，可用称尿布法记录尿量。注意饮食卫生，食物要新鲜，食具定时消毒。指导儿童饭前便后洗手，培养良好的卫生习惯。加强体格锻炼，适当进行户外活动。避免滥用广谱抗生素。

四、案例小结

小儿腹泻好发于 2 岁以下婴幼儿。临床表现以腹泻为主，可伴有呕吐，严重者有发热，烦躁或精神萎靡。严重腹泻和呕吐可引起脱水、酸中毒、电解质紊乱等。在护理腹泻患儿时，应根据患儿不同的治疗方案给予不同的监测和指导。本案例患儿主要出现腹泻、体液不足、营养失调、有皮肤完整性受损的危险、体温过高等护理问题。应针对患儿存在的问题从调整饮食、纠正脱水、合理用药、臀部皮肤护理、维持正常体温等方面采取相应的护理措施，同时对患儿家长进行健康教育。在护理患儿过程中，要体谅患儿家长焦虑的心理，体现人文关怀。

（陈积容）

案例九　先天性心脏病

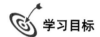 **学习目标**

掌握：先天性心脏病的临床表现和护理措施。
熟悉：先天性心脏病的分类及治疗原则。
了解：先天性心脏病的病因及辅助检查。

一、案 例 资 料

【一般资料】　郑某，女性，1 岁，黎族。

【主诉】　全身皮肤发绀 3 个月，抽搐 1 次。

【病史】　患儿入院前 3 个月开始出现全身皮肤发绀，哭闹、活动后加重，伴呼吸气急，蹲踞片刻后稍缓解。入院当天由于剧烈哭闹出现阵发性呼吸困难、烦躁和发绀加重，抽搐 1 次，抽搐时神志不清，四肢强直，约 2min 后自行缓解。患儿平素胃纳差、吃奶费力，精神萎靡，无发热、咳嗽、腹泻。抱送医院急诊，诊断为"先天性心脏病（法洛四联症）？"收入住院。既往无特殊病史。患儿系第一胎，足月顺产，母亲妊娠 2 个月时曾患"感冒"，未服药治疗。出生后由母乳喂养，按时预防接种。父母身体健康，否认有家族性遗传病史。

【护理体检】　T 36.5℃，P 120 次/分，R 30 次/分，BP 70/50mmHg，体重 7.2kg。患儿体格瘦小，口唇、鼻尖、指（趾）发绀明显，伴杵状指（趾）。双肺呼吸音清，左前胸略隆起，胸骨左缘第 2～4 肋间闻及Ⅲ级喷射性收缩期杂音，肺动脉瓣第二心音减弱。腹平软，肝脾肋下未触及，肠鸣音正常。生理反射存在，未引出病理反射。

【辅助检查】　血常规：RBC $6×10^{12}$/L，Hb 172g/L，WBC $10×10^9$/L，N% 45%，L% 53%。胸部 X 线片：心影呈"靴形"，双肺纹理减少。心电图提示右心室肥大。

【入院诊断】　先天性心脏病（法洛四联症）？

【诊疗过程】　入院后完善相关检查：三大常规、血生化检查、血气分析、胸片、超声心动图等。遵医嘱给予吸氧、口服普萘洛尔等对症支持治疗。超声心动图检查提示主动脉内径增宽，骑跨于室间隔之上，室间隔中断，右心室流出道及肺动脉狭窄，右心室内径增大，彩色多普勒血流显像可见右心室血液直接注入主动脉。确诊为法洛四联症，准备择期进行根治手术。

二、案例问题引导

问题 1：患儿入院诊断为先天性心脏病（法洛四联症），依据是什么？

问题 2：先天性心脏病的临床表现有哪些？

问题 3：该患儿为什么会出现抽搐？

问题 4：该患儿存在哪些主要护理问题？

问题 5：对该患儿应采取哪些护理措施？

三、案 例 分 析

问题 1：患儿入院诊断为先天性心脏病（法洛四联症），依据是什么？

依据：婴幼儿，主因全身皮肤青紫、活动后气促 3 个月，抽搐 1 次就诊。母亲妊娠早期曾患"感冒"。查体：体格瘦小，口唇、鼻尖、指（趾）青紫明显，伴杵状指（趾），胸骨左缘第 2～4 肋间闻及Ⅲ级喷射性收缩期杂音，肺动脉瓣第二心音减弱。血常规 RBC 6×10^{12}/L，Hb 172g/L。胸片显示心影呈"靴形"，双肺纹理减少。心电图提示右心室肥大。超声心动图检查提示主动脉内径增宽，骑跨于室间隔之上，室间隔中断，右心室流出道及肺动脉狭窄，右心室内径增大，彩色多普勒血流显像可见右心室血液直接注入主动脉。

> **知识链接**
>
> 先天性心脏病（congenital heart disease，CHD）是胎儿时期心脏、大血管发育异常导致的先天性畸形，是小儿时期最常见的心脏病，其发生率占活产婴的 7‰～8‰。本病的病因尚未完全明确，目前认为其主要由遗传因素（染色体异常或多基因突变）和环境因素（妊娠早期宫内病毒感染，孕妇接触大剂量放射线，抗肿瘤、抗代谢药物，代谢性疾病及宫内缺氧的慢性疾病，妊娠早期酗酒、吸食毒品等）及其相互作用所致。其中，妊娠早期宫内病毒感染是本病最重要的致病因素。近 30 多年来由于各项诊断技术的发展，导管介入技术及体外循环心脏直视手术和术后监护水平的提高，先天性心脏病的预后已大为改观。

问题 2：先天性心脏病的临床表现有哪些？

先天性心脏病的临床表现取决于分流的类型和分流量的大小，可分为左向右分流型（潜伏青紫型）、右向左分流型（青紫型）及无分流型（无青紫型）。

（1）左向右分流型先天性心脏病：常见的有室间隔缺损、房间隔缺损、动脉导管未闭，临床上最常见的是室间隔缺损。此类型患儿若缺损小，分流量少，可无明显症状，仅在体检时发现有心脏杂音。若分流量大，则症状明显。

1）症状：①体循环血量减少表现，喂养困难，生长发育迟缓，消瘦，面色苍白，易疲乏、活动后气促、心悸等。②肺循环血流量增多的表现，反复发生肺部感染，当肺动脉扩张严重时可压迫喉返神经，出现声音嘶哑。③暂时性青紫，当哭闹、活动过度，患肺炎或心力衰竭时，患儿可出现暂时性青紫。晚期梗阻型肺动脉高压时，青紫可为持续性（艾森门格综合征）。动脉导管未闭患儿下半身青紫明显，称为差异性青紫。

2）体征：①心前区隆起，心界增大。②心脏杂音。室间隔缺损患儿在胸骨左缘第 3～4 肋间闻及Ⅲ～Ⅳ级粗糙的全收缩期杂音；房间隔缺损患儿在胸骨左缘第 2～3 肋间闻及Ⅱ～Ⅲ级喷射性收缩期杂音；动脉导管未闭患儿在胸骨左缘第 2 肋间闻及粗糙响亮的连续性机器样杂音。③周围血管征。动脉导管未闭的患儿可出现毛细血管搏动征、水冲脉、股动脉枪击音等。④肺动脉瓣第二心音增强或亢进。

（2）右向左分流型先天性心脏病：最常见的是法洛四联症，其由肺动脉狭窄、室间隔缺损、主动脉骑跨、右心室肥厚4种畸形组成。法洛四联症是活产婴中最常见的青紫型先天性心脏病，其青紫出现的早晚及严重程度与肺动脉狭窄的程度有关。

1）症状：①持续青紫，出生后不久即出现，多见于唇、指（趾）甲床、眼结膜等处。②活动耐力差，稍活动就出现呼吸困难，甚至突然晕厥或抽搐（肺动脉痉挛引起脑缺氧发作）。③蹲踞现象。患儿每于行走、游戏时，常主动蹲下片刻。小婴儿竖抱时喜双下肢屈曲。

2）体征：①心前区略隆起，心尖搏动左移；②胸骨左缘第2～4肋间有Ⅱ～Ⅲ级喷射性收缩期杂音，杂音响度与狭窄程度成反比；③肺动脉瓣第二心音减弱；④杵状指（趾）。

（3）无分流型先天性心脏病：在心脏左、右两侧或动、静脉之间没有异常分流或交通存在，故无青紫现象。只在发生心衰时才发生青紫，如主动脉缩窄和肺动脉狭窄等。

1）症状：一般无症状，只有在体检时才发现。严重者症状较明显，主要为活动后气急、乏力和心悸，生长发育落后。

2）体征：可见心前区隆起，胸骨左缘搏动较强，肺动脉瓣区可触及收缩期震颤，并可闻及响亮的喷射性全收缩期杂音。

问题3：该患儿为什么会出现抽搐？

法洛四联症患儿由于存在右向左分流及肺循环血量减少，缺氧症状明显，活动耐力降低，喜欢蹲踞（蹲踞时下肢屈曲，体循环阻力增加，右向左分流减少），吃奶时或大便、哭闹后出现阵发性呼吸困难、烦躁、青紫加重，严重者可引起突然晕厥、抽搐。这是在肺动脉漏斗部狭窄的基础上，发生痉挛，引起一过性肺动脉梗阻，使脑缺氧加重所致。每次发作可持续数分钟至数小时，常能自行缓解。

问题4：该患儿存在哪些主要护理问题？

该患儿目前存在的主要护理问题：①活动无耐力，与体循环血量减少或血氧饱和度下降有关；②营养失调，低于机体需要量，与喂养困难及体循环血量减少、组织缺氧有关；③生长发育迟缓，与体循环血量减少或血氧饱和度下降影响生长发育有关；④有感染的危险，与组织缺氧，机体抵抗力低有关；⑤潜在并发症，如脑血栓、心力衰竭；⑥焦虑/恐惧（家长），与疾病的威胁、治疗费用高及对手术的担忧有关。

问题5：对该患儿应采取哪些护理措施？

（1）建立合理的生活制度：应保证患儿休息和睡眠，根据病情安排适当活动，避免剧烈运动。患儿活动时应有护理人员或家长监护，若出现面色苍白、青紫、胸闷等症状，立即停止活动。重症患儿应卧床休息，治疗护理尽量集中完成，减少搬动和刺激患儿，避免引起情绪激动和大哭大闹。法洛四联症患儿出现蹲踞时不要强行拉起。

（2）供给充足营养：供给充足能量、蛋白质和维生素，保证营养需要。对喂养困难的患儿要耐心喂养，少量多餐，避免呛咳；心功能不全时，应采用无盐或低盐饮食；多食新鲜蔬菜和水果，保证排便通畅。

（3）预防感染：观察体温变化，采取保护性隔离措施，避免交叉感染。根据气温改变及时增减衣服，避免受凉。做各种口腔小手术时，术前、术后遵医嘱给予抗生素预防感染，防止感染性心内膜炎发生，一旦发生感染应积极治疗。

（4）注意观察病情，防止并发症发生：法洛四联症患儿在活动、哭闹、便秘时可引起缺氧发作，一旦发生应将患儿置于膝胸卧位，同时给予吸氧，并配合医生给予吗啡及普萘洛尔抢救治疗；在发热、多汗、吐泻时，要注意供给充足水分，必要时静脉输液，防止血液浓缩并发脑血栓。观察有无心率增快、呼吸困难、端坐呼吸、吐泡沫样痰、水肿、肝大等心力衰竭的表现，如出现上述表现，立即通知医师，并配合医生抢救。

（5）心理护理：先天性心脏病患儿及其家长对疾病缺乏认识，容易产生焦虑和恐惧的心理。护理人员要关心爱护患儿，态度和蔼，建立良好的护患关系；向家长解释病情和检查、治疗经过，特别要宣传心脏介入手术治疗的进展，取得家长的理解和配合。

（6）健康教育：指导家长掌握先天性心脏病的日常护理，建立合理的生活制度，劳逸结合。按时进行预防接种，避免患儿到人群集中的公共场所，预防感染和其他并发症。定期复查，调整心功能到最好状态，使患儿能安全到达手术年龄。

知识链接

先天性心脏病导管介入治疗：

心导管的介入治疗已成为除外科手术外治疗先天性心脏病的一种重要手段，目前介入治疗已成为简单类型先天性心脏病首选的治疗方法。

介入性心导管术是通过非开胸途径，将特殊的导管及装置由外周血管插入，到达所需治疗的心血管腔内，以替代外科手术治疗。这种非手术治疗的优势是无须开胸，避免了体外循环的风险、缩短住院及康复时间，且没有开胸的手术瘢痕。但与手术治疗相比，其发生残余漏的可能性稍大。

介入治疗的方法包括球囊房间隔造口术及房间隔切开术、球囊肺动脉瓣成形术、球囊主动脉瓣成形术，这些治疗可以使本来狭小的变宽、关闭的结构开放；介入封堵技术可使本来开放的关闭，用封堵装置可治疗房间隔缺损、室间隔缺损、动脉导管未闭和侧支血管。经皮股静脉或股动脉穿刺是最常用的途径。

四、案例小结

先天性心脏病是儿童时期常见的心脏病，其临床表现取决于分流的类型和分流量的大小。本案例患儿为法洛四联症，是小儿时期最常见的青紫型先天性心脏病。典型表现为持续青紫、蹲踞现象、活动耐力低，重者晕厥、抽搐等。其易并发脑血栓、脑脓肿及感染性心内膜炎等。在护理此类患儿时，应根据不同的治疗方案给予不同的监测指导。本案例患儿主要出现活动无耐力，营养失调，生长发育迟缓，有感染的危险，潜在并发症，焦虑/恐惧（家长）等护理问题。应针对患儿存在的问题从活动管理、饮食护理、观察病情、心理护理等方面制订相应的护理措施，同时对患儿家长进行健康教育。在护理患儿过程中，要体谅患儿家长焦虑的心理，体现人文关怀。

（陈积容）

案例十 小 儿 肺 炎

学习目标

掌握：小儿肺炎的临床表现和护理措施。

熟悉：小儿肺炎的病因和治疗方法。

了解：小儿肺炎的分类和辅助检查。

一、案例资料

【一般资料】 黄某，男性，18 个月，汉族。

【主诉】 发热、咳嗽 5 天，加重 1 天。

【病史】 患儿于 5 天前无明显诱因出现流涕、咳嗽，伴发热，体温 38℃ 左右，在家服"小儿感冒冲剂"未见好转。1 天前出现高热，体温高达 39.6℃，咳嗽加重，咳时有少量白色黏痰，伴气短。患儿患病后胃纳差，无呕吐，大便稀烂，每天 2 次，无黏液脓血，小便正常，无抽搐。由家长抱送医院就诊，经胸部 X 线检查，诊断为"支气管肺炎"收住院。既往常患"感冒""气管炎"，否认有药物及食物过敏史。患儿系第二胎，足月顺产，母亲妊娠期正常。出生后母乳喂养，按时预防接种。父母身体健康，否认有家族性遗传病史。

【护理体检】 T 39℃，P 112 次/分，R 38 次/分，体重 9.2kg。患儿发育正常，营养欠佳，精神疲倦。呼吸稍促，口周轻度发绀，咽部充血（＋＋）。双肺呼吸音粗，两肺底及腋下可闻及中等量中细湿啰音，心音略低钝，心率 112 次/分，律齐。腹平软，肝右肋下 1.5cm 可触及、质软、无压痛，脾未触及，肠鸣音正常。生理反射存在，未引出病理反射。

【辅助检查】 血常规：RBC 3.5×10^{12}/L，Hb 83g/L，WBC 13.5×10^9/L，N% 75%，L% 20%。C 反应蛋白 30.5mg/L，PCT 4.56ng/ml。血生化：血钾 4.3mmol/L，血钠 136mmol/L，血氯 185mmol/L，血钙 2.1 mmol/L，血 HCO_3^- 19mmol/L。支原体抗体阴性。胸部 X 线片：双肺纹理增粗，双下肺可见散在点片状阴影。

【入院诊断】 支气管肺炎。

【诊疗过程】 患儿入院后完善相关检查：三大常规，C 反应蛋白，降钙素原（PCT），动脉血气分析，痰液涂片及培养等。给予静脉滴注阿莫西林抗感染，口服氨溴索糖浆、小儿氨酚黄那敏颗粒，以及吸氧、雾化吸入等对症支持治疗。

二、案例问题引导

问题 1： 患儿入院诊断为支气管肺炎，依据是什么？

问题 2： 支气管肺炎的临床表现有哪些？

问题 3： 该患儿为什么检查降钙素原？

问题 4： 该患儿存在哪些主要护理问题？

问题 5： 对该患儿应采取哪些护理措施？

三、案例分析

问题 1： 患儿入院诊断为支气管肺炎，依据是什么？

依据：18 个月幼儿，主因发热、咳嗽 5 天，加重 1 天就诊。查体：T 39℃，呼吸稍促，口周轻度发绀，双肺呼吸音粗，两肺底及腋下可闻及中等量中细湿啰音。WBC 13.5×10^9/L，N% 75%，C 反应蛋白 30.5mg/L，PCT 4.56ng/ml。胸片：双肺纹理增粗，双下肺可见散在点片状阴影。

知识链接

肺炎（pneumonia）是由不同病原体或其他理化因素所引起的肺部炎症，是我国儿童保健重点防治的"四病"之一。其主要临床特点为发热、咳嗽、气促、呼吸困难和肺部固定的中细湿啰音。

小儿肺炎按病理分为大叶性肺炎、小叶性肺炎、间质性肺炎；按病程分为急性肺炎（1 个月内）、迁延性肺炎（1～3 个月）、慢性肺炎（超过 3 个月）；按病因分为感染性肺炎、非感染性肺炎；按病情分为轻症肺炎、重症肺炎；按表现典型与否分为典型肺炎、非典型肺炎；按发生地区分为社区获得性肺炎、院内获得性肺炎。

感染性肺炎常见的病原体为病毒和细菌。病毒以呼吸道合胞病毒最多见，其次是鼻病毒、副流感病毒等；细菌以肺炎链球菌多见，其他有流感嗜血杆菌、金黄色葡萄球菌、表皮葡萄球菌等。近年来，肺炎支原体肺炎、肺炎衣原体肺炎及流感嗜血杆菌肺炎日见增多。

问题2：支气管肺炎的临床表现有哪些？

小儿肺炎多为急性起病，根据病情可分为轻症肺炎和重症肺炎。

（1）轻症肺炎：以呼吸系统症状为主，表现为发热、咳嗽、气促、呼吸困难，典型体征为肺部听到固定的中细湿啰音。

（2）重症肺炎：除呼吸系统和全身中毒症状加重外，可出现循环、神经、消化等系统功能障碍，表现为心肌炎、心力衰竭、中毒性脑病、中毒性肠麻痹、消化道出血、感染性休克等。

知识链接

新生儿感染性肺炎是新生儿期的常见病，是新生儿死亡的重要病因。病原体为细菌、病毒、支原体、真菌等，感染可发生在宫内（以病毒多见）、分娩时（以大肠埃希菌为主）或出生后（以金黄色葡萄球菌、大肠埃希菌为主）。宫内感染多在出生12~24h出现症状，出生后感染多在出生后5~7天发病。主要表现为反应差、哭声弱、拒奶、口吐白沫、呼吸浅促、发绀、呼吸不规则、体温不稳定，病情严重者出现点头样呼吸或呼吸暂停；肺部体征不明显，有的表现为双肺呼吸音粗。金黄色葡萄球菌肺炎易并发脓胸、脓气胸等，病情常较严重。

问题3：该患儿为什么检查降钙素原？

降钙素原（procalcitonin，PCT）是一种糖蛋白，是降钙素（calcitonin，CT）的前体肽，在健康人血清中几乎不能检测到。其在严重细菌、真菌、寄生虫感染及脓毒症和多器官功能衰竭时升高，自身免疫性疾病、过敏和病毒感染时不会升高。因此降钙素原是诊断和监测细菌性感染的重要指标。根据降钙素原水平使用抗生素，可减少过度使用抗生素所致细菌耐药的危险，还可以评估感染的严重程度和预测患者的预后。其正常值为0~0.5ng/ml。

问题4：该患儿存在哪些主要护理问题？

该患儿目前存在的主要护理问题：①气体交换受损，与肺部炎症有关；②清理呼吸道无效，与呼吸道分泌物增加、痰液黏稠、无力排痰有关；③体温过高，与病原体感染有关；④营养失调，低于机体需要量，与摄入不足、消耗增加有关；⑤潜在并发症，如心力衰竭、中毒性肠麻痹、中毒性脑病、脓胸、脓气胸等。

问题5：对该患儿应采取哪些护理措施？

（1）改善呼吸功能

1）环境与休息：室温18~22℃，相对湿度55%~60%，每天上午、下午各开窗通风换气1次，定期空气消毒。患儿多休息，减少活动。被褥轻暖，衣服宽松。治疗护理应集中进行，使患儿保持安静，减少氧耗。

2）给氧：一般采用鼻前庭导管给氧，氧流量为0.5~1L/min，缺氧明显者面罩给氧或头罩给氧，氧流量为2~4L/min，氧浓度不超过40%。出现呼吸衰竭时，应使用人工呼吸器。吸氧过程中应经常检查导管是否通畅、患儿缺氧症状是否改善，发现异常及时处理。

3）遵医嘱静脉滴注抗生素治疗，如肺炎球菌肺炎首选青霉素类，金黄色葡萄球菌肺炎首选苯唑西林钠或氯唑西林钠，流感嗜血杆菌肺炎首选阿莫西林克拉维酸钾或头孢哌酮舒巴坦钠，肺炎支原体肺炎首选大环内酯类等。中毒症状明显、喘憋严重者，可短期使用肾上腺糖皮质激素。严格控制输液量和速度 [<5ml/（kg·h）]，注意观察药物的疗效和不良反应。

（2）保持呼吸道通畅：及时清除患儿口鼻分泌物，保持呼吸道通畅。每 2 小时改变体位 1 次，患儿可取半卧位或床头抬高 30°～60°；为患儿拍背，每天 3 次，每次 5～10min，拍背时由下向上、由外向内，力度适中；痰液黏稠者给予雾化吸入，每天 2 次，每次 20min；必要时应用吸痰器吸痰，但不宜过频。遵医嘱口服氨溴索等祛痰药物。

（3）维持体温正常：卧床休息，患儿衣被不宜过多，及时更换汗湿的衣服；鼓励患儿多喝水，以利于散热。每 4 小时测体温 1 次，当体温超过 38.5℃时给予物理降温或遵医嘱给予对乙酰氨基酚等退热药物，退热处置 30min 后复测体温。如有虚脱表现应报告医师并给予保温、饮热水取暖等。

（4）补充营养与水分：鼓励患儿多喝水，给予营养丰富、易消化的流质或半流饮食，少量多餐。耐心喂养，喂食时应将患儿头部抬高或抱起，避免呛咳。不能进食者遵医嘱予静脉输液。

（5）病情观察

1）密切观察患儿的神志、面色、呼吸、心率、心音等变化。当患儿出现呼吸频率>60 次/分，心率>180 次/分，心音低钝，奔马律，肝脏迅速增大，颈静脉怒张等心力衰竭表现时，应立即报告医生，配合医生给予吸氧、镇静、强心、利尿等抢救措施。

2）密切观察患儿的意识、瞳孔、囟门及肌张力等变化。若患儿出现烦躁或嗜睡、昏迷、瞳孔对光反射减弱、前囟隆起、惊厥等表现，应立即报告医生，并与医生共同抢救。

3）密切观察有无腹胀、肠鸣音减弱或消失，是否有呕吐及呕吐物性质，是否有便血等情况。及时发现中毒性肠麻痹及消化道出血，配合医生共同抢救。

4）若患儿病情突然加重，体温退而复升，出现剧烈咳嗽、呼吸困难、胸痛或呼吸运动改变等，提示并发了脓胸、脓气胸等，应及时报告医生并配合胸腔穿刺或胸腔闭式引流。

（6）健康教育：向家长介绍患儿的病情，解释治疗用药的作用和疗程，缓解患儿及其家长的紧张、焦虑情绪。指导家长做好家庭护理，教会家长正确拍背协助排痰的方法；加强患儿的营养，培养良好的饮食及卫生习惯；多进行户外活动，增强体质；有佝偻病、营养不良、贫血及先天性心脏病的患儿应积极治疗，预防本病的发生；按时接种疫苗，定期体检。

四、案 例 小 结

小儿肺炎是婴幼儿时期的常见病。主要表现为发热、咳嗽、气促、呼吸困难和肺部固定中细湿啰音，重症患儿出现心力衰竭、中毒性脑病、中毒性肠麻痹等。其病理、生理改变主要为缺氧和二氧化碳潴留。在护理肺炎患儿时，应根据患儿不同的治疗方案给予不同的监测和指导。本案例患儿主要出现气体交换受损、清理呼吸道无效、体温过高、营养失调等护理问题。应针对患儿存在的问题从改善呼吸功能、保持呼吸道通畅、维持正常体温、补充营养和水分、观察病情等方面采取相应的护理措施，同时对患儿家长进行健康教育。在护理患儿过程中，要体谅患儿家长焦虑的心理，体现人文关怀。

（陈积容）

案例十一　麻　疹

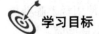 **学习目标**

　　掌握： 麻疹的流行病学、典型临床表现和护理措施。
　　熟悉： 麻疹的常见并发症和预防感染传播的方法。
　　了解： 麻疹的非典型临床表现及发病机制。

一、案 例 资 料

　　【一般资料】　曾某，女性，7个月12天，汉族。
　　【主诉】　发热、咳嗽3天伴皮疹1天。
　　【病史】　患儿入院前3天无明显诱因出现发热，最高体温39.1℃，热型不规则，伴有咳嗽、结膜充血、眼睑水肿、畏光。1天前皮疹先出现于耳后、发际，渐及额面部、颈部，自上而下蔓延至躯干、四肢，最后达手掌与足底。皮疹初为红色斑丘疹，疹间逐渐融合成片，色加深呈暗红。以"麻疹"收入院。患儿为足月顺产，出生后母乳喂养，目前按时添加辅食。无明显接触史，按时预防接种。
　　【护理体检】　T 39.1℃，P 130次/分，R 36次/分，体重9.6kg。患儿神志清楚，精神疲倦，营养一般。前囟平坦，耳后、头面部、颈部、躯干部及四肢皮肤可见密集分布红色斑丘疹，部分皮疹融合成片。口腔黏膜可见科氏斑。结膜充血、眼睑水肿、畏光。心律齐，未闻及杂音，双肺呼吸音粗，未闻及湿啰音，肝脾未触及。
　　【辅助检查】　血常规：WBC 5.81×10^9/L，L% 67.1%；血清学检查：麻疹病毒特异性IgM抗体阳性；病毒学检查：从呼吸道分泌物中分离出麻疹病毒。
　　【入院诊断】　麻疹。
　　【诊疗过程】　患儿入院后完善相关检查：三大常规、血清学检查、病毒学检查、心电图检查、胸片等；按传染病隔离，填传染病报告卡；遵医嘱给予复方福尔可定止咳化痰，控制体温，补液维持内环境稳定等对症治疗。

二、案 例 问 题 引 导

　　问题1： 该患儿入院诊断为麻疹，依据是什么？
　　问题2： 为什么麻疹患儿发热时不宜强行降温？
　　问题3： 该患儿存在哪些主要护理问题？
　　问题4： 对该患儿应采取哪些护理措施？
　　问题5： 如果该患儿在家治疗，应该如何预防麻疹传播？

三、案 例 分 析

　　问题1： 该患儿入院诊断为麻疹，依据是什么？
　　依据：患儿发热、咳嗽3天后口腔黏膜可见科氏斑，先于耳后、发际，渐及额面部、颈部、躯干及四肢皮肤可见密集分布红色斑丘疹，部分融合，结膜充血、眼睑水肿、畏光。血常规：WBC 5.81×10^9/L，L% 67.1%；血清学检查：麻疹病毒特异性IgM抗体阳性。

> **知识链接**
> 　　麻疹（measles）是由麻疹病毒引起的一种急性传染病，临床上以发热、上呼吸道炎、

结膜炎、科氏斑（又称口腔麻疹黏膜斑，Koplik spot）、全身斑丘疹及疹退后遗留色素沉着伴糠麸样脱屑为特征。本病传染性强，儿童是主要易感人群，病后大多可获得终身免疫。我国广泛使用麻疹减毒活疫苗后，麻疹的发病率及病死率已显著下降。

问题 2：为什么麻疹患儿发热时不宜强行降温？

处理高热患儿时需要兼顾透疹，不宜用药物及物理方法强行降温，尤其禁用冷敷及乙醇擦浴，以免皮肤血管收缩、末梢循环障碍，使皮疹不易透发或突然隐退。如体温升至 40℃以上，可用小剂量退热剂，使体温稍降以免发生惊厥。

问题 3：该患儿存在哪些主要护理问题？

该患儿目前存在主要的护理问题：①体温过高，与病毒感染有关；②皮肤完整性受损，与麻疹病毒引起的皮疹有关；③潜在并发症，如肺炎、喉炎、脑炎。

知识链接

麻疹的典型临床表现如下：

（1）潜伏期：一般为 6～18 天，可有低热、全身不适。

（2）前驱期：一般持续 3～4 天，主要表现如下。①发热：多为中度以上发热，热型不一；②上呼吸道感染症状：在发热同时出现咳嗽、喷嚏、咽部充血等，特别是流涕、结膜充血、眼睑水肿、畏光、流泪等症状，这是本病特点；③科氏斑：是麻疹早期特征性的体征，一般在出疹前 1～2 天出现，开始时见于第二磨牙相对的颊黏膜，为直径 0.5～1.0mm 的灰白色小点，周围有红晕，常在 1～2 天迅速增多，可累及整个颊黏膜，于出疹后 1～2 天迅速消失；④部分病例可有头痛、呕吐、腹泻等症状。

（3）出疹期：一般为 3～5 天，多在发热 3～4 天后出现皮疹。皮疹先出现于耳后、发际，渐及额面、颈部，自上而下蔓延至躯干、四肢，最后达手掌与足底。皮疹初为红色斑丘疹，疹间可见正常皮肤，以后逐渐融合成片，色加深呈暗红。部分病例可出现出血性皮疹。此期全身浅表淋巴结及肝脾可有轻度肿大，肺部可闻及少量干、湿啰音。

（4）恢复期：一般为 3～5 天，皮疹按出疹的先后顺序开始消退，体温逐渐降至正常，全身症状逐渐改善。疹退后皮肤有棕色色素沉着伴糠麸样脱屑，整个病程 10～14 天。

问题 4：对该患儿应采取哪些护理措施？

对该患儿运用 Braden Q 评估表评分，结果为 28 分，危险级别为无风险，根据患儿病情给予以下相应护理。

（1）高热护理：室内空气新鲜，温湿度适宜，衣被清洁、合适。给予清淡、易消化饮食。鼓励患儿多饮水，高热时不宜强行降温（详见问题 2）。

（2）保持皮肤黏膜的完整性：①皮肤护理，勤换内衣，保持皮肤清洁、干燥。剪短指甲，避免患儿抓伤皮肤引起继发感染。②口、眼、耳、鼻部的护理。常用生理盐水或漱口水洗漱口腔；眼部因炎性分泌物多而形成眼痂，应避免强光刺激，并应用生理盐水洗净，再滴入抗生素眼药水或眼膏，每天数次，并加服鱼肝油预防干眼症；防止眼泪及呕吐物流入耳道，引起中耳炎；鼻腔分泌物多时易形成鼻痂，可用生理盐水将棉签润湿后，轻轻拭除以保持鼻腔通畅。

（3）监测病情：麻疹并发症较多，护理时应密切监测病情，及早发现并立即配合医生进行处理。若患儿持续高热、呼吸急促、咳嗽、咳痰，提示并发肺炎；若患儿出现嗜睡、烦躁、呕吐、惊厥甚至昏迷等，提示并发脑炎；若患儿出现声音嘶哑、犬吠样咳嗽、呼吸困难并可见

"三凹征"，提示并发喉炎。

> **知识链接**
>
> 麻疹患儿常见并发症：
> （1）肺炎：是麻疹最常见的并发症，多见于5岁以下患儿，易并发脓胸和脓气胸。
> （2）喉炎：麻疹患儿常有轻度喉炎表现，疹退后症状逐渐消失，表现为声音嘶哑、犬吠样咳嗽、吸气性呼吸困难及"三凹征"，严重者因喉梗阻而窒息死亡。
> （3）心肌炎：轻者仅有心音低钝、心率增快和一过性心电图改变，重者可出现心力衰竭、心源性休克。
> （4）麻疹脑炎：一般在出疹后2～6天发生，患儿的临床表现和脑脊液改变与病毒性脑炎相似。脑炎的轻重与麻疹轻重无关。

（4）健康教育：麻疹传染性较强，并发症较多，所以应向家长介绍麻疹的主要临床表现、常见并发症和预后，并向家长说明隔离的重要性，使其能积极配合治疗。无并发症的轻症患儿可在家中隔离，指导家长做好消毒隔离、皮肤护理等，防止继发感染。

问题5：如果该患儿在家治疗，应该如何预防麻疹传播？

（1）管理传染源：隔离患儿至出疹后5天，并发肺炎者延长至出疹后10天。对接触麻疹的易感儿应隔离观察3周，并给予被动免疫。

（2）切断传播途径：患儿房间应通风并用紫外线照射消毒，患儿衣物应在阳光下暴晒2h，减少不必要的探视，接触者离开后立即在阳光下或流动空气中停留30min；医护人员接触患儿前后应洗手、更换隔离衣。

（3）保护易感儿：流行期间易感儿应避免去公共场所。8个月以上未患过麻疹者均应接种麻疹减毒活疫苗，18～24个月时进行复种。此外，根据麻疹流行病学情况，在一定范围、短时间内对高发人群开展强化免疫接种。体弱易感儿接触麻疹患者后及早注射免疫球蛋白，以预防发病或减轻症状。

> **知识链接**
>
> 麻疹患儿是麻疹唯一的传染源。感染早期病毒在患者呼吸道大量繁殖，通过患儿的咳嗽、喷嚏或大声说话时产生的飞沫排出体外，经呼吸道进行传播。密切接触患儿或直接接触患儿的鼻咽分泌物也可被传播。出疹前后5天的患儿均有传染性。本病好发年龄为6个月至5岁，四季均可发病，以冬春季发病多见。

四、案例小结

麻疹是一种由麻疹病毒引起的具有高度传染性的疾病，临床上以发热、咳嗽、流涕、结膜炎、科氏斑、全身斑丘疹，疹退后有糠麸样脱屑，色素沉着为主要特征。尽管已有安全有效的疫苗，但麻疹仍是造成全球儿童死亡的主要原因之一。本案例分析了患儿存在的护理问题，如体温过高、皮肤完整性受损及潜在并发症等，并针对患儿问题采取相应的护理措施，尤其注意预防感染的传播。针对可能出现的并发症，采取预防性的护理措施，可显著减少了麻疹并发症的出现，提高护理质量。此外，就患儿的家长而言，他们也担心密切接触患儿后，会有感染的危险，存在焦虑、害怕的心理。因此，同时要做好患儿家长的心理护理，向患儿家长讲解麻疹发生的原因、转归的过程、麻疹病毒传播的途径及所采取的预防措施，衣物、用具消毒的方法

（阳光暴晒）及手消毒的重要性，协助患儿亲属护理患儿，认真做好房间通风及紫外线消毒处理，以解除其心理顾虑。

（陈 芳）

案例十二 水 痘

 学习目标

掌握：水痘的流行病学和护理措施。

熟悉：水痘的临床表现及药物禁忌证。

了解：水痘的发病机制。

一、案 例 资 料

【一般资料】 蒲某，女性，11 岁，汉族，学生。

【主诉】 皮疹 5 天，发热 3 天。

【病史】 患儿于 5 天前全身出现皮疹，表现为丘疹、疱疹，皮疹首发于头部、面部和躯干，继而扩展到四肢，末端稀少，呈向心性分布，全身皮肤及口腔可见密集红色丘疹、疱疹，少许疱疹已破溃、结痂，躯干、颜面部显著。水疱清亮透明，呈椭圆形，周围伴有红晕，并于 3 天前患儿出现发热，体温最高达 38.5℃，热型不详。无寒战、抽搐，精神疲倦，进食少，偶有恶心，无呕吐，无头晕、头痛，今来院就诊，门诊拟"水痘"收入院。患儿生长发育良好，生活条件一般，按时接种疫苗。10 岁时月经初潮，月经周期 28～30 天，经期 4～5 天，无痛经。近期有水痘接触史。

【护理体检】 T 37.5℃，P 90 次/分，R 20 次/分，BP 110/70mmHg，体重 45kg。患儿神志清楚，精神疲倦，对答切题，全身皮肤可见密集红色丘疹、疱疹，水疱内容物清亮，少许疱疹已破溃、结痂，躯干、颜面部显著，口腔黏膜未见疱疹，牙龈无红肿，咽充血，双侧扁桃体稍肿大。

【辅助检查】 血常规：WBC $9.1×10^9$/L，L% 46.3%，RBC $5.44×10^{12}$/L，Hb 111g/L，PLT $224×10^9$/L；ESR 10mm/h；血生化：钾 3.53mmol/L，钠 134mmol/L，氯 98.7mmol/L，BUN 2.5mmol/L，肾功能及肝功能均正常。血清学检查：血清单纯疱疹病毒Ⅰ型 IgG 阳性，血清水痘病毒特异性 IgM 抗体阳性。胸片检查未见异常。

【入院诊断】 水痘。

【诊疗过程】 患儿入院后完善相关检查：血常规、疱疹刮片、血清学检查、病毒分离、核酸检测等。传染病隔离，填传染病报告卡；给予阿昔洛韦抗病毒，如皮肤瘙痒则使用炉甘石洗剂外涂。

二、案例问题引导

问题 1：该患儿入院诊断为水痘，依据是什么？

问题 2：为什么治疗水痘患儿禁用肾上腺皮质激素和阿司匹林？

问题 3：该患儿存在哪些主要护理问题？

问题 4：对该患儿应采取哪些护理措施？

问题 5：如何对该患儿家长进行健康指导？

三、案例分析

问题 1： 该患儿入院诊断为水痘，依据是什么？

依据：患儿出现皮疹 5 天，发热 3 天就诊，皮疹首发于头部、面部和躯干，继而扩展到四肢，末端稀少，呈向心性分布，全身皮肤及口腔可见密集红色丘疹、疱疹，水疱为清凉透明，呈椭圆形，周围伴红晕，躯干、颜面部显著。目前少许疱疹已结痂，近期有水痘接触史。辅助检查：血清单纯疱疹病毒 I 型 IgG 阳性，血清水痘病毒特异性 IgM 抗体阳性。

> **知识链接**
>
> 　　水痘（chickenpox，varicella）是由水痘-带状疱疹病毒（varicella-herpes zoster virus，VZV）引起的一种传染性极强的出疹性疾病。
>
> 　　典型水痘：其潜伏期一般为 2 周左右。前驱期为 1～2 天，表现为低热、不适、厌食等，次日出现皮疹。水痘皮疹的特点：①首发于头部、面部和躯干，继而扩展到四肢，末端稀少，呈向心性分布。②最初的皮疹为红色斑丘疹或丘疹，迅速发展为清亮、透明、椭圆形的水疱，周围伴红晕，约 24h 后水疱混浊，且出现脐凹现象。水疱易破溃，2～3 天迅速结痂。③皮疹陆续分批出现，伴明显瘙痒感。疾病高峰期可见斑疹、丘疹、疱疹和结痂同时存在，这是水痘皮疹的重要特征。④黏膜皮疹还可出现在口腔、眼结膜、生殖器等处，易破溃形成浅溃疡。
>
> 　　重型水痘：多发生于恶性疾病或免疫力低下的患儿。患儿持续高热和全身中毒症状明显，皮疹多，分布广泛，可融合成大疱型疱疹或出血性皮疹；如继发感染伴血小板减少可发生暴发性紫癜。
>
> 　　先天性水痘：孕妇在妊娠早期感染水痘可导致胎儿多发性先天畸形，患儿常在 1 岁内死亡，存活者遗留有严重神经系统伤残，若发生水痘数天后分娩可导致新生儿水痘，病死率高。

问题 2： 为什么治疗水痘患儿禁用肾上腺皮质激素和阿司匹林？

水痘患儿要禁用肾上腺皮质激素和阿司匹林药物，以防止皮疹泛发，加重病情，增加患儿痛苦，加重精神和经济负担。

> **知识链接**
>
> 　　（1）肾上腺皮质激素能抑制人体网状内皮系统的吞噬功能，减少抗体生成，降低机体免疫力，不但不能抑制和杀灭病毒，反而能阻止溶酶体的破裂，使之不能释放出核酸酶而破坏病毒核酸。水痘属于病毒感染，若应用肾上腺皮质激素，就有激活水痘病毒的可能，导致病毒播散，从而使病情迅速恶化。
>
> 　　（2）水痘患儿发生 Reye 综合征与使用阿司匹林有关，应避免使用阿司匹林。

问题 3： 该患儿存在哪些主要护理问题？

对该患儿运用 Braden Q 评估表评分，结果为 28 分，危险级别为无风险；根据患儿病情给予相应护理。

该患儿目前存在的主要护理问题：①皮肤完整性受损，与水痘-带状疱疹病毒引起的皮疹、瘙痒及继发感染有关；②体温过高，与病毒血症、继发感染有关；③有感染传播的危险，与水痘-带状疱疹病毒可经呼吸道传播或直接接触传播有关；④潜在并发症，如脑炎、肺炎、败血症。

问题4：对该患儿应采取哪些护理措施？

（1）皮肤黏膜的完整性：①及时更换汗湿衣服，勤换内衣，保持皮肤清洁、干燥。②剪短指甲，婴儿可戴连指手套，避免搔破皮疹，引起继发感染或留下瘢痕。③为减少皮疹瘙痒，可在疱疹未破溃处涂炉甘石洗剂或5%碳酸氢钠溶液；疱疹已破溃、存在继发感染者，局部用抗生素软膏，或遵医嘱口服抗生素控制感染。④每天用温盐水或复方硼砂溶液进行口腔护理2～3次，保持口腔清洁。

（2）降低体温：患者中低度发热时，不必用药物降温。如有高热，可用物理降温或适量的退热剂，忌用阿司匹林。

（3）预防感染传播：①管理传染源，隔离患者至皮疹全部结痂为止，注意休息。易感者接触患者后应检疫3周。②切断传播途径，患者居室定时通风换气并消毒，患者物品暴晒2h，限制探视，病房保持通风并定时应用紫外线照射消毒，接触患儿前后应洗手。③保护易感人群，保持室内空气新鲜，托幼机构做好晨间检查、空气消毒。水痘减毒活疫苗能有效预防易感者发生水痘，其保护率高，并可持续10年以上。对于正在使用大剂量激素、免疫功能受损、恶性病患者及孕妇，接触水痘72h内肌内注射水痘-带状疱疹免疫球蛋白，可起到预防或减轻症状的作用。

知识链接

水痘流行病学：水痘患儿是水痘唯一的传染源，病毒存在于患儿上呼吸道鼻咽分泌物及疱疹液中，主要通过空气飞沫经呼吸道传播，也可通过直接接触患儿疱疹液或被污染的用具而感染。从出疹前1～2天至病损结痂为止，患儿均有很强的传染性。人群普遍易感，本病主要见于儿童，以2～6岁为高峰。病后可获得持久免疫力，不再发生水痘，但病毒可以长期潜伏在体内，多年后仍可发生带状疱疹。四季均可发病，以冬春季多见。

（4）监测病情：观察患儿出疹情况及伴随的精神状态。水痘是自限性疾病，偶可发生播散性水痘，应注意观察并发症的发生：①患儿持续高热、寒战、精神差，提示败血症；②患儿持续高热、呼吸急促、咳嗽、咳痰，提示并发肺炎；③患儿出现嗜睡、烦躁、呕吐、惊厥甚至昏迷等，提示并发脑炎。并根据病情予以相应的治疗和护理。

问题5：如何对该患儿家长进行健康指导？

（1）住院指导：①疾病知识宣教，介绍水痘发病原因、病程、传播途径、治疗护理措施、注意事项及预后，提高患儿及其家属对疾病知识的了解，积极配合治疗。②环境，病室应常通风，在阳光下或流动空气中30min，水痘-带状疱疹病毒会失去致病力，为避免阳光直晒，可用深色窗帘遮盖。③饮食指导，以清淡、易消化、高热量、高维生素的流质或半流质为主，鼓励多饮水。皮疹消退，进入恢复期，及时添加营养丰富的食物。④生活指导，卧床休息至体温正常、皮疹消退。

（2）门诊指导：①患儿如病情较轻，则不需要住院治疗，但应隔离（即居家隔离）患者直至全部皮疹结痂干燥为止，易感儿童和孕妇应该避免接触水痘患者，甚至水痘减毒活疫苗接种者。②在集体机构中，对接触患儿的易感者应留观3周。被患儿污染的空气、被服和用具，应通风、紫外线照射、暴晒或煮沸消毒。水痘流行期间尽量少带孩子去公共场所。

四、案例小结

水痘是自限性疾病，皮疹结痂后一般不留瘢痕，无合并症时以一般护理及对症护理为主。若皮肤有继发感染则可能会留瘢痕，因此皮肤护理很关键。水痘是最常见的出疹性传染病。传染性很强，常在托儿所、幼儿园、学校等儿童集体中流行。水痘是由水痘-带状疱疹病毒引起的。呼吸道传播是主要传播途径，另一种是接触传染，接触了被水痘-带状疱疹病毒污染的食具、玩具、被褥及毛巾等而被感染。因此应重点加强预防知识教育，流行期间避免易感者去公共场所。通过此案例我们学习了水痘患儿的临床表现、护理问题，针对护理问题给予对应的护理措施，以达到护理的目标。本案例患儿主要出现皮肤破溃、发热等问题，针对患儿存在的问题给予相应的护理措施，从患儿皮肤、饮食、营养、舒适方面对患儿进行健康教育，介绍水痘患儿隔离时间，使患儿及其家长有充分的思想准备，以免引起焦虑。

（陈　芳）

案例十三　流行性腮腺炎

学习目标

掌握：流行性腮腺炎的流行病学特点和护理措施。

熟悉：流行性腮腺炎的病程和并发症。

了解：流行性腮腺炎的发病机制。

一、案　例　资　料

【一般资料】　王某，男性，8岁，汉族，学生。

【主诉】　发现左侧颈部肿块伴疼痛5天，发热4天，头痛、头晕1天。

【病史】　患儿于5天前无明显诱因出现左侧颈部肿块，有红肿，皮温稍高，疼痛明显，4天前无明显诱因出现发热，体温39℃，热型不规则，到当地医院治疗3天，颈部肿块较前减小，皮温正常，疼痛感消失，1天前开始出现阵发性头痛，位于前额区，较剧烈，伴有头晕，无呕吐，食欲欠佳，为进一步诊疗，到当地儿童医院就诊，以"流行性腮腺炎"收入院。患儿生长发育良好，既往无特殊病史，母亲妊娠期间营养及健康状况良好。父母平素身体健康，否认近亲结婚。

【护理体检】　T 37.9℃，P 80次/分，R 19次/分，BP 107/65mmHg，身高111cm，体重25.5kg。患儿神志清楚，应答切题，查体合作。颈软，气管居中，颈静脉无怒张，颈动脉无异常搏动。颈部可扪及数个绿豆大小淋巴结。左侧颈部至下颌区肿胀，边界不清，皮温稍高，有触痛，口腔黏膜无破溃，咽充血，双侧扁桃体Ⅱ度肿大，无脓点。

【辅助检查】　血常规：WBC 3.54×10^9/L，N% 55.9%，L% 31.4%，Hb 115g/L，PLT 329×10^9/L；血尿淀粉酶测定：AMY 589.9U/L，UAMY 2607.8U/L；血生化测定：钠133mmol/L，肾功能正常；超敏C反应蛋白正常；血清学检查：血清中腮腺炎病毒特异性IgM抗体阳性。

颈部B超：左侧腮腺稍增大并实质回声增粗，考虑左侧腮腺炎性改变可能；双侧腮腺内低回声结节，考虑双侧腮腺内淋巴结。双侧颈部多发低回声结节，考虑双侧颈部多发性淋巴结稍增大。

【入院诊断】　流行性腮腺炎。

【诊疗过程】　患儿入院后完善相关检查：三大常规、血清及尿淀粉酶测定、脑脊液检查、病毒分离、颈部B超、心电图等；传染病隔离，填传染病报告卡；遵医嘱采用普济消毒饮内服、青黛散调醋局部外敷，疗程1周，监测血尿淀粉酶。

二、案例问题引导

问题1：为什么流行性腮腺炎患儿腮腺肿痛最具有特征性？

问题2：该患儿可能发生的并发症有哪些？

问题3：该患儿存在哪些主要护理问题?

问题4：对该患儿应采取哪些护理措施?

三、案 例 分 析

问题1：为什么流行性腮腺炎患儿腮腺肿痛最具有特征性?

腮腺肿大为首发体征。肿大的腮腺以耳垂为中心,向前、后、下发展,边缘不清,触之有弹性感并有触痛,表面发热但多不红,开口咀嚼或进食酸性食物时胀痛加剧。常先见一侧腮腺肿大,2～3天波及对侧,也有仅限于一侧者。在上颌第二磨牙对面黏膜上可见红肿的腮腺管口,挤压腮腺始终无脓性分泌物自开口处溢出。腮腺肿大可持续5天左右,以后逐渐消退而恢复正常。腮腺肿胀时,邻近的下颌下腺和舌下腺常被波及。下颌下腺肿大时颈前下颌处明显肿大,可触及椭圆形腺体。舌下腺肿大时可见舌下和颈前下颌肿胀,重症者腮腺周围组织高度水肿,而使容貌变形,并可出现吞咽困难。腮腺管开口处早期可有红肿,挤压腮腺始终无脓性分泌物自开口处溢出。咽及软腭可有肿胀,扁桃体向中线移动,所以说流行性腮腺炎患儿腮腺肿痛最具有特征性。

> **知识链接**
>
> 　　流行性腮腺炎(mumps, epidemic parotitis)是由腮腺炎病毒引起的小儿常见急性呼吸道传染病,是以腮腺肿胀及疼痛为特征的非化脓性炎症。各种腺体组织及器官均可受累,常见并发症有脑炎、胰腺炎、睾丸炎或卵巢炎。本病传染性较强,常在幼儿园和校园中流行,以5～15岁患儿多见。一次感染后可获得终身免疫。
>
> 　　流行性腮腺炎全病程主要分为三期,即潜伏期、前驱期、腮腺肿胀期。
>
> 　　(1)潜伏期:14～25天,平均18天。
>
> 　　(2)前驱期:有发热、畏寒、头痛、咽痛等,此期可无或很短。
>
> 　　(3)腮腺肿胀期:以腮腺肿大为首发体征。

问题2：该患儿可能发生的并发症有哪些?

腮腺炎病毒由于有嗜腺体和嗜神经性,常侵犯中枢神经系统及其他腺体、器官而出现并发症。甚至某些并发症可不伴有腮腺肿大而单独出现。该患儿为男性,表现为阵发性头痛,疼痛位于前额区,较剧烈,伴有头晕,无呕吐,食欲欠佳等症状,AMY 589.9U/L,UAMY 2607.8U/L,应警惕有无脑膜脑炎、睾丸炎、胰腺炎等并发症。

> **知识链接**
>
> 腮腺炎的并发症如下:
>
> 　　(1)脑膜脑炎:较常见,常在腮腺炎高峰时出现,也可出现在腺腮肿大前或腮腺肿大消失以后,表现为发热、头痛、呕吐、颈项强直等,脑脊液呈无菌性脑膜炎样改变。预后大多良好,常在2周内恢复正常,多无后遗症。如侵犯脑实质,可能会有神经系统后遗症甚至死亡。
>
> 　　(2)睾丸炎:是男孩最常见的并发症,多为单侧。开始为睾丸疼痛,随后出现肿胀伴剧烈触痛,一般10天左右消退。部分患儿可发生不同程度的睾丸萎缩,如双侧萎缩则可导致不育症。
>
> 　　(3)卵巢炎:5%～7%的青春期后女孩可并发卵巢炎,症状多较轻,可出现下腹痛及压痛、月经不调等,不影响受孕。
>
> 　　(4)胰腺炎:严重的急性胰腺炎较少见,常发生于腮腺肿大数天后,表现为上腹部

剧痛和触痛，伴发热、寒战、反复呕吐等。

（5）其他并发症：可有心肌炎、肾炎、关节炎等。

问题 3：该患儿存在哪些主要护理问题？

该患儿目前存在的主要护理问题：①慢性疼痛，与腮腺非化脓性炎症有关；②体温过高，与病毒感染有关；③有感染传播的危险，与腮腺炎病毒可经呼吸道或直接接触传播有关；④潜在并发症，如脑膜脑炎、睾丸炎、卵巢炎、胰腺炎等。

问题 4：对该患儿应采取哪些护理措施？

对该患儿运用疼痛评估表（FPS-R 面部表情疼痛量表）评分，结果为 4 分，为中度疼痛；Morse 跌倒量表评分，结果为 20 分，为无风险，根据患儿病情给予以下相应护理。

（1）局部疼痛护理：①进行疼痛评估，及时发现疼痛症状并给予处理。②给予清淡、易消化的半流质或软食，忌酸、辣、硬等刺激性食物，以免因唾液分泌及咀嚼使疼痛加剧。③腮腺肿胀处可局部冷敷减轻炎症充血及疼痛。青黛散调醋局部外敷患处 1 周或采用氦氖激光局部照射减轻局部症状。④保持口腔清洁，预防继发感染。腮腺肿痛，影响吞咽，口腔内残留食物易致细菌繁殖，应经常用温盐水漱口，不会漱口的幼儿应鼓励其多饮水。

（2）维持正常体温：保证休息，防止过度劳累。发热伴并发症者应卧床休息至体温正常。监测体温，高热可采用物理降温或遵医嘱进行药物降温。

（3）预防感染传播：①管理传染源，隔离患儿至腮腺肿大完全消退。易感儿接触患儿后应隔离观察 3 周。②切断传播途径，定时通风并进行消毒，患儿物品暴晒 2h，限制探视，接触患儿前后应洗手。③保护易感儿，易感儿可接种腮腺炎减毒活疫苗，可采用皮下接种、喷喉、喷鼻或气雾吸入等方法。流行期间应加强托幼机构的晨检。

知识链接

腮腺炎流行病学：腮腺炎患者和健康带病毒者是本病的传染源，患儿在腮腺肿大前 6 天到发病后 9 天内均可从唾液中分离出腮腺炎病毒。主要传播途径为飞沫传播，或直接接触经唾液污染的食具和玩具传播。四季均可发病，以冬春季多见。

（4）监测病情：注意有无脑膜脑炎、睾丸炎、急性胰腺炎等并发症的临床征象，并给予相应治疗和护理。①腮腺肿大后 1 周左右出现持续高热、剧烈头痛、呕吐，偶有颈项强直、嗜睡、烦躁或惊厥，提示脑膜脑炎。②男性患者高热，阴囊肿胀、疼痛、皮肤发红，提示睾丸炎，此时可用"丁字带"托起阴囊，局部间歇冷敷以减轻疼痛。③患儿体温骤升、反复呕吐、上腹剧烈疼痛、腹泻、腹胀，提示急性胰腺炎。

四、案　例　小　结

流行性腮腺炎是由腮腺炎病毒引起的小儿常见急性呼吸道传染病，是以腮腺肿胀及疼痛为特征的非化脓性炎症。它的临床表现主要为腮腺肿大、下颌下腺和舌下腺肿大及发热。此类患儿应密切观察病情变化及预防并发症。腮腺炎传染性较强，并发症较多，应向家长说明隔离治疗的重要性，尤其对于尚未患过腮腺炎及免疫力低的患儿家长，应注意做好隔离措施。无并发症的患儿可在家中隔离治疗，指导家长做好隔离、饮食、清洁口腔、用药等护理，学会观察病情，若有并发症表现，应及时送医院就诊。做好患儿和家长的心理护理，介绍减轻疼痛的方法，使患儿配合治疗。

本案例患儿主要有出现疼痛、有感染传播的危险、潜在并发症等护理问题，护理患儿时要注意其情绪及心理变化，针对患儿存在的问题提出相对应的护理措施，从饮食、活动、预防感染及传染等方面对患儿进行健康教育。

（陈 芳）

案例十四 手 足 口 病

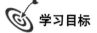 **学习目标**

> **掌握：**手足口病的流行病学和护理措施。
> **熟悉：**手足口病的分期和重症手足口病的护理。
> **了解：**手足口病的发病机制和辅助检查。

一、案 例 资 料

【一般资料】 杨某，男性，2.5 岁

【主诉】 发热 3 天，皮疹、肢体抖动 2 天。

【病史】 患儿于 3 天前无明显诱因出现发热，体温最高达 39.8℃，高热时无抽搐；2 天前逐渐出现手足、臀部散在红色皮疹，口腔黏膜、咽峡部可见散在疱疹，部分化脓，食欲缺乏，伴流涎，伴抽搐，2～3 次/天。于门诊就诊，拟"手足口病"收入院。既往有手足口病接触史。

【护理体检】 T 38.8℃，P 120 次/分，R 33 次/分，BP 104/54mmHg，体重 14kg。患儿神志清楚，精神疲倦，营养中等。口唇无发绀，咽充血，咽峡部黏膜可见数个疱疹，部分有破溃及形成脓性分泌物。无"三凹征"；双肺呼吸音粗、未闻及干湿啰音。心音有力，心率 120 次/分，律齐。四肢暖，毛细血管充盈试验<3s。手心、足掌、臀部可见散在红色疱疹，伴溃疡，部分结痂。双膝反射正常，凯尔尼格征（－）、布鲁津斯基征（－）、双侧巴宾斯基征（－）。

【辅助检查】 血常规：WBC $10.00×10^9$/L，NEUT% 68.8%，LYM% 21.8%。柯萨奇病毒 A16 型（CoxA16）：阴性；肠道病毒通用型：阴性；肠道病毒 71 型（EV71）：阳性。心电图：窦性心动过速；胸部 X 线片：双肺纹理增粗。肌钙蛋白-T（TnT）、生化全套、脑脊液常规＋生化结果正常；颅脑 CT 平扫未见异常；血培养 72h 未见细菌生长；脑电图显示正常睡眠脑电图。

【入院诊断】 手足口病（神经系统受累期）。

【诊疗过程】 患儿入院后完善相关检查：三大常规、血生化检查、脑脊液检查、病原学检测、胸片、脑电图、磁共振、心电图等检查；传染病隔离，填传染病报告卡；予头孢硫脒抗感染，甘露醇、地塞米松减轻脑水肿降低颅内压，脑苷肌肽营养神经，薄芝糖肽调节免疫，控制体温及补液维持内环境稳定等对症支持治疗。

二、案 例 问 题 引 导

问题 1：该患儿处于手足口病第几期？治疗要点有哪些？
问题 2：该患儿存在哪些主要护理问题？
问题 3：对该患儿应采取哪些护理措施？
问题 4：如何预防手足口病？

三、案 例 分 析

问题 1：该患儿处于手足口病第几期？治疗要点有哪些？

（1）该患儿处于手足口病第 2 期（神经系统受累期）。

（2）使用甘露醇等脱水利尿剂降低颅内高压，酌情使用糖皮质激素和免疫球蛋白，给予降温、镇静、止惊等对症治疗；及时应用血管活性药物，同时给予氧疗和呼吸支持。

> **知识链接**
>
> 手足口病（hand-foot-mouth disease，HFMD）是由肠道病毒引起的传染性疾病，我国以柯萨奇病毒 A 组 16 型（CoxA16）和肠道病毒 71 型（EV71）多见。本病主要通过消化道、呼吸道和密切接触等途径传播。临床主要表现为发热、口腔和四肢末端的斑丘疹、疱疹，重者可出现脑膜炎、脑炎、脑脊髓炎、肺水肿和循环障碍等。致死原因主要为脑干脑炎及神经源性肺水肿。卫生部手足口病临床专家组在 2011 年发布了《肠道病毒 71 型（EV71）感染重症病例临床救治专家共识》，将 EV71 感染分为 5 期：第 1 期，手足口出疹期；第 2 期，神经系统受累期；第 3 期，心肺功能衰竭前期；第 4 期，心肺功能衰竭期；第 5 期，恢复期。

问题 2：该患儿存在哪些主要护理问题？

该患儿目前存在的主要护理问题：①体温过高，与病毒感染有关；②皮肤完整性受损，与病毒引起的皮损有关；③有感染传播的危险，与肠道病毒可经粪-口传播或直接接触传播有关；④潜在并发症，如脑膜炎、肺水肿、呼吸衰竭、心力衰竭。

问题 3：对该患儿应采取哪些护理措施？

对该患儿运用疼痛评估表（FLACC 疼痛行为量表）评分，结果为 4 分，为中度疼痛；Morse 跌倒量表评分为 20 分，为无风险；运用 Braden Q 评估表评分，结果为 28 分，危险级别为无风险，根据患儿病情给予以下相应护理。

（1）维持正常体温：患儿衣被不宜过厚，汗湿的衣服及时更换。密切监测患儿体温，鼓励多喝水，体温超过 38.5℃，应及时按医嘱使用退热剂并记录。

（2）皮肤及口腔护理：保持室内适宜温湿度，及时更换汗湿衣被，保持衣被清洁。避免用肥皂、沐浴露清洁皮肤，以免刺激皮肤。修剪指甲以免被皮疹抓破。手足、臀部疱疹未破溃处涂炉甘石洗剂；保持臀部清洁干燥，及时清理患儿的大小便。保持口腔清洁，进食前后用温水或生理盐水漱口。可将药物涂于口腔溃疡处，如西瓜霜、维生素 B_2 粉等，以消炎镇痛，促进溃疡面愈合。给予营养丰富、易消化饮食，如牛奶、粥类等。饮食定时定量，少食零食，以减少对口腔黏膜的刺激，患儿咽峡部黏膜有疱疹伴破溃疼痛造成进食少，可适当给予补液。

（3）消毒隔离：患儿进行床边隔离。病房每天开窗通风 2 次。医护人员接触患儿前后均要消毒双手。尽量较少陪护及探视人员，并做好陪护宣教，要求勤洗手、戴口罩等。

（4）密切观察病情：如出现烦躁不安、嗜睡、肢体抖动、呼吸及心率增快、四肢发凉、指（趾）发绀等表现，则提示病情加重，应立即通知医师，给予相应处理。使用脱水剂等药物治疗时，观察药物的作用及不良反应。

> **知识链接**
>
> 重症手足口病的护理：
>
> （1）脑炎、脑干脑炎的护理：抬高患儿头部 15°～30°，以利于颅内血液回流；频繁呕吐者侧卧位，保持气道通畅，注意呕吐物的量与性状；维持液体匀速输入，避免快速大量输液；抽搐患儿给予止惊处理；遵医嘱应用 20% 甘露醇等脱水利尿剂降低颅内压，

密切观察是否有水、电解质紊乱。

（2）肺水肿或肺出血的护理：呼吸困难时适当抬高患儿头肩部，开放气道，给予氧气吸入，必要时应用呼吸机可减轻心肺负担、减轻呼吸困难症状。肺出血急性期不主张拍背和胸部叩击。

问题 4： 如何预防手足口病?

本病流行期间不宜带小儿到人群聚集的公共场所，向家长讲解手足口病的流行特点、临床表现及预防措施。指导家长培养婴幼儿良好的卫生习惯，饭前、便后洗手；玩具、餐具定期清洁消毒等。注意保持环境卫生，居室要经常通风，勤晒衣被；加强锻炼，增加机体抵抗力。确诊患手足口病的患儿需立即被隔离，其中不需要住院治疗的患儿可在家中隔离，教会家长做好口腔护理、皮肤护理及病情观察，如有病情变化应及时到医院就诊。

知识链接

手足口病流行病学：

（1）传染源：人是人肠道病毒的唯一宿主，患儿和隐性感染者为传染源。发病前数天，感染者咽部与粪便就可检出病毒，通常以发病后 1 周内传染性最强。

（2）传播途径：肠道病毒可经胃肠道（粪-口途径）传播，也可经呼吸道（飞沫、咳嗽、打喷嚏等）传播，也可因接触患者口鼻分泌物、皮肤或黏膜疱疹液及被污染的手及物品等造成传播。

（3）易感性：人普遍易感。各年龄组儿童均可感染发病，多发生于学龄前儿童，显性感染和隐性感染后均可获得特异性免疫力，产生的中和抗体可在体内存留较长时间，对同血清型病毒产生比较牢固的免疫力，但不同血清型间无交叉免疫。

四、案 例 小 结

手足口病是由肠道病毒引起的急性传染病，主要症状表现为发热，手、足、口腔等部位的斑丘疹、疱疹，重者可出现脑膜炎、脑炎、脑脊髓炎、肺水肿和循环障碍等。在护理此类患儿时，密切观察病情尤为重要，若患儿出现烦躁不安、肢体抖动等症状时应及时就诊。本案例患儿主要出现体温过高、皮损等问题，护理患儿时要针对患儿存在的问题提出护理措施，从维持正常体温，口腔、饮食、皮肤护理，病情观察及消毒隔离等方面对患儿家长进行健康教育。在护理过程中，要注意患儿及其家长的情绪及心理变化，体现人文关怀。

（陈　芳）

案例十五　病毒性脑炎

学习目标

掌握： 病毒性脑炎的临床表现和护理措施。

熟悉： 腰椎穿刺术。

了解： 不同类型脑炎患儿脑脊液的特点。

一、案 例 资 料

【一般资料】 吴某，男性，2岁1个月，黎族。

【主诉】 发热1周，反复抽搐1天。

【病史】 患儿于1周前无明显诱因出现发热，体温37.8℃，食欲缺乏，未予以重视，1天前开始出现进食后呕吐胃内容物，非喷射性，未见咖啡样及血样物，量中等，呕吐后出现抽搐，表现为意识丧失，双眼凝视，四肢强直抖动，口吐泡沫，面色微发绀，持续约2min，抽搐自行停止，抽搐停止后神志转清，此后每1~2小时抽搐出现1次，表现同前，于当地医院予头孢孟多酯、喜炎平抗感染，地西泮、苯巴比妥镇静止痉，甘露醇脱水降颅内压治疗1天后，仍有反复抽搐，家长为求进一步诊疗，遂来本院，门诊以"病毒性脑炎"收入院。既往无特殊病史，家族史无癫痫病史，父母体健，无传染病史。

【护理体检】 T 37.5℃，P 136次/分，R 32次/分，BP 82/47mmHg，身高1.0m，体重11kg。患儿呈镇静状态，营养一般，对疼痛刺激有反应。双侧瞳孔正圆、等大，对光反射灵敏。颈软，气管居中，无皮下气肿及胸壁静脉曲张，无"三凹征"，双肺叩诊呈清音，呼吸音粗，基本对称，双肺可闻及痰鸣音，未闻及胸膜摩擦音。腹肌软，未扪及包块，无反跳痛，肝脾肋下、剑突下未触及肿大。颈稍抵抗，四肢暖，关节无红肿、畸形，双膝反射亢进，凯尔尼格征（-）、布鲁津斯基征（-）、双侧巴宾斯基征（-）。

【辅助检查】 血常规：WBC 8.82×10^9/L，Hb 102g/L，PLT 407×10^9/L。胸部CT未见异常。脑脊液检查：潘氏试验阴性、蛋白定量 0.19g/L、RBC 1×10^6/L、WBC 50×10^6/L、GS 3.98mmol/L、氯化物121.30mmol/L、隐球菌未见、抗酸杆菌未见。血生化全套：钾4.01mmol/L，钠122.0mmol/L，肾功能及肝功能基本正常。优生五项（TORCH）：巨细胞病毒抗体IgM可疑弱阳性、单纯疱疹病毒I型IgM阳性。头颅CT：双额叶、右颞叶斑片状低密度影，边界不清，右侧基底节区腔隙灶可见。

【入院诊断】 病毒性脑炎。

【诊疗过程】 患儿入院后完善相关检查：三大常规、呼吸道病原学、脑电图、磁共振等，行腰椎穿刺术检测脑脊液。遵医嘱用阿昔洛韦抗病毒，予头孢曲松钠抗感染，口服丙戊酸钠止痉，奥拉西坦营养脑神经，积极控制体温，密切监测生命体征。

二、案例问题引导

问题1： 病毒性脑炎患儿急性期治疗要点是什么？

问题2： 为什么病毒性脑炎的患儿要做腰椎穿刺术？

问题3： 该患儿存在哪些主要护理问题？

问题4： 对该患儿应采取哪些护理措施？

三、案 例 分 析

问题1： 病毒性脑炎患儿急性期治疗要点是什么？

病毒性脑炎急性期及时给予支持与对症治疗是降低病死率和致残率的关键。

（1）对症治疗与支持疗法：即卧床休息，维持体温正常及水、电解质平衡，合理供给营养，对营养状况不良者给予静脉营养剂或白蛋白。

（2）控制脑水肿和颅内高压：严格限制液体入量；过度通气时，将$PaCO_2$控制于20~25kPa；静脉注射甘露醇。

（3）控制惊厥发作：惊厥发作时，给予地西泮、苯妥英钠等止惊剂。

（4）抗病毒治疗：对疱疹病毒脑炎可给予阿昔洛韦治疗，对其他病毒感染可酌情选用干扰素、更昔洛韦、利巴韦林，静脉注射免疫球蛋白等。

（5）抗生素应用：对于重症婴幼儿或继发感染者，适当给予抗生素。

知识链接

病毒性脑炎是指由多种病毒引起的颅内急性炎症。若病变主要累及脑膜，则临床表现为病毒性脑膜炎；若病变主要影响脑实质，则以病毒性脑炎为临床特征。由于解剖上两者相邻近，脑膜和脑实际上常同时受累，此时称为病毒性脑膜脑炎（viral encephalitis）。大多数患儿病程呈自限性。病毒学和血清学检测中脑脊液病毒核酸的聚合酶链反应检查已成为病毒性脑炎常用的诊断方法。

病毒性脑炎的临床表现：

（1）前驱症状：急性全身感染症状，如发热、头痛、呕吐、腹泻等。

（2）神经系统症状和体征：①惊厥，多数表现为全身性发作，严重者可呈惊厥持续状态；②意识障碍，轻者表现为反应淡漠、迟钝、嗜睡或烦躁，严重者可有昏睡、昏迷、深度昏迷，甚至去皮质状态等不同程度的意识改变；③颅内压增高，头痛、呕吐，婴儿前囟饱满，严重患儿出现呼吸节律不规则或瞳孔不等大的脑疝症状；④运动功能障碍，根据受损部位不同，可出现偏瘫、不自主运动、面瘫、吞咽障碍等；⑤神经情绪异常，病变累及额叶底部、颞叶边缘系统，可出现躁狂、幻觉、失语，以及定向力、计算力与记忆力障碍等症状。

（3）病程：一般2～3周，多数患者可完全恢复，但少数遗留癫痫、肢体瘫痪、智力倒退等后遗症。

问题2： 为什么病毒性脑炎的患儿要做腰椎穿刺术？

腰椎穿刺术是神经系统辅助检查的方法之一，是取脑脊液进行检查，是诊断颅内感染和蛛网膜下腔出血的重要依据。脑脊液可用于多种项目的检测，主要包括外观、压力、常规、生化和病原学检查等，对神经系统疾病的诊断和治疗有重要意义。

知识链接

脑脊液的检查项目：压力（0.69～1.96kPa）、外观（清亮透明）、潘氏试验（−）、WBC [（0～10）×10^6/L]、蛋白（0.2～0.4g/L）、糖（2.8～4.5mmol/L）、氯化物（117～127mmol/L）、查找病毒等。

（1）化脓性脑膜炎：压力不同程度增高，外观呈米汤样浑浊，潘氏试验（＋～＋＋＋），白细胞数百至数千，多核为主，蛋白明显增高，糖明显降低，氯化物多数降低，涂片或培养可发现致病菌。

（2）结核性脑膜炎：压力增高，外观呈微浊，毛玻璃样，潘氏试验（＋～＋＋＋），白细胞数十至数百，淋巴细胞为主，蛋白增高，糖降低，氯化物降低，涂片或培养可发现抗酸杆菌。

（3）病毒性脑膜炎：压力正常或轻度增高，外观清亮，潘氏试验（−～＋），白细胞正常至数百，淋巴细胞为主，蛋白正常或轻度增高，糖正常，氯化物正常，特异性抗体阳性，病毒分离可阳性。

问题 3：该患儿存在哪些主要护理问题？

该患儿目前存在的主要护理问题：①有受伤的危险，与惊厥有关；②有窒息的危险，与呕吐及意识不清有关；③体温过高，与病毒感染有关；④焦虑，与缺乏疾病知识、担心疾病预后有关；⑤潜在并发症，如颅内压增高。

问题 4：对该患儿应采取哪些护理措施？

对该患儿运用 Morse 跌倒量表评分，结果为 30 分，为低风险，根据患儿病情给予以下相应护理。

（1）防止外伤的发生：①评估患儿可能受伤的危险程度。②发生惊厥时，患儿家长不可将其抱起或高声呼叫。病室要保持安静，协助患儿取头侧平卧位，及时吸出咽喉部的痰，保持呼吸道通畅。惊厥时可用开口器或纱布包裹的压舌板垫于患儿上下齿之间，防止舌及口唇咬伤，要详细记录惊厥发生的情况、时间及次数。③指导患儿家长正确使用床栏。

（2）保持呼吸道通畅：①及时清除口鼻腔内分泌物；②按医嘱定时给予雾化吸入，吸入后行翻身、拍背，以利痰液排出，并观察护理效果；③严密观察患儿生命体征的变化，如有异常（脉搏减慢、呼吸急促、发绀、"三凹征"等）及时报告医生及时处理。

（3）及时给予降温处理。保持病室安静、空气新鲜，定时通风。监测患儿的体温、热型及伴随症状，如体温在 38.5℃ 以上，可应用物理降温或药物降温方法，降低大脑耗氧量。为患儿做好口腔护理、臀部护理、更换衣物、皮肤护理、翻身等。提供必需的营养物质，保证水、电解质、维生素的供给，胃肠功能不好的患儿可以给予静脉营养。

（4）心理护理：①评估患儿家长的文化程度及接受能力，了解他们焦虑的重点；②向患儿家长讲解此病的发生、发展及愈后，取得积极配合；③进行各项治疗、护理时对家长进行耐心细致的解释说明；④利用客观实例向患儿家长进行宣教，帮助他们树立战胜疾病的信心。

（5）密切观察病情变化，及时发现问题、及时处理。①观察瞳孔及呼吸变化：保持呼吸道通畅，必要时吸氧，如发现呼吸节律不规则、双侧瞳孔不等大、对光反应迟钝，多提示有脑疝及呼吸衰竭发生。②观察意识变化：如患儿出现烦躁不安、意识障碍，应警惕是否存在脑水肿。③腰椎穿刺术后观察：患儿应去枕平卧 4～6h，如出现头晕、头痛、呕吐等，应警惕颅内压增高；如穿刺点疼痛，可给予热敷、按摩等方法减轻疼痛。

四、案例小结

病毒性脑炎是指由多种病毒引起的颅内急性炎症。典型的临床表现：①前驱症状，急性全身感染症状，如发热、头痛、呕吐、腹泻等。②中枢神经系统症状，惊厥、意识障碍、颅内压增高、运动功能障碍、精神情绪异常。多数患儿可完全恢复，但少数遗留癫痫、肢体瘫痪、智力倒退等后遗症。在护理此类患儿时，应根据患儿不同的治疗方案给予不同的监测指导。本案例患儿主要出现有受伤的危险、有窒息的危险、体温过高、焦虑、潜在并发症等问题，护理患儿时要针对患儿存在的问题提出护理措施，从饮食、惊厥处理、病情观察等方面对患儿进行健康教育。在护理过程中，要注意患儿及其家长的心理变化，提供日常生活护理及保护患儿的一般知识，树立战胜疾病的信心。

（陈　芳）

第三篇 急 救 护 理

第十四章 理化因素疾病

案例一 中 暑

 学习目标

掌握： 中暑的临床表现和护理措施。

熟悉： 中暑的辅助检查和治疗方法。

了解： 中暑的病因及发病机制。

一、案 例 资 料

【一般资料】 刘某，男性，57岁，汉族，小学文化，建筑工人。

【主诉】 全身乏力，头痛、头晕、眼花、恶心、呕吐2h。

【病史】 夏天，患者在高温闷热的室外工作，出现全身乏力，头痛、头晕、眼花、恶心、呕吐2h，继而出现体温升高、皮肤干热、无汗、神志不清、脉速、血压下降、呼吸浅快等表现，急诊就诊。患者既往无特殊病史，无服用特殊药物史。

【护理体检】 T 42℃，P 160～180次/分，R 39次/分，BP 90/60mmHg。患者神志不清，用平车送入病房。双侧瞳孔缩小，直径均为1mm，对光反射消失，双肺底闻及湿啰音，四肢肌张力高，伴阵发性痉挛。

【辅助检查】 WBC 18.7×10^9/L，N% 70%，尿常规可见蛋白及管型，BUN 40mmol/L，LDH 400U/L，血钠（Na^+）110mmol/L，血氯（Cl^-）80mmol/L。

【入院诊断】 热射病（中暑高热）伴休克。

【诊疗过程】 入院后完善相关辅助检查，急查血生化和动脉血气分析，给予降温、抗休克治疗，严密观察生命体征变化，并予以进一步处理。

二、案例问题引导

问题1： 为什么该患者会发生中暑？

问题2： 中暑的临床表现有哪些？

问题3： 该患者存在哪些主要护理问题？

问题4： 对该患者应采取哪些护理措施？

三、案 例 分 析

问题1： 为什么该患者会发生中暑？

该患者所处的高温高热工作环境易使其发生中暑，发病原因可概括为机体产热增加、散热障碍和热适应能力下降等。

> **知识链接**
>
> 中暑（heat stroke）的病因：
>
> （1）机体产热增加：高温环境从事重体力劳动（如建筑工人、参加竞技比赛的运动

员等）；发热、甲状腺功能亢进症和应用某些药物（如苯丙胺）等。

（2）散热障碍：如湿度较大（＞60%）、过度肥胖或穿透气不良的衣服、汗腺功能障碍（如系统性硬化病、广泛皮肤烧伤后瘢痕形成或先天性汗腺缺乏症）等。

（3）热适应能力下降：热负荷增加时，机体会产生应激反应，通过神经、内分泌的各种反射调节来适应环境的变化，从而维持正常的生命活动。当机体这种调节能力下降时，热适应能力也随之下降，机体更容易发生代谢紊乱而中暑，如糖尿病和心血管疾病患者、老年人、孕妇等。

问题 2：中暑的临床表现有哪些？

在一定时间内的高温或湿热环境下，人体会出现全身乏力、头痛、头晕、眼花、注意力不集中等表现，这是中暑的先兆，也称为先兆中暑。若散热及时，症状短时间内可缓解。若不及时散热，病情则会继续发展为重症中暑，主要表现为高热（直肠温度≥41℃）和神志障碍。早期受影响的器官依次为脑、肝、肾和心脏。病死率较高。

中暑的临床表现如下：

（1）轻症中暑：除先兆中暑症状以外，此时患者主要表现如下。①体温多在 38℃ 以上；②面色潮红或苍白、胸闷心悸；③大汗、呕吐、皮肤湿冷、血压下降、脉搏增快等早期循环衰竭的表现。此类中暑患者如能得到休息且散热及时，多在 3～4h 恢复正常。

（2）重症中暑：除轻度中暑表现外，常伴有高热、脱水、痉挛、晕厥甚至昏迷等特殊表现。根据表现通常将重症中暑分为热痉挛、热衰竭和热射病三种类型，三种情况可顺序发展，也可交叉重叠，在日常生活中常混合出现。

1）热痉挛：又称中暑痉挛，患者在高温环境下进行剧烈运动，大量出汗，活动期间或活动停止后常发生肌肉痉挛，呈对称性或阵发性疼痛，主要累及骨骼肌，如四肢肌肉、咀嚼肌、腹直肌等，最多见于腓肠肌，也可发生在肠道平滑肌，从而引起急腹痛。痉挛持续约数分钟后缓解，此时体温无明显升高。肌肉痉挛可能与高温环境出汗较多，钠盐严重丢失（大量出汗和饮用低张液体）和过度通气有关。热痉挛也可为热射病的早期表现，多见于健康青壮年者。

2）热衰竭：又称中暑衰竭，严重热应激时，由其体液和钠盐丢失过多引起循环容量不足所致，表现为多汗、疲乏、无力、头晕、头痛、恶心、呕吐和肌痉挛，可有心动过速、直立性低血压或晕厥，有明显脱水征。此类型中暑体温轻度升高，无明显中枢神经系统损伤表现。根据病情轻重不同，检查可见血细胞比容增高、血钠增高、轻度氮质血症和肝功能异常。热衰竭可以是热痉挛和热射病的中间过程，治疗不及时，可发展为热射病，多见于老年人、儿童和慢性疾病患者。

3）热射病：又称中暑高热，主要表现为高热（直肠温度≥41℃）和神志障碍。发病前患者往往有头痛、眩晕和乏力，早期受影响的器官依次为脑、肝、肾和心脏。热射病是一种致命性急症，病死率较高。根据发病时患者所处的状态和发病机制，临床上分为两种类型，即劳力性热射病和非劳力性（典型性）热射病。劳力性热射病主要是在高温环境下内源性产热过多；非劳力性热射病主要是在高温环境下体温调节功能障碍引起散热减少。

A. 劳力性热射病：多在高温、湿度大和无风天气进行重体力劳动或剧烈体育运动时发病。患者多为平素健康的年轻人，在从事重体力劳动或剧烈运动数小时后发病，约 50% 患者大量出汗，心率可达 160～180 次/分，脉压增大。此时患者可发生横纹肌溶解、急性肾衰竭、急性肝衰竭、弥散性血管内凝血或多器官功能衰竭，病死率较高。

B. 非劳力性热射病：多见于居住在拥挤和通风不良环境中的城市年老体衰居民，其他高危人群包括精神分裂症、帕金森病、慢性酒精中毒及偏瘫或截瘫患者。表现为皮肤干热和发红，84%～100%患者无汗，直肠温度常在41℃以上，有报道最高达43.89℃。病初表为现行为异常或癫痫发作，继而出现谵妄、昏迷和瞳孔对称缩小，严重者可出现低血压、休克、心律失常、心力衰竭、肺水肿和脑水肿，约5%患者发生急性肾衰竭，可有轻度、中度弥散性血管内凝血，常在发病后24h左右死亡。

问题3： 该患者存在哪些主要护理问题？

该患者目前存在的主要护理问题：①体温过高，与体温调节中枢功能障碍有关；②体液不足，与脱水及中暑衰竭引起的血容量不足有关；③急性意识障碍，与中暑引起头部温度过高有关。

问题4： 对该患者应采取哪些护理措施？

（1）保持有效降温：降温速度决定患者预后，准确执行各项降温措施，在物理降温和药物降温过程中，严密观察生命体征、神志及尿量变化，每10～30分钟测量肛温1次，肛温下降至38℃则暂停降温，如患者出现昏迷、呼吸抑制、血压下降明显（收缩压低于80mmHg），则停止降温。降温措施包括物理降温和药物降温。

知识链接

中暑降温方法如下：

（1）体外降温：脱去患者衣服，用凉床单包裹全身或吹送凉风。头部降温，可选用冰帽、冰袋，以降低进入颅内血液的温度。躯干和四肢降温可选择冰水或酒精擦浴，全身皮肤可用40%～50%乙醇或冰水擦拭，边擦拭边按摩使皮肤血管扩张、血液循环增快、皮肤散热加速而降温；也可选择冰水浴，将患者浸浴于4℃冰水中，浸浴10～15min测肛温1次，肛温降至38℃时，停止冰水浴，体温回升到39℃以上时，可再行浸浴。需要注意：由于冰水浸泡治疗而发生低血压和寒战的并发症较多，其已不再推荐，但如其他方法无法降温，也可考虑此方法，但此时需要监测深部体温，一旦深部体温低于38.5℃则需停止冰水降温，以防体温过低。目前有条件的医院宜选择医用冰毯全身降温仪器（简称冰毯机），但也应注意严密监测体温，防止降温过快。

（2）体内降温：体外降温无效者，用冰盐水进行胃或直肠灌洗，也可用无菌生理盐水进行腹膜腔灌洗或血液透析，或将自体血液体外冷却后回输体内降温。也可用4℃糖盐水200ml加氨基比林0.5g溶解后保留灌肠，有抽搐者可加10%水合氯醛15ml，以防止痉挛。

（3）药物降温：选择有调节体温中枢、扩张血管、松弛肌肉和降低氧耗作用的药物。常用药有氯丙嗪、地塞米松、冬眠合剂等。氯丙嗪25～50mg稀释在4℃葡萄糖盐水内，快速滴注，要求2h内滴完。地塞米松10～20mg静脉注射。人工冬眠合剂：由氯丙嗪、哌替啶、异丙嗪等按照一定配比制成（氯丙嗪8mg、哌替啶25mg、异丙嗪8mg），用药时除观察体温外还应注意观察心率、呼吸、血压变化。

（2）保持呼吸道通畅：休克或昏迷患者采取平卧位，头偏向一侧，及时清除口、鼻、咽的分泌物。密切观察患者神志状况，由于此类患者多表现出不同程度的意识障碍，如头痛、烦躁不安、甚至惊厥和昏迷，应及时查找原因，一旦发现脑水肿应给予脱水药，如甘露醇等。

（3）补液：静脉补给生理盐水、葡萄糖溶液和氯化钾。注意补液过量易引起的肺水肿。

（4）加强基础护理：饮食上以清淡饮食为主，给予易消化、高热量、高纤维素、高蛋白、低脂肪饮食，同时注意做好口腔护理、皮肤护理等。

（5）严密观察病情：纠正水电解质紊乱。此外，还应注意防治急性肾衰竭、感染、弥散性血管内凝血等并发症。观察各项生命体征的变化，出现并发症及时向医师报告。

四、案例小结

中暑是指在高温或热辐射的长时间作用下，机体体温调节中枢功能障碍，导致体热平衡失调、水电解质代谢紊乱及神经系统和心血管系统功能障碍的一组临床综合征，又称急性热致疾病（acute heat illness）。简而言之，其是热平衡功能紊乱导致的一种急症。在救护此类患者时，应将患者迅速转移到阴凉通风处休息，尽快给予降温，纠正水、电解质紊乱和酸碱失衡，积极防治休克和其他严重并发症。根据患者的不同中暑类型的表现和辅助检查，给出具体的救护措施。

（张　华）

案例二　淹　　溺

学习目标

掌握：淹溺的临床表现和护理措施。

熟悉：淹溺的辅助检查和治疗方法。

了解：淹溺的病因及发病机制。

一、案 例 资 料

【一般资料】　李某，男性，10岁，汉族，小学生。

【主诉】　溺水20min。

【病史】　暑假期间，李某自己到海边游玩，不幸落水，后被路过的行人救起，经过抢救，恢复生命体征，经"120"救护车接收入院继续治疗。患者既往无特殊病史。

【护理体检】　T 35.6℃，P 88次/分，R 15次/分，BP 100/60mmHg。患者神志不清，四肢厥冷，双肺呼吸音粗，可闻及少量湿啰音，律齐，未闻及杂音。

【辅助检查】　实验室检查：WBC $12×10^9$/L，血钠（Na^+）160mmol/L。动脉血气分析：pH 7.4，SaO_2 85%，$PaCO_2$ 70mmHg，实际碳酸氢盐（AB）＞标准碳酸氢盐（SB）。胸片显示斑片状浸润。尿蛋白阳性。

【入院诊断】　海水淹溺。

【诊疗过程】　入院后完善相关检查，如心电图等；遵医嘱严密观察患者病情，给予对症治疗，做好心理护理和健康教育。

二、案例问题引导

问题1：淹溺发生的常见病因有哪些？

问题2：淹溺的发病机制是什么？

问题3：淹溺患者的院前急救措施有哪些？

问题4：该患者存在哪些主要护理问题？

问题5：对该患者应采取哪些护理措施？

三、案例分析

问题 1：淹溺发生的常见病因有哪些？

淹溺（drowning）常见病因为水上运动意外（如游泳、划船意外等）及跳水或潜水员因癫痫、心脏病或心律失常、低血糖发作引起神志丧失；下水前饮酒或服用损害脑功能药物及水中运动时间长而过度疲劳；水灾、交通意外或投水自杀等。

问题 2：淹溺的发病机制是什么？

人体溺水后数秒内，本能地屏气，引起潜水反射，此时呼吸暂停、心动过缓和外周血管剧烈收缩，目的是保证心脏和大脑血液供应，继而出现高碳酸血症和低氧血症，刺激呼吸中枢，进入非自发性吸气期，水随着吸气进入呼吸道和肺泡，充塞气道导致严重缺氧、高碳酸血症和代谢性酸中毒。

淹溺的分类：

（1）根据发病机制淹溺可分为：①湿性淹溺，喉部肌肉松弛吸入大量水分（22ml/kg）充塞呼吸道和肺泡而发生窒息。大量水进入呼吸道数秒后淹溺者神志丧失，最终导致呼吸和心搏停止。②干性淹溺，主要是喉痉挛导致窒息，此时呼吸道和肺泡很少或无水吸入。湿性淹溺占淹溺者的 80%～90%，干性淹溺占淹溺者的 10%～20%。

（2）根据浸没的介质不同，淹溺又分为淡水淹溺和海水淹溺。

1）淡水淹溺：淡水（江河、湖泊或池塘）较血浆或其他体液渗透压低。浸没后，通过呼吸道或胃肠道进入体内的淡水迅速吸收到血液循环，血容量增加。严重病例发生溶血，出现高钾血症和血红蛋白尿。淡水吸入最重要的临床意义是肺损伤，肺泡表面活性物质灭活、肺顺应性下降、肺泡塌陷萎缩、呼吸膜破坏、肺泡容积急剧减小，发生通气/血流比例失调。即使迅速复苏，仍不能终止急性肺损伤过程，出现广泛肺水肿或微小肺不张。此外，肺泡内液体也妨碍正常气体交换，使氧合作用发生障碍。

2）海水淹溺：海水含钠量约是血浆的 3 倍以上。因此，吸入的海水较淡水在肺泡内停留时间长，并能使血液中的水进入肺泡腔，产生肺水肿、肺内分流，减少气体交换，发生低氧血症。此外，海水对肺泡上皮及肺毛细血管内皮细胞的化学损伤作用更易促使肺水肿发生。人体溺水吸入淡水或海水后，尽管血容量、血电解质浓度和心血管功能等变化不同，但都可引起肺顺应性降低、肺水肿、肺内分流、低氧血症和混合性酸中毒。发生严重脑缺氧者，还可促使神经源性肺水肿发生。大多数淹溺者猝死的原因是严重心律失常。冰水淹没迅速致死原因常为寒冷刺激迷走神经，引起心动过缓或心搏停止和神志丧失。

问题 3：淹溺患者的院前急救措施有哪些？

迅速救离出水、恢复有效通气，呼吸心搏骤停者尽快给予心肺复苏。

（1）尽快将溺水者从水中救出

1）自救：时间紧急，自救对于溺水者至关重要。

A. 对于不会游泳者：落水者要冷静，等待身体浮出水面片刻，保持仰面，口鼻向上进行短暂呼吸换气。注意呼气要浅，吸气宜深，这样可使身体浮力增大，从而拖延时间，等待他人救援。

B. 对于会游泳者：一般是因四肢（常见于小腿腓肠肌）痉挛而致溺水，应冷静，可将身体抱成一团，利用浮上水面片刻进行换气（深吸气），待身体下沉时，把脸浸入水中，将痉挛（抽筋）下肢的踇指用力向前上方拉，使踇指跷起，持续用力，直到剧痛消失，抽筋自然也就停止。注意一次发作之后，同一部位可以再次抽筋，所以对疼痛处要充分按摩和慢慢向岸上游，上岸后可再按摩和热敷患处。

2）互救

A. 救护者应镇静，尽可能脱去衣裤，尤其要脱去鞋靴，迅速游到溺水者附近。

B. 对筋疲力尽的溺水者，救护者可从头部接近。

C. 对神志清醒的溺水者，救护者应从背后接近，用一只手从背后抱住溺水者的头颈，另一只手抓住溺水者的手臂游向岸边。

D. 如救护者游泳技术不熟练，最好携带救生圈、木板或用小船进行救护，或投下绳索、竹竿等，使溺水者握住再拖带上岸。

E. 救援时要注意，防止被溺水者紧抱缠身而发生危险。如被抱住，不要相互拖拉，应放手自沉，使溺水者手松开，再进行救护。

（2）保持呼吸道通畅：迅速清除口鼻腔中污水、污物、分泌物及其他异物，并畅通气道以保持气道通畅。疑有气道异物堵塞的患者，可用 Heimlich 手法使其排出异物。如有条件则给予吸氧。

（3）倒水处理：可采取膝顶法、肩顶法或抱腹法迅速倒出淹溺者呼吸道及胃内积水。

> **知识链接**
>
> 　　倒水处理的方法：①膝顶法。施救者取半蹲位，一腿跪地，另一腿屈膝将溺水者腹部置于屈膝的大腿上，使头部下垂，随即按压其背部，迫使吸入呼吸道和胃内的水流出。②肩顶法。施救者把溺水者扛在肩上，让溺水者腹部与施救者肩部接触（身体呈弓形，保持其头胸下垂），施救者也可用肩部抖动，使积水排出。此法主要适用于儿童或体型偏瘦者。③抱腹法。使溺水者俯卧于地面上，施救者双手抱其腹部，保证其腹部高于头胸，同时摇晃溺水者，将积水排出。以上三种方法时间都不宜过长，1min 即可，应尽量避免因倒水时间过久而影响心肺复苏的进行。

（4）心肺复苏：对于心搏呼吸停止者，应现场立即施行心肺复苏。复苏期间常会发生呕吐，注意防止呕吐物误吸。有条件时，进行气管内插管和吸氧。在患者转送过程中，也不应停止心肺复苏。

问题 4：该患者存在哪些主要护理问题？

该患者目前存在的主要护理问题：①气体交换障碍，与肺通气和肺换气障碍有关；②躯体活动障碍，与意识障碍，不能有目的移动躯体有关；③有感染的危险，与气管内吸入海水有关。

问题 5：对该患者应采取哪些护理措施？

（1）一般救护：①供氧。吸入高浓度氧或高压氧治疗，根据病情可采用机械通气。②复温及保温。体温过低者，可采用体外或体内复温措施。③心电监护。溺水者容易发生心律失常，故心电监护不可或缺。④脑复苏措施。缺氧可以对大脑产生伤害，故护脑措施十分重要。对于有颅内压升高者应适当过度通气，维持 $PaCO_2$ 在 $25\sim30mmHg$。同时，静脉输注甘露醇降低颅内压、缓解脑水肿。⑤易消化饮食。适合进食者开始给予高营养的半流质饮食。

（2）维持呼吸功能：继续进行有效的人工通气及血气监测，口对口人工呼吸无效者应气管插管正压给氧，必要时行气管切开，机械辅助呼吸。同时静脉滴注呼吸兴奋剂，支气管痉挛者用氨茶碱。

（3）纠正低血容量：对海水淹溺者，可给予 5% 的葡萄糖溶液或低分子右旋糖酐静脉滴注。

（4）防治肺部感染：由于淹溺时污物吸入气管，患者容易发生肺部感染，应及时给予抗生素预防或治疗，严重者尽快实施经支气管镜下灌洗。

（5）处理并发症：对合并惊厥、低血压、心律失常、肺水肿、急性呼吸窘迫综合征、应激性溃疡伴出血、电解质和酸碱平衡失常者进行相应处理。

（6）保持患者处于舒适体位，翻身拍背，每2小时1次，保持肢体的功能位，行肢体按摩，每天3次。

（7）其他：严密观察病情，做好心理护理和安全教育，并注意对其父母或监护人进行安全教育，提高相关安全意识，对孩子做好监护管理。

四、案 例 小 结

淹溺又称溺水，指人体浸没于水中或其他液体介质中，呼吸道被水或其他杂质堵塞，或因反射性引起喉痉挛，导致换气障碍、缺氧和窒息的危急状态。淹溺的后果可以分为非病态、病态和死亡，其过程是连续的。淹溺发生后患者心脏未停搏称为近乎淹溺，淹溺后窒息并心脏停搏者称为溺死。在护理此类患者时，应根据患者的不同情况给予具体的护理措施。判断患者的意识是否清醒，情绪是否稳定，患者的呼吸功能是否恢复正常。做好患者及其家属的健康与安全教育，评价患者和家属对淹溺后果的认知程度，做好防范措施。

（张　华）

案例三　电 击 伤

 学习目标

掌握：电击伤的临床表现和护理措施。

熟悉：电击伤的辅助检查和治疗方法。

了解：电击伤的病因及发病机制。

一、案 例 资 料

【一般资料】　王某，男性，36岁，汉族，中专文化，电路维修工。

【主诉】　电击伤后2h。

【病史】　患者入院前2h，由于单位机器设备故障，维修过程中不幸触电，当即倒卧在地，意识丧失，呼吸、心搏微弱。同事判断其触电后，立即切断设备电源并拨打电话呼救，随后"120"救护车赶往事故现场，将王某送往医院处理。患者既往无特殊病史。

【护理体检】　T 36.8℃，P 128次/分，R 19次/分，BP 90/60mmHg。患者右手触电处可见一焦黄、直径约1.5cm大小的圆形伤口。

【辅助检查】　心电图表现为急性心肌损伤，尿常规出现肌红蛋白尿。

【入院诊断】　电击伤。

【诊疗过程】　入院后完善相关检查，对右手电击创面进行清创，遵医嘱为患者应用抗菌药物及注射破伤风抗毒素。严密观察患者的病情变化。

二、案 例 问 题 引 导

问题1：电击伤的常见病因有哪些？

问题2：电击伤的临床表现有哪些？

问题 3：该患者的诊断依据是什么？

问题 4：该患者存在哪些主要护理问题？

问题 5：对该患者应采取哪些护理措施？

三、案例分析

问题 1：电击伤的常见病因有哪些？

电击伤通常是指人体直接触及电源或高压电，电流经过空气或其他导电介质传递通过人体时引起的组织损伤和功能障碍，重者发生心搏和呼吸骤停。引起电击伤的原因很多，主要为缺乏安全用电知识、安装和维修电器或电线不按规程操作、电线上挂吊衣物等。高温、高湿和出汗使皮肤表面电阻降低，容易引起电损伤。意外事故中电线折断落到人体及雷雨时在大树下避雨或用铁柄伞而被闪电击中，都可引起电损伤。

> **知识链接**
>
> 电击对人体造成的损害程度取决于接触电流的电压高低、电流强度、电阻、路径、接触时间及电流种类。①低压电电击可造成心室颤动、心搏骤停，1000V 以上电流可使呼吸中枢麻痹、呼吸肌强直收缩、呼吸停止。②电流强度大于 25mA 时，可导致心室颤动、心搏骤停。③电阻较小的血管、肌腱、肌肉、神经等组织器官更容易受到损伤。④电流穿过胸部时可直接损伤心脏，导致心室颤动、心搏骤停；电流经过脑部可出现脑出血、脑水肿、脑坏死。⑤直流电、交流电、静电荷均可对人体造成伤害。

问题 2：电击伤的临床表现有哪些？

（1）电性昏迷：患者触电后，常有短暂性的昏迷，占 20%～50%，意识多能恢复，若头部有击伤区，除短暂的昏迷外还可出现神志恍惚、兴奋，CT 检查可发现局部脑水肿，继之脑软化。发生在非功能区时无定位症状出现，经治疗后可恢复，可无脑部后遗症表现。

（2）电击损伤：当人体接触电流时，轻者立刻出现惊慌、呆滞、面色苍白，接触部位肌肉收缩，且有头晕、心动过速和全身乏力。重者出现昏迷、持续抽搐、心室颤动、心搏和呼吸停止。有些严重电击患者当时症状虽不重，但在 1h 后可突然恶化。有些患者触电后，心搏和呼吸极其微弱，甚至暂时停止，处于"假死状态"，因此要认真鉴别，不可轻易放弃对电击伤患者的抢救。

（3）电热灼伤：电流在皮肤入口处灼伤程度比出口处重。灼伤皮肤呈灰黄色焦皮，中心部位低陷，周围无肿、痛等炎症反应。但电流通路上软组织的灼伤常较为严重。肢体软组织大块被电灼伤后，其远端组织常出现缺血和坏死，血浆肌球蛋白增高和红细胞膜损伤引起血浆游离蛋白增高均可引起急性肾小管坏死性肾病。

（4）其他：血红蛋白尿、肌红蛋白尿和血管壁损伤等。

> **知识链接**
>
> 电击伤的并发症和后遗症：大量组织损伤和溶血可引起高钾血症。肌肉强烈收缩和抽搐可使四肢关节脱位和骨折，脊柱旁肌肉强烈收缩甚至引起脊柱压缩性骨折。神经系统后遗症有失明、耳聋、周围神经病变、上升性或横断性脊髓病变和侧索硬化症，也可发生肢体单瘫或偏瘫。肢体灼伤引起远端供血不足和发生组织坏死。少数高压电损伤患者可发生胃肠道功能紊乱、肠穿孔、胆囊局部坏死、胰腺灶性坏死、肝脏损害伴有凝血机制障碍、白内障和性格改变。

问题3：该患者的诊断依据是什么？

诊断主要依据有明确的触电史。对不能提供病史的患者，若能发现电击后特征性的入口及出口，结合患者临床症状、体征也可以诊断。

知识链接

应注意对潜在的组织脏器损伤的及时判断和对危重症患者的准确识别：①呼吸、心搏骤停为电击伤最为严重的后果，需立即进行心肺复苏。对心室颤动患者立即进行电除颤，尽快纠正心律失常。②心电图存在心肌缺血或心肌梗死表现、心肌酶增高，提示电流经过心脏，存在心肌损伤，有潜在的发生心律失常、心搏骤停的可能，需严密监测。③出现骨筋膜室综合征者易出现肾小管堵塞、肾衰竭、高钾血症，需尽快切开减张。已经合并肾衰竭的患者，根据情况进行血液净化治疗。

问题4：该患者存在哪些主要护理问题？

该患者目前存在的主要护理问题：①意识障碍，与电流通过头部有关；②有受伤的危险，与触电后肌肉强烈收缩有关；③有感染的危险，与电烧伤皮肤组织破溃有关。

问题5：对该患者应采取哪些护理措施？

（1）院前救治：立即使患者脱离电源，关闭电源电闸或用绝缘的物品将患者与电源分开、切断带电电线。施救者切勿用手或导电的金属等物品碰触患者，以保自身安全。脱离电源后立即判断患者的生命体征，对呼吸、心搏停止的患者立即进行心肺复苏。现场急救后，尽快将患者转运至医院救治。

（2）急诊室救治：立即对患者病情进行评估，完善相关检查。病情评估完毕后，依据患者病情及危重程度收入相应科室进一步治疗。

（3）加强监护治疗：加强心电监测。

（4）专科治疗：尽早对电击伤创面进行清创，遵医嘱根据患者情况合理使用抗菌药物，常规应用破伤风抗毒素及破伤风类毒素以预防破伤风。电击伤对患者造成的损害可能多种多样，甚至多种内科、外科病症共存，治疗应根据患者病情综合而定，注意避免漏诊、误诊。

（5）心理护理：由于缺乏疾病及其治疗相关知识，患者可能会出现焦虑。护理人员应与患者建立相互信任的关系，鼓励患者表达内心的感受，主动告知有关疾病及其治疗方面的问题，减轻患者的焦虑。

（6）功能锻炼：由于电击伤，患者受伤肢体的活动受限，应根据患者具体康复情况，给予具体的功能锻炼指导。

四、案 例 小 结

一定电流或电能量（静电）通过人体，引起组织器官损伤、功能障碍甚至呼吸、心搏骤停而死亡，称为电击伤。高空作业者还可因触电后从高处坠落导致二次损伤。在护理此类患者时，应根据患者的具体情况给予不同的监测指导。本案例患者主要出现意识障碍、有受伤的危险、有感染的危险等问题。护理患者时要针对患者存在的问题采取相应的护理措施，从病情观察、监护、用药、专科治疗与护理等方面对患者进行严密的护理。在护理过程中，随着病情及意识的恢复要注意患者的肢体功能锻炼、情绪及心理变化，体现人文关怀，促进康复。

（张 华）

第十五章　中　毒

案例一　有机磷农药中毒

 学习目标

　　掌握： 有机磷农药中毒急救措施及洗胃的护理。
　　熟悉： 有机磷农药中毒发作期的临床表现及辅助检查。
　　了解： 有机磷农药中毒轻度、中度、重度的临床表现。

一、案　例　资　料

　　【一般资料】 　徐某，女性，69 岁，汉族，初中文化，农民。
　　【主诉】 　在自家进食午饭后出现恶心呕吐、流涎、抽搐 1h。
　　【病史】 　患者于某年 1 月 31 日中午，在自家进食午饭后出现恶心呕吐、流涎、抽搐、大小便失禁等症状，经邻居发现急送医院抢救。既往体格健康。
　　【护理体检】 　T 36.2℃　P 110 次/分　R 12 次/分　BP 128/82mmHg。患者口角流涎，恶心呕吐，腹痛，口腔及呕吐物有蒜臭味，神志昏迷，双侧瞳孔直径 1mm，对光反射迟钝，大小便失禁，双肺呼吸音粗并闻及湿啰音。
　　【辅助检查】 　CK–MB 79U/L，LDH 269IU/L，CK 197U/L，α–HBDH 204IU/L，CHE 25%，钠 143.00mmol/L，血钾 2.95mmol/L，心电图 Q–T 间期延长，ST 段压低。
　　【入院诊断】 　有机磷农药中毒（重度）。
　　【诊疗过程】 　入院后在急诊洗胃、灌肠、阿托品化治疗，收入急诊重症监护室，给予解磷定、戊羟利定、血液灌流等对症支持疗法，由于救治及时，入院 7 天后，患者痊愈出院。

二、案 例 问 题 引 导

　　问题 1： 患者入院诊断为有机磷农药重度中毒，依据是什么？
　　问题 2： 有机磷农药中毒的急救措施是什么？
　　问题 3： 有机磷农药中毒发作期的临床表现是什么？
　　问题 4： 该患者存在哪些主要护理问题？
　　问题 5： 对该患者应采取哪些护理措施？

三、案 例 分 析

　　问题 1： 患者入院诊断为有机磷农药重度中毒，依据是什么？
　　依据：患者的送检米饭及呕吐物均检出甲胺磷成分，口腔及呕吐物有蒜臭味。患者进食后出现恶心、口角流涎、抽搐、腹痛、神志昏迷、双侧瞳孔直径 1mm，对光反射迟钝，大小便失禁，双肺闻及湿啰音。辅助检查：CK–MB 79U/L，LDH 269IU/L，CK 197U/L，α–HBDH 204IU/L，CHE 25%，血钠 143.00mmol/L，血钾 2.95mmol/L、心电图 Q–T 间期延长，ST 段压低。

> **知识链接**
> 　　有机磷农药中毒的诊断主要依据有机磷农药接触史、临床表现及其经过和全血胆碱

酯酶活力测定。

在临床上根据患者的临床表现，将有机磷中毒分为三度。

（1）轻度中毒：指仅具有毒蕈碱样症状和一般神经中毒症状者，如头痛、头晕、流涎、恶心、呕吐、腹痛、多汗、乏力、肢体麻木、视物模糊等症状。血胆碱酯酶活力降为50%～70%（正常值为80%～100%）。

（2）中度中毒：除上述症状外，进而出现精神恍惚、言语不流利、步态蹒跚、呼吸困难、肌束颤动、中度瞳孔缩小。有学者认为只要有肌纤维震颤就可诊断为中度中毒。血胆碱酯酶活力降为30%～50%。

（3）重度中毒：病情进展迅速，瞳孔极小，对光反射迟钝，严重时血压下降，心率加快，口腔及呼吸道有大量分泌物，导致呼吸困难，口唇及指端明显发绀，甚至呼吸衰竭，患者昏迷和大小便失禁等。血胆碱酯酶活力降至30%以下。

问题2： 有机磷农药中毒的急救措施是什么？

（1）迅速清除毒物，限制毒物的吸收。

（2）血液灌流促进毒物排出。

（3）呼吸、心搏骤停者立即进行心肺复苏。

（4）呼吸功能的维持。

（5）综合治疗。

知识链接

洗消：脱去污染衣物（含内衣），尽早洗消皮肤。推荐用30%乙醇皂和氧化镁洗消皮肤。国内一般用肥皂洗消皮肤。眼污染有机磷酸酯时，可用微温水连续冲洗15min。吸入有机磷时，应尽快离开污染区，进行给氧或人工呼吸，同时给予抗毒药物治疗。

呼吸衰竭常出现在循环衰竭之前，除合理应用特效抗毒药物逆转呼吸循环衰竭外，可采用一般对症治疗。人工呼吸是急救成功的先决条件，为抗毒药的救治赢得了时间。在抗胆碱药的辅助下，重复使用足量复能剂是逆转呼吸衰竭的关键。

对有脑水肿、严重心肌损害及并发急性呼吸窘迫综合征者，应早期、大量、短程使用肾上腺糖皮质激素。对有肺水肿者，禁用吗啡。有机磷农药对肝脏也有一定的毒性，故注意保护性治疗。

问题3： 有机磷农药中毒发作期的临床表现是什么？

（1）毒蕈碱（M）样作用：出现一般比较早，主要有瞳孔缩小、视物模糊、腺体分泌亢进（汗腺、涎腺、呼吸道黏膜腺体等）、平滑肌痉挛收缩、恶心、呕吐、腹痛、腹泻等，肛门及膀胱括约肌松弛（大、小便失禁）及心血管抑制等。

（2）烟碱（N）样作用：主要有皮肤血管收缩所致的面色苍白、心率增快、血压升高、肌肉纤维性颤动、横纹肌肌力减退至肌肉麻痹（包括膈肌），患者还可有全身紧束感和胸部压迫感。

（3）中枢神经系统改变：包括头晕、头痛、乏力等一般神经中毒症状和各种不同程度的意识障碍及昏迷，可伴有脑电图改变，抽搐和精神障碍也可见到。呼吸中枢常先为兴奋后抑制。

（4）呼吸衰竭：是急性有机磷农药中毒致死的首要原因。在临床上，它常常发生于循环衰竭之前。急性有机磷中毒呼吸衰竭可分为中枢型呼吸衰竭和外周型呼吸衰竭。

　　问题 4：该患者存在哪些主要护理问题？

　　该患者目前存在的主要护理问题：①电解质失衡的危险，与中毒呕吐、腹痛有关；②体液失衡的危险，与彻底洗胃、中毒呕吐有关；③尿潴留，与使用阿托品药物治疗有关。

　　问题 5：对该患者应采取哪些护理措施？

　　（1）洗胃护理：有机磷农药中毒患者，洗胃应彻底、反复，洗胃完毕后不能拔除胃管，每隔 6 小时洗胃 1 次，保留 24h，以减少毒物的吸收。患者应取头稍低，偏向一侧体位，避免呕吐物反流或洗胃液被吸入气道。洗胃液的温度以 38～40℃为宜，太凉刺激胃肠蠕动，促使毒物向肠腔移动，不利于洗出毒物，太热则使胃肠黏膜血管扩张，促使毒物被吸收。每次灌注洗胃液量为 200～250ml，注入过多可导致急性胃扩张或液体反流进入呼吸道，液量过少，不易清洗彻底，延长洗胃的时间。有机磷农药中毒洗胃液总量应为 30 000～50 000ml，洗得不满意时还需酌情加量。灌入及抽吸应掌握先吸出后灌入、快入快出、出入量基本相等原则。

　　（2）阿托品应用护理：阿托品化的患者意识不清，烦躁不安，躁动时在床上翻动，有时甚至翻至床下，不配合治疗，要根据情况采取防范措施。尿潴留和尿失禁患者均给予导尿，导尿管应在患者清醒后拔除。由于意识障碍的患者躁动时在床上摩擦易损伤皮肤，因此床单要平整、无皱褶，及时清理大小便及分泌物。

四、案例小结

有机磷农药中毒，主要是抑制胆碱酯酶活性，使其失去分解乙酰胆碱的能力，造成乙酰胆碱积聚，引发神经功能紊乱，表现为毒蕈碱样症状、烟碱样症状及中枢神经系统症状。其毒性大，作用快，中毒后如急救不及时或不当，可在短时间内致死。本案例为误服农药所致，由于发现及时，在急诊洗胃彻底，经过阿托品化、复能剂解磷定、戊羟利定、血液灌流等对症支持治疗，患者于入院 7 天后，痊愈出院。

（黄海燕）

案例二　巴比妥类药物中毒

 学习目标

掌握：巴比妥类药物中毒的急救护理及救治原则。
熟悉：巴比妥类药物中毒的临床表现。
了解：巴比妥类药物中毒机制。

一、案例资料

【一般资料】　李某，女，18 岁，汉族，高中文化，学生。

【主诉】　服用司可巴比妥钠伴言语不清 5h。

【病史】　患者于 2015 年 5 月 10 日 7：00，被家人发现其在床上呈嗜睡状，言语不清，床头柜发现司可巴比妥钠药瓶，由家人立即急送急诊科抢救。患者既往体格健康，5 月 9 日与家人发生过争吵。

【护理体检】　T 36℃，P 66 次/分，R 16 次/分，BP 100/60mmHg。患者呈嗜睡状态，可唤醒，感觉迟钝。双侧瞳孔直径 3.0mm，对光反射灵敏，双肺呼吸音清未闻及湿啰音，双下肢肌力 II 级，双上肢肌力 III 级，腱反射（＋），病理反射未引出。

【辅助检查】　WBC $9.90×10^9$/L，RBC $3.97×10^{12}$/L，Hb 118.00g/L，GLU 4.26mmol/L，CREA 68.8 μmol/L，AST 13.11U/L。

【入院诊断】　巴比妥类药物轻度中毒。

【诊疗过程】　在急诊进行洗胃、吸氧、静脉输液 5%碳酸氢钠 200ml，留观 6h 病情好转，门诊随诊治疗。

二、案例问题引导

问题 1：巴比妥类药物中毒的救治原则是什么？
问题 2：巴比妥类药物中毒的临床表现有哪些？
问题 3：巴比妥类药物中毒机制是什么？
问题 4：巴比妥类药物中毒的急救护理有哪些？
问题 5：该患者存在哪些主要护理问题？
问题 6：对该患者应采取哪些护理措施？

三、案例分析

问题 1：巴比妥类药物中毒的救治原则是什么？
（1）催吐、洗胃或导泻。

（2）保持呼吸道通畅、吸氧。

（3）建立静脉通道，静脉输液。

（4）中枢神经兴奋剂的应用。

（5）促进已吸收的毒物排出。

（6）对症治疗。

> **知识链接**
>
> （1）清醒患者应首先用催吐法清除胃内容物，昏迷患者应进行胃管洗胃。洗胃后可给予 50%硫酸镁 60ml 或 25%甘露醇 100ml 导泻。
>
> （2）呼吸衰竭者应用呼吸兴奋剂，必要时行气管内插管，进行机械通气。
>
> （3）静脉输液，保障中毒者能量，维生素供应及水电解质平衡，稀释血液中的毒物浓度，促进毒物排泄。应用碱性药物，有利于巴比妥类催眠药由组织释放，再经肾脏排泄。可选用 5%碳酸氢钠 100～200ml 静脉滴注，用药前常规查肾功能、血液 pH、尿 pH 作为对照。
>
> （4）中枢神经兴奋剂的应用：贝美格 50～150mg 加入葡萄糖溶液 100～200ml 静脉滴注，根据患者反应与病情决定是否再次用药及剂量，或者停药。盐酸多沙普仑注射液 1～2mg/kg 静脉注射，必要时每隔 10～15min 注射 1 次，或见效后用 5%葡萄糖注射液稀释 1mg/ml 静脉滴注，滴速按临床观察酌定，每小时总量不宜超过 300mg。本品直接兴奋延髓呼吸中枢和作用于颈静脉化学受体，解除呼吸抑制。盐酸纳洛酮，是挽救药物中毒引起高度呼吸抑制的有效药，具有兴奋呼吸、催醒、解除呼吸抑制的作用，用 0.8～2.0mg 静脉注射，必要时 2h 后重复给药直至清醒。
>
> （5）重症患者早期行血液透析或血液灌流。
>
> （6）肝功能损害出现黄疸者，则可应用肾上腺皮质激素及各种护肝药物。昏迷、抽搐时可用脱水剂和利尿剂，以减轻脑水肿，为预防继发性感染可应用抗生素。

问题 2：巴比妥类药物中毒的临床表现有哪些？

（1）中枢神经系统症状：轻度中毒表现为头晕、头痛、嗜睡、乏力、动作不协调、语言不流畅、视物模糊、皮肤湿冷有汗、脉率快；重度中毒出现昏睡、昏迷、血管扩张、血压下降、发绀，同时角膜反射、瞳孔反射、咽及喉反射消失。

（2）呼吸系统症状：轻者呼吸变慢，但规律，重度中毒者呼吸浅而慢，病危者晚期呈潮式呼吸，甚至呼吸衰竭而死亡。

（3）抑制心血管系统症状：脉搏增快，血压下降，皮肤苍白，湿冷有汗，尿量减少，严重者可出现心搏骤停。

> **知识链接**
>
> 巴比妥类药物主要有巴比妥、苯巴比妥、异戊巴比妥、硫喷妥钠。中毒者神经系统检查显示瞳孔扩大，中毒早期反射活跃，抑制期反射消失，且有抽搐及大小便失禁，还有血糖升高、发热。

问题 3：巴比妥类药物中毒机制是什么？

（1）对中枢神经系统的毒理作用：确切机制不明，推测是其抑制位于脑干中央核心的上行网状激活系统。急性巴比妥中毒由于中毒剂量不同，抑制中枢神经系统的临床表现也不同。

（2）对心血管系统的毒性作用：大量巴比妥急性中毒，对心肌及毛细血管有直接抑制作用，使心肌收缩力降低，心排血量和有效血容量下降，心率加快，临床表现为持久的血压下降和心电图异常。

（3）对呼吸系统的毒性作用：巴比妥类能影响呼吸系统功能及呼吸运动的节律性。大剂量可使延脑中枢对 $PaCO_2$ 及 pH 的刺激敏感性降低甚至消失。当巴比妥及活性代谢产物积聚过多，终因缺氧导致呼吸麻痹而死亡。

（4）对体温和胃肠道的影响：巴比妥中毒后直接抑制丘脑体温调节中枢，并可使胃张力降低及胃蠕动缓慢，中毒后出现昏迷和肠鸣音消失可认为是重度中毒。

> **知识链接**
>
> 过量巴比妥类药物被吸收后可分布至全身的组织和体液中。乙醇可增加其吸收，一般口服 0.6g 戊巴比妥可发生轻度中毒，口服催眠剂量的 5～10 倍能引起中度中毒，口服催眠剂量的 15～20 倍则发生严重中毒并有生命危险。

问题 4： 巴比妥类药物中毒的急救护理有哪些?

（1）洗胃，防止毒物进一步吸收。

（2）观察病情，定时监测生命体征。

（3）保持呼吸道通畅。

（4）吸氧。

（5）饮食，给予高热量、高蛋白易消化的流质饮食。

（6）昏迷患者按常规护理，减少并发症的发生。

（7）遵医嘱给予药物治疗护理。

（8）血液透析、血液灌流护理。

（9）个性化心理护理。

（10）健康教育。

> **知识链接**
>
> （1）清醒者先用口服催吐法，意识不清者应尽早插胃管洗胃，洗胃过程中应密切观察生命体征变化，如有异常应立即终止洗胃进行抢救。
>
> （2）观察意识状态、瞳孔大小、对光反射、角膜反射，若瞳孔散大、血压下降、呼吸变浅或不规则，常提示病情恶化，应及时向医生报告，采取紧急处理措施。计算液体出入量，体温低者予以保温，高热则予以降温，如有抽搐则做好安全防护。
>
> （3）仰卧位时头偏向一侧，或取侧卧位，可防止舌后坠阻塞气道。有呕吐物或痰液时，应及时吸出，必要时做气管内插管或气管切开，使用呼吸机。
>
> （4）持续氧气吸入，氧流量为 2～4L/min。
>
> （5）昏迷时间超过 3～5 天，可由鼻饲补充营养及水分。
>
> （6）定时吸痰、拍背，减少肺部感染；每 2～3 小时翻身 1 次，用热湿毛巾擦洗皮肤，骨突部局部按摩，预防压疮发生。
>
> （7）遵医嘱使用中枢兴奋药物如纳洛酮、贝美格及抗生素等，巴比妥类药物中毒可静脉输入 5% 碳酸氢钠 100～200ml，以利于药物从尿液排出。

（8）服用催眠药剂量过大，又符合血液净化治疗原则，则遵医嘱进行血液透析后血液灌流，并做好治疗过程的护理。

（9）不宜让清醒患者单独留在病房内，防止再度自杀。

（10）针对不同的个体需要进行健康教育，如失眠患者如何避免失眠方法、催眠药物的合理服用等。巴比妥类药物易引起粒细胞减少、肝肾损害，服药过程注意监测血常规、肝肾功能。

问题 5：该患者存在哪些主要护理问题？

该患者目前存在的主要护理问题：①自杀的危险，与家人争吵，情绪失控有关；②急性意识障碍，与口服巴比妥类药物导致中毒有关；③肝功能受损的危险，与巴比妥类药物对肝细胞损害有关。

问题 6：对该患者应采取哪些护理措施？

（1）心理护理：由于与家人争吵，患者情绪失控自服司可巴比妥钠导致巴比妥类药物轻度中毒。护理人员应与患者建立相互信任的关系，鼓励患者表达内心的感受，安慰与疏导患者。与家属沟通，让家属了解患者发泄的重要性，并与家属共同制订心理疏导措施，叮嘱家属不宜让患者单独留在病房内，防止患者再度出现自杀的风险。

（2）病情观察：密切观察患者的生命体征，尤其是意识的变化，注意瞳孔的大小及对光反射，及时判断患者病情。巴比妥类药物中毒的患者意识恢复需要较长的时间（24～36h），甚至在恢复前会有昏迷加重的可能，因此在患者住院后 12h 内护理人员应该严密观察患者的意识变化，注意观察瞳孔的大小及对光反射。

（3）遵医嘱使用护肝药物治疗，同时注意追踪肝功能检查结果，及时向医生汇报，以便及早发现肝损害的程度，及早采取干预措施。观察患者的皮肤及巩膜有无黄疸。

四、案例小结

巴比妥类药物是常用镇静催眠药物的一种，包括巴比妥、苯巴比妥、异戊巴比妥、硫喷妥钠，小剂量时可使人处于安静或嗜睡状态，大剂量催眠药可产生麻醉作用。一次服用或静脉应用大量药物可引起急性药物中毒，主要临床表现以中枢神经系统抑制为主，其可造成身体中毒甚至死亡。本案例为年轻女性，属于因情绪造成的自杀行为，一次性口服大量药物引起的急性中毒，对本案例应注重心理护理，不能单独让患者留在病房内，要有亲人陪伴，以防止再度自杀。

（黄海燕）

案例三　一氧化碳中毒

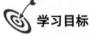 **学习目标**

掌握：一氧化碳中毒的临床表现和现场急救措施。

熟悉：一氧化碳中毒的病情观察重点和治疗方法。

了解：高压氧治疗一氧化碳中毒的机制。

一、案 例 资 料

【一般资料】 陈某，男性，62岁，汉族，初中文化，退休工人。

【主诉】 意识不清30min。

【病史】 患者于早7：00被发现意识不清，呼之不应，口角边有呕吐物，无肢体抽搐，家人"掐人中"后未见清醒，即拨"120"急救。其居住房间内有一煤炉，平时独居。既往史：高血压病史8年、糖尿病病史2年，吸烟史30年。

【护理体检】 T 36℃ P 96次/分 R 23次/分 BP 163/95mmHg。患者神志不清，昏迷，双侧瞳孔等大、等圆，直径约3mm，对光反射灵敏，格拉斯哥昏迷评分为6分，皮肤黏膜无出血点，口唇呈樱桃红色。

【辅助检查】 GLU 6.9mmol/L，血液碳氧血红蛋白（COHb）测定35%，pH 7.40，$PaCO_2$ 39mmHg，PaO_2 65mmHg，血钾 4.9mmol/L，血钠 140mmol/L，血乳酸 2.1mmol/L，WBC $7.20×10^9/L$。头颅CT显示急性脑水肿，脑电图可见弥漫性低波幅慢波。

【入院诊断】 一氧化碳中毒。

【诊疗过程】 入院后完善相关检查，经高压氧、静脉输液对症治疗14天后患者未发生迟发性脑病，痊愈出院。

二、案例问题引导

问题1： 一氧化碳中毒现场如何急救？

问题2： 一氧化碳中毒的治疗要点有哪些？

问题3： 一氧化碳中毒病情观察的重点有哪些？

问题4： 一氧化碳中毒患者的临床表现有哪些？

问题5： 高压氧治疗一氧化碳中毒的机制是什么？

问题6： 该患者存在哪些主要护理问题？

问题7： 对该患者应采取哪些护理措施？

三、案 例 分 析

问题1： 一氧化碳中毒现场如何急救？

（1）评估现场环境是否安全，立即打开门窗或迅速将患者移至空气新鲜处。

（2）判断患者有无意识、心搏、呼吸，如呼吸心搏骤停，立即进行心肺复苏术。

（3）注意保暖。

（4）拨打急救电话"120"，送患者去医院进一步救治。

知识链接

患者被发现时，其房间内有一煤炉，初步判断一氧化碳中毒，急救人员首先评估现场环境是否安全，之后迅速将患者脱离中毒环境，保持患者呼吸道通畅。一氧化碳为无色、无味气体，家用煤炉产生的气体中一氧化碳含量高达6%～30%。中毒主要引起组织缺氧。

问题2： 一氧化碳中毒的治疗要点有哪些？

（1）迅速纠正缺氧，吸入氧气可加速COHb解离，增加一氧化碳排出。

（2）防治脑水肿，严重中毒后，脑水肿可在24～48h发展到高峰。

（3）降低脑细胞代谢以促进脑功能恢复。

（4）对症治疗，控制高热、感染，使体温保持在32℃左右。

（5）防治并发症和后发症。

问题 3：一氧化碳中毒病情观察的重点有哪些？

重点观察：患者生命体征、意识、瞳孔、血氧饱和度的变化。

问题 4：一氧化碳中毒患者的临床表现有哪些？

急性中毒的症状与血液中 COHb 浓度有密切关系，同时也与患者中毒前的健康情况及中毒时的体力活动有关。按中毒程度一氧化碳中毒可分为三级。

（1）轻度中毒：患者可有头痛、头晕、乏力、恶心、呕吐，甚至短暂性晕厥等。原有冠心病的患者可出现心绞痛。血液 COHb 浓度 10%～30%者，如能迅速离开现场，吸入新鲜空气，症状可较快消失。

（2）中度中毒：除上述症状外，可出现皮肤黏膜呈樱桃红色、神志不清、烦躁、谵妄、昏迷，对疼痛刺激有反应，瞳孔对光反射、角膜反射可迟钝，腱反射减弱，呼吸、血压和脉搏可有改变。血液 COHb 浓度 30%～40%者，如积极治疗可恢复且无明显并发症。

（3）重度中毒：深昏迷，各种反射消失。患者可呈去大脑皮质状态：患者可以睁眼，但无意识、不语不动、不主动进食、大小便失禁、呼之不应、推之不动，并有肌张力增强，可并发脑水肿而引起惊厥、呼吸抑制；并发心肌损害而出现心律失常；还可并发脑水肿、上消化道出血，昏迷时肢体受压部位的皮肤可出现大水疱和红肿，该部位肌肉若长时间受压可导致压迫性肌肉坏死（横纹肌溶解症），坏死肌肉释放肌球蛋白可引起急性肾衰竭。血液 COHb 浓度高于 50%，抢救能存活者可留有神经系统后遗症。

问题 5：高压氧治疗一氧化碳中毒的机制是什么？

（1）高压氧治疗可加速一氧化碳廓清，进而恢复血红蛋白的携氧能力，加速 COHb 的解离，从而及时有效地缓解一氧化碳中毒对机体造成的缺氧性损伤。

（2）高压氧治疗可提高组织氧含量，提高血氧分压，显著增强机体对氧的利用和摄取能力，从而有效缓解机体的缺氧状态。

（3）高压氧治疗使脑血管收缩，脑血流量减少，脑水肿减轻，降低了颅内压。

知识链接

（1）高压氧治疗能够提高组织和血液中的物理溶解氧含量，为机体代谢提供充足的氧，不需要依赖 HbO_2 进行解离，仅通过提高物理溶解氧含量即可实现。

（2）在大气压正常的情况下，组织氧分压通常在 713kPa 左右，动脉血氧分压（PaO_2）通常在 1313kPa 左右；吸入 100% 的 3 个大气压纯氧后，患者的组织氧分压能够升为 6617kPa，血氧分压能够上升到 26 617kPa。

（3）高压氧可快速提高脑组织的氧含量及氧储量，改善脑组织和外周组织缺氧状态，减少脑细胞的变性坏死。其可增加脑组织毛细血管氧弥散距离，可弥补因脑水肿使毛细血管间距离加大而出现的缺氧区域。

（4）高压氧治疗宜早期应用，最好在中毒后 4h 进行，轻度中毒治疗 5～7 次，中度中毒治疗 10～20 次，重度中毒治疗 20～30 次。无高压氧舱条件者可经鼻导管给予高浓度氧，流量为 8～10L/min，以后根据具体情况采用持续低浓度氧吸入，清醒后转为间歇吸氧。

问题 6：该患者存在哪些主要护理问题？

该患者目前存在的主要护理问题：①急性意识障碍，与一氧化碳中毒累及神经有关；②低效性呼吸形态，与肺泡气体交换减弱有关；③缺乏对一氧化碳毒性的认识。

问题 7：对该患者应采取哪些护理措施？

（1）积极纠正脑缺氧：立即给予患者面罩或鼻导管高流量吸氧，严密观察生命体征，尤其是血氧饱和度的变化。按医嘱抽血做 COHb 测定、血气分析等检查。尽快实施高压氧治疗。防治脑水肿，应用甘露醇脱水剂及高渗葡萄糖交替静脉滴注。密切观察瞳孔大小及对光反射，观察患者有无四肢强直性抽搐及病理反射的阳性体征。

（2）纠正呼吸障碍：保持呼吸道通畅，防止昏迷者舌后坠，及时清除呼吸道分泌物，每 2 小时翻身拍背 1 次，建立翻身卡，预防肺部感染。密切观察患者的呼吸频率、呼吸节律、血氧饱和度的变化，注意调整吸氧浓度，维持血氧饱和度在 95% 以上。

（3）一氧化碳知识宣教：一氧化碳为无色、无味气体，中毒时不易被察觉，所以如居室使用煤炉，则要装烟筒，保持室内通风。使用煤气管道要经常检修其是否漏气，及时更换老化的燃气管道，注意保持厨房通风。患者清醒后仍要注意休息 2 周，叮嘱家属注意观察患者有无迟发性脑病的先兆症状，如痴呆、表情淡漠、震颤麻痹、失语、不能站立等表现。

一氧化碳中毒的临床表现主要是缺氧症状，其严重程度与 COHb 的饱和度呈正比关系。患者最初感觉头痛、头晕、恶心、呕吐、软弱无力，患者如意识到中毒，可挣扎下床开门、开窗，往往极少数人能做到，大部分患者迅速发生抽搐、昏迷，如救治不及时，患者可很快因呼吸抑制而死亡，所以一氧化碳中毒重在预防。

四、案例小结

一氧化碳中毒最大的危险就在于它的不易察觉性，而且仅仅是中度中毒就可以让人意识麻痹、四肢软瘫、无法自救。本案例患者被及时发现，经过高压氧、静脉输液对症治疗14天后未发生迟发性脑病，出院时对患者进行健康教育，提高防范意识，介绍简单的急救知识及技术，以减少意外伤害的发生。定期回医院复查，一旦出现迟发性脑病的症状和体征，应立即住院治疗。

（黄海燕）

案例四　亚硝酸盐中毒

学习目标

掌握： 亚硝酸盐中毒治疗原则。

熟悉： 亚硝酸盐中毒的临床表现及辅助检查。

了解： 亚硝酸盐中毒发病机制及高压氧治疗亚硝酸盐中毒原理。

一、案例资料

【一般资料】　闫某，女性，50岁，汉族，小学文化，农民。

【主诉】　头晕、恶心呕吐、腹痛1h。

【病史】　患者于午饭时食用腌制肉，1h后出现头晕、恶心呕吐、腹痛、出汗，怀疑食物中毒，自服肠胃康冲剂未缓解而入急诊科。既往身体健康，否认遗传病史。

【护理体检】　T 37.8℃，P 100次/分，R 23次/分，BP 100/70mmHg。患者神志清楚，皮肤黏膜无出血点，口唇、指甲、皮肤发绀。

【辅助检查】　GLU 6.9mmol/L，高铁血红蛋白（MetHb）18.5%，SO_2 80%，SaO_2 95.9%，PaO_2 96mmHg，血钾3.2mmol/L，血钠130mmol/L，WBC 11.0g/L，TPROT 60g/L，ALB 37.2g/L，GLB 20.7g/L，TBiL 20.2μmol/L，CPK-MB 20.57ng/ml，心电图显示ST-T段水平压低约0.5mm。

【入院诊断】　急性亚硝酸中毒。

【诊疗过程】　入院后完善相关检查，患者经亚甲蓝注射液联合高压氧对症治疗5天后痊愈出院。

二、案例问题引导

问题1： 亚硝酸盐中毒发病机制是什么？

问题2： 亚硝酸盐治疗原则是什么？

问题3： 亚硝酸盐中毒的临床表现有哪些？

问题4： 高压氧治疗亚硝酸盐中毒原理是什么？

问题5： 该患者存在哪些主要护理问题？

问题6： 该患者为何有恶心、呕吐等消化道症状，但无腹胀、腹泻？

问题7： 对该患者应采取哪些护理措施？

三、案例分析

问题1： 亚硝酸盐中毒发病机制是什么？

（1）血中亚硝酸离子（NO_2^-）能迅速使血红蛋白氧化为高铁血红蛋白，引起组织缺氧。

（2）亚硝酸盐可抑制心血管运动中枢，致使血压下降。

（3）亚硝酸盐在胃酸的作用下，生成二氧化氮，对胃肠道有明显的刺激作用。

知识链接

亚硝酸盐经消化道吸收后，进入血液循环，可迅速将血红蛋白 Fe^{2+} 氧化为 Fe^{3+}，形成高铁血红蛋白，导致血红蛋白丧失携氧能力。高铁血红蛋白与氧牢固结合不易解离从而导致组织、器官缺氧。高铁血红蛋白可加强其他血红蛋白与氧的亲和力而致氧离曲线左移，进一步加重缺氧，出现一系列缺氧症状。当血液中高铁血红蛋白含量达 10%时皮肤黏膜出现发绀，达 20%～30%时出现缺氧症状，达 50%～60%时出现精神症状，而＞60%时出现呼吸衰竭而死亡。

由于中枢神经系统对缺氧最为敏感，亚硝酸盐中毒时脑血管通透性增加，液体外渗，导致弥漫性脑水肿。

问题2：亚硝酸盐中毒治疗原则是什么？

（1）急救处理，误服者立即催吐、洗胃、导泻。

（2）保持呼吸道通畅，吸氧。

（3）建立静脉通道，使用亚甲蓝（美蓝）特效解毒药。

（4）高压氧舱治疗。

（5）对症支持治疗，保护胃肠道黏膜。

知识链接

急性亚硝酸盐中毒一旦确诊，应立即治疗，原则为催吐、洗胃、导泻、应用特效解毒药物及对症支持治疗，条件允许则尽早安排高压氧治疗。特殊解毒药物为亚甲蓝，它是一种氧化还原剂，应用小剂量（1～2mg/kg）时，体内葡萄糖被氧化的同时亚甲蓝被还原成还原型亚甲蓝，并将氢离子传递给高铁血红蛋白，使其转变为正常血红蛋白，此时还原型亚甲蓝又变成亚甲蓝，这样进行反复循环利用。

问题3：亚硝酸盐中毒的临床表现有哪些？

潜伏期从数十分钟到数小时不等。

（1）典型症状为高铁血红蛋白血症，皮肤黏膜发绀，症状与高铁血红蛋白比例呈正相关。

（2）中毒的早期症状有嗳气、恶心、呕吐、腹痛、腹泻等胃肠道刺激症状，因周围血管扩张，可有头痛、眩晕、多汗、血压下降。

（3）重症者皮肤黏膜发绀明显，出现明显的缺氧症状，如呼吸困难、躁动不安、精神错乱、抽搐、昏迷等症状。少数可死于心血管抑制所致休克或心搏骤停。

知识链接

亚硝酸盐中毒患者的辅助检查可有以下改变，外周血白细胞数增高，电解质紊乱，肝功能异常，心肌酶异常，心电图显示有不同程度ST-T波改变，血气分析提示高铁血红蛋白血症。根据临床表现和辅助检查做出临床诊断。

亚硝酸盐对中枢神经系统有麻痹作用，它能直接作用于血管平滑肌，对其有较强的松弛作用而致血压降低，严重者发生循环衰竭。

问题 4：高压氧治疗亚硝酸盐中毒原理是什么？

（1）高压氧可迅速改善机体缺氧状态。

（2）0.25MPa 下吸纯氧，血浆内溶解氧可达 5.3ml/100ml，此时即使没有血红蛋白结合氧的解离，仅靠溶解氧也能满足基础代谢，使组织细胞得到充足的氧供。

（3）血氧分压增高，可以加速置换出高铁血红蛋白结合的亚硝酸盐，恢复亚铁血红蛋白。

（4）有效地控制肺水肿及脑水肿，并增加各器官供氧，改善各器官功能，防止多器官功能衰竭。

问题 5：该患者存在哪些主要护理问题？

该患者目前存在的主要护理问题：①体液不足的危险，与呕吐禁食有关；②低效性呼吸形态，与亚硝酸盐中毒有关；③缺乏相关疾病知识。

问题 6：该患者为何有恶心、呕吐等消化道症状，但无腹胀、腹泻？

因亚硝酸盐及其在肠道的分解产物对胃肠道有刺激作用，故出现恶心、呕吐、腹痛等消化道症状，但无腹胀、腹泻，其与细菌性食物中毒不同。

问题 7：对该患者应采取哪些护理措施？

（1）维持水、电解质平衡：禁食期间补液维持水、电解质平衡，严密监测生命体征、意识状态，根据血压、尿量、血细胞比容和电解质的检测，补给平衡盐溶液、人体白蛋白、电解质溶液，以恢复有效循环血量和电解质平衡，维持酸碱平衡。

（2）保持呼吸道通畅，遵医嘱给予高流量面罩吸氧，观察呼吸频率、呼吸节律、血氧饱和度的变化，注意吸氧浓度，维持血氧饱和度在 95% 以上。

（3）根据患者的状况，选择适当的时间向患者及其家属讲解相关知识，可能出现的并发症及注意事项，有利于配合治疗，尽快恢复和促进健康。

（4）指导禁食，告知禁食的必要性和重要性，禁食 6h 后可进流质饮食，鼓励患者多饮水，以促进亚硝酸盐排泄。指导正确用药，告知药物作用与注意事项。

（5）密切观察患者颜面、球结膜、口唇黏膜、四肢末端颜色变化。一旦球结膜或尿液颜色呈蓝色，立即停药，报告医生，防止用药过量。亚甲蓝对血管刺激性强，输液时注意防止药液外渗，以免组织坏死。

（6）出院健康宣教：避免进食刺激性食物，多饮水，注意休息，不吃腌菜等含亚硝酸盐食物。

四、案例小结

亚硝酸盐常见的是亚硝酸钠、亚硝酸钾，类似食盐，极易溶于水。患者常因误用、误食中毒，集体性中毒多见于建筑工地、工厂、学校，新腌渍的咸菜、卤肉等吃得过多也可引起急性中毒。亚硝酸盐主要由消化道吸收，口服亚硝酸盐 1~2g 即可致死。本案例患者食用腌制肉造成亚硝酸盐中毒，因发现及时，经过特效解毒药物亚甲蓝注射液联合高压氧治疗，对症治疗 5 天，患者痊愈出院。出院时对患者进行健康教育，告知尽可能不食用腌制食品，多食新鲜蔬菜和水果。

（黄海燕）

第十六章 创 伤

案例一 胸 部 损 伤

 学习目标

掌握： 胸部损伤的临床表现和护理措施；连枷胸、闭合性气胸、开放性气胸及张力性气胸的鉴别要点。

熟悉： 胸部损伤的辅助检查和治疗方法。

了解： 胸部损伤的病因及分类。

一、案 例 资 料

【一般资料】 钟某，男性，30岁，汉族，高中文化，自由职业。

【主诉】 硬物击打致右侧胸背部疼痛7h。

【病史】 患者于7h前被他人持硬物击打胸背部，当时感觉受伤处疼痛明显，呈持续性锐痛，稍感头晕，无视物旋转，无恶心、呕吐，稍感胸闷、气促，无腹痛、腹胀。伤后由急救车送本院急诊科就诊。急诊科以"右侧肋骨骨折"收治入院。患者既往无特殊病史，受伤后情绪较差，由家人照顾。

【护理体检】 T 36.3℃，P 86次/分，R 22次/分，BP 116/73mmHg，身高1.68m，体重62kg。患者神志清楚，查体不配合。气管向左侧稍移位，胸廓外形无明显畸形，无凹陷，右侧胸廓稍饱满，右侧呼吸运动减弱；胸部挤压征（＋），右侧胸壁腋中线第7~9肋骨处可触及皮下捻发感，右侧胸部第2肋、第3肋、第7肋、第9肋处压痛明显，未触及骨擦感；左肺叩诊清音，右肺叩诊呈鼓音，左肺呼吸音清，右肺呼吸音减弱，双肺未闻及干、湿啰音。

【辅助检查】 胸部X线片：右侧气胸，右肺组织压缩体积约50%；右侧第7肋骨、第9肋骨骨折；右侧胸壁皮下气肿。胸部CT：右侧第2肋骨、第3肋骨、第7肋骨、第9肋骨骨折；右侧气胸，右肺组织受压约50%；右肺下叶创伤性湿肺；纵隔积气；右侧胸部及胸背部软组织肿胀、积气。

【入院诊断】 右侧第2肋骨、第3肋骨、第7肋骨、第9肋骨骨折；右侧气胸。

【诊疗过程】 入院后急诊床旁局部麻醉下行右侧胸腔闭式引流，以右锁骨中线第2肋间隙处为穿刺点，手术过程顺利，术后留置右侧胸腔闭式引流管连接水封瓶，水封瓶内可见大量气泡冒出，水柱随呼吸活动而波动。给予胸带固定，同时给予吸氧、镇痛、预防感染等对症治疗，完善相关检查，如肋骨三维检查、心电图检查等；密切观察病情变化。引流术后3天复查胸片示右侧气胸较前明显吸收，肺部完全复张，患者无胸闷、气促和呼吸困难，给予拔除胸腔闭式引流管。

二、案例问题引导

问题1： 患者入院诊断为右侧肋骨骨折并右侧气胸，依据是什么？

问题2： 胸部损伤的临床表现有哪些？

问题3： 该患者存在哪些主要护理问题？

问题4： 对该患者应采取哪些护理措施？

三、案例分析

问题 1：患者入院诊断为右侧肋骨骨折并右侧气胸，依据是什么？

（1）明确的受伤病史：患者于 7h 前被他人持硬物击打右侧胸背部。

（2）症状及体征：气管向左侧稍移位，右侧胸廓稍饱满，右侧呼吸运动减弱；胸部挤压征（＋），右侧胸壁腋中线第 7～9 肋处可触及皮下捻发感，右侧胸部第 2 肋、第 3 肋、第 7 肋、第 9 肋处压痛明显，未触及骨擦感；左肺叩诊清音，右肺叩诊呈鼓音，左肺呼吸音清，右肺呼吸音减弱。

（3）辅助检查

1）胸部 X 线片：①右侧气胸，右肺组织压缩体积约 50%；②右侧第 7 肋骨、第 9 肋骨骨折；③右侧胸壁皮下气肿。

2）胸部 CT：①右侧第 2 肋骨、第 3 肋骨、第 7 肋骨、第 9 肋骨骨折；②右侧气胸，右肺组织受压约 50%；右肺下叶创伤性湿肺；纵隔积气；③右侧胸部及胸背部软组织肿胀、积气。

知识链接

胸部损伤（chest trauma or thoracic trauma）约占全身创伤的 25%，根据损伤暴力性质不同，其可分为钝性伤和穿透伤。钝性伤多见于交通伤，穿透伤多见于枪弹、锐器引起的损伤。根据损伤是否造成胸膜腔与外界相通，分为开放性损伤和闭合性损伤。

肋骨骨折是指直接暴力或间接暴力作用于肋骨，使肋骨不完整和不连续，是最常见的胸部损伤。根据肋骨骨折受伤的数量及胸廓稳定性分为单纯肋骨骨折及多根、多处肋骨骨折。单纯肋骨骨折指一根肋骨一处或多根肋骨各一处骨折；多根、多处肋骨骨折则为两根以上相邻肋骨各有两处或以上的骨折。当肋骨骨折部位的局部胸壁没有完整肋骨支撑时其出现软化，吸气时胸壁向内塌陷，呼气时胸壁向外凸起，出现反常呼吸运动，与正常呼吸运动相反，称为连枷胸（flail chest）。

气胸（pneumothorax）：空气进入胸膜腔内产生积气称为气胸。根据胸膜腔内的压力情况及是否与外界相通，可将气胸分为闭合性气胸、开放性气胸和张力性气胸。

闭合性气胸：胸膜腔的压力低于大气压，与空气经胸壁或肺的伤口进入胸膜腔后伤口很快闭合有关。临床表现轻者患者自感胸闷、胸痛，重者可出现呼吸困难，主要的表现与胸膜腔积气量和肺萎陷程度有关。根据积气量分类：①小量气胸，肺萎陷在 30% 以下；②中量气胸，肺萎陷在 30%～50%；③大量气胸，肺萎陷在 50% 以上。后两者均可有低氧血症的症状出现。

开放性气胸：胸壁的伤口与外界直接相通，随着呼吸空气自由出入胸膜腔。当呼吸时空气经胸壁开放的创口进出胸膜腔，可发出吸吮样声音，称为胸部吸吮伤口。临床可见患侧胸部饱满，叩诊呈鼓音；呼吸活动度降低，气管向健侧移位，听诊呼吸音减弱甚至消失。颈部和胸部有皮下气肿时，查体可触及捻发感。开放性气胸的急救要点为将开放性气胸变为闭合性气胸。

张力性气胸：又称活瓣性气胸或高压性气胸。气体多来自肺部、支气管或食管损伤，创口与胸膜腔相通，形成单向活瓣，吸进去的气体不能排出，随着气体增加，压力也不断增加。患者表现为重度呼吸困难、烦躁不安，甚至出现意识障碍、发绀、大汗淋漓，进一步出现昏迷、休克，甚至窒息。

问题 2：胸部损伤的临床表现有哪些？

（1）症状：胸痛是胸部损伤最常见的症状，特别是胸廓骨折时更为明显。疼痛可在深呼吸、咳嗽或体位改变时加重；下胸部肋骨骨折时疼痛可沿肋间神经走行放射到腹部，有腹痛，但有明显腹肌紧张，注意与急腹症鉴别。根据胸部损伤程度不同，患者可出现不同程度的呼吸困难、发绀，表现为胸闷、呼吸费力、气促等，损伤严重者可出现休克等。部分患者可因骨折端刺破肺或支气管组织引起咯血。

（2）体征：受伤胸壁肿胀，可有畸形或伤侧胸壁饱满；多根、多处肋骨骨折者出现胸壁局部凹陷，局部明显压痛，挤压胸部疼痛加重，胸部挤压征（＋），甚至产生骨擦音；多根、多处肋骨骨折可出现反常呼吸运动；部分患者出现皮下气肿，可触及捻发感。

问题 3：该患者存在哪些主要护理问题？

该患者目前存在的主要护理问题：①气体交换障碍，与胸部损伤、疼痛、肺萎陷有关；②急性疼痛，与胸部组织损伤有关；③潜在并发症，如肺部和胸腔感染；④有感染的危险，与留置右侧胸腔闭式引流管有关；⑤焦虑，与担心疾病预后有关。

问题 4：对该患者应采取哪些护理措施？

（1）维持有效的气体交换：给予吸氧，提前做好行胸腔闭式引流的物品准备，协助医生行胸腔闭式引流。患者病情稳定时，给予半坐卧位，有利于呼吸，保持呼吸道通畅。如有痰液或咳嗽，则协助、鼓励和指导患者有效咳嗽、排痰。

（2）病情观察：①密切观察患者神志和生命体征，尤其是呼吸情况，注意观察有无气管移位，有无呼吸困难或反常呼吸，如有异常及时通知医生并协助处理。②如患者原有胸闷、气促症状则经过处理后要及时评价其是否缓解。③皮下气肿的观察，对皮下气肿范围进行标记并记录，每班对比其范围，如范围扩大要及时报告医师，及时处理。

（3）缓解疼痛：给予胸带固定肋骨骨折部位，每天评估疼痛的程度，根据患者疼痛情况，必要时给予镇痛处理；如疼痛引起患者不敢咳嗽、咳痰，则做好宣教和指导，指导患者及其家属用双手保护患侧，以减少伤口振动带来的疼痛；必要时建议医生给予镇痛处理。

（4）防感染、防并发症：①严格执行无菌操作；②监测体温情况，若体温超过 38.5℃且持续不退，应及时通知医师处理；③保持敷料干燥清洁，及时更换伤口处敷料；④做好基础护理，如口腔护理、皮肤护理等，鼓励患者早下床活动，促进康复。

（5）胸腔闭式引流的护理

1）体位：取半卧位或坐位，引流瓶位置低于置管口平面 60～100cm，注意观察水柱波动情况，水封瓶的长管必须始终直立在水面下 3～4cm。

2）保持密闭无菌：严格执行无菌操作技术，操作前后要洗手，避免医源性感染。随时观察引流管的密闭情况，防止引流管脱落。一般常规每天更换引流瓶 1 次（根据引流液的情况而定），更换引流瓶时，要确保各部位连接紧密，盖紧瓶盖，防漏气；更换引流瓶或搬移患者时，先用止血钳双向夹闭胸腔闭式引流管，防止空气进入；注意观察水柱波动，了解肺膨胀的情况。如胸腔闭式引流管脱落，则立即用手捏闭伤口处皮肤，用凡士林纱布封闭伤口或立即双钳双重夹闭胸壁引流管，立即通知医师，协助医师及时处理。

3）妥善固定、管道标识清晰：妥善固定引流管，使其有一定范围的活动度，防止扭曲、折叠，随时根据患者体位变化调整管道的位置。搬动患者时，应注意保持引流瓶低于胸膜腔，防止瓶内液体倒流，防止逆行感染。胸腔闭式引流管为高危管道，要做好明显的管道标识，严格执行床头交接班制度。

4）保持引流管通畅：经常挤压引流管，以免管口被凝血块堵塞。可通过观察引流管是否继续排出气体和液体，长管中的水柱是否随呼吸上下波动来判断引流是否通畅。

5）密切观察引流液颜色、性状、量并做好记录。

6）做好宣教：护理人员应认真向患者讲解，耐心地进行健康教育，说明置管的目的和注意事项、置管的重要性和自行拔管的不良后果，取得患者及其家属的配合。

7）拔管：①一般胸腔闭式引流管留置 48～72h 后，水封瓶中引流液颜色变浅且无气体溢出，24h 引流管的引流量＜50ml、脓液＜10ml，胸部 X 线片显示肺复张良好，无漏气，患者无气促、呼吸困难，即可考虑拔管；②拔管，拔管前先让患者吸一口气并在吸气末将管立即拔出，并马上用凡士林纱布或油纱和棉垫敷料封闭胸壁伤口，包扎固定；③观察，拔管后 24h 内，密切观察患者是否有胸闷、气促、呼吸困难，有无发绀，切口是否漏气、渗液、出血，以及是否有皮下气肿等，如有异常则及时通知医师。

（6）心理护理：评估患者焦虑的程度，了解其担心和害怕的原因；热情、主动护理患者，耐心倾听患者的诉说；通过医学相关知识的宣教，提高患者对疾病的认识，使患者树立战胜疾病的信心。

四、案例小结

胸部损伤约占全身创伤的 25%，因其暴露面积较大，一旦受到伤害易危及生命。而肋骨骨折为胸部最常见的损伤，常由外来暴力所致。肋骨骨折断端可损伤肺部、肋间血管等，引起血胸、气胸或血气胸。胸部损伤的典型临床表现为胸痛、呼吸困难等，本案例是直接暴力引起的肋骨骨折且并发气胸，主要存在的护理问题是气体交换障碍、疼痛及有感染的危险等，护理患者时要针对患者存在的问题采取相应的护理措施，要维持有效气体交换，做好患者的疼痛护理及胸腔闭式引流管的护理，掌握拔管指征。在护理过程中，要密切观察患者病情变化，注意患者的情绪及心理变化，做好心理护理。

（陈洪娇）

案例二　腹部损伤

学习目标

掌握：腹部损伤临床表现和护理措施。

熟悉：脾破裂的辅助检查和治疗方法。

了解：腹部损伤的分类。

一、案例资料

【一般资料】　符某，男性，55 岁，汉族，小学文化，农民。

【主诉】　车祸致腹部疼痛 8h。

【病史】　患者于 8h 前骑摩托车时不慎被相向行驶的小轿车撞倒，伤后自感胸部、上腹部疼痛，呈持续性锐痛，有胸闷，稍感气促，无咳嗽、咳痰，无昏迷，无恶心、呕吐，有腹胀，无腹泻等不适，伤后由急救车送本院急诊科就诊。CT：脾脏增大并实质内片状低密度影；彩超：超声造影显示脾脏及脾周围异常回声，结合临床考虑脾脏周围血肿形成可能，脾挫裂伤。急诊拟"车祸伤：脾破裂"收入院。患者既往腹内脏器无病变，无高血压、冠心病等病史。

【护理体检】　T 36.9℃，P 110 次/分，R 22 次/分，BP 108/70mmHg。患者精神状态差，

烦躁，应答切题，用平车推入急诊室。全身皮肤黏膜苍白，颈软，双侧胸廓对称，气促，双肺呼吸音清，未闻及干、湿啰音，胸廓挤压征（－）；腹部膨隆，肠鸣音听诊 4 次/分，腹肌稍紧张，上腹部压痛、反跳痛，移动性浊音，查体不配合；骨盆挤压分离试验（－），脊柱无压痛，四肢未闻及骨擦音，无骨擦感。

【辅助检查】 CT 平扫：脾脏增大并实质内片状低密度影；彩超：超声造影显示脾脏及脾周围异常回声，结合临床考虑脾脏周围血肿形成可能，脾挫裂伤；腹腔诊断性穿刺抽出暗红色不凝血。

【入院诊断】 脾破裂。

【诊疗过程】 患者入院后完善相关检查如 X 线检查、心电图检查、腹部 CT 检查、血生化、血常规及凝血功能等；遵医嘱监测生命体征、完善术前准备后送介入导管室行肝脾动脉造影＋栓塞术；术中肝动脉未见造影剂溢出征象，脾动脉分支造影可见造影剂溢出并给予栓塞；术后严密监测生命体征、血常规变化。

二、案例问题引导

问题 1：患者入院诊断为脾破裂，依据是什么？
问题 2：腹部损伤的临床表现有哪些？
问题 3：该患者存在哪些主要护理问题？
问题 4：对该患者应采取哪些护理措施？

三、案 例 分 析

问题 1：患者入院诊断为脾破裂，依据是什么？

依据：患者有明确的外伤病史，上腹部疼痛，呈持续性锐痛，有腹胀，无腹泻；查体：腹部膨隆，腹肌软，上腹部压痛、反跳痛；彩超：超声造影显示脾脏及脾周围异常回声，结合临床考虑脾脏周围血肿形成的可能，脾挫裂伤；腹腔诊断性穿刺抽出暗红色不凝血。

> **知识链接**
>
> 　腹部损伤（abdominal injury）分为开放性损伤和闭合性损伤。开放性损伤常由枪弹、锐器伤等引起，体表有创口，穿破腹膜者为穿透伤（多伴有内脏的损伤）；未损伤腹膜者为非穿透伤（偶伴内脏损伤）；其中投射物有入口、出口者为贯通伤，有入口无出口者为盲管伤，也称为非贯通伤。闭合性损伤常由坠落、撞击、殴打等钝性暴力引起。体表无伤口，损伤可局限于腹壁，也可同时伴有内脏损伤。

问题 2：腹部损伤的临床表现有哪些？

腹部损伤因伤情不同，其临床表现也存在差异。

（1）腹痛：为腹部损伤的最主要症状。损伤脏器所在位置多最先出现疼痛，而后因血液或消化液漏入腹腔，腹部可出现不同程度的疼痛，且范围扩大。一般单纯的实质性脏器损伤或血管破裂出血，腹痛较轻。空腔脏器损伤导致消化液漏入腹腔所引起的疼痛较为严重。

（2）腹膜刺激征：实质性脏器损伤的患者腹膜刺激征不明显，而空腔脏器损伤的患者往往有典型的腹膜刺激征，其程度因脏器损伤的内容物不同而存在差异。胃液、胆汁、胰液刺激最强，引起的症状也最典型，肠液次之，血液相对较轻。

（3）恶心、呕吐：消化道如胃、肠、胆道损伤较为明显。

（4）失血性表现：实质性脏器损伤或大血管损伤时，临床表现以出血症状为主，主要表现为全身皮肤黏膜苍白，脉率加快，烦躁、胸闷、气促等，严重者出现失血性休克。

（5）肝浊音界缩小或消失：空腔脏器破裂后游离的气体常致肝浊音界缩小或消失。

（6）移动性浊音：是内出血的晚期体征，但对早期诊断意义不大。

知识链接

1/5～2/5 的脾破裂（splenic rupture）在腹部闭合性损伤中发生，约 1/10 在开放性损伤中发生。根据病理解剖脾破裂可分为三种类型，即中央型破裂（破裂位于脾脏实质深部）、被膜下破裂（破裂位置在脾脏的实质周边部）和真性破裂（破裂损伤达被膜），临床上约 85% 的脾破裂为真性破裂。

脾破裂的临床表现：中央型破裂和被膜下破裂，脾脏的被膜是完整的，出血量相对较少，故临床上一般未见明显的内出血征象，其血肿往往会被逐渐吸收。少部分中央型血肿合并感染时易出现脓肿。一小部分血肿（以被膜下血肿多见）可直接发展为真性破裂，而出现的原因可能只是某些微弱的外力的作用影响，常在腹膜外伤后 1～2 周发生。临床上的真性破裂，多发生在脾上及其膈面，可出现全腹痛，以左上腹痛为主，也可有不同程度的腹肌紧张，腹腔内的血肿可引起腹膜刺激征，约 30% 的患者疼痛向左肩放射，深呼吸时疼痛加剧（凯尔尼格征）。真性破裂出现较大量的出血，当出血量较大时患者会出现面色苍白、意识改变、脉搏细速无力、口渴、血压下降、尿量减少等休克症状，如未及时给予抢救易导致死亡。

问题 3：该患者存在哪些主要护理问题？

该患者目前存在的主要护理问题：①体液不足，与腹部损伤致腹腔内出血有关；②急性疼痛，与脾脏损伤有关；③潜在并发症，如损伤器官再出血、休克；④焦虑，与缺乏疾病相关知识、担心疾病预后有关。

问题 4：对该患者应采取哪些护理措施？

（1）急救护理：迅速启动创伤急救流程，对患者进行创伤评分，给予吸氧，并严密监测生命体征，迅速开放多条静脉通道（最少 2 条以上）来纠正休克，补充血容量以维持循环血流动力学稳定，提前做好早期抗休克治疗。

（2）术前护理：①体位，绝对卧床休息，等待介入手术，等待期间不宜随意拖动患者，以免加重病情；②协助医生进行床旁超声检查、腹腔诊断性穿刺；③完善相应的体格检查和辅助检查，如 X 线检查、心电图、腹部 CT，抽血查生化、血常规、凝血功能，做好交叉配血和备血等，做好术前准备；④监测生命体征、每小时尿量、中心静脉压、24h 液体出入量；⑤腹部观察，注意观察腹胀情况，定期检查腹部体征，注意腹膜刺激征的程度和范围变化；⑥心理护理，向患者及其家属说明介入栓塞治疗的目的、意义及优点，手术的操作方法及可能出现的问题，消除患者及其家属的顾虑和担忧，使其积极配合治疗。

（3）术后护理：①监测及观察。前期密切监测生命体征、每小时尿量、中心静脉压、24h 液体出入量，及早发现隐匿性并发症，注意介入止血治疗后 24h 内易出现腹痛、腹胀、出血、感染等并发症而导致病情恶化；动态了解血液检查结果如血常规情况，注意血红蛋白与血细胞比容有无下降，以判断腹腔内有无活动性出血。②体位。介入术后早期尽量保持制动体位，先使患者取平卧位，生命体征平稳后可给予半卧位，同时避免快速变换体位。一般术后卧床休息 1 周，病情稳定后鼓励患者及早下床活动。③局部出血观察。术后穿刺点给予局部压迫止血，定期观察足背动脉的搏动情况，如出现足背动脉搏动减弱或消失、肢端温度低，末梢皮肤苍白等要及时上报医生处理。④饮食。术后 1～2 天禁食，3 天后逐渐由流质饮食过渡到半流质饮食，再到普食；鼓励患者进食富含高蛋白，高维生素、高热量的饮食，少量多餐。⑤腹部观察。注意观察腹胀、腹痛情况，定期检查腹部体征，注意有无腹膜刺激征。⑥静脉输液和用药。禁食期间要保持水、电解质平衡，每天静脉输液 2000～3000ml，以保证液体出入量的平衡。术后根据病情合理使用抗生素，防止腹腔内感染。⑦心理护理。该患者为家庭的主要劳动力，经历了车祸事件，发病突然，面对强烈的创伤刺激，进行介入治疗手术后存在着焦虑的心理，患者的心理压力较大，对预后缺乏信心，极易出现住院患者创伤后应激障碍。作为医护人员要适当理解、体贴患者，关心患者，加强交流，通过语言交流、解释疏导和情感上的支持等手段消除患者的不良情绪，同时积极地向患者解释疾病可能出现的症状、体征及预后，使患者能正确认识疾病的发展过程、正确的应对方式，从而树立信心，早日康复。

（4）并发症的观察和护理：损伤器官再出血、休克。早期让患者绝对卧床休息，避免用力拖动患者，密切观察患者的生命体征、面色、末梢循环及腹部情况等，如患者突然出现腹痛、腹胀加重、气促、胸闷、大汗淋漓，腹部检查有压痛、反跳痛，血常规血红蛋白下降等表现，常提示腹腔内有活动性出血。一旦有以上情况，立即通知医生，及时处理，并做好急救护理，给予吸氧，并严密监测生命体征，迅速开放多条静脉通道（最少 2 条），快速扩溶、输血，做好急诊手术的准备。

四、案 例 小 结

腹部损伤分为开放性损伤和闭合性损伤。而脾破裂的发生在腹部闭合性损伤中占 1/5～2/5，其多由外伤引起，总的治疗原则是在抢救生命的前提下，尽量保脾。临床上有非手术治疗和手术治疗，而脾动脉介入栓塞治疗与传统的脾切除手术治疗相比，其创伤小，止血速度快，恢复快，并发症少。腹部损伤的临床表现有腹痛、腹膜刺激征、失血性表现等。本案例患者入院时主要有体液不足、急性疼痛、焦虑等问题，并进行了介入栓塞治疗，护理患者时要针对患者存在的问题提出护理措施，从术前、术后、并发症的观察多方面对患者进行护理。在护理过程中，防止住院患者出现创伤后应激障碍，要注意患者的情绪及心理变化，做好心理疏导，给予优质护理。

（陈洪娇）

案例三　多发伤、复合伤

学习目标

掌握：多发伤的概念、临床特点及护理措施。

熟悉：多发伤、复合伤的区别，复合伤的伤情特点。

了解：创伤的评分。

一、案 例 资 料

【一般资料】　路某，男性，30 岁，汉族，高中文化，自由职业。

【主诉】　车祸致全身多处疼痛、出血 1h。

【病史】　患者于入院前 1h 驾驶皮卡车下车时被大货车从后方撞到，摔倒在地，伤后有昏迷，约十余分钟后清醒，清醒后不能回忆受伤经过，自觉头面部、胸背、腰腹、骨盆、四肢等多处疼痛并伴大量出血（出血量具体不详），伤后肿痛明显，不能自主行动，有头晕、头痛，有腹痛、腹胀，无恶心、呕吐，无胸闷、气促。医院急诊拟"多发伤：失血性休克；全身多处开放性骨折（骨盆、左股骨干、左尺桡骨等）；创伤性股动脉断裂；头面部多处软组织挫裂伤"办理入院。患者既往无特殊病史，患者自受伤以来，精神状态差，饮食、睡眠差，情绪低落，担心疾病的预后。

【护理体检】 T 36.3℃，P 157次/分，R 30次/分，BP 99/61mmHg。患者神志清楚，应答切题，用平车送入急诊室，查体合作。全身皮肤黏膜苍白，头面部可见多处挫裂伤，出血明显，已包扎，腰背部疼痛明显，未见明显开放性外伤；全腹有压痛，无反跳痛，左前臂纱布包扎并夹板固定，可见血性渗出液，活动受限；左大腿包扎并夹板固定，可见纱布处明显渗血，左下肢皮肤冰凉，未触及腘动脉、足背动脉及胫后动脉搏动；右小腿及足踝部肿胀明显，未触及明显足背动脉，活动受限；会阴部可见明显瘀斑，阴囊肿胀，双下肢活动受限。

【辅助检查】 全身多部位CT平扫：①右侧第9后肋骨折；L_1、L_2、L_3椎体左侧横突，L_5椎体右侧横突多发骨折，部分断端分离移位。②右侧骶骨粉碎性骨折，累及右侧骶孔。③耻骨联合分离；左侧耻骨、坐骨多发骨折，耻骨断端周围血肿形成。④左股骨干上段骨折（完全型），断端明显分离移位，周围软组织挫裂伤，皮下积气。⑤盆壁软组织水肿；盆腔少量积血/液；右下背部皮下异物影。⑥右肺多发渗出灶。⑦右额顶部头皮血肿，皮下少量积气；左上颌窦炎症。

【入院诊断】 多发伤：失血性休克，头面部多处软组织挫裂伤；全身多处开放性骨折（骨盆、左股骨干、左尺桡骨等）；创伤性股动脉断裂；头面部多处软组织挫裂伤。

【诊疗过程】 向患者家属告知病危并紧急抢救，立即建立静脉通道，行扩容补液、输血、头面部创面止血及四肢止血、夹板固定处理，急诊完善术前准备，抽血查血常规＋血型、生化全套、凝血功能及交叉配血等，进行头颅、颈部、胸腹部CT及床边心电图检查等；由急诊直接送手术室行手术治疗，在全身麻醉下行骨盆、左尺桡骨开放性骨折外固定架固定＋血管神经肌腱探查吻合术＋左大腿截肢术＋左大腿残端、左前臂真空封闭吸引术＋石膏外固定术＋耻骨上膀胱造瘘术，术后送重症医学科监护治疗，给予抗感染、护胃、镇痛镇静、清除炎性介质、呼吸机辅助通气、补液、输血、维持水、电解质、酸碱平衡等治疗，纠正凝血功能，密切监测生命体征，阴囊水肿者给予抬高阴囊等处理，拔除气管插管后，患者神志清醒，转回普通病房继续抗感染、营养支持等治疗，伤口换药等处理。

二、案例问题引导

问题1：患者入院诊断为多发伤，依据是什么？

问题2：多发伤的临床特点有哪些？

问题3：该患者存在哪些主要护理问题？

问题4：对该患者应采取哪些护理措施？

三、案例分析

问题1：患者入院诊断为多发伤，依据是什么？

依据：该患者有明确的交通伤史，患者于入院前1h驾驶皮卡车下车时被大货车从后方撞到，伤后有昏迷，清醒后自觉头面部、胸背、腰腹、骨盆、四肢等多处疼痛伴大量出血，伤后肿痛明显，不能自主行动。全身多部位CT平扫：①右侧第9后肋骨折；L_1、L_2、L_3椎体左侧横突，L_5椎体右侧横突多发骨折，部分断端分离移位。②右侧骶骨粉碎性骨折，累及右侧骶孔。③耻骨联合分离；左侧耻骨、坐骨多发骨折，耻骨断端周围血肿形成。④左股骨干上段骨折（完全型），断端明显分离移位，周围软组织挫裂伤，皮下积气。⑤盆壁软组织水肿；盆腔少量积血/液；右下背部皮下异物影。⑥右肺多发渗出灶。⑦右额顶部头皮血肿，皮下少量积气；左上颌窦炎症。

运用简明损伤分级标准（abbreviated injury scale，AIS）计分：①头面部。头面部多处软组织挫裂伤（AIS 2 分）。②胸部。右侧第 9 后肋骨折（AIS 2 分），肺挫伤。③腹部。L_1、L_2、L_3 椎体左侧横突（AIS 2 分），L_5 椎体右侧横突多发骨折（AIS 2 分）。④盆腔。右侧骶骨粉碎性骨折（AIS 3 分），左侧耻骨、坐骨多发骨折（AIS 2 分），耻骨联合分离，尿道损伤（AIS 3 分）。⑤四肢。左侧尺桡骨开放性粉碎性骨折（AIS 2 分），左股骨干骨折（AIS 3 分），创伤性左股动脉断裂（AIS 3 分）。⑥体表。全身多处软组织挫擦伤。运用损伤严重度评分（injury severity score，ISS），结果为 22 分，其中 ISS>16 分为严重多发伤。

知识链接

多发性创伤（multiple injuries），简称多发伤，是指同一致伤因素同时或相继造成两个或两个以上的解剖部位损伤，且至少有一处严重创伤危及生命。

多发伤需与复合伤区别：①多发伤是指同一致伤因素同时或相继造成两处或两处以上的解剖部位损伤；②复合伤是指两种以上的致伤因素同时或相继作用于人体所造成的损伤。

创伤评分：

（1）简明损伤分级标准（AIS）：是院内常用的创伤评分方法之一，主要是对损伤进行分级，以"×××××××"方式来记录损伤的情况。临床上最常用的是 AIS-90 版，损伤程度都用数字编码来表示。主要由诊断编码和损伤评分两部分组成。小数点前的 6 位数为损伤的诊断编码，分别代表身体区域、解剖类型、具体受伤器官、损伤的程度、损伤类型、性质或程度。小数点后的 1 位数为伤情，AIS 1 表示轻伤，AIS 2 表示中度伤，AIS 3 表示较严重伤，AIS 4 表示严重，AIS 5 为危重症，AIS 6 为非常严重。以上的编码数据信息较多，评分者很难完全记忆表中的信息，对于多发伤的患者单独使用本表进行评估不太适用。

（2）损伤严重度评分（ISS）：是院内评分方法中最常用的一种。它的计算包括 6 个部位，分别是头颈部、面部、胸部、腹部和盆腔脏器、四肢和骨盆（但不包括脊椎）、体表 6 个方面。其计算最终得出的分值是身体 3 个最严重损伤区域的最高 AIS 值的平方和。ISS 的分值<16 分为轻伤，16~25 分为重伤，>25 分为严重伤。计算的方法是从 6 个分区中选出最严重的 3 个损伤分区，各取出每个分区的一处最高 AIS 值，再对应求其各自的平方，即为该患者的 ISS 值。但评分法不能反映患者的生理变化、年龄、受伤前的健康情况对本次损伤是否造成影响及预后。

问题 2：多发伤临床特点有哪些？

（1）伤情变化快、病死率高：由于多发伤中数个部位的创伤相互影响，从而机体处于全面应激状态，严重影响机体的生理功能，导致病情复杂并迅速恶化，出现严重的病理生理紊乱而危及生命。多发伤受伤部位越多，其病死率也越高，其主要死亡原因大多是严重的颅脑外伤和胸部损伤。

（2）伤情复杂、易漏诊和误诊：多发伤的共同特点是损伤部位多、伤情复杂，开放性损伤和闭合性损伤并存，明显外伤和隐匿性外伤同在，医护人员多关注明显的外伤或开放性损伤，容易忽略隐匿的、闭合性的损伤，检查者思维定式、检查不细等原因均可易造成漏诊或误诊。另因伤情严重，大多数患者意识不清，不能诉说伤情，给临床诊断造成一定的难度，诊断上也易出现漏诊。

（3）伤情复杂、处理矛盾：多发伤由于伤及多处，往往都需要手术治疗，但手术顺序存在矛盾。此时医务人员要根据受伤的部位、致命程度、累及脏器等因素来选择手术部位的先后顺序，以免错过抢救的最佳时机。

（4）伤情严重、休克发生率高：由于多发伤伤情严重、伤及多处、损伤影响的范围广、出血量大，休克出现较早，且发生率甚高。严重时甚至可直接干扰呼吸系统和循环系统的功能而威胁生命。

（5）抵抗力低、易发生感染：多发伤患者处于应激状况时一般免疫力及抵抗力都较低，而且累及的伤口大多是开放性伤口，有些伤口污染特别严重，非常容易引起感染。

（6）易出现并发症和多器官功能衰竭：严重多发伤的患者易发生下肢深静脉血栓、心力衰竭、急性肾衰竭、凝血功能障碍、胃肠道应激性溃疡等并发症，也极易出现多脏器功能衰竭。衰竭的脏器数量与病死率相关，数量越多，病死率也就越高。

（7）低氧血症发生率高：严重创伤可以导致早期即出现氧摄取、氧输送增加，所以早期易发生严重的低氧血症。

> **知识链接**
>
> 　　复合伤的伤情特点：致伤因素多，外伤容易掩盖内脏损伤，造成漏诊误诊，复合效应使伤情互相加重，伤情发展迅速，感染和休克发生早、程度重，治疗上常相互矛盾等。
>
> 　　放射性复合伤：指人体在同时或相继遭受放射性损伤时又遭受另外一种或多种非放射性损伤（如创伤、烧伤等），以放射性损伤为主导作用，多发生在核武器爆炸时，具有明显的放射病特征，有其"相互加重"的复合效应。
>
> 　　非放射性复合伤：①烧伤复合伤，指人体在同时或相继遭受烧伤时又遭受其他创伤所致的复合性损伤。其主要是以烧伤为主导作用，常见烧伤合并冲击伤，临床多以烧伤的病程特征为主。②化学复合伤，化学致伤因素与其他致伤因素同时或相继作用于人体所造成的损伤。损伤主要以化学毒剂中毒为主导作用，创面染毒后毒素吸收，中毒症状进展快，常有复合效应。

问题3：该患者存在哪些主要护理问题？

该患者目前存在的主要护理问题：①组织灌注量不足，与骨盆损伤、出血有关；②急性疼痛，与外伤有关；③躯体活动障碍，与骨折有关；④潜在并发症，如休克、感染、骨筋膜室综合征、失用综合征；⑤有发生创伤后压力综合征的危险，与创伤有关；⑥睡眠形态紊乱，与创伤、疼痛有关。

问题4：对该患者应采取哪些护理措施？

（1）急救处理：先抢救生命，优先处理休克问题，立即建立2条以上静脉通路，扩容补液，维持有效循环血容量，吸氧并保持呼吸道通畅，进行头面部创面止血及四肢止血、夹板固定处理，同时注意做好保暖，防止低体温出现。

（2）术前准备：急诊快速完善术前准备，抽血查血常规＋血型、生化全套、凝血功能及进行交叉配血等，进行头颅、颈部、胸腹部CT及床边心电图检查等；密切监测生命体征、中心静脉压情况，由急诊直接送手术室手术治疗。

（3）防感染：严格按照无菌技术操作原则操作，合理使用抗生素，有开放伤口者注射破伤风抗毒素。

（4）疼痛护理：做好患者疼痛评估，评估疼痛的部位、性质、程度、发生和持续时间、伴随的症状，协助患者取舒适体位，操作集中进行，保持环境安静，减少不良刺激。遵医嘱使用镇痛剂，并按时评估其药物效果及不良反应。

（5）心理支持：该患者经历了车祸事件，发病突然，面对强烈的创伤反应，出现恐惧、焦虑的情绪，要警惕发生创伤后压力综合征，要多关注患者，开导患者，要适当理解、体贴患者，加强交流，利用情感支持等手段消除患者的不良情绪，同时积极地向患者解释疾病可能出现的症状、体征及预后，讲解疾病的相关知识，使患者能正确认识疾病的发展过程，鼓励患者表达内心的感受，正确应对，树立早日康复的信心。

（6）术后严密观察生命体征、尿量、中心静脉压的情况。做好伤口护理，观察伤口敷料是否清洁干燥，观察患者的末梢血运情况。行外固定架的部位应注意预防外固定架针眼处感染，针眼处每天滴 75%乙醇溶液 2 次；及时擦去针眼处分泌物或痂皮；若发现针眼处有脓液应及时报告医生。石膏固定时要保持其有效固定，观察有无出现并发症，如骨筋膜室综合征、化脓性皮炎、失用综合征等。

> **知识链接**
>
> 骨筋膜室综合征（osteofascial compartment syndrome）：骨筋膜是由骨、骨间膜、肌间隔和深筋膜形成的密闭腔隙。四肢骨折时，骨折部位骨筋膜室内的压力增高，导致肌肉和神经因急性缺血而产生一系列早期综合征，即为骨筋膜室综合征。骨筋膜室综合征最常发生于前臂掌侧和小腿。应密切观察石膏固定肢体的末梢血液循环情况。注意评估"5P"征：疼痛（pain）、苍白（pallor）、感觉异常（paresthesia）、麻痹（paralysis）及脉搏消失（pulselessness）。若患者出现肢体血液循环受阻或神经受压的征象，则应立即放平患者肢体，并通知医生。

（7）做好术后管道护理，应保持管道固定、通畅，观察引流液的颜色、性状、量，注意有无出血征兆。

（8）保证睡眠：患者由于疼痛及活动障碍易出现失眠症状，因此应遵医嘱及时给予患者镇痛治疗，保持病房安静，避免引起患者不安。与患者建立支持与信任的关系，帮助患者应对应激事件，减轻焦虑。

（9）术后视患者情况，早期、科学、合理地给予康复指导，防止失用综合征的出现。

四、案 例 小 结

创伤发病有增多趋势，多发伤伤情严重，伤及多处，常累及心、肝、肾等重要脏器，具有病情复杂、易出现漏诊或误诊、休克和感染的发生率高等临床特点，早期病死率高。要合理选择创伤评分方法来评价创伤严重程度，采取恰当的措施，才能更好地评估伤员的预后。本案例患者主要出现组织灌注量不足、急性疼痛、躯体活动障碍等问题，护理患者时要针对患者存在的问题采取相应的护理措施，从急救的处理、疼痛的护理、术前准备、防感染等多方面对患者进行全面护理。在护理过程中，防止患者出现创伤后应激障碍，密切注意患者的情绪及心理变化，注重人文关怀，做好心理疏导，给患者提供优质的护理。

（陈洪娇）

第四篇 常用护理技术

第十七章 基础护理技术

实训一 卫生洗手

【案例】 兰某，女性，24岁，于30min前骑车摔倒导致左侧肘部、左前臂外侧与右下肢小腿外侧等多处损伤，局部疼痛、肿胀、出血，自行用小布巾包扎后由朋友送至本院急诊。查体：T 36.8℃，P 80次/分，R 18次/分，BP 110/70mmHg。患者神志清楚，主诉患处疼痛难忍，活动受限。初步诊断：左侧肘部、左前臂、右下肢小腿外侧软组织挫裂伤。遵医嘱行TAT注射治疗。护士操作前洗手。

【实训目的】 去除手上的污垢及病原微生物，避免感染和交叉感染，避免污染无菌物品及清洁物品。

【操作步骤】

1. 护理评估

（1）评估洗手指征，操作前后手清洁。

（2）了解流动水洗手设备。

2. 实施步骤

（1）调水湿手：打开水龙头，调节合适水流和水温，充分浸湿双手，关水龙头。

（2）涂抹肥皂：取合适肥皂或洗手液，均匀涂抹至整个手掌、手背、手指和指缝。

（3）揉搓双手：每个部位揉搓3～5次，至少持续15s以上。揉搓顺序（七步洗手法）：①洗手掌，掌心相对，手指并拢，相互揉搓；②洗掌侧指缝，掌心相对，双手交叉，沿指缝相互揉搓；③洗手背及背侧指缝，掌心对手背，沿指缝相互揉搓，双手交换进行；④洗指背、关节，弯曲手指使关节在另一掌心旋转揉搓，双手交换进行；⑤洗拇指，一只手握住另一只手大拇指旋转揉搓，双手交换进行；⑥洗指尖，将5个手指尖并拢放在另一手掌心旋转揉搓，双手交换进行；⑦洗手腕，握着手腕回旋揉搓，双手交换进行，洗至腕上10cm处。

（4）冲洗双手：打开水龙头，流动水冲洗双手至肥皂洗净。

（5）干燥双手：关水龙头，以擦手纸或清洁干毛巾擦干双手，或在干手机下烘干双手。

（6）整理归位：妥善处理用物。

3. 护理评价

（1）洗手设施完善，遵循洗手指征。

（2）洗手方法、步骤正确，手的各个部位清洗干净、无污垢。

4. 注意事项

（1）洗手范围为指尖到手腕上10cm。认真揉搓双手至少15s，应清洗双手所有皮肤，特别注意指背、指尖和指缝。

（2）流动水下冲净双手时应从上至下冲洗，让污水从前臂流至手指尖，防止微生物污染手臂，冲洗时防止水溅湿衣服和地面。

（3）擦手毛巾要求一用一消毒。

（林冬枚）

实训二 铺麻醉床

【案例】 王某，男，65岁，于3天前无明显诱因出现右上腹疼痛，呈阵发性绞痛。入院后查体：T 36.3℃，P 78次/分，R 19次/分，BP 110/80mmHg。患者神志清楚，精神紧张。完善相关检查。入院第3天8：30在全身麻醉下行"腹腔镜胆囊切除术"，病房准备麻醉床迎接术后患者。

【实训目的】 铺麻醉床准备接收和护理麻醉手术后的患者。

【操作步骤】

1. 护理评估

（1）评估患者病情。接收和护理麻醉手术后的患者应铺麻醉床，腹部全身麻醉手术后可在床头、床中部铺橡胶单及中单，防止呕吐物、排泄物或切口渗液污染床褥。

（2）检查床单位设施设备。

（3）操作环境合适，病室内无其他患者治疗、进餐。

（4）向患者及其家属解释铺麻醉床的目的并取得合作。

［解释语］"您好，能告诉我您叫什么名字吗？""我是王××""王大叔您好，根据您的病情今天上午需要行腹腔镜胆囊切除术，等一下手术室会有护士过来接您，医生和护士都会向您解释和说明配合要点，请您不用紧张。""您去手术室后，我会把床上的被服全部更换为清洁的并铺成麻醉床，便于您手术后的护理，使您安全、舒适。您现在好好休息，在病房等待，有什么需要请按床头铃呼叫我。"

2.实施步骤

（1）铺大单

1）洗手，戴口罩，备齐用物，携用物至床旁，向病室内其他患者做好解释。

2）移开床旁桌距离床头20cm，移开床旁椅距离床尾正中15cm。

3）按需翻转床垫，自床头到床尾清扫床垫。

4）将大单纵横中线对齐床面纵横中线并放于床垫上，逐层展开，正面向上。

5）右手托起床头近侧床垫一角，左手超过床头中线将大单折入床垫下。

6）右手距床头30cm处向上提起大单边缘，使其同床沿垂直并呈一等边三角形，以床沿为界将三角形又分为上、下2个三角形，上半三角形覆盖于床上，先将下半三角形平整塞入床垫下，再将上半三角形平整塞入床垫下。

7）同法铺好床尾近侧大单角。

8）拉紧大单中部边缘，塞入床垫下。

（2）铺橡胶单和中单

1）根据患者麻醉方式和手术部位的需要，将橡胶单、中单铺在床中部及床头。

2）转至对侧，同法依次铺好大单、床中部及床头的橡胶单和中单。

（3）套被套

1）卷筒式：①将被套正面向内平铺于床上，开口端向床尾，中缝与床中线对齐；②将棉胎铺于被套上，上缘齐床头将棉胎与被套一并自床头卷向床尾，再由开口翻转至床头，拉平棉胎及被套，系好系带。

2）"S"式：①将已折好的被套头端平床头放置，被套正面向外，其纵中线与床纵中线对齐，分别向床尾、近侧对侧展开；②将被套开口端上层打开至 1/3 处，将折好的"S"式棉胎放于开口处，拉棉胎至被套封口处，再将棉胎向近侧、对侧展开，对齐被套两上角和边缘，至床尾逐层拉平盖被，系好系带。

（4）折成被筒

1）盖被上缘距床头 15cm，两侧盖被边缘向内折平床缘，尾端向内折叠平床尾。

2）将盖被纵向呈扇形三折于一侧床边，开口处向门。

3）将枕芯套入枕套内并松枕，四角充实，横立于床头正中，开口背门。

4）移床旁桌至原处，床旁椅移至盖被折叠侧，麻醉护理盘放于床旁桌上，其余用物放于合适位置，保持床单位整洁、美观，分类处理污物。

5）洗手，脱口罩。

［解释语］"现在麻醉床已经铺好了，请家属不要坐在上面，不要翻动床铺和所准备的床头用物，谢谢你们的配合。"

3. 护理评价

（1）病床符合实用、耐用、舒适、安全、美观原则。

（2）麻醉床橡胶单和中单的放置与患者的手术方式、部位相符合。

（3）术后物品准备齐全。

（4）操作流畅，节力、省时。

4. 健康宣教

（1）向陪护家属说明患者去枕平卧的方法、时间及注意事项。

（2）告知患者术后注意保暖。

5. 注意事项

（1）操作中注意节力、省时。

（2）橡胶单和中单按患者病情需要放置：铺在床中部时，橡胶单和中单上缘距床头 45～50cm；铺在床头时，上缘平齐床头，下缘盖于床中部橡胶单和中单的上面；铺在床尾时下缘平齐床尾，上缘盖于床中部橡胶单和中单下面。

（3）冬季无空调时盖被可置热水袋，夏季盖被应以患者不出汗为宜。

知识链接

（1）铺备用床

目的：保持病室整洁、美观，准备迎接新患者。

方法：以备用床为基础床单位，按照麻醉床要求铺好大单、盖被和枕头，将盖被上缘平床头，两侧边缘内折平床沿，被尾内折平床尾，铺成被筒。

（2）铺暂空床

目的：供新入院患者或暂离床活动的患者使用。

方法：在备用床的基础上，将盖被头端内折 1/4，再呈扇形三折于床尾，使各层平齐，酌情根据患者情况加铺橡胶单和中单。

（林冬枚）

实训三 搬 运 法

【案例】 李某，男性，13 岁，汉族，中学生。半小时前，李某放学途中遭遇车祸致多处损伤，右下肢胫腓骨开放性骨折。患者神志清楚，主诉右下肢疼痛，于急诊科给予简单固定、止血、包扎、给氧、静脉输液等处理。医嘱：用平车运送患者行 X 线片检查。

【实训目的】　应用平车安全运送患者。

【操作步骤】

1. 护理评估

（1）评估患者年龄、体重、意识状态。

（2）了解患者病情、损伤部位及躯体的活动能力。

（3）了解患者身上有无管道。

（4）了解患者的合作程度并给予解释。

［解释语］"同学，你好！能告诉我你的名字吗？"……"你好，我是你的责任护士张××，你现在感觉怎么样？刚才医生已经给你做了简单处理，为了明确骨折部位情况，现在需要去做X线片检查，我们准备用平车送你过去。我先去取车，你稍等一会儿，可以吗？"

2. 实施步骤

（1）洗手，戴口罩，备齐用物，检查平车性能，推平车至床旁。

（2）核对患者的姓名、床号、门诊号（住院号）。

［解释语］"是李同学吗？我们现在要送你去做X线片检查。让我们帮你移到平车上，请你配合一下我们好吗，我们会很小心的。"

（3）固定患者身上的导管，避免脱落，保持通畅。

（4）搬运患者。挪动法：适用于病情允许，能配合者。方法：①移开床旁桌椅，松开盖被；②使平车紧靠床边，大轮端靠床头，固定车闸；③协助患者按上身、臀部、下肢的顺序向平车挪动（回床顺序相反，按照下肢、臀部、上身顺序）；④患者头部卧于大轮端，检查及固定管道，盖好盖被。

（5）整理床单元，将其改铺为暂空床。

（6）询问患者感受，交代注意事项。

［解释语］"李同学，你现在感觉怎么样？刚才你配合得很好，移到平车也很顺利，现在我帮你把平车护栏拉上，也请你将手交叉放于胸前，避免进出门撞伤，如果在运送中有什么不舒服一定告诉我。一会儿到达拍片室，会有专门的医生、护士告诉你拍片的配合方法和注意事项，请你不要紧张。"

（7）松开车闸，推患者至目的地。

（8）协助患者回床，检查各管道是否通畅并妥善固定。

3. 护理评价

（1）是否出现管道脱落、反折致管道不通。

（2）搬运过程是否造成患者跌倒。

（3）搬运手法是否让患者不适。

（4）盖被是否按季节使用。

4. 健康宣教

（1）搬运前，向患者解释目的和配合要点。

（2）告知患者在搬运过程中，如感不适立刻向护士说明。

（3）向患者介绍下肢功能锻炼的重要性，并指导锻炼方法。

5. 注意事项

（1）多人搬运时，动作轻稳，协调一致，个高者托患者上身，使头部处于高处。搬运时尽量使患者身体靠近护士，注意节力原则。

（2）车速适宜，要确保患者安全、舒适，天气寒冷时注意保暖，防止受凉。

（3）推车时，护士应站在患者头侧便于观察病情。平车上下坡时，患者头部应在高处一端以免引起不适。推车进出门时，不可用车撞门。

（4）搬运有导管的患者时，应确保管路通畅，避免导管脱落受压打折或液体逆流。

（5）搬运骨折患者时，车上需垫木板，并固定骨折部位。

（6）保证持续性治疗不受影响，如吸氧、输液等。

（7）搬运到目的地后严格交班，检查皮肤是否完整、各种导管是否通畅，避免护理差错的发生。

知识链接

（1）挪动法：适用于病情允许，能配合者。

方法：平车紧靠床边，大轮端靠床头，固定车闸，协助患者按上身、臀部、下肢的顺序挪向平车，回床顺序相反。

（2）单人搬运法：适用于儿童或体重较轻的患者。

方法：平车车头靠近床尾，与病床成钝角，固定车闸。护士一只手臂自患者近侧腋下伸至对侧肩部外侧，另一只手臂伸入患者大腿下；嘱患者双臂交叉于护士颈后；抱起患者，移步转身，轻放于平车中央。

（3）二人搬运法：适用于不能活动、体重稍重的患者。

方法：平车放置同单人搬运法。护士甲、护士乙站于同侧床旁，协助患者双手交叉于胸腹前并移向床沿。护士甲一只手臂托患者头、颈、肩部，另一只手臂托腰部；护士乙一只手臂托臀部，另一只手臂托腘窝处；两人同时抬起，使患者身体斜向护士；移步转身，轻放于平车上。

（4）三人搬运法：适用于不能活动、体重较重患者。

方法：平车放置同单人搬运法。护士甲、护士乙、护士丙站于同侧床旁，协助患者双手交叉胸腹前并移向床沿。护士甲双手托患者头、颈、肩及背部；护士乙托腰部及臀部；护士丙托腘窝及小腿；三人同时抬起，使患者身体斜向护士；移步转身，轻放于平车上。

（5）四人搬运法：适用于颈椎骨折、腰椎骨折或病情危重患者。

方法：平车放置同挪动法。将帆布中单置于患者腰部、臀部下方。护士甲站于床头，托患者头、颈、肩部；护士乙站于床尾，托两腿；护士丙、护士丁分站于床、车两侧，抓住中单四角；一人喊口令，四人同时抬起，轻放于平车上。

（林冬枚）

实训四　无菌技术

【案例】　李某，女性，33岁，大专文化，公司职员，外出骑自行车时不慎摔倒，膝关节周围多处软组织损伤就诊。查体：T 36.5℃，P 90次/分，R 20次/分，BP 120/70mmHg。患者神志清楚，两侧膝关节有多处伤口。医生给予医嘱：伤口换药1次。护士按无菌方法进行用物准备和协助换药。

【实训目的】　防止无菌物品、无菌区域及无菌溶液被污染，减少感染和交叉感染的发生。

【操作步骤】

1. 护理评估

（1）评估患者的年龄、病情、意识及治疗情况。

（2）了解患者心理状态及合作程度。

（3）观察患者伤口状况。

［解释语］"您好，我是您的责任护士××，能告诉我您的名字吗？"……"您好，李女士，能让我检查一下您的伤口吗？"……"伤口不是很深，没有伤及骨头，但是为了防止破损皮肤出现炎症，还是需要进行伤口处理，等一下我和医生会过来给您换药，您先稍等一下，我去准备用物。"

2. 实施步骤

（1）向患者解释换药的目的、方法、注意事项及配合要点。

（2）评估操作环境，操作前清扫，保持操作台面清洁。

（3）洗手，戴口罩。

（4）无菌包取用法：①查看无菌包名称、灭菌日期及化学指示胶带，检查包布有无受潮和破损；②解开化学指示胶带，将无菌包放在操作台面合适位置按顺序打开；③用无菌持物钳夹取包内物品（无菌治疗巾一条），放于治疗盘内；④将无菌包内剩余物品按原痕包好，"一"字结系带，并注明开包日期、时间，签名，包内无菌物品保存有效期24h。

（5）铺无菌盘法

1）双手捏住治疗巾双折角，抖开铺在治疗盘上，上层半幅扇形三折叠于盘的对侧，无菌面朝上，开口边向外。

［情景模拟］按照患者伤口状况，在无菌盘内放入无菌换药碗2个，分别放入若干所需无菌棉球、2把镊子，在无菌换药碗外的无菌巾内放入几块纱布等换药敷料。

2）用无菌持物钳从无菌容器中夹取无菌物品，放在无菌盘内。

3）双手捏住治疗巾上层两角的外面，拉开上半幅覆盖换药碗与下半幅边缘对齐。

4）将近侧向上反折2次，两侧边缘各向下反折1次，并注明铺盘时间，有效期4h。

（6）无菌持物钳使用法

［情景模拟］用无菌持物钳（镊）夹取换药碗、镊子、棉球、纱布等放入无菌盘内。

1）检查无菌持物钳的灭菌日期、灭菌标识、有效期。

2）打开无菌持物钳的容器盖边缘，手不可触及容器边缘或内面。

3）手持无菌持物钳上1/3处，将钳移至容器中央，钳端闭合，垂直取出。

4）使用过程中始终保持钳端向下。湿式无菌持物钳钳端不可倒转向上，以免消毒液反流，造成钳端污染。

5）使用后闭合钳端，打开容器盖，快速将无菌持物钳垂直放回容器，并松开轴节，盖好容器盖，注明开启日期和时间。

知识链接

无菌持物钳及其容器存放有效期：

（1）湿式存放：一般病房每周更换1次，使用频率较高的如手术室、门诊换药室、注射室等，应每天更换1次。

（2）干式存放：每4～6小时更换1次。

（7）无菌容器使用法

［情景模拟］从棉球罐、纱布罐等无菌容器中夹取棉球、纱布等放入无菌盘内。

1）检查无菌容器的灭菌日期、灭菌标识、有效期。

2）打开容器盖，内面向上置于稳妥处，或将盖的内面向下拿在手中，手不可触及盖边缘和内面。

3）用无菌持物钳从容器内夹取无菌物品。

4）用手持无菌容器时，应托住容器底部。

5）取用后立即将容器盖盖严，注明开盖日期和时间，有效期24h。

（8）无菌溶液取用法

［情景模拟］在换药碗的棉球上倒入适量的无菌生理盐水。

1）核对瓶签，检查无菌溶液的名称、浓度、剂量和有效期，检查瓶盖有无松动、瓶身瓶底有无裂隙，对光检查溶液有无沉淀、浑浊、变色、絮状物等，挤压瓶身检查密闭性是否完好。

2）打开铝盖，消毒瓶塞及瓶口，待干，覆盖无菌纱布，打开瓶塞。

3）瓶签朝掌心，手持溶液瓶，倒出少量溶液冲洗瓶口，再由原处倒出溶液于无菌容器中（高度约10cm）。

4）将瓶塞塞紧，剩余液体如需再用，注明开瓶日期、时间及使用途径，有效期24h。

［情景模拟］备好换药盘，携用物至床旁，核对解释，展开无菌盘治疗巾上层，戴无菌手套协助医师换药。

［解释语］"您好，能再次告诉我您的名字吗？"……"李女士，换药的用物我已经准备好了，现在要给您换药了，可以开始了吗？"

（9）戴无菌手套法

1）检查核对无菌手套的型号、有效期，挤压手套袋有无漏气。

2）撕开手套外包装，取出内层包装置于操作台面上，打开内层包装纸翻折部分。

3）取出滑石粉包涂抹双手。

4）戴手套：两手同时提起手套袋开口处上层，分别捏住两只手套的翻折部分，取出手套，将两只手套掌心相对，拇指朝前，先戴一只手，对准五指后戴入，再以戴好手套的手指插入另一只手套的翻折内面，同法戴好。

5）调整检查：将手套翻折部分翻上并套在工作服袖口上，双手交叉，检查手套有无破损，必要时用0.9%氯化钠溶液冲洗手套外面的滑石粉。

6）脱手套：一只手捏住另一只手手套腕部外面，翻转脱下。已脱下手套的手指，伸入另一只手套的内面，翻转脱下。

7）清理用物：垃圾分类处理，手套放入医疗垃圾桶内，洗手。

［解释语］"李女士，现在已经为您换好药了，注意伤口不要弄湿，不要受压，您还有什么其他的需要吗？"

3. 护理评价

（1）操作过程保持无菌原则，有无污染。

（2）患者伤口处理得当。

（3）患者主诉伤口疼痛减轻。

4. 健康宣教

（1）保持伤口周围皮肤清洁、干燥。

（2）伤口部位的活动度不可过大，以免影响伤口愈合。

（3）加强营养，给予高蛋白、高维生素膳食，增强机体组织修复能力。

（4）外出注意安全。

5. 注意事项

（1）操作中严格执行无菌技术操作原则。

（2）取出、放回无菌持物钳时，钳端闭合，使用过程中始终保持钳端向下。无菌持物钳不可夹取无菌油纱布。若到远处夹取无菌物品，应同时搬移无菌持物钳和浸泡容器，以免无菌持物钳在空气中暴露时间过久而被污染。

（3）所有物品一经取出，不可再放回容器内。

（4）取用无菌溶液时，不可将无菌敷料、器械直接伸入瓶内蘸取，也不可将无菌敷料直接接触瓶口倾倒溶液。

（5）准确记录时间：无菌包开包后有效期为24h，无菌溶液开瓶后有效期为24h，无菌治疗盘有效期为4h。

（6）戴脱无菌手套时，未戴手套的手不可触及手套的外面，已戴手套的手不可触及未戴手套的手或另一手套的内面。戴手套后双手应保持在腰部以上，视线范围以内，避免污染。

（林冬枚）

实训五　穿、脱隔离衣

【案例】　谭某，男性，65岁，退休职工。入院诊断：甲型肝炎。患者患慢性支气管炎多年，入院后咳嗽、咳痰明显增多，呼吸困难逐渐加重，日常活动时感气短。查体：T 37.9℃，P 88次/分，R 20次/分，BP 135/85mmHg。遵医嘱给予雾化吸入。护士进出病室前后进行穿、脱隔离衣。

【实训目的】　保护工作人员和患者，避免交叉感染。

【操作步骤】

1. 护理评估

（1）评估患者的隔离种类。

（2）了解所在隔离室布局、隔离设施设备情况。

2. 实施步骤

（1）穿隔离衣

1）备齐操作用物。

2）护士穿工作服，卷袖过肘，戴圆帽，取下手表，洗手，戴口罩。

3）手持衣领，取下隔离衣，清洁面朝自己。将衣领两端分别向外折，露出袖子内口，一只手持衣领，另一只手伸入衣袖，举起手臂至衣袖穿上，同法穿好另一衣袖，避免触及面部。

4）双手由衣领前部中央顺着边缘向后将领扣扣好，避免袖口触及面部、衣领及帽子。

5）将袖口系带扣好。

6）将隔离衣一边（腰下约5cm）逐渐前拉，应用拇指、示指捏住隔离衣边缘，同法捏住另一侧边缘，避免触及隔离衣内面。双手在背后将两侧边缘对齐，向一侧折叠，手将腰带拉至背后交叉，回到腹部前打一活结。

7）隔离衣必须完全遮盖工作服，准备操作。

（2）脱隔离衣

1）解开腰带，在前面打一活结。

2）解开袖扣，将衣袖向上拉，在肘部将衣袖内面塞入工作服下，露出双手。

3）消毒双手：流水湿润双手，用刷子蘸取肥皂液，按照前臂、腕部、手背、手掌、手指、指缝、指甲顺序彻底刷洗，换刷子刷洗另一只手，每只手刷洗半分钟，用流动水冲洗干净，再重复刷洗一次，共刷 2min。用小毛巾自上而下擦干双手或用烘干机吹干。

4）两手由衣领前部中央，顺边缘向后将领扣解开。

5）一只手伸入另一只手的衣袖内拉下袖子盖住手，用有衣袖遮盖的手拉另一衣袖的外面，将衣袖向下拉，双手轮换握住袖子，逐渐退出衣袖。

6）将衣领四折，对齐两衣边，挂在衣钩上（如挂在半污染区，清洁面向外；如挂在污染区，污染面向外）；如脱下隔离衣不再使用，抓住衣的肩缝，将衣的清洁面向外翻，卷好投入污衣袋中。

7）整理用物，洗手。

3. 护理评价

（1）操作中遵循隔离原则。

（2）操作中隔离观念强，无污染。

（3）穿脱隔离衣操作熟练。

4. 注意事项

（1）隔离衣长短要合适，须全部盖住工作服，有破损不可使用。

（2）隔离衣的衣领及内面为清洁面（保护性隔离内面为污染面），穿脱时不可污染。

（3）穿隔离衣后不得进入清洁区。

（4）隔离衣挂在半污染区，清洁面向外；挂在污染区，则污染面向外。

（5）隔离衣每天更换，如遇潮湿、污染或接触严密隔离患者，应立即更换。

（林冬枚）

实训六　口腔护理

【案例】　王某，男性，56 岁，因咳嗽、咳痰 1 月余入院，诊断为左上肺叶中央型肺癌。患者于 6 天前在全身麻醉下行左上肺叶切除术，昨天出监护室回病房，患者可翻身侧卧。患者由于年老体弱、伤口疼痛而生活不能自理。医嘱：口腔护理，每天 2 次。

【实训目的】

1. 保持口腔清洁、湿润，使患者舒适，预防口腔感染等并发症。

2. 防止口臭，促进食欲，保持口腔正常功能。

3. 观察口腔黏膜及舌苔的变化，注意有无特殊的口腔气味，提供病情的动态信息。

【操作步骤】

1. 护理评估

（1）评估患者年龄、病情、意识状态等。

（2）评估患者口唇有无干裂及出血、了解患者口腔黏膜有无破损、口腔有无气味、有无活动义齿。

（3）观察患者心理状态及配合程度，了解患者有无自我进行口腔清洁的能力及口腔卫生知识水平。

［解释语］"您好，我是您的责任护士张××，能告诉我您的名字吗？"……"王伯您好，

现在感觉怎么样？"……"为了保持您口腔的清洁，等会儿由我来为您进行口腔护理，希望得到您的配合。请问您有假牙吗？"……"没有是吧，那您先休息一下，我去准备用物，马上就过来。"

2. 实施步骤

（1）备齐用物，携用物至患者床旁，核对患者床号、姓名、手腕带，解释操作目的并取得合作。

（2）按"七步洗手"洗手。

（3）协助患者侧卧或仰卧头偏向护士一侧。

（4）铺治疗巾于患者颌下，置弯盘于患者口角旁。

（5）湿润并清点棉球。

（6）湿润口唇。

（7）协助患者漱口，并将水吐至弯盘内。

（8）嘱患者张口，一只手用压舌板撑开面颊部，另一只手用手电筒检查口腔黏膜有无溃疡、出血等。

（9）一只手持弯血管钳夹取棉球，另一只手持镊子协助绞干棉球。

（10）嘱患者咬合上下齿，用压舌板撑开左侧颊部，纵向由内向外擦洗牙齿左外侧面；同法擦右侧。

（11）嘱患者张口，依次擦洗牙齿左上内侧面、左上咬合面、左下内侧面、左下咬合面、左侧颊部；同法擦右侧。

（12）擦硬腭、舌面及舌下。

（13）擦洗完毕再次清点棉球。

（14）协助患者再次漱口，擦净口唇。

（15）再次评估口腔。

（16）口唇涂液状石蜡或润唇膏，酌情涂药于患处。

（17）撤弯盘、治疗巾，协助患者取舒适体位，整理床单位，整理用物。

（18）洗手、记录。

［解释语］"王伯，口腔擦洗好了，您现在感觉怎么样？"……"人在生病的时候抵抗力下降，容易发生口腔感染，请您平时多喝水，吃些清淡有营养的食物，多漱口对您的口腔卫生有好处。请问您还有其他需要吗？如果有需要请按床头铃呼叫我们，感谢您今天的配合。"

3. 护理评价

（1）患者未出现黏膜损伤。

（2）患者口腔清洁无异味。

（3）患者感觉舒适。

（4）关爱患者，沟通有效。

4. 健康宣教

（1）口腔护理前，向患者解释目的和配合要点。

（2）口腔护理后，介绍口腔护理相关知识，并根据患者存在的问题进行有针对性的指导。

5. 注意事项

（1）棉球应包裹血管钳尖端，擦洗动作要轻柔，特别是对凝血功能差的患者，要防止碰伤黏膜及牙龈。

（2）昏迷患者禁忌漱口，需要用开口器时应从臼齿处放入；擦洗时血管钳夹紧棉球，每次一个，防止棉球遗留在口腔内；棉球不可过湿，以防止患者将溶液吸入呼吸道。

（3）长期使用抗生素者，观察口腔有无真菌感染。

（4）传染病患者用物按隔离消毒原则处理。

知识链接

选择适当的口腔护理液，对保持口腔清洁、湿润及减少口腔定植菌数量至关重要。目前临床上口腔护理液种类繁多，在实际工作中，需根据患者具体情况和不同溶液的作用合理选择。常用口腔护理液如下：

（1）0.9%氯化钠溶液：清洁口腔，预防感染。口腔 pH 为中性时适用。

（2）朵贝尔溶液（复方硼酸溶液）：轻微抑菌，消除口臭。口腔 pH 为中性时适用。

（3）0.02%呋喃西林溶液：清洁口腔，有广谱抗菌作用。口腔 pH 为中性时适用。

（4）0.02%氯己定溶液：清洁口腔，广谱抗菌。口腔 pH 为中性时适用。

（5）1%～3%过氧化氢溶液：遇有机物时放出新生氧，有抗菌、防臭作用，用于口腔感染有溃疡、坏死组织者。口腔 pH 偏酸性时适用。

（6）1%～4%碳酸氢钠溶液：属碱性药剂，用于真菌感染。口腔 pH 偏酸性时适用。

（7）0.08%甲硝唑溶液：适用于厌氧菌感染。口腔 pH 偏酸性时适用。

（8）0.1%醋酸溶液：用于铜绿假单胞菌感染时。口腔 pH 偏碱性时适用。

（9）2%～3%硼酸溶液：属酸性防腐剂，可改变细菌的酸碱平衡，起抑菌作用。口腔 pH 偏碱性时适用。

（李秋霞）

实训七 乙 醇 拭 浴

【案例】　刘某，女性，40 岁，1 周前因受凉后出现咳嗽、咳痰，来院就诊。体检：T 40℃，P 140 次/分，R 38 次/分，BP 138/88mmHg。患者神志清楚，扁桃体化脓，颌下淋巴结肿大，双肺闻及痰鸣音。诊断：急性上呼吸道感染。医嘱：物理降温。

【实训目的】　为高热患者降温。

【操作步骤】

1. 护理评估

（1）患者年龄、病情、意识状态及治疗等。

（2）有无乙醇过敏史、皮肤状况。

（3）心理状态及合作程度。

［解释语］"您好，我是您的责任护士张××，能告诉我您的名字吗？"……"刘女士您好，今天感觉怎么样？"……"您现在体温较高，遵医嘱给您进行乙醇拭浴。乙醇拭浴就是用酒精为您在全身血管处拍拭，帮助降温。请问您对酒精过敏吗？"……"哦，没有过敏，拭浴时间有点长，您需要便器吗？"……"我去准备一下，请您先休息一会儿。"

2. 实施步骤

（1）携用物至患者床旁，核对患者床号、姓名、手腕带，解释操作目的以取得合作。

（2）关好门窗、拉好床帘遮挡患者。

（3）松开床尾盖被，协助患者脱去上衣。

（4）置冰袋于患者头部，热水袋置于患者足底。

（5）拍拭双上肢：将大毛巾垫于近侧上肢下，小毛巾浸入 25%～35%乙醇溶液中，拧至半干，缠于手上呈手套状，以离心方式拭浴。先沿颈外侧、肩、上臂外侧、前臂外侧拍拭至手背，再沿侧胸、腋窝、上臂内侧、肘窝、前臂内侧拍拭至掌心，用大毛巾拭干皮肤；同法拍拭对侧。

（6）拍拭腰背部：协助患者翻身侧卧，露出背部，垫大毛巾，拧、缠小毛巾方法同上，从颈下肩部拍至臀部，用大毛巾拭干皮肤。

（7）协助患者穿上衣。

（8）拍拭双下肢：协助患者脱裤子，将大毛巾垫于近侧下肢，拧、缠小毛巾方法同上，先沿髂骨、下肢外侧拍拭至足背，然后沿腹股沟、下肢内侧拍拭至内踝，再沿臀下、大腿后侧、腘窝拍拭至足跟，用大毛巾拭干；同法拍拭对侧。

（9）协助患者穿裤子。

（10）观察患者反应，询问其感受，交代注意事项。

（11）撤热水袋，协助患者取舒适卧位，整理床单位，开窗，拉开床帘。

（12）处理用物。

（13）洗手，记录时间、效果、反应。

［解释语］"刘姐，我已经帮您用酒精拍拭了全身，您现在感觉舒服一些了吗？冰袋仍然要放在您头上帮助降温，请不要拿下来，30min 后我会过来给您测体温。""您还有什么需要吗？没有的话您先好好休息，感谢您今天的配合。"

（14）30min 后测体温，体温低于 39℃，取下头部冰袋，洗手，在体温单上记录降温后的体温。

3. 护理评价

（1）患者体温下降，感觉舒适。

（2）注意给患者保暖，减少暴露，操作熟练规范，动作轻快。

（3）操作中及操作后能密切观察患者的反应。

（4）乙醇溶液温度、浓度适宜，床铺无浸湿，拍拭方法时间正确。

4. 健康宣教

（1）向患者及其家属解释乙醇拭浴的目的、作用、方法。

（2）说明乙醇拭浴应达到的治疗效果。

5. 注意事项

（1）拭浴过程中注意观察患者的反应。

（2）腋窝、腹股沟、腘窝等血管丰富处应适当延长拍拭时间。

（3）胸前区、腹部、后颈部、足底禁忌拍拭。

（4）拭浴时，以拍拭（轻拍）方法进行，不用摩擦方式，因摩擦易生热。

（季秋霞）

实训八　生命体征的测量

【案例】　王某，女性，40岁，主诉发热、头痛、恶心 3 天。以"发热待查"收住院。入院后，护士给予生命体征测量。

【实训目的】

1. 判断体温、脉搏、呼吸、血压有无异常。

2. 动态监测生命体征变化。

3. 协助诊断，为预防、治疗、康复和护理提供依据。

【操作步骤】

1. 护理评估

（1）患者年龄、病情、意识、治疗情况。

（2）有无影响患者生命体征的因素，如运动、进食、情绪激动等。

（3）患者心理状态及合作程度。

（4）患者肢体功能和被测量部位皮肤情况。

[解释语]"您好，我是您的责任护士张××，能告诉我您的名字吗？"……"王女士您好，您现在感觉怎么样？等会我给您测量体温、脉搏、呼吸和血压，了解一下您目前的身体情况，希望您能配合。"

2. 实施步骤

（1）携用物至床旁，核对患者床号、姓名、手腕带，向患者解释并取得合作。

（2）测量体温：根据患者情况选择腋下测量。擦干汗液，检查体温计是否在35℃以下，将腋表水银端放于腋窝正中，屈臂过胸，夹紧，保持10min。

（3）测量脉搏：协助患者手腕伸直，手臂放于舒适位置，护士以示指、中指、环指的指端按压在桡动脉处，压力大小以能清晰触及脉搏搏动为宜，正常脉搏测量30s，将所测得数值乘2。

（4）测量呼吸：保持触诊手势，观察胸廓的起伏，测量30s，将所测得数值乘2。如有异常应测量1min。

（5）记录所测脉搏、呼吸结果。

（6）测量血压：患者取坐位或仰卧位，被测肢体应和心脏处于同一水平，卷袖露臂，手掌向上，肘部伸直，开启水银槽将袖带橡胶管向下正对肘窝，平整地缠于上臂中部，使袖带下缘距肘窝2~3cm，松紧以能放入一指为宜。先触摸肱动脉搏动，再将听诊器胸件置于肱动脉搏动最明显处，关闭气门，均匀充气至肱动脉搏动音消失再升高20~30mmHg，缓慢放气（每秒4mmHg的速度），注意肱动脉搏动声音和水银柱刻度变化，视线应与汞柱所指刻度保持同一高度，当听到第一声搏动音时水银柱所指刻度为收缩压；当搏动声突然减弱或消失，此时水银柱所指刻度为舒张压。取下袖带排净余气，关紧气门，整理后放入盒内，右倾血压计45°使水银全部流回槽内，关闭水银槽开关。盖上盒盖，平稳放置。

（7）记录测得血压。

（8）取出体温计，用纱布擦净，看明读数，将体温计放入污物盒，记录所测数值。

（9）告知患者结果，协助取舒适体位，整理床单位。

（10）洗手，将所测数值绘制在体温单上。

[解释语]"王女士，我已帮您测量好体温、脉搏、呼吸、血压了，血压120/86mmHg，是正常的。体温38.5℃，脉搏124次/分，呼吸30次/分，比正常值要高，不过不用担心，医生会马上来看您。"

3. 护理评价

（1）患者了解体温、脉搏、呼吸、血压测量的意义和目的，主动配合，操作顺利。

（2）患者了解体温、脉搏、呼吸、血压的正常值及测量过程中的注意事项。

（3）测量方法正确，测量结果准确，测量过程中患者有安全感。

（4）沟通有效，患者满意。

4. 健康宣教

（1）向患者及其家属解释体温、脉搏、呼吸、血压监测的重要性，使其学会正确监测的方法。

（2）介绍体温、脉搏、呼吸、血压的正常值及测量过程中的注意事项。

（3）提供体温、脉搏、呼吸、血压异常的护理指导。

5. 注意事项

（1）根据患者情况选择合适的测体温方法。

（2）发现体温与病情不相符时，应在床边监测，必要时测口温或肛温作对照。

（3）认真做好体温计的清洁消毒，防止交叉感染。传染病患者的体温计应固定使用。

（4）测量脉搏勿用拇指诊脉，因拇指小动脉搏动较强，易与患者的脉搏相混淆。

（5）呼吸受意识控制，因此测量呼吸前不必解释，在测量过程中不使患者察觉，以免紧张，影响测量的准确性。

（6）测量血压前，常规检查血压计，包括玻璃管是否损坏，水银有无漏出，输气球与橡胶管有无老化、漏气，听诊器是否完好。定期校对血压计，以保证测量结果的准确性。

（7）需长期严密观察血压的患者应做到四定：定时间、定部位、定体位、定血压计。

（8）排除影响血压的因素。①导致血压偏高的因素：袖带过窄；袖带过松；肢体位置过低；视线偏低。②导致血压偏低的因素：袖带过宽；袖带过紧；肢体位置过高；视线偏高。

（9）发现血压异常或听不清时，应重新测量。重测时，应先将袖带内空气放净，汞柱降至"0"点，稍待片刻后再测量，一般连续测量2～3次，取其平均值记录。

知识链接

临床工作中应根据患者情况选择测量体温的方法：

（1）不宜测口温：精神异常、昏迷、婴幼儿、口腔疾病、口鼻手术或呼吸困难及不能合作者，不宜测口温。进食或面颊部冷敷、热敷后，应间隔30min后测量。

（2）不宜测腋温：腋下出汗较多、创伤、手术、炎症者，肩关节受伤或极度消瘦夹不紧体温计者不宜测腋温。

（3）不宜测肛温：腹泻、直肠或肛门手术者禁忌测肛温；心肌梗死患者不宜测肛温，以免刺激肛门引起迷走神经兴奋，导致心动过缓；坐浴或灌肠者须等待30min后方可测肛温。

（季秋霞）

实训九　吸　痰　法

【案例】　张某，女性，55岁，患慢性支气管炎8年，5天前因受凉后咳嗽、咳痰、痰液黏稠不易咳出，喘息症状加重来院就诊。查体：神志清楚，呼吸困难，口唇及甲床明显发绀，听诊双肺可闻及痰鸣音。护士现遵医嘱给予吸痰。

【实训目的】

1. 清除患者呼吸道分泌物，保持呼吸道通畅。

2. 防止窒息和吸入性肺炎等并发症。

3. 改善肺通气，促进呼吸功能。

【操作步骤】

1. 护理评估

（1）患者年龄、病情、意识、治疗等情况。

（2）患者心理状态及合作程度。

（3）患者有无自主排痰能力。

［解释语］"您好，我是您的责任护士张××，能告诉我您的名字吗？"……"您好，张阿姨，您现在感觉怎么样？"……"痰多又咳不出来？"……"不用担心我马上给您吸痰，吸痰的过程中可能有些不舒服，但是我会尽量轻柔一些，请不要紧张。"

2. 实施步骤

（1）携用物至床旁，核对患者床号、姓名、手腕带，说明操作目的，取得合作。

（2）接通电源，打开开关，检查吸引性能，调节负压为 40.0～53.3kPa（若为儿童则负压应＜40.0kPa）。

（3）检查患者口腔、鼻腔，取下活动义齿。

（4）协助患者去枕仰卧，头偏向操作者。

（5）戴手套，连接吸痰管，试吸检查吸痰管是否通畅。

（6）吸痰：一只手反折吸痰管末端，另一只手用无菌血管钳（镊）或者戴手套将吸痰管插入口咽部（10～15cm），然后松开吸痰管末端，先吸净口咽部分泌物，再吸气管内分泌物。吸痰动作要轻柔、敏捷，左右旋转，边吸边退，边观察吸出液的性状，每次吸痰不要超过 15s。

（7）吸痰管退出后，用治疗碗中的生理盐水冲洗吸痰管。

（8）吸痰毕关闭吸引器开关，取下吸痰管置于医疗垃圾袋，将吸痰的玻璃接管插入消毒液瓶中浸泡，脱去手套，擦净面部。

（9）观察患者气道、患者反应及吸出液的颜色、性状、量。

（10）整理床单位，将患者安置于舒适卧位，用物归位，及时倾倒瓶内的液体并消毒。

（11）洗手、记录。

［解释语］"张阿姨，痰液吸出来不少，您感觉怎么样？"……"您平时要注意多喝水，在床上时也要多翻身，这样有利于排痰。咳嗽时应先深吸一口气，然后用力咳出来""请问您还有什么需要帮忙的吗？"……"那您好好休息。"

3. 护理评价

（1）患者愿意配合，有安全感。

（2）患者呼吸道痰液及时吸出、气道通畅、呼吸功能改善。

（3）患者呼吸道黏膜未发生机械性损伤。

4. 健康宣教

（1）教会患者吸痰时正确配合的方法，向患者及其家属讲解呼吸道疾病的预防保健知识。

（2）指导患者呼吸道有分泌物时应及时清除，确保气道通畅，改善呼吸，纠正缺氧。

5. 注意事项

（1）严格执行无菌操作，吸痰管每次更换。

（2）每次吸痰时间＜15s，以免造成缺氧。

（3）吸痰动作轻稳，防止呼吸道黏膜损伤。

（4）痰液黏稠时，可配合叩击、蒸气吸入、雾化吸入，提高吸痰效果。

（5）储液瓶内的液体应及时倾倒，液体不得超过 2/3，做好清洁消毒处理。

（6）如果患者在吸痰时有明显的血氧饱和度下降的问题，建议吸痰前提高氧浓度。

（季秋霞）

实训十 吸 氧 法

【案例】 杨某，女，69 岁，患慢性支气管肺炎 15 年，肺源性心脏病 7 年，3 天前因受凉后咳嗽、喘息症状加重就诊。查体：神志清楚，呼吸困难，口唇发绀。PaO_2 65mmHg，$PaCO_2$ 45mmHg。医嘱：吸氧，2L/min。

【实训目的】

1. 纠正各种原因造成的缺氧状态，提高动脉血氧分压和血氧饱和度，增加动脉血氧含量。

2. 促进组织的新陈代谢，维持机体生命活动。

【操作步骤】

1. 护理评估

（1）环境安静、整洁、明亮、安全，符合"四防"要求。

（2）患者缺氧状态，鼻腔情况。

（3）患者对缺氧和吸氧的认知程度。

［解释语］"您好，我是您的责任护士张××，能告诉我您的名字吗？"……"杨阿姨您好，您现在感觉怎么样？"……"呼吸有些困难是吗？不用担心，我马上给您吸氧，希望您能配合我。请问您以前吸过氧吗？"……"您不用担心，吸氧就是将一根软管插入您的鼻孔少许，插管时鼻腔只是有点发痒的感觉，不会引起其他不适，通过吸氧，补充您身体内的氧含量，这样您会觉得舒服些。"

2. 实施步骤（氧气筒给氧）

（1）吸氧

1）核对患者床号、姓名、手腕带，解释操作目的，取得合作。

2）装表：检查氧气筒的空满标志，开总开关冲去灰尘，迅速关闭总开关，将氧气表装在氧气筒上，使湿化瓶与氧气表连接，检查流量表是否关紧；开总开关，开流量表，检查有无漏气及是否通畅，关流量表。

3）将用物推至床旁，再次核对患者床号、姓名、手腕带。

4）检查并清洁双侧鼻腔。

5）将鼻导管与氧气筒连接，开流量表，调节氧流量至 2L/min，鼻导管前端放入灭菌蒸馏水中湿润并检查是否通畅。

6）将鼻导管轻轻插入鼻腔，固定鼻导管，查看给氧时间。

7）询问患者感受，做好健康宣教，安置患者，整理床单位，正确处理用物。

8）洗手，记录给氧时间、氧流量。

［解释语］"杨阿姨，现在氧气已经给您用上了，您有没有觉得呼吸顺畅一些？"……"氧气流量的大小是根据您的病情调节的，请您和您的家人不要随意调节，氧气是易燃、易爆的气体，所以请您和您的家人都要注意安全，在这里不能吸烟，不能摇晃氧气筒，以免发生危险，如果您有什么不适或需要帮助，请您呼叫我们，我把床头铃放您枕边了，谢谢您今天的配合，请问您还有其他需要吗？"……"那您好好休息。"

［情景导入］3天后，患者胸闷、气促明显缓解，口唇、面色红润，血气分析：PaO_2 90mmHg，$PaCO_2$ 40mmHg。医嘱：停止吸氧。

（2）停氧

［解释语］"杨阿姨，您现在看上去脸色红润了不少，呼吸也顺畅多了，根据您的检查结果医师认为您可以拔出氧气管了，一会儿我就帮您拔管了，好吗？"

1）核对解释，取得合作。

2）取下鼻导管，使其与氧气表分离，将其放入医疗垃圾桶中，擦净患者鼻腔周围皮肤，关总开关，放出余氧，再关流量开关。

3）卸氧气表。

4）询问患者感受，进行健康宣教，协助患者取舒适卧位，整理床单位。

5）洗手，记录停氧时间及效果。

［解释语］"杨阿姨，现在氧气管已经给您拔出了，有没有觉得舒服一些？"……"您现在还有什么需要吗？没有的话请好好休息。"

知识链接

中心供氧装置吸氧操作步骤：

（1）吸氧

1）携用物至床旁，核对患者床号、姓名、手腕带。

2）将湿化瓶安装在流量表上，关闭流量开关，将流量表安装在中心供氧装置上，检查氧气装置是否通畅、有无漏气。

3）检查并用湿棉签清洁患者两侧鼻腔，检查鼻导管，并连接在流量表上。

4）调节氧流量，湿润鼻导管。

5）将鼻导管轻轻插入患者鼻腔，固定鼻导管，查看给氧时间。

6）询问患者感受，做好健康宣教，整理患者、床单位和用物。

7）洗手，记录给氧时间、氧流量。

（2）停氧

1）核对解释，取得患者合作。

2）取下鼻导管，擦净患者鼻腔周围皮肤。

3）关流量表，将鼻导管与氧气表分离，放入医疗垃圾桶中。

4）询问患者感受，进行健康宣教，协助患者取舒适卧位，整理床单位。

5）洗手，记录停氧时间及效果。

---

3. 护理评价

（1）患者愿意配合、有安全感。

（2）患者及其家属了解用氧的相关知识。

（3）患者缺氧症状改善。

（4）未见呼吸道损伤及其他意外发生。

4. 健康宣教

（1）向患者及其家属解释氧疗的重要性。

（2）指导患者正确使用氧疗的方法及注意事项。

（3）宣传呼吸道疾病的预防保健知识。

5. 注意事项

（1）用氧前，检查氧气装置有无漏气，是否通畅。

（2）注意用氧安全，做好"四防"，即防震、防火、防热、防油。在搬运氧气筒时，避免倾倒，勿撞击，以防爆炸；氧气筒应放在阴凉处，周围严禁烟火和放置易燃品，距明火至少5m、暖气1m；氧气表及螺旋口上勿涂油，不可用带油的手装卸，以免引起燃烧。

（3）使用氧气时，先调流量后插管；停用氧气时，先拔导管，再关氧气开关；中途改变流量，先分离鼻导管与湿化瓶连接处，调好流量再接上。

（4）常用湿化液有灭菌蒸馏水。急性肺水肿用20%～30%乙醇湿化。

（5）氧气筒内氧气勿用尽，至少要保留0.5MPa压力（5kg/cm²），以免灰尘进入筒内，再充气时引起爆炸。

（6）对未用完或已用尽的氧气筒，应分别悬挂"满"或"空"标志。

（7）用氧过程中注意观察患者缺氧改善情况及用氧装置是否完好。

（季秋霞）

实训十一　鼻　饲　法

【案例】　王某，男性，56岁，汉族，高中文化，退休职工，因突发言语含糊、口角歪斜8h入院。查体：T 36.8℃，P 88次/分，R 19次/分，BP 120/60mmHg。患者神志清楚，进食呛咳，存在吞咽困难。口角歪斜，无头晕、头痛、恶心、呕吐，无大小便失禁。诊断：脑梗死。遵医嘱留置胃管、给予鼻饲饮食。

【实训目的】　为不能经口进食的患者补充营养、进行药物治疗。

【操作步骤】

1. 护理评估

（1）评估患者有无禁忌证。

（2）了解患者病情、意识、心理状态、营养状况、胃肠道功能及合作程度。

（3）观察患者鼻腔黏膜有无肿胀、炎症，有无鼻中隔偏曲及鼻息肉等。

（4）根据病情选择合适的体位。

［解释语］"您好！我是您的责任护士张××，请告诉我您的名字，您现在感觉怎么样？肚子饿吗？吃饭喝水还呛咳吗？"……"因您现在吃东西会呛咳，医师建议给您插鼻饲管，就是将一根细管从鼻子插到胃内，食物就从这根管灌入胃内，这样不用从嘴进食，可以避免呛咳，您能理解并配合我吗？"……"让我来看看您的鼻腔情况（检查鼻腔），呼气，呼气！好的！两边都是通畅的，您愿意在哪边插管呢？右边，好的！"……"为了更顺利地插管，一会儿插管时需要您配合我做吞咽动作，现在您先做一次给我看看好吗？"……"您做得很好！插管过程可能会有一点不舒服，我会尽量轻柔的，您只要张口深呼吸或做吞咽动作就可以缓解。您先休息一下，一会儿我就过来给您插管，好吗？"

2. 实施步骤

（1）置管和鼻饲

1）洗手，备齐用物，携用物至床旁。

2）核对患者的姓名、住院号，如有活动义齿则取下。

3）协助患者取坐位或半坐位（无法坐起者取右侧卧位，昏迷患者取去枕平卧位，头向后仰）。

4）将治疗巾置于患者颌下，弯盘放在口角旁。

5）检查鼻腔是否通畅，选择通畅一侧，用棉签清洁鼻腔。

6）准备 2 条胶布，检查并打开鼻饲包，检查胃管是否通畅，润滑胃管。

7）测量胃管插入长度并标记，一般成人插入长度为 45～55cm（前额发际至胸骨剑突处或由鼻尖经耳垂至胸骨剑突处的距离）。

8）一只手持纱布托住胃管，另一只手持镊子夹住胃管前端，沿选定侧鼻孔轻轻插入，插入胃管 10～15cm 时，嘱患者做吞咽动作，顺势将胃管向前推进，至预定长度（昏迷患者则用左手将患者头托起，使下颌靠近胸骨柄，缓缓插入胃管至预定长度）。

9）确认胃管是否在胃内（3 种方法，先抽胃液，如未抽到胃液，再用其他 2 种方法验证）。如误入气道，应立即拔出，稍事片刻后，再重新插管。

10）确认在胃内，用胶布固定胃管在患者的鼻翼及同侧颊部。

11）每次喂食前先回抽胃液，证实胃管在胃内方可开始注入食物。一次喂食不宜超过 200ml，间隔不少于 2h。喂养前后注入少量温开水，以防堵管。

12）将胃管末端反折，用纱布包好夹紧，别针固定胃管于床单或患者衣领处，贴好胃管标识。

13）协助患者清洁口腔、鼻腔、面部，整理床单位，嘱患者维持原卧位 20～30min。

14）处理用物，洗手，记录。

［解释语］"王叔叔，我已给您插好胃管并给您喂食，您现在感觉怎么样？"……"近期我们将从这根胃管里注入食物或药物，以达到补充营养和治疗的作用，所以这根胃管固定好了，您活动时注意避免拉扯，防止胃管脱出。如果感觉胶布松开，请及时告诉我们更换。为了避免胃内食物反流，您需要维持此坐位 20～30min。您还有什么需要帮忙的吗？"……"我会经常过来看您的，您先好好休息。如您有需要，请按床头铃呼叫，我们会马上过来，好吗？"

［情景模拟］经过 2 周的治疗，患者可以经口进食。

［解释语］"王叔叔，您好！现在感觉怎么样呢？看起来比以前好多了！经过治疗，医师评估了您的病情之后，认为您可以拔出胃管经口进食了，这样也有利于您的吞咽功能的恢复，您能理解并配合我拔管吗？"……"我拔管时会尽量轻柔，请您配合我做深呼吸就可以了，你看可以吗？"

（2）拔管

1）核对医嘱并向患者解释，置弯盘于患者颌下。

2）夹紧胃管末端，轻轻揭去固定的胶布。

3）用纱布包裹近鼻孔处的胃管，嘱患者深呼吸，在患者呼气时拔管，边拔管边用纱布擦拭，到咽喉处快速拔出。

4）清洁患者口鼻、面部，擦去胶布痕迹。

5）协助患者漱口，取舒适卧位，整理床单位。

6）处理用物，洗手，记录。

［解释语］"王叔叔，胃管给您顺利拔出了，谢谢您的配合！您现在可以经口进食了，开始要从细软的食物少量进食，如稀菜粥，然后逐渐恢复到正常饮食，少食多餐，您看可以吗？您还有什么需要帮忙的吗？这样躺着舒服吗？我会经常过来看您的，您先好好休息。"

3. 护理评价

（1）患者未出现黏膜损伤。

（2）患者的胃管在胃内。

（3）患者胃管固定妥当。

（4）患者鼻饲后未出现不适。

4. 健康宣教

（1）置管前，向患者解释操作目的和配合要点。

（2）置管后，告知患者胃管护理的注意事项。

（3）拔管前，评估患者的病情，并告知患者。

（4）拔管后，告知患者进食的原则及具体做法。

（5）评估患者的身体机能，并给予康复运动、睡眠及用药指导。

5. 注意事项

（1）插管时动作应轻柔，避免损伤食管黏膜。

（2）插管过程中如果患者出现呛咳、呼吸困难、发绀等，表明胃管误入气管，应立即拔出胃管。

（3）每次鼻饲前应证实胃管在胃内且通畅，并用少量温水冲管后再进行喂食，鼻饲完毕再次注入少量温开水，防止鼻饲液凝结。

（4）鼻饲液温度应保持在 38～40℃，避免过冷或过热；新鲜果汁与奶液应分别注入，防止产生凝块；药片应研碎溶解后注入。

（5）食管静脉曲张、食管梗阻的患者禁忌使用鼻饲法。

（6）长期鼻饲者应每天进行口腔护理 2 次，并定期更换胃管，普通胃管每周更换 1 次，硅胶胃管每月更换 1 次。

知识链接

确认胃管插入胃内的方法：①连接注射器于胃管末端，并进行抽吸，能抽出胃液；②置听诊器于患者胃部，快速经胃管向胃内注入 10ml 空气，听到气过水声；③将胃管末端置于盛水的治疗碗中，无气泡逸出。

（王　涛）

实训十二　导　尿　术

【案例】　张某，女性，35 岁，汉族，本科文化，因疲乏无力，触摸腹部有包块入院。查体：T 36.8℃，P 90 次/分，R 19 次/分，BP 115/60mmHg。经检查，诊断为左侧卵巢囊肿，拟行左侧卵巢囊肿剔除术，遵医嘱给予留置尿管。

【实训目的】　为了盆腔手术过程中持续排空膀胱，以避免手术中膀胱损伤。

【操作步骤】

1. 护理评估

（1）评估患者的病情、临床诊断、意识状态、心理状态、生命体征、合作程度、生活自理能力。

（2）了解患者膀胱充盈度、会阴的清洁度。

［解释语］"您好！我是您的责任护士张××，请告诉我您的名字，您现在感觉怎么样？"……"因为您明天就要进行手术，为了避免术中损伤膀胱，遵医嘱给您留置尿管。就是将一根光滑的细管从尿道插到膀胱，导出膀胱中的尿液，您能理解并配合操作吗？"……"插

管过程中可能会有点不适,但是为了顺利留置尿管,在插管时请您尽量放松,深吸气,我也会润滑导管,动作尽量轻柔,减少插管带来的不适。您可以适当清洁一下会阴,在插管前我也会为您再次消毒,防止尿路感染的发生,您可以配合吗?"……"您先休息一会,我去准备用物,一会我过来给您插管,好吗?"

2. 实施步骤

(1)置管

1)洗手,备齐用物,携用物至床旁。

2)核对患者的姓名、住院号,关闭门窗,拉围帘或屏风遮挡患者。

3)移床旁椅至操作同侧的床尾,将便盆放床尾床旁椅上,打开便盆巾。

4)松开床尾盖被,协助患者脱去对侧裤腿并将其盖在近侧腿上,对侧的下肢和上肢用盖被遮盖,协助患者取屈膝仰卧位,两腿外展,暴露外阴。

5)将橡胶单、垫巾垫于患者臀下。

6)打开外阴消毒包,置弯盘于近会阴处,置治疗碗于两腿之间,进行初步消毒。

7)左手戴手套,右手持血管钳夹棉球,按顺序消毒阴阜、大阴唇外侧、大阴唇内侧,再以左手分开大阴唇,消毒小阴唇外侧、小阴唇内侧、尿道口到肛门(由外到内、自上而下,每个棉球只用1次)。

8)消毒完毕,置弯盘及治疗碗于治疗车的下层,脱下污染手套,消毒手。

9)在患者两腿之间打开导尿包,戴无菌手套,铺无菌孔巾于会阴部,孔巾与导尿包形成一无菌区。

10)按顺序摆好无菌物品,将消毒物品置于外阴处,防止跨越无菌区。

11)双腔尿管,注水后观察水囊是否完整,若无破损,回抽水,再用液状石蜡润滑导管前端。

12)连接尿袋和导尿管,打开尿袋止水器,拧紧放尿端,消毒棉球放于弯盘内。

13)以左手拇指和示指分开大阴唇,右手持血管钳夹消毒棉球再次消毒,消毒尿道口、两侧小阴唇内侧,再次消毒尿道口,消毒尿道口时稍停留片刻以增强消毒效果。污棉球、弯盘、镊子移至床尾。

14)消毒完毕后左手仍然固定小阴唇,嘱患者张口呼吸,右手持血管钳夹持尿管头端,对准尿道口,轻轻插入尿道4～6cm,见尿再插入7～10cm,注水10ml,固定导尿管,轻拉尿管有阻力,证实尿管已固定在膀胱内。

15)留取尿标本,如需做尿培养,用无菌标本瓶接取中段尿5ml,盖好瓶盖,妥善保管。

16)夹闭导管,撤去孔巾,擦净外阴,收拾导尿用物弃于医疗垃圾桶内,撤出患者臀下的小橡胶单和治疗巾放到治疗车下层,脱下手套。

17)张贴标签在尿管注水管一端(置管者姓名、置管时间)。

18)用安全别针将集尿袋的引流管固定在床单上,集尿袋固定于床沿下,开放尿管。

19)协助患者穿好裤子,整理床单位,协助患者取舒适体位。

20)清理用物,分类处理,洗手,做记录。

[解释语]"张女士,您配合得很好,尿管已经留置完毕了,您感觉有什么不适吗?"……"您在活动时要注意避免尿管打折、弯曲、受压、脱出等情况,同时尿袋要低于腰部以防止尿液逆流感染。您还有什么需要帮忙的吗?"……"我会经常过来看您的,您先好好休息。如您有需要,请按床头铃呼叫,我们会马上过来,好吗?"

[情景模拟]术后病情平稳,经膀胱功能锻炼后有尿意,可以自行排尿。

［解释语］"张女士，您好！现在感觉怎么样呢？看起来比以前好多了！经过治疗，评估了您的病情及膀胱功能锻炼后您可以自行排尿了，为了避免尿管留置时间过长导致尿路感染，遵医嘱将拔出您的尿管。拔管时我动作会尽量轻柔，请您配合我做深呼吸就可以了，您看可以吗？"

（2）拔管

1）核对患者的姓名、住院号，向患者解释拔管的原因及注意事项。

2）用注射器抽净导尿管气囊中的液体。

3）缓慢地拔出尿管，将其置于医疗垃圾桶中。

4）协助患者整理衣物，使其取舒适卧位，整理床单位。

5）处理用物，洗手，记录。

［解释语］"张女士，尿管给您顺利拔出了，谢谢您的配合！您还有什么需要帮忙的吗？这样躺着舒服吗？我会经常过来看您的，您先好好休息。"

3. 护理评价

（1）操作熟练，操作过程无污染。

（2）患者尿管固定妥当。

（3）告知患者在置管期间的注意事项。

4. 健康宣教

（1）向患者及其家属解释留置尿管的目的和方法，鼓励其主动参加护理。

（2）告知患者及其家属注意避免尿管受压扭曲、堵塞。

（3）指导患者离床活动时，妥善固定尿管和尿袋。

5. 注意事项

（1）严格执行查对制度与无菌操作技术，如误入阴道要更换导管，防止尿路感染。

（2）为避免损伤尿道和发生尿路感染，必须掌握男性和女性尿道的解剖特点。

（3）操作中动作轻柔，注意给患者保暖，防止着凉。

（4）尊重患者，保护隐私，注意用屏风或拉帘遮挡患者。

（5）尿潴留患者1次导出的尿液不超过1000ml，以防止虚脱或出血。

（6）患者留置尿管期间，尿管要定期夹闭，锻炼膀胱功能。

（7）为患者拔出尿管后，观察患者排尿时的异常症状。

知识链接

男性患者插尿管方法：

（1）将消毒用物置于患者两腿之间，一只手戴手套，进行初次消毒。消毒阴阜、阴茎、阴囊，用纱布包裹阴茎后将包皮向后推以暴露尿道口，旋转擦拭尿道口、龟头、冠状沟。

（2）消毒完毕，置弯盘及治疗碗于治疗车的下层，脱下污染手套，消毒手。

（3）在患者两腿之间打开导尿包，戴无菌手套，铺无菌孔巾于会阴部，孔巾与导尿包形成一无菌区。

（4）按顺序摆好无菌物品，将消毒物品置于外阴处，防止跨越无菌区。

（5）双腔尿管，注水后观察水囊是否完整，无破损，再用液体石蜡润滑导尿管前端。

（6）将尿袋和导尿管连接，打开尿袋止水器，拧紧放尿端。

（7）用纱布包裹阴茎将包皮向后推，暴露尿道口，消毒尿道口、龟头、冠状沟。

（8）提起阴茎，使其与腹壁呈60°角，嘱患者张口呼吸，用镊子夹取尿管前端轻轻插入尿道20～22cm，见尿再插入7～10cm，注水10ml，固定导尿管，轻拉尿管有阻力，证实尿管已固定在膀胱内。

男性患者插管注意事项：

（1）为男性患者插管时，遇到阻力，特别是尿管经过尿道内口、膜部、尿道外口的狭窄部、耻骨联合下方和前下方处的弯曲部时，嘱患者深呼吸，缓慢插入尿管。

（2）男性患者的包皮和冠状沟易藏有污垢，导尿前应彻底清洁，插管时遇到阻力切勿强行插入，必要时请专科医师插管。

（王　涛）

实训十三　灌　肠　术

【案例】　李某，男性，76岁，汉族，大学文化，退休职工，因胸闷、气促，乏力收入院。查体：T 36.8℃，P 88次/分，R 23次/分，BP 154/87mmHg。诊断为冠心病，转入心血管内科继续治疗。患者入院4天，未解大便，腹部听诊肠鸣音减弱，遵医嘱给予灌肠。

【实训目的】　解除便秘，清除肠道内的有害物质，减轻毒素。

【操作步骤】

1. 护理评估

（1）评估患者有无禁忌证。

（2）评估患者的病情、临床诊断、意识状态、心理状态、排便情况、理解配合能力。

[解释语]"您好！我是您的责任护士张××，请问您叫什么名字？您现在感觉怎么样？""可以让我看一下您的手腕带吗？"……"您今天感觉怎么样了，有没有排便"……"因为您已经4天未解大便了，有害物质在肠管内堆积对您的身体不利，所以遵医嘱我要为您灌肠。就是用一根肛管插入您的肛门，将灌肠液导入肠道，软化粪便，促进粪便排出，清除肠道毒素，您可以配合我吗？"……"您有痔疮和肛瘘吗？"……"灌肠过程中如有任何不适，请您及时告知我，灌肠时会有便意，深呼吸可缓解，灌肠液最好能在肠管中保留5～10min，这样才能达到更好的治疗效果，请您配合"……"上次排便时有没有感觉肛周有疼痛"……"您如需排尿，可以先去卫生间，我去准备用物，一会我过来给您操作，好吗？"

2. 实施步骤

（1）洗手，备齐用物，携用物至床旁。

（2）核对患者的姓名、住院号及灌肠溶液，屏风遮挡。

（3）协助患者取左侧卧位，双膝屈曲，裤子褪至膝盖，臀部移至床边。

（4）盖好被子，暴露臀部，将橡胶单、垫巾垫于患者臀下，消毒双手。

（5）检查灌肠包并打开，弯盘及血管钳置于患者臀部旁边，纸巾放在治疗巾上。

（6）检查一次性灌肠袋包装是否完好、是否在有效期内，取出灌肠袋，关闭引流管上的开关，将灌肠液倒入灌肠袋中，灌肠袋挂于输液架上，袋内液面高于肛门40～60cm。

（7）戴手套。

（8）润滑肛管前端，排尽管内气体，关闭调节器。

（9）左手垫卫生纸分开患者臀部，暴露肛门，嘱患者深呼气，右手将肛管轻轻插入直肠7～10cm。

（10）左手固定肛管，右手打开调节器，使液体缓慢流入。

（11）注入液体的过程中，密切观察管内液面下降速度和患者情况。正确处理故障。

（12）待灌肠液流尽，夹毕调节器，用卫生纸包裹导管轻轻拔除，弃于医疗垃圾桶中。

（13）擦净肛门，脱手套，弃于医疗垃圾桶内。

（14）将弯盘、血管钳置于治疗车下层，消毒双手。

（15）协助患者穿裤子，使其取舒适体位。

（16）取出橡胶单，垫巾置于治疗车下层。

（17）开门窗，撤屏风，清理用物，分类处理用物。

（18）洗手，观察排便情况，在体温单大便栏处记录灌肠结果。

［解释语］"王叔叔，已经给你灌肠完毕了，您现在感觉怎么样？"……"如果您有便意就适当忍耐一下，卫生纸我已经放到您的枕旁以方便取用。平时您要多吃纤维多的蔬菜如菠菜、芹菜等，多吃水果，少吃辛辣的食品，每天至少喝1000ml的水。在病情允许的情况下，也可以适当地在病区活动，这样可以预防便秘。如果您还有什么需要请按床头铃，我也会随时来看您的，好吗？"

3. 护理评价

（1）灌肠液的性状、量、流速及肛管插入的深度是否合适。

（2）护患沟通好，健康教育效果满意。

（3）达到预期的治疗效果。

4. 健康宣教

（1）向患者及其家属解释维持正常排便习惯的重要性。

（2）指导患者及其家属保持健康的生活习惯以维持正常的排便。

（3）向患者解释操作目的，告知患者配合的要点。

5. 注意事项

（1）急腹症、消化道出血、妊娠、严重心血管疾病等不宜灌肠。

（2）伤寒患者灌肠时液体量不宜超过500ml，压力要低（液面不高于肛门30cm）。

（3）肝性脑病患者禁用肥皂水灌肠；充血性心力衰竭患者或水钠潴留患者禁用生理盐水灌肠。

（4）掌握灌肠液的温度、浓度、流速、压力和灌肠液的量。

（5）灌肠时如有腹胀或便意，应嘱咐患者做深呼吸，以减轻不适。

（6）灌肠过程中注意观察患者反应，若出现面色苍白、出冷汗、剧烈腹痛、脉速、心悸、气急等，立即停止灌肠并通知医师进行处理。

（7）操作时尽量少暴露患者肢体，保护患者自尊心，并防止受凉。

知识链接

灌肠溶液：常规用0.1%～0.2%的肥皂液或生理盐水。成人每次用量为500～1000ml，小儿200～500ml。溶液温度为39～41℃，降温时用28～32℃，中暑用4℃。

（王　涛）

实训十四　超声雾化吸入法

【案例】　李某，男性，59岁，汉族，高中文化，退休职工，因慢性阻塞性肺气肿入院。

入院 1 周后，患者反复咳嗽、咳痰，痰液黏稠不易咳出。遵医嘱给予患者翻身拍背、盐酸氨溴索 15ml＋生理盐水 5ml 雾化吸入，每天 2 次。

【实训目的】

1. 湿化气道，洁净气道，如痰液黏稠、气道不畅、气管切开患者。

2. 减轻支气管痉挛性收缩，解除痉挛，如支气管痉挛、喘息患者。

3. 减轻和控制呼吸道炎症。

【操作步骤】

1. 护理评估

（1）评估患者有无禁忌证。

（2）了解患者病情、意识、心理状态、合作程度。

（3）观察患者口腔和呼吸道情况，询问患者有无过敏史等。

［解释语］"您好，我是您的责任护士，您能告诉我您的姓名吗？今天感觉怎样？"……"您能咳嗽一下给我听听吗？"……"因为您有痰咳不出，医师根据您的病情给您开了雾化吸入，它是使药液变成气雾后由嘴吸入，可以稀释痰液，促进痰液排出，控制呼吸道炎症，请问您对什么药物过敏吗？"……"雾化吸入需要 15～20min，您稍等，我去准备一下用物，一会儿见。"

2. 实施步骤

（1）检查雾化器各个零件；将超声波雾化吸入器主机与各附件连接；在水槽内加入冷蒸馏水，液面高度约为 3cm（一般 250ml），要求其浸没雾化罐底部的透声膜，将盖旋紧。把雾化罐放入水槽内，将水槽盖盖紧。

（2）药液准备：核对药品药名、剂量、浓度、有效期；检查瓶身有无破损、裂痕，药液有无沉淀、浑浊、絮状物，将药液加入雾化罐内。

（3）通电检查是否出雾气，检查正常可以使用。

（4）携用物至患者床旁，评估环境：光线充足、安静、舒适、整洁。

（5）在颌下垫小毛巾，嘱患者漱口。

（6）通电后打开定时开关至 15～20min，打开电源开关，指示灯亮后，再调节雾量开关（大雾量：3ml/min、中雾量 2ml/min、小雾量 1ml/min），此时药液成雾状喷出。

［解释语］"李叔叔，请用嘴含住口含嘴，以口吸气、鼻呼气的方法进行深呼吸。您能做一下吗？"……"很好！我帮您设定的雾化时间是 20min，时间到了它自己会停的，还有呼叫器在这里，有什么需要请随时呼叫我们，我也会经常巡视的。"

（7）观察病情（面色、呼吸、咳嗽情况）及治疗效果，随时巡视病房。

（8）时间到，取下面罩（口含嘴），按顺序关开关（先关雾化开关，后关电源开关）。

（9）整理患者床单位，妥善安置患者，将用物置于治疗车下，正确处理用物（将水槽内的水及雾化罐内的药液倒掉，擦干水槽，用物送供应室处理）。

（10）洗手，记录。

［解释语］"李叔叔，雾化吸入做好了，我来帮你擦擦嘴吧，谢谢您的配合。您还有其他的需要吗？这样躺着舒服吗？我会经常来看您的，您先休息一下。"

3. 护理评价

（1）操作熟练，过程流畅，符合操作规程。

（2）操作过程关心体贴患者。

（3）口述超声雾化吸入注意事项。

（4）注意观察患者的反应。

4. 健康宣教

（1）向患者及其家属解释超声雾化吸入的重要性。

（2）指导患者正确使用超声雾化吸入的方法及注意事项。

（3）积极宣传呼吸道疾病的预防保健知识。

（4）根据病情，指导患者进行有效呼吸。

（5）告知患者不要自行停止超声雾化吸入。

5. 注意事项

（1）超声雾化吸入应用的药物，必须是水溶性的，稳定性好、黏稠度低，且适宜人体的胶体渗透压。

（2）药液浓度不宜太高，太高不易起雾。

（3）药液对黏膜不宜有刺激性。

（4）药液酸碱度以中性为佳。

（5）尽量避免使用易引起过敏反应的药物。

知识链接

超声雾化吸入法的液体选择：可选用蒸馏水、0.45%盐水或生理盐水。气道干燥时可选用蒸馏水或 0.45%盐水，长期湿化则可用生理盐水，如果有心功能不全，应注意生理盐水增加心脏负荷的影响。

（王　涛）

实训十五　口服给药法

【案例】　刘某，男性，45 岁，汉族，农民，因淋雨感冒后高热 7 天入院，入院后经抗炎治疗 4 天后稍好转。主诉：剧烈咳嗽，咳白色黏痰，呼吸不畅。查体：T 37.5℃，P 80 次/分，R 18 次/分，BP 122/70mmHg。诊断：肺部感染。医嘱（口服）：盐酸氨溴索片30mg，每天 3 次；复方甘草合剂 10ml，每天 3 次。

【实训目的】　正确执行医嘱口服给药，并观察药物作用，进行用药指导。

【操作步骤】

1. 护理评估

（1）评估患者病情、治疗情况、服药自理能力。

（2）了解患者意识状态、对用药的认知及合作程度。

（3）观察患者有无口腔、食管疾病，有无吞咽困难等情况等。

（4）根据病情选择合适的体位，向患者解释用药目的和注意事项。

［解释语］"您好！我是您的责任护士李××，能告诉我您的名字吗？"……"您现在感觉怎么样？好些了吗？根据您的症状医师给您开出 2 种口服药，服用后您的症状会有所改善。其中有一种化痰药叫盐酸氨溴索片，服用后可以化解黏痰，促进痰液排出，请问您有服过这个药吗？您和您的家人曾经有对这个药物过敏吗？您对其他的食物和药物过敏吗？"……"好的，另一种是止咳的复方甘草合剂，我现在去准备药物，您先休息一会儿。"

2. 实施步骤

（1）备药

1）根据医嘱核对小药卡（床号、姓名、住院号、药名、剂量、浓度、方法、时间），按顺序插小药卡于药盘内，放好药杯。

2）配药：先配固体药，后配水剂及油剂。

A. 固体药（用药匙取药）：①一只手取药瓶，瓶签朝向自己，另一只手持药匙取药放入药杯；②含化片和粉剂用纸包好。

B. 液体药（用量杯量取）：①摇匀药液；②打开瓶盖，内面向上放置；③一只手持量杯，拇指置于所需刻度，并使其刻度与视线平齐；另一只手将药瓶有瓶签的一面朝上，倒药液至所需刻度处；④将药液倒入药杯；⑤更换药液品种时，洗净量杯；⑥用湿纱布擦净瓶口，放药瓶回原处；⑦由两人再次查对，盖上治疗巾，整理用物。

（2）发药

1）洗手，携带发药盘、温开水，送药至患者床前。

2）核对床号、姓名、住院号、药名、剂量、浓度、方法、时间。

3）向患者做好解释。

4）指导患者服药，协助患者服药后方可离开，因故未服药者取回药保存交班。

［解释语］"刘叔叔，您好！口服药为您准备好了，这些药都是饭后服用的。您吃过早餐了吗？喜欢什么姿势服药？"……"记住每次服药时只能用白开水，不可用茶水或其他饮料。请先服用这些药物，服完了是吗？"……"30min后，服用止咳药，止咳药对呼吸道黏膜有安抚作用，会减轻咳嗽，要放在最后服用，并且服后不要喝水，以免冲淡药物，影响疗效。"

5）询问患者服药后感受，做好健康教育。

［解释语］"刘叔叔，口服药都服用完了，您现在感觉怎么样？"……"您有任何不舒服的感觉就请告诉我"……"您需要多休息，饮食上要吃低盐、容易消化的食物，每餐不要吃得过饱，多吃水果、蔬菜，以防止便秘。"

（3）整理

1）协助患者取舒适卧位。

2）整理床单位。

［解释语］"您还有什么需要吗？那您先好好休息，我会经常过来看您的，如果我不在，您有事可用呼叫器叫我，谢谢您的配合！"

3）清理用物、洗手。

4）观察患者服药后效果及不良反应。

3. 护理评价

（1）患者是否出现药物不良反应，如发生，是否能准确判断、及时处理。

（2）患者是否严格按医嘱服药。

（3）患者服药后的治疗效果是否明显。

（4）患者是否掌握药物的服用方法和治疗作用。

4. 健康宣教

（1）服药前，询问服药史、家族史和过敏史，告知药物的作用及作用机制。

（2）服药中，告知患者服药的注意事项。

（3）服药后，询问药物作用及疗效，告知患者饮食禁忌、运动适量及睡眠计划。

5. 注意事项

（1）严格查对制度，一次不能同时取出 2 名患者的药物，确保患者用药安全。

（2）需吞服的药物通常用 40～60℃温开水送服，不要用茶水服药。

（3）发药时患者提出疑问，护士应认真听取，重新核对，确认无误后耐心解释。

（4）发药后观察患者服药的治疗效果和不良反应，如有异常情况应及时与医师联系，酌情处理。

（5）对牙齿有腐蚀作用的药物，如酸类和铁剂，应用吸管服用后漱口，以保护牙齿。

（6）缓释片、肠溶片、胶囊吞服时不可嚼碎。

（7）舌下含片应放在舌下或两颊黏膜与牙齿之间待其溶化。

（8）一般情况下，健胃药宜在饭前服，助消化药和对胃黏膜有刺激性的药物宜在饭后服，催眠药睡前服，驱虫药在空腹或半空腹时服用。

（9）抗生素及磺胺类药物应准时给药，以保证有效的血药浓度。

（10）服用对呼吸道黏膜起安抚作用的药物后不宜立即饮水。

（11）磺胺类药服用后应多饮水。

（12）服强心苷类药物时需加强对心率、心律的监测，脉率低于60次/分或节律出现异常时，应暂停并告知医师。

（13）不能自行服药的患者应喂药，如年老、体弱、小儿、危重者、鼻饲者。

知识链接

《中国医院协会患者安全目标（2017版）》目标三：

确保用药安全：①规范药品管理程序，对高浓度电解质、易混淆（听似、看似）药品有严格的储存、识别与使用的要求；②严格执行麻醉药品、精神药品、放射性药品、肿瘤化疗药品、医疗用毒性药品及药品类易制毒化学品等特殊药品的使用与管理规范；③规范临床用药医嘱的开具、审核、查对、执行制度及流程；④制定并执行药物重整制度及流程。

（王　涛）

实训十六　皮下注射法

【案例】　王某，女性，36岁，汉族，本科学历，教师，患者15天前因确诊"乙状结肠癌"在腹腔镜辅助下行乙状结肠癌根治术，手术过程顺利。现遵医嘱返院化疗，门诊以"乙状结肠癌术后辅助化疗"收入院。查体：T 36.3℃，P 80次/分，R 20次/分，BP 120/70mmHg。患者神志清楚，自主体位，营养中等，术后切口愈合好，全身皮肤无苍白及黄染，全腹无压痛及反跳痛，无头痛、头晕，无乏力，睡眠尚可，食欲良好，大小便正常。化疗5天后，患者出现头晕、乏力，急查血常规结果回报：白细胞计数 $3.0×10^9$/L。医嘱：重组人粒细胞刺激因子注射液150μg皮下注射。

【实训目的】

1. 注入小剂量药物，用于不宜口服给药而需在一定时间内发生药效时。

2. 预防接种。

3. 局部麻醉用药。

【操作步骤】

1. 护理评估

（1）患者的病情、治疗情况、用药史、过敏史。

（2）患者意识状态、心理状态、肢体活动能力、对用药的认知及合作度。

（3）注射部位的皮肤及皮下组织状况。

[解释语]"您好！我是您的责任护士林××，能告诉我您的名字吗？"……"您现在感觉怎么样？头晕明显吗？能下床活动吗？双下肢感觉无力是吗？"……"因您现在白细胞较低，白细胞低就会导致免疫功能下降，容易引起感染等。医师根据您的情况，现开医嘱给您皮下注射重组人粒细胞刺激因子注射液，该药可以升高您的白细胞，增强您的免疫力。此药有可能会引起骨痛、腰痛、发热等症状，但临床上极少发生，若您有不适请及时告诉我们，您能理解并配合我吗？"……"一会准备在您手臂上注射，让我看看您的手臂皮肤，好吗？您想扎哪边？右边，好的！""注射时可能会有一点痛，我会尽量轻稳，同时请您尽量保持手臂不动。您先休息，一会儿我就过来给您注射，好吗？"

2. 实施步骤

（1）双人核对医嘱，打印注射执行单。

（2）铺好无菌治疗盘。

（3）核对药物，检查质量及给药时间和方法。

（4）按无菌操作原则抽吸药液，置于无菌治疗盘内。

（5）再次双人核对并签名。

（6）整理治疗台，洗手。

（7）备齐用物，携用物至床旁。

（8）使用两种方式识别患者身份，如姓名及住院号。

（9）选择注射部位，速干手消毒液行手消毒。

（10）常规消毒皮肤两遍，直径至少 5cm，待干。

（11）再次核对患者身份及药液。

（12）排尽注射器内空气。

（13）一只手绷紧局部皮肤，另一只手持注射器，以示指固定针栓，针头斜面向上，与皮肤成 30°～40°，将针梗的 1/2～1/3 快速刺入皮下。松开绷紧皮肤的手，抽动活塞，如无回血，缓慢注射药液。

（14）注射毕，用无菌干棉签轻压针刺处，快速拔针并按压至无出血为止。

（15）将针头弃于锐器盒。

（16）再次核对患者身份和注射执行单。

（17）协助患者取舒适卧位，整理床单位，速干手消毒液消毒手。

（18）处理用物，洗手，记录。

[解释语]"王老师，已注射完毕，谢谢您的配合！您现在感觉怎么样？"……"您现在多卧床休息，若下床活动，起床要缓慢，等站稳了再走。您现在白细胞低，尽量避免去公共场所，远离感冒人员，外出时可以戴口罩。饮食要多样化，避免生冷及不洁饮食，注意营养的平衡。您还有什么需要帮忙的吗？"……"您先好好休息。"

3. 护理评价

（1）操作流程是否掌握。

（2）注射方法是否正确。

（3）操作过程是否违反无菌操作原则。

（4）健康宣教是否到位。

4. 健康宣教

（1）注射前，向患者解释皮下注射的目的、方法、配合要点、药物的作用及副作用。

（2）注射完毕，告知患者白细胞低时的注意事项。

（3）评估患者的身体机能，给患者进行饮食、运动及用药指导。

5. 注意事项

（1）严格执行查对制度和无菌操作原则。

（2）刺激性强的药物不宜用皮下注射。

（3）长期皮下注射者，应有计划地经常更换注射部位，防止局部产生硬结。

（4）过于消瘦者，护士可捏起局部组织，适当减小进针角度。

知识链接

皮下注射的部位：①上臂三角肌下缘；②两侧腹壁；③后背；④大腿前侧、外侧。

（徐　立）

实训十七　肌内注射法

【案例】　李某，女性，28 岁，汉族，大专文化，公司职员。主诉与朋友聚餐 6h 后出现恶心、呕吐，呕吐物为未消化的食物，上腹部疼痛，呈阵发性绞痛，遂到急诊就诊，诊断为"急性胃肠炎"收入院。查体：T 36.7℃，P 90 次/分，R 18 次/分，BP 118/70mmHg。患者神志清楚，恶心、呕吐，上腹部阵发性绞痛，无腹泻，无里急后重，痛苦面容，营养中等，皮肤黏膜无黄染，浅表淋巴结无肿大，脐周部位有压痛，无反跳痛，无胸闷、气促。医嘱：阿托品注射液 0.5mg 肌内注射。

【实训目的】　用于不宜或不能口服或静脉注射，且要求比皮下注射更快发生疗效时。

【操作步骤】

1. 护理评估

（1）患者的病情、治疗情况、用药史、过敏史。

（2）患者意识状态、心理状态、肢体活动能力、对用药的认知及合作度。

（3）注射部位的皮肤及肌肉组织状况。

［解释语］"您好！我是您的责任护士王××，您现在感觉怎么样？肚子还很痛吗？恶心、呕吐好些了吗？有没有腹泻？"……"您现在腹痛明显，医师根据您的情况，开医嘱给您肌内注射阿托品，该药可以缓解您腹痛的症状。注射此药后可能会有口干、少汗、心跳加快等症状，这是正常的药物反应，可以自行缓解，请不要担心，若您感觉身体不舒服，请及时告诉我，好吗？"……"等会将在您臀部肌肉进行注射，让我看看您臀部的皮肤情况，您想扎哪边呢？右边，好的！""扎针时可能会有一点痛，我会尽量轻点，好吗？您先休息，一会儿我就过来给您注射，好吗？"

2. 实施步骤

（1）双人核对医嘱，打印注射执行单。

（2）铺好无菌治疗盘。

（3）核对药物，检查质量及给药时间和方法。

（4）按无菌操作原则抽吸药液，置于无菌治疗盘内。

（5）再次双人核对并签名。

（6）整理治疗台，洗手。

（7）备齐用物，携用物至床旁。

（8）使用两种方式识别患者身份，如姓名及住院号。

（9）遮挡患者，协助患者取舒适卧位，暴露注射部位，速干手消毒液消毒手。

（10）常规消毒皮肤两遍，直径至少 5cm，待干。

（11）再次核对患者身份及药液。

（12）排尽注射器内空气。

（13）左手拇指、示指绷紧注射部位皮肤，使其固定。右手以执笔式持注射器，中指固定针栓，将针梗的 1/2～2/3 迅速垂直刺入皮肤，松开紧绷皮肤的手，抽动活塞，如无回血，缓慢注射药液。

（14）注射毕，用无菌干棉签轻压针刺处，快速拔针并按压至无出血为止。

（15）针头弃于锐器盒。

（16）再次核对患者身份和注射执行单。

（17）协助患者取舒适卧位，整理床单位，应用速干手消毒液行手消毒。

（18）分类处理用物，洗手，记录。

［解释语］"李女士，已注射完毕，谢谢您的配合！请卧床休息。用药后您若有口干、心跳加快症状，请多饮温开水或淡盐水，心跳加快症状于药效过后会自然消失，不要担心。您现在感觉怎么样？"……"请遵医嘱用药，宜进食清淡易消化的少渣流质或半流质饮食，如大米粥或细面条，少量多餐，忌食高脂肪、油炸食品，注意饮食卫生。您还有什么需要帮忙的吗？您先好好休息。"

3. 护理评价

（1）注射时是否做到"两快一慢"。

（2）进针角度及深度是否正确。

（3）操作过程是否违反无菌操作原则。

（4）操作流程是否掌握。

（5）健康宣教是否到位。

4. 健康宣教

（1）注射前，向患者解释肌内注射的目的、方法、配合要点、药物的作用及副作用。

（2）注射完毕后，告知患者药物有可能引起的不良症状和处理方法。

（3）评估患者的身体机能，为患者进行饮食及用药指导。

5. 注意事项

（1）严格执行查对制度和无菌操作原则。

（2）两种或两种以上药物同时注射时，注意配伍禁忌。

（3）对 2 岁以下婴幼儿不宜选用臀大肌注射，因其臀大肌尚未发育好，注射时有损伤坐骨神经的危险，最好选择股外侧肌、臀中肌和臀小肌注射。

（4）注射中若针头折断，应先稳定患者情绪，并嘱其保持原位不动，固定局部组织，以防断针移位，同时尽快用无菌血管钳夹住断端取出；如断端全部埋入肌肉，应速请外科医师处理。

（5）对需长期注射者，应交替更换注射部位，并选用细长针头，以避免或减少硬结的发生。

知识链接

臀大肌注射两种定位法：①十字法，从臀裂顶点向左侧或右侧划一水平线，然后从髂嵴最高点作一垂直线，将一侧臀部分为四个象限，其外上象限并避开内角，即为注射区；②连线法，从髂前上棘至尾骨作一连线，其外 1/3 处为注射部位。

（徐　立）

实训十八　皮　内　注　射

【案例】　林某，女性，71 岁，汉族，大专文化，退休职工，因咳嗽、咳痰、发热伴气促 10 余天入院。查体：T 37.9℃，P 88 次/分，R 20 次/分，BP 110/70mmHg。患者 10 余天前无明显诱因出现咳嗽、咳痰，白色黏液痰，量多，易咳出，伴气促，夜间不能平卧，伴发热，具体体温不详，热型不定。无畏寒、夜间盗汗，无咯血，无胸痛、心悸，无阵发性呼吸困难。门诊拟"肺炎"收入院。医嘱：生理盐水 100ml＋注射用哌拉西林钠舒巴坦钠 3.0g 静脉输液，每天 2 次，现遵医嘱进行注射用哌拉西林钠舒巴坦钠皮试。

【实训目的】

1. 进行药物过敏试验，以观察有无过敏反应。

2. 预防接种，如卡介苗。

3. 局部麻醉的起始步骤。

【操作步骤】

1. 护理评估

（1）患者的病情、治疗情况、用药史、过敏史及家族史。

（2）患者意识状态、心理状态、进餐情况、对用药的认知及合作程度。

（3）注射部位的皮肤状况。

［解释语］"您好！我是您的责任护士王××，能告诉我您的名字吗？您现在感觉怎么样？还是咳得厉害是吗？痰多吗？痰是怎样的？有气促吗？能平躺吗？您现在肚子饿吗？吃过饭了吗？"……"因您现在有肺部感染，遵医嘱要用哌拉西林钠舒巴坦钠给您抗感染，但是在用哌拉西林钠舒巴坦钠之前必须先做药物过敏试验，若药物过敏试验为阴性其才可以用。药物过敏试验就是将少量药液注射于您前臂掌侧下段的皮内，观察 20min，再看局部反应情况做出判断。您以前有用过这个药吗？您对哪些药物过敏？家里人有没有对这种药物或其他药物过敏的？"……"您对酒精过敏吗？"……"让我看看您的注射部位皮肤，您想选哪边？右边，好的！"……"做皮试时可能会有一点痛，我动作会尽量轻柔的。在皮试观察过程中，请您不要离开病室，若有不适症状请立即告诉我，您能理解并配合我吗？您先休息一下，一会儿我就过来给您做皮试，好吗？"

2. 实施步骤

（1）双人核对医嘱，打印注射执行单。

（2）铺好无菌治疗盘。

（3）核对药物，检查质量及给药时间和方法。

（4）按无菌操作原则抽吸药液，正确配制，计量准确。

（5）再次双人核对并签名。

（6）更换针头置于无菌治疗盘内。

（7）整理治疗台，洗手。

（8）备齐用物，携用物至床旁。

（9）使用两种方法核对患者身份，如姓名和住院号。

（10）选择注射部位，应用速干手消毒液行手消毒。

（11）用 75%乙醇溶液消毒皮肤，待干。

（12）再次核对患者身份及药液。

（13）排尽注射器内空气。

（14）一只手绷紧局部皮肤，另一只手持注射器，针头斜面向上，与皮肤呈 5°刺入皮内，待针头斜面完全进入皮内后，放平注射器，用绷紧皮肤手的拇指固定针栓，注入抽吸药液的 0.1ml，使局部隆起形成一皮丘，皮肤变白并显露毛孔。

（15）注射毕，迅速拔出针头，勿按压针眼。

（16）针头弃于锐器盒，应用速干手消毒液行手消毒。

（17）再次核对患者身份及注射执行单。

（18）记录皮试时间。

（19）向患者交代注意事项。

（20）20min 后观察局部反应，2 名护士判断结果。

（21）整理床单位，协助患者取舒适卧位，应用速干手消毒液行手消毒。

（22）分类处理用物，洗手，做记录。

［解释语］"林阿姨，您现在有没有不适感觉？"……"皮试时间已到，让我看下您皮试的部位，皮试部位有没有痒感？"……"您的皮试结果是阴性，可以用这个药物，您还有什么需要帮忙的吗？"……"您先好好休息，一会我再过来给您静脉输液治疗，谢谢您的配合！"

3. 护理评价

（1）是否询问患者的用药史、过敏史及家族史。

（2）操作流程是否掌握。

（3）注射方法是否正确。

（4）皮试结果判断是否正确。

4. 健康宣教

（1）进行药物过敏试验前，向患者解释操作目的和配合要点。

（2）药物过敏试验观察中，告知患者药物过敏时可能出现的症状。

（3）判断结果后，告知患者药物过敏试验结果及阳性反应时的注意事项。

（4）评估患者的身体机能，给患者做饮食、睡眠、运动及用药指导。

5. 注意事项

（1）严格执行查对制度和无菌操作原则。

（2）做药物过敏试验前，护士应详细询问患者的用药史、过敏史及家族史，如患者对需要注射的药物有过敏史，则不可做皮试，并及时报告医师，建议更换其他药物。

（3）做药物过敏试验消毒皮肤时忌用含碘消毒剂，以免着色影响对局部反应的观察及其与碘过敏反应相混淆。

（4）在为患者做药物过敏试验前，要备好急救药品，以防发生意外。

（5）药物过敏试验结果如为阳性反应，应告知患者或家属，不能再用此种药物，并记录在病历上。

（6）如皮试结果不能确认或怀疑假阳性，则应采取对照试验。

知识链接

药物过敏试验结果的判断标准：①阴性，皮丘无改变，周围无红肿，无红晕，无自觉症状；②阳性，皮丘局部隆起，并出现红晕，直径＞1cm，或红晕周围有伪足、痒感，严重时全身出现皮疹、头晕、心悸、恶心，甚至发生过敏性休克。

（徐　立）

实训十九 静脉注射法

【案例】 颜某，男性，38岁，汉族，本科学历，公务员。患者于1天前运动后出现胸痛，以胸骨后为主，性质不详，持续数分钟不等，休息后缓解，伴有胸闷气促，无畏寒、发热。2h前胸痛症状加重，呈持续性，伴胸闷气促，无放射痛，服用"救心丹、丹参滴丸"症状未缓解，遂来急诊，拟"胸痛待查：心肌炎？室性心动过速"收入院。查体：T 36.7℃，P 107次/分，R 21次/分，BP 160/93mmHg，SO_2 98%。神志清楚，胸痛、胸闷、气促，无腹痛、恶心、呕吐，心电监护显示为室性心动过速。医嘱：5%葡萄糖注射液20ml＋注射用胺碘酮150mg静脉注射。

【实训目的】

1. 注入药物，用于药物不宜口服、皮下注射、肌内注射或需迅速发挥药效时。

2. 药物因浓度高、刺激性大、量多而不宜采取其他注射方法。

3. 注入药物进行某些诊断性检查。

4. 静脉营养治疗。

【操作步骤】

1. 护理评估

（1）患者的病情、治疗情况、用药史、过敏史。

（2）患者意识状态、心理状态、肢体活动能力、对用药的认知及合作程度。

（3）注射部位的皮肤状况、静脉充盈度及血管弹性。

［解释语］"您好！我是您的责任护士王××，您现在感觉怎么样？还觉得胸闷、气促吗？胸痛有缓解吗？"……"心电监护显示您现在有心律失常，医师根据您的情况，现开医嘱给您静脉注射胺碘酮，该药可以纠正胸闷、气促，缓解您的症状。用药过程我们会密切观察您的心率情况，若您有不适请及时告诉我，您能理解并配合我吗？"……"一会从您上肢的血管进行注射，让我看看您上肢的皮肤及血管情况，您想扎哪边？右边，好的！您右上肢血管挺好的，那就选择在这边注射。""扎针时可能会有一点痛，我动作会尽量轻柔，在推药时请您尽量保持手臂不动，若有不适请告诉我。您先休息，一会儿我就过来给您注射，好吗？"

2. 实施步骤

（1）双人核对医嘱，打印注射执行单。

（2）铺好无菌治疗盘。

（3）核对药物，检查质量。

（4）按无菌操作原则抽吸药液，更换注射器针头连接一次性头皮针，置于无菌治疗盘内。

（5）再次双人核对并签名。

（6）整理治疗台，洗手。

（7）备齐用物，携用物至床旁。

（8）核对患者的姓名、床号、住院号、腕带。

（9）协助患者取舒适卧位，显露注射部位，下方垫一次性治疗巾，在穿刺部位上方（近心端）6cm处扎止血带，应用速干手消毒液行手消毒。

（10）常规消毒皮肤两遍，直径至少5cm，待干。

（11）再次核对患者身份及药液。

（12）排尽注射器及头皮针内空气。

（13）嘱患者轻握拳，以左手拇指、示指绷紧静脉下端皮肤，使其固定。右手持头皮针针翼，针头斜面向上，与皮肤呈15°～30°自静脉上方或侧方刺入皮下，再沿静脉走向滑行刺入静脉，见回血，可再沿静脉走向进针少许。松开止血带，嘱患者松拳，用胶布固定针翼。缓慢注射药液，注药过程中要试抽回血，以检查针头是否仍在静脉内。

（14）注射毕，用无菌干棉签轻压针刺处，快速拔针并按压至无出血为止。

（15）将头皮针弃于锐器盒。

（16）再次核对患者身份和注射执行单。

（17）协助患者取舒适卧位，整理床单位，应用速干手消毒液行手消毒。

（18）分类处理用物，洗手，记录。

[解释语]"颜先生，药物已注射完毕，谢谢您的配合！您现在感觉怎么样？"……"您现在暂时卧床休息，保持安静，尽量减少耗氧量。饮食宜清淡，忌油腻、辛辣食品，每次进食不宜过饱。这样躺着舒服吗？我会经常过来看您的，您还有什么需要帮忙的吗？"……"您先好好休息。"

3. 护理评价

（1）是否一次穿刺成功。

（2）操作流程是否正确。

（3）操作过程是否违反无菌操作原则。

（4）健康宣教是否到位。

4. 健康宣教

（1）注射前，向患者解释静脉注射的目的、方法、配合要点、药物的作用及副作用。

（2）注射完毕，告知患者饮食原则及活动的注意事项。

（3）评估患者的身体机能，给患者做运动、睡眠及用药指导。

5. 注意事项

（1）严格执行查对制度和无菌操作原则。

（2）长期静脉注射者要保护血管，应有计划地由远心端向近心端选择静脉。

（3）注射对组织有强烈刺激性的药物时，一定要确认针头在静脉内后方可推注药液，以免药液外溢导致组织坏死。

（4）股静脉注射时如误入股动脉，应立即拔出针头，用无菌纱布紧压穿刺处 5～10min，直至无出血为止。

（5）根据病情及药物性质，掌握推药速度，若需要长时间、微量、均匀、精确地注射药物，有条件的医院可选用微量注射泵，更为安全可靠。

（6）密切观察药物的不良反应，如有不适及时报告医师。

知识链接

静脉注射失败的常见原因及临床判断：①针头未刺入血管内（穿刺过浅，或静脉滑动）。临床判断：无回血，注入药物局部隆起，主诉疼痛。②针头斜面未全部进入血管内，部分药液溢出至皮下。临床判断：可有回血，穿刺部位局部隆起，主诉疼痛。③针头刺破对侧血管壁，针头斜面部分在血管内，部分在对侧血管壁外。临床判断：可有回血，由于药液溢出至深层组织，局部无隆起，主诉疼痛。④针头穿刺对侧血管壁。临床判断：无回血，注入药物无隆起，主诉疼痛。

（徐　立）

实训二十　静脉留置针输液法

【案例】　蔡某，女性，66 岁，汉族，高中文化，退休工人。患者于 2 天前无明显诱因出现腹泻、腹痛，大便呈黄绿色水样，每天解大便 8～9 次，遂入院。查体：T 36.2℃，P 85 次/分，R 20 次/分，BP 110/60mmHg。患者神志清楚，恶心、无呕吐，阵发性腹痛，脐周部位有压痛，无反跳痛，口干，乏力，无里急后重，无头痛、头晕，无胸闷、气促，睡眠及饮食差，皮肤弹性差，小便量少。诊断：急性胃肠炎。医嘱：5%葡萄糖注射液 500ml＋10%氯化钾注射液 15ml 静脉输液，每天 1 次；生理盐水 100ml＋注射用头孢唑啉钠 2.0g 静脉输液 每 12h 1 次。

【实训目的】

1. 补充水分及电解质，预防和纠正水电解质及酸碱平衡紊乱。

2. 增加循环血量，改善微循环，维持血压及微循环灌注量。

3. 供给营养物质，促进组织修复，增加体重，维持正氮平衡。

4. 输入药物，治疗疾病。

【操作步骤】

1. 护理评估

（1）评估患者穿刺部位的皮肤、血管状况（非主力手）及肢体活动度。

（2）了解患者病情、年龄、意识及心理状态、营养状况、胃肠道功能。

（3）了解患者对穿刺部位选择的意愿、对静脉输液的经验、用药认知及合作程度。

［解释语］"您好！我是您的责任护士李××，请说一下您的姓名，您现在感觉怎么样？肚子痛吗？恶心好点没有？感觉饿吗？今天解大便多少次了？每次量多吗？大便是怎样的？"……"因您现在还有恶心和腹泻，目前又不能正常吃东西，为了给您补充水分、电解质及消炎，医生开医嘱给您静脉输液，由于输液时间比较长，准备给您打留置针，可以避免反复穿刺，保护您的血管，您能理解并配合我吗？"……"您想在哪只手输液？右手，好的，让我来看看您右手上的血管和周围皮肤情况，右手的血管和周围皮肤都挺好的，那就选定在这边扎针了。请不要紧张，我尽量一次穿刺成功。"请问您对什么药物过敏吗？对含碘消毒剂过敏吗？您这样躺着舒服吗？"……"静脉输液时间较长，您需要上厕所吗？您先休息一下，一会儿我就过来给您输液，好吗？"

2. 实施步骤

（1）置管

1）着装规范，洗手，戴口罩。

2）双人核对医嘱，打印输液标签及执行单。

3）备药：检查药液质量及给药时间和方法，并将输液标签倒贴在输液瓶上。

4）核对药物，检查质量。

5）按规范加药（加药须留安瓿），双人核对并签名。

6）备齐用物，携用物至床旁，再次核对患者姓名、住院号是否正确，做好解释。应用速干手消毒液行手消毒。

7）核对输液药物，消毒瓶塞，将输液器插入瓶塞至针头根部，将输液瓶倒挂于输液架上，排气至输液器乳头时关闭调节器，将输液管下端挂在输液架上方。

8）检查透明敷料并打开一角（备用），检查留置针并启开一角（备用）。

9）戴清洁手套。

10）选适宜穿刺部位，铺治疗巾，在穿刺点上方 8～10cm 处扎止血带，时间不超 2min，松紧度以放入 2 横指为宜。

11) 以穿刺点为中心，消毒皮肤两遍，顺时针、逆时针各 1 次，直径>5cm，待干。

12) 将输液管与留置针连接，一只手固定导管座，另一只手取下针套，左右转动针芯，排气至留置针，关闭调节器。

13) 再次查对患者身份及药液。

14) 嘱患者半握拳，一只手绷紧皮肤，在消毒范围内 1/2 或 2/3 处，另一只手拇指、示指固定针翼与皮肤呈 15°~30°角进针，见回血后压低角度（5°~10°）再进针约 0.2cm，一只手固定导管座，另一只手退出针芯斜面约 0.2cm 至软管内，持导管座及针翼将外套管与针芯一起送入静脉内或固定针芯将外套管送入静脉，抽出针芯弃于锐器盒，松止血带，嘱患者松拳，打开输液管调节器，观察穿刺点部位无特殊。

15) 以穿刺点为中心用无菌透明敷料无张力塑形固定导管，贴膜粘贴完整、无卷边；撤去治疗巾和取出止血带，脱手套；应用速干手消毒液行手消毒。

16) 在条形胶布标注穿刺日期、穿刺时间、操作者的姓名，标签覆盖在隔离塞上；"Y"形接口朝外。

17) 延长管 "U" 形或 "L" 形无张力固定，条形胶布固定延长管要高于导管尖端水平，且与血管平行。

18) 根据患者的年龄、病情、药物性质调节输液滴速。

19) 再次核对患者身份和药液。

20) 观察局部及全身反应。

21) 整理床单位，协助患者取舒适卧位，应用速干手消毒液行手消毒。

22) 分类处理用物，洗手，记录。

［解释语］"蔡阿姨，针已经给您打上了，您现在感觉怎么样？输液滴速是根据您的病情和药物性质来调节的，我已为您调好了，请您和家人不要随意调节；请您保持穿刺部位干燥清洁，沐浴时可以用塑料薄膜保护；固定胶布如果有卷边或有脱落危险要及时告诉我们更换；穿脱衣服时注意不要将导管勾出或拔出；若发现穿刺点有红、肿、热、痛或其他不适感觉，请立即告诉我们。""谢谢您的配合！您还有什么需要帮忙的吗？我会经常过来看您的，您先好好休息，呼叫器就在您枕边，您如果有需要，请按呼叫器，我们会马上过来，好吗？"

［情景模拟］患者全天的输液治疗已结束。

［解释语］"蔡阿姨，您好！现在感觉怎么样？今天的静脉输液已经全部输完了，现在我准备给您封管，明天可以继续用于输液治疗，封管没有不适感觉，您看可以吗？"

（2）封管

1) 核对医嘱，携用物至床旁，核对患者姓名、住院号、腕带信息正确，向患者解释。

2) 打开预冲式冲管液包装并排气。

3) 封管：①头皮针连接，拧下头皮针与输液器的连接处，将预冲式导管冲洗器的顶端垂直连接头皮针，退出钢针至肝素帽内，一只手持头皮针的连接处，另一只手持预冲式导管冲洗器采用脉冲式冲洗导管（每次推注 1ml 冲管液，推一下，停一下），当推注封管液剩余 0.5~1ml 时，靠近针座处夹紧夹子（一只手持封管夹，另一只手在输液接头端将延长管滑入封管夹夹紧，封管夹夹在导管座的前 1/2），移除头皮针及预冲式导管冲洗器。②无针连接，拧下无针接头与输液器的连接处，将预冲式导管冲洗器的顶端垂直连接无针接头，一只手持无针接头的连接处，另一只手持预冲式导管冲洗器采用脉冲式冲洗导管（每次推注 1ml 冲管液，推一下，停一下）。当推注封管液剩余 0.5~1ml 时，边推液边退预冲式导管冲洗器，推液速度大于撤预冲式导管冲洗器速度，尽量靠近针座处夹紧夹子（一只手持滑动夹，另一只手在输液接头端将延长管滑入滑动夹夹紧）。

4）再次核对患者身份。

5）协助患者取舒适卧位，整理床单位，应用速干手消毒液行手消毒。

6）分类处理用物，洗手，记录。

［解释语］"蔡阿姨，我已为您封好管了，您要注意保护好留置针，之前我交代的注意事项您还记得吗？留置针所在肢体不宜携重物及剧烈活动，保持穿刺部位干燥清洁，也尽量避免扎针这边手长时间处于下垂姿势，以免由于重力作用造成回血堵塞导管，您明白吗？若您有不适症状请及时告知我们，您还有什么需要帮忙的吗？您先好好休息。"

［情景模拟］经过1周的治疗，患者病情痊愈，根据医嘱停止输液治疗。

［解释语］"蔡阿姨，您好！现在感觉怎么样呢？看起来您比以前精神多了！经过治疗，医师评估了您的病情之后，说您可以正常进食了，不需要静脉输液了，现在我准备给您拔针，好吗？""拔针不会很痛，我会尽量轻柔的，你看可以吗？"

（3）拔管

1）携用物至床旁，核对患者姓名、住院号等信息正确，向患者解释。

2）戴清洁手套。

3）以180°或0°撕除透明敷料。

4）观察局部皮肤是否有红、肿、热、痛、皮疹及有无分泌物等症状；如果出现感染症状，及时通知医师，并做记录。

5）将无菌棉签轻按穿刺点上方，略微旋转导管后拔出导管。

6）检查核对导管长度的完整性。

7）按压穿刺点至无出血为止。

8）协助患者取舒适卧位，整理床单位，脱手套。

9）分类处理用物，洗手，记录。

［解释语］"蔡阿姨，导管已给您拔出了，谢谢您的配合！您现在可以正常进食了，但您的胃肠功能还没完全恢复，开始要进食易于消化、清淡的饮食，少量多餐，然后逐渐恢复到正常饮食。您还有什么需要帮忙的吗？这样躺着舒服吗？您先好好休息。"

3. 护理评价

（1）穿刺方法是否正确。

（2）静脉留置针是否通畅、有无回血或血凝块。

（3）穿刺部位是否红、肿、热、痛。

（4）穿刺部位固定是否妥当。

（5）患者是否掌握保护留置针的注意事项。

4. 健康宣教

（1）穿刺前，向患者解释操作目的和配合要点。

（2）穿刺后，告知患者输液中不能自行调整滴速的重要性及其他注意事项。

（3）封管前，向患者解释操作目的和配合要点。

（4）封管后，告知患者保护留置针的注意事项。

（5）拔管前，评估患者的病情，并告知患者。

（6）拔管后，告知患者应掌握的穿刺伤口注意事项

（7）评估患者的身体机能，指导饮食、运动、睡眠及用药。

5. 注意事项

（1）严格执行无菌操作及查对制度。

（2）根据治疗原则和病情需要合理分配药物及安排输液顺序。

（3）对需长期输液的患者，要注意保护和合理使用静脉。

（4）输液前要排尽输液管及针头内的空气，药液滴尽前要及时更换输液瓶或拔针，严防造成空气栓塞。

（5）注意药物配伍禁忌，对于刺激性或特殊性药物，使用前应确认导管在静脉内时再输入。

（6）严格掌握输液速度。

（7）输液过程中要加强观察巡视输液情况，有输液不良反应及时处理。

（8）严格掌握留置针留置时间，一般不超过96h。留置针留置时间依据可视化评估、触诊和患者主诉。

知识链接

常见输液反应：①发热反应；②循环负荷过重反应；③静脉炎；④空气栓塞。

输液速度及时间的计算：

（1）已知每分钟滴数与输液总量，计算输液所需用的时间。

$$输液时间（小时）= \frac{液体总量（ml）×点滴系数}{每分钟滴数×60（分钟）}$$

（2）已知输入液体总量与计划所用的输液时间，计算每分钟滴数。

$$每分钟滴数 = \frac{液体总量（ml）×点滴系数}{输液时间（分钟）}$$

（徐　立）

第十八章 常用急救技术

实训一 气管插管术

相关评分标准

【案例】 李某，男性，75岁，汉族，高中文化，工人，以"咳嗽、咳痰伴喘息反复发作15年，加重1天"为主诉入院，诊断为"肺内感染"。既往喉癌病史，给予抗感染，雾化吸入，平喘等对症治疗。入院2h后患者出现意识不清，面部青紫，两肺布满湿啰音，咳粉红色泡沫样痰，心电监护：BP 150/80mmHg, R 32次/分，HR 112次/分，SaO_2 67%。遵医嘱立即行气管内插管接呼吸机辅助通气。

【实训目的】

1. 清除呼吸道分泌物及异物；解除上呼吸道阻塞。

2. 减少气道阻力及无效腔；为气道雾化或湿化提供条件。

3. 进行有效的人工呼吸。

4. 增加肺泡有效通气量。

5. 便于吸入全身麻醉的应用。

【操作步骤】

1. 护理评估

（1）评估患者的病情、既往史、有无活动义齿。

（2）了解患者的意识状态、生命体征等。

（3）了解患者的心理状态及合作程度。

［解释语］"李先生家属，您好！现在您父亲病情非常严重，出现呼吸衰竭，他的呼吸不能满足身体需要，体内严重缺氧，为改善缺氧状态，现在医师必须立即采用人工的方法帮助他呼吸，需要在他的气管内插入一根导管，然后再接上呼吸机给予机械通气，插管时有一定的风险，请您看一下知情同意书，如果您同意请在上面签字，我们马上进行气管内插管。"

2. 实施步骤

（1）插管

1）洗手，戴口罩，备齐用物，携用物至床旁。

2）核对患者床头卡和腕带的姓名、床号、住院号。

3）安抚患者，协助其取平卧位，如喉头暴露不佳，可于肩背部或颈部用软枕将其垫高，使头部后仰，保持口腔、咽喉、气道在同一直线上。

4）常规消毒，铺无菌巾。

5）操作者在患者头侧，用右手拇指推开患者下唇和下颌，示指抵住上门齿，以这两指为支撑点，使口腔张开。

6）暴露会厌部：使口完全张开后，操作者左手持喉镜，使带照明的喉镜呈直角倾向喉头，沿右侧口角进入，轻柔地将舌体推向左侧，达到口咽部后，使右偏的后镜片移到正中，见到悬雍垂。然后顺舌背弯度置入舌根，稍稍上提喉镜即见到会厌。

7）暴露声门：见到会厌后将喉镜片置入会厌与舌根交界处，上提即可显露声门，注意喉镜着力点始终放在喉镜的顶端，声门显露困难时，可请助手按压喉结部位，其有助于声门显露，或利用导管管芯将导管弯成"L"形，用导管前端挑起会厌，实行盲探插管。使用喉镜时切勿以患者的上切齿作为支点，透过声门可见暗黑色的气管，声门下方是食管黏膜，其呈鲜红色并关闭。

8）以 2%利多卡因对喉及气管黏膜进行喷洒麻醉。

9）插入导管：暴露声门后，右手持已润滑好的导管，将其尖端对准声门，

在患者吸气末（声门打开时），轻柔地将导管插入气管内，过声门 1cm 后拔出管芯，以免损伤气道。将导管继续旋转深入气管，成人 4～5cm，小儿 2～3cm。导管插入过浅易脱出，插入过深进入一侧气管，易造成单侧肺通气而引起低氧血症。

10）导管插入气管后，塞入牙垫，退出喉镜。

11）通气，确认插管位置，检查导管是否在气管内，可将耳凑近导管外端，感觉有无气体流出，若患者已停止呼吸，可向导管内吹入空气或接呼吸气囊挤压，听诊双侧肺部有无呼吸音，注意是否对称。如果呼吸音两侧不对称，可能为导管插入过深，进入一侧支气管所致，此时可将导管稍稍后退，直至两侧呼吸音对称。

12）用吸痰管吸引气道分泌物，了解呼吸道通畅情况。

13）确认导管插入成功后，维持导管位置，立即连接呼吸气囊或呼吸机。左手固定导管和牙垫，右手持呼吸气囊或呼吸机立刻给氧。

14）观察胸廓随人工气道通气起伏状况，由他人协助听诊两侧呼吸音是否对称。

15）气囊充气：向气囊注入适量空气（3～5ml），以封闭气道不漏气为准，以免机械通气时漏气或呕吐物、分泌物倒流入气管。

16）固定：用胶布妥善固定导管和牙垫。

17）处理用物，洗手，做记录。

［解释语］"李先生家属，现在经过我们的治疗，您父亲的病情已经得到了很大改善，但气管插管需要保留一段时间，由于他神志尚未完全清醒，为了防止他躁动意外拔管，我们用约束带适当地约束他的肢体，我们会用棉垫进行保护，不会对他造成伤害。另外，插管期间为了防止感染，需要限制探视，希望你们配合。"

（2）插管护理

1）随时观察气管插管的固定情况和导管外露的长度，定时进行口腔护理，随时清理口腔、鼻腔分泌物。

2）密切观察患者神志和生命体征的变化，观察患者有无自主呼吸及深度和节律的变化。

3）保持气管导管、呼吸道通畅，及时吸出口腔及气管内分泌物。吸痰时注意无菌操作，成人吸痰每次不超过 15s，儿童每次不超过 10s，避免因吸痰而加重缺氧。

4）保证气道湿化，以防痰液干涸，形成痰栓阻塞气道而造成窒息。痰液黏稠时，每 4 小时雾化吸入 1 次，或向气管内滴入湿化液，每次 2～5ml，24h 不超过 250ml。

［解释语］"李先生家属，经过 2 天的治疗，您父亲已经可以自行排痰，现在我们遵医嘱进行拔管。"

（3）拔管

1）拔管指征：自主呼吸恢复良好，患者咳嗽和吞咽反射存在；可自行有效排痰，上呼吸道通畅，无喉头水肿、喉痉挛等气道狭窄表现；动脉血气分析保持正常；呼唤患者有反应。

2）拔管前给予充分吸氧，观察生命体征和血氧饱和度。

3）拔管前吸净气道、口鼻内气囊上的分泌物。

4）两人配合，解除固定，一人将吸痰管置入气管插管腔内，另一人用注射器将气管导管气囊内气体缓慢抽出，然后边拔出气管导管边吸引气道内痰液，以防误吸性窒息和坠积性肺炎。

5）拔管过程中必须严密观察患者的生命体征监测指标的变化，气管导管随同吸痰管一起拔出后应迅速将患者头偏向一侧，以防发生误吸。

6）拔管后立即给予吸氧，观察患者生命体征、血氧饱和度变化及气道是否通畅等。

7）处理用物，洗手，做记录。

[解释语]"李先生，您好，您的气管插管我们已经拔出了，您先半卧位，头偏向一侧。请您的家属减少探视，您也要尽量减少说话，并练习发'E'音。同时需要禁食 12～24h，以防止过早进食引起误吸。当可以进食时应从少量温水—流食—半流食—软食，循序渐进以免引起呛咳、误吸。我们会定时给您翻身、拍背、雾化吸入，以保持呼吸道通畅。呼叫器放在您的枕旁，有什么事情随时呼叫。"

3. 护理评价

（1）气管插管是否过深。

（2）气管插管是否过浅。

（3）导管内分泌物是否及时吸出。

（4）气囊充气是否过大。

4. 健康宣教

（1）插管前，向患者家属解释操作目的和配合要点。

（2）插管后，评估患者的病情，并告知患者家属。

（3）拔管后，告知患者进食的原则及具体做法。

（4）评估患者的身体机能，并做心理疏导。

5. 注意事项

（1）气管导管插入过深，易进入右侧支气管，从而造成左侧肺不张，左侧呼吸音消失。

（2）气管导管插入过浅，导管易脱落或导管气囊压迫声门引起水肿。

（3）导管不能置留过久，一般不宜超过 72h，以免引起喉头水肿，72h 后病情不见改善则行气管切开术。

（4）气囊管理：简易呼吸气囊成人通气量每次 500～600ml。气管导管气囊采用低容量充气，气囊的压力一定要保持在 25cmH$_2$O 以下，若气囊充气过度，气管壁黏膜可因受压发生缺血、坏死；导管留置期间，每 2～3 小时放气 1 次，每次 5～10mim，放气前吸尽口咽部及气管内分泌物。

（5）呼吸机参数调节，一般潮气量为 8～15ml/kg，呼吸频率为 12～16 次/分。

知识链接

气管插管拔管后的护理：

（1）密切观察患者病情变化、生命体征，注意有无会厌、喉痉挛等并发症，保持呼吸道通畅。

（2）协助患者取半卧位，减少探视，以免说话过多，告知患者尽量勿讲话，并教会患者练习发"E"音。

（3）禁食 12～24h，防止过早进食引起误吸。进食时应遵循少量温水—流食—半流食—软食规律，循序渐进，以免引起呛咳、误吸。

（4）鼓励患者咳嗽排痰，定时为患者变换体位、拍背、雾化吸入，必要时适当吸痰，保持呼吸道通畅。

（5）保持口腔清洁，加强口腔护理，每天 2 次口腔护理，其可增强口腔舒适感、预防感染等并发症。

（陈　东）

实训二　环甲膜穿刺术

【案例】　张某，男，59 岁，中学老师，诊断为喉癌，予以化疗而收入院，在治疗过程中，患者突然呼吸困难加重，面色青紫，心电监护显示 HR 148 次/分，BP 80/50mmHg，SaO$_2$ 50%，遵医嘱立即行环甲膜穿刺术。

【实训目的】　建立一个新的呼吸通道，缓解患者呼吸困难或窒息。

【操作步骤】

1. 护理评估

（1）评估患者的病情，确认咽喉部有无异物阻塞。

（2）了解患者的意识状态、生命体征等。

（3）了解患者的合作程度。

［解释语］"张先生家属，您好！您父亲现在因病情发展出现呼吸道梗阻引起窒息，情况非常危急，医师需要立即进行环甲膜穿刺术，以建立一个新的呼吸通道，缓解患者呼吸困难和窒息。"

2. 实施步骤

（1）洗手，戴口罩，备齐用物，携用物至床旁。

（2）协助患者去枕仰卧，肩背部垫起，头后仰，保持正中位。不能耐受者，可使患者取半卧位。

（3）定位：甲状软骨下缘与环状软骨弓上缘之间与颈部正中线交界处即为环甲膜穿刺点。

（4）常规消毒穿刺部位，戴无菌手套。

（5）左手以示指、中指固定环甲膜两侧，右手持粗针头从环甲膜垂直刺入，出现落空感即表示针尖已进入喉腔。

（6）挤压双侧胸部，自针头有气体逸出或接注射器，回抽有空气，患者出现咳嗽反应。确定无疑后，垂直固定穿刺针。

（7）连接氧气装置，"T 型管"的上臂与针头连接，下臂连接氧气。

（8）吸出气道内的分泌物；观察患者胸廓是否起伏，呼吸是否改善。

（9）拔出注射器，穿刺点用消毒干棉球按压片刻。

（10）若导入气管留置给药管，则在针头退出后用纱布包裹并固定。

（11）如环甲膜穿刺后呼吸困难缓解，则应改作气管切开等其他处理。

［解释语］"张先生，您现在感觉怎么样？这样躺着舒服吗？请你不要紧张，我和医师就在您身边，您有什么需要请告诉我。"

3. 护理评价

（1）穿刺时是否损伤气管后壁黏膜。

（2）患者穿刺部位是否出血。

（3）穿刺留针时间是否过长。

4. 健康宣教

（1）穿刺前，向患者家属解释操作目的和配合要点。

（2）穿刺后，评估患者的病情，对症护理。

（3）评估患者的身体机能，并做心理疏导。

5. 注意事项

（1）环甲膜穿刺仅仅是呼吸复苏的一种紧急措施，当复苏成功、呼吸困难缓解后，应改作气管切开或立即做消除病因的处理。

（2）准确掌握环甲膜穿刺术适应证和禁忌证。①适应证：急性上呼吸道完全或不完全阻塞，尤其是声门区阻塞，严重呼吸困难不能及时气管切开建立人工气道；牙关紧闭经鼻插管失败，为喉、气管内其他操作准备；气管内给药。②禁忌证：有出血倾向者。

（3）进针不宜过深，避免损伤气管后壁黏膜。

（4）环甲膜穿刺针头与"T型管"接口连接时，必须连接紧密不漏气。

（5）穿刺部位若有明显出血应及时止血，以免血液流入气管内。

（6）穿刺留针时间不宜超过24h。

（7）如遇凝血块或分泌物阻塞穿刺针头，可用注射器注入空气，或用少许生理盐水冲洗，以保证其通畅。

（8）穿刺过程中如出现心搏骤停，则应立即行心肺复苏。

（9）有针对性做好心理疏导。

知识链接

气道梗阻常用的急救方法——海姆利希（Heimlich）急救手法：

冲击伤病员腹部及膈肌下软组织，产生向上的压力，压迫两肺下部，从而驱使肺部残留气体形成一股气流，长驱直入气管，将堵塞住气管、咽喉部的异物驱除。

施救者应站在患者的背后，左手握拳以拇指抵住患者上腹部（一般置于患者脐上），右手放在左手上，紧抱患者，利用拳头的冲击力向后、向上挤压患者的腹部。待把食物挤压到口腔时，用一手拇指和示指抓住患者的舌和下颌并向下牵拉，另一只手的示指沿口腔颊部轻轻伸向舌头根部，示指弯曲如钩状将误入的食物抠出，或鼓励患者咳嗽吐出。注意千万不要用手指直接捅食物。

（陈　东）

实训三　气管切开术

【案例】　卢某，男，75岁，工人。患者于半年前无明显诱因出现气促，行走后症状明显，休息后稍有缓解，伴剧烈咳嗽、胸闷、夜间阵发性呼吸困难。在当地医院予抗感染、解痉平喘、祛痰等治疗，改善不明显，行胸部CT提示主支气管管壁黏膜增厚、管腔狭窄；行支气管镜检查提示气管中上段管腔狭窄。门诊拟"支气管狭窄待查"收入院。入院时患者神志清楚，气促症状加重，端坐呼吸，可见三凹征，伴有咳嗽、咳痰，双肺可闻及散在干湿啰音，心电监护：HP 100次/分，R 34次/分，BP 190/105mmHg，SaO_2 80%。因患者呼吸困难、气管重度狭窄，考虑短期无法解决气管狭窄问题，联系耳鼻喉科急会诊行气管切开。

【实训目的】

1. 维持气道通畅，减少气道阻力。

2. 减少呼吸道解剖无效腔，保证有效通气量。

【操作步骤】

1. 护理评估

（1）评估患者的病情，了解意识、心理状态、生命体征及合作程度。

（2）评估有无呼吸困难，了解缺氧程度。

（3）评估气管套管是否通畅，分泌物的性状、颜色及量。

（4）评估气管套管周围皮肤情况及敷料情况。

（5）评估气囊压力。

［解释语］"卢先生家属，您好！您父亲因呼吸困难、气管重度狭窄，医师需要立即给他行气管切开置管术，以建立人工气道，保证患者的呼吸。请您看一下知情同意书，如果您同意请在上面签字，我们马上进行气管切开。"

2. 实施步骤

（1）洗手，戴口罩，备齐用物，携用物至床旁。

（2）核对患者床头和腕带的姓名、床号。

（3）安抚患者，协助患者取仰卧位，肩下垫一小枕，下颌对准颈静脉切迹，保持正中。但后仰不宜过度，以免加重呼吸困难。若呼吸困难严重无法仰卧，则可使患者取半卧位或坐位进行手术。

（4）铺无菌巾，按外科方法常规消毒，病情危急时可不予消毒而立即行气管切开。

（5）采用局部麻醉。沿颈前正中上自甲状软骨下缘下至胸骨上窝，以 1%普鲁卡因或 1%利多卡因浸润麻醉，对于昏迷、危重或窒息患者，若患者已无知觉也可不予麻醉。

（6）多采用直切口，自甲状软骨下缘至接近胸骨上窝处，沿颈前正中线切开皮肤和皮下组织，或于环状软骨下缘 3cm 处取横切口。

（7）分离气管前组织：用血管钳沿中线分离胸骨舌骨肌及胸骨甲状肌，暴露甲状腺峡部，若峡部过宽，可在其下缘稍加分离，用小钩将峡部向上牵引，必要时也可将峡部夹持切断缝扎，以便暴露气管。分离过程中，两个拉钩用力应均匀，使手术野始终保持在中线，并经常以手指探查环状软骨及气管是否保持在正中位置。

（8）确认气管：分离甲状腺后，可透过气管前筋膜隐约看到气管环，并可用手指摸到环形的软骨结构。可用注射器穿刺，视有无气体抽出，以免在紧急时把颈侧大血管误认为气管。必要时也可先找到环状软骨，然后向下解剖，寻找并确认气管。

（9）切开气管：确定气管后，气管内注入 0.5%丁卡因 2ml 或 1%利多卡因。于第 2～4 环处，用刀片自下向上挑开 2 个气管环（切开第 4～5 环者为低位气管切开术），刀尖勿插入过深，以免刺伤气管后壁和食管前壁，引起气管食管瘘。可在气管前壁上切除部分软骨环，以防切口过小，放管时将气管壁压进气管内，造成气管狭窄。

（10）插入气管套管：以弯钳或气管切口扩张器，撑开气管切口，插入大小适合、带有管芯的气管套管，插入外管后，立即取出管芯，放入内管，吸净分泌物，并检查有无出血。

（11）创口处理：气管套管上的带子系于颈部，打成死结以牢固固定。切口一般不予缝合，以免引起皮下气肿。最后用一块开口纱布垫于伤口与套管之间。

（12）处理用物，洗手，做手术记录。

［解释语］"卢先生家属，经过我们的治疗，患者的病情已经得到了控制，请不要紧张，为了预防患者因烦躁而自己将套管拔出，我们暂时用约束带固定患者双手，请您理解和配合。"

气管切开后的护理：

（1）气管切口的护理：每天常规消毒气管切口处，及时更换敷料以确保气管切口周围清洁干燥。无菌纱布敷料完全覆盖气管切开伤口。

（2）及时吸痰：气管切开的患者，咳嗽排痰困难，应随时清除气道中的痰液，吸痰时要严格无菌操作。

（3）充分湿化：气管切开的患者失去湿化功能，容易产生气道阻塞、肺不张和继发性感染等并发症。常采用方法有两种：其一为间歇湿化，每次吸痰后缓慢注入气管 2～5ml 生理盐水，每天总量约 200ml，也可间断使用蒸气吸入器、雾化器进行湿化；其二为持续湿化法，以输液方式将湿化液通过头皮针缓慢滴入气管内，滴速控制在每分钟 4～6 滴，每昼夜不少于200ml，湿化液中可根据医嘱加入抗生素或其他药物。

3. 护理评价

（1）是否严格无菌操作。

（2）吸痰管外径是否超过气管切开导管内经的1/2。

（3）导管内分泌物是否及时吸出。

（4）是否定期检查气囊压力。

4. 健康宣教

（1）气管切开前，向患者家属解释操作目的和配合要点。

（2）气管切开后，评估患者的病情，并告知患者家属。

（3）评估患者的身体机能，并做心理疏导。

5. 注意事项

（1）气管切开后，套管通畅与否为治疗的关键。成人一旦切开气管后，出现说话表达能力差而不能及时反映病情；小儿若无人照顾，可能由于分泌物或被服将套管堵住，仍有窒息的危险，故应有专人护理。

（2）金属套管内管取出刷洗时间不宜过长，否则外管内分泌物干结，内管不易再放入。外管在手术后 1 周内，如无特殊需要，不宜更换。因瘘口窦道尚未形成，取出后不易放回。万一需要更换，应准备好气管切开包，拆除缝线以拉钩拉开切口，更换外管。

（3）注意调整套管系带的松紧，松紧度以带子与颈部间可放入一手指为宜。太松时套管可于咳嗽时脱出切口，太紧则患者不舒适并造成颈部皮肤压力性损伤。对于术后皮下出现气肿的患者，于气肿消退后要及时加紧系带。

（4）长期带管者，拔管前应做气管镜检查，若气管套管内有肉芽肿则应先予以摘除后再堵塞，拔管最好在上午，以便日间观察。

（5）定期留痰及创口分泌物做培养及药敏试验，观察感染情况并给予及时治疗。

（6）注意患者颈部位置和套管位置，保持套管在自然正中位，以防位置不正套管末端压迫气道壁，造成气道损伤出血。

（7）协助患者行床旁胸片检查，以确定气管套管的位置，排除气胸或纵隔气肿，以及偶见的肺部并发症。

知识链接

单人简易呼吸球囊的使用技术：

简易呼吸器是最简单的借助器械加压的人工呼吸装置，具有使用方便、痛苦轻、并发症少、便于携带、有无氧源均可立即通气的特点。在临床急救及转运过程中采用简易呼吸器辅助呼吸，可以改善患者的呼吸功能，有效地纠正低氧血症，大大地提高抢救成功率，其常用于各种原因引起的呼吸停止或呼吸衰弱的抢救及麻醉期的辅助通气。

单人操作法（CE 法）：急救者位于患者头部，将患者头后仰并托起下颌，使其朝上，面向急救者，将面罩盖住患者口鼻部，一只手以拇指和示指呈"C"形按压面罩，中指和环指放在下颌下缘，小指放在下颌角后面，呈"E"形，保持面罩适度密封，另一只手均匀压缩呼吸球囊将气送入肺中，待球囊重新膨胀后再开始下一次挤压。有氧源时 400～600ml/次，氧流量为 5～10L/min；无氧源时 700～1000ml/次，频率为 12～16 次/分。

（陈　东）

实训四　包扎、止血

【案例】　高某，男性，18 岁，汉族，高中文化，学生，骑车放学途中与一小轿车相撞，造成左前臂外伤出血。查体：T 36.0℃，P 100 次/分，R 18 次/分，BP 90/60mmHg。神志清楚，创缘肿胀，肢端循环良好、无麻木。遵医嘱立即清创止血包扎。

【实训目的】

1. 减少出血，预防休克，维持生命。

2. 保护伤口、预防感染。

3. 减轻疼痛。

4. 保护血管、神经、肌腱，促进恢复。

【操作步骤】

1. 护理评估

（1）评估患者的病情、出血情况、伤口有无污染、四肢活动情况、肢端循环等。

（2）了解患者的意识状态、生命体征等。

（3）了解患者用药史、过敏史及家族史。

（4）了解患者的心理状态及对操作的认知及合作程度。

［解释语］"您好！我是您的责任护士张××，请问您叫什么名字？"……"高××，您现在感觉怎么样？"……"我现在遵医嘱给您清创、止血包扎。我先按压您手臂上的肱动脉，起到止血的作用，然后用生理盐水将伤口冲洗干净后再进行包扎，以减轻您的疼痛并预防感染。在操作过程中会稍微有一点不适，我会尽量轻柔一些，请您按我的指导进行配合，您看可以吗？"……"您的左前臂外伤出血，肿胀，但肢端循环良好、无麻木。您先把左前臂屈肘上举，我们用指压止血的方法进行止血，然后再包扎"。

2. 实施步骤

（1）止血

1）洗手，戴口罩，备齐用物，携用物至床旁。

2）核对患者床头和腕带的姓名、床号。

3）屏风遮挡，环境符合无菌操作要求。

4）安抚患者，协助患者取舒适且利于包扎的体位。

5）一只手握住患者伤肢的腕部，将上肢外展外旋，并屈肘抬高上肢；另一只手拇指在上臂肱二头肌内侧沟搏动处，向肱骨方向垂直压迫。此方法适用于手、前臂及上臂中或远端出血。

6）出血不止时使用止血带止血：上肢上臂上 1/3 段，加衬垫，止血带压力均匀、适度。

7）标记应用止血带的时间，每 40～50 分钟放松 1 次，放松时间 3～5min。

8）严密观察末梢血液循环，以免肢端缺血或坏死。

（2）清创

1）暴露出血受伤部位，托扶肢体。

2）清洗皮肤：①用无菌纱布覆盖伤口；②用乙醚擦去伤口周围皮肤的油污；③术者按常规方法洗手、戴手套，更换覆盖伤口的纱布，用软毛刷蘸消毒肥皂水刷洗皮肤，并用冷开水冲净，换另一毛刷再刷洗一遍，用消毒纱布擦干皮肤，两遍刷洗共约 10min。

3）清洗伤口：①去掉覆盖伤口的纱布，以生理盐水冲洗伤口；②双氧水冲洗出泡沫；③生理盐水冲掉泡沫；④消毒镊子或小纱布球轻轻除去伤口内的污物、血凝块和异物。

（3）包扎

1）伤口覆盖无菌敷料。

2）再用纱布折叠成相应大小的垫，置于无菌敷料上面。

3）将绷带缠绕患者受伤肢体处两圈固定，然后由下而上包扎肢体，每缠绕一圈折返一次。

4）折返时一只手按住绷带上面正中央，用另一只手将绷带向下折返，再向后绕并拉紧。

5）每绕一圈时，遮盖前一圈绷带的 2/3，露出 1/3。伤口完全包扎后环绕两圈后固定。绷带折返处应尽量避开患者伤口。

［解释语］"高××，您感觉怎么样？包扎松紧度可以吗？"

6）固定：反折绷带呈三角形，贴胶布固定，胶布粘贴时应与肢体纵轴垂直。

7）前臂三角巾大悬吊松紧适度，将三角巾平展于胸前，顶角与伤伤肘关节平行，屈曲伤肢，提起三角巾下端。两端在颈后打结，顶尖向胸前外折，应用别针固定。

8）暴露肢端，观察末梢血液循环，以防肢端缺血或坏死。

9）处理用物，洗手，做记录。

［解释语］"高××，您的前臂已经包扎好了，我会定时过来观察您的伤口及皮肤情况，另外这几天尽量抬高患肢，以促进血液循环，减少伤口渗出。如果您的身体有其他不适或者伤口渗出液较多、敷料脱落，请及时告诉我，现在感觉如何？还有什么其他不舒服的吗？这样躺着舒服吗？"……"您休息一下，呼叫器放在您的枕旁，谢谢您的配合！"

3. 护理评价

（1）患者止血方法是否正确。

（2）患者伤口清创是否彻底。

（3）患者伤口包扎方法是否正确。

（4）患者伤口包扎方法是否压力过大。

4. 健康宣教

（1）操作前，向患者解释操作目的和配合要点。

（2）操作中，询问患者感受，进行人文关怀。

（3）操作后，告知患者注意事项。

（4）做好心理疏导。

5. 注意事项

（1）严格执行各项查对、无菌技术及标准。

（2）伤口必须反复用大量生理盐水清洗后再做止血包扎。

（3）清创时既要彻底清除已失去活力的组织，又要尽量保护和保留存活的组织，这样才能避免感染、促进伤口愈合。

（4）包扎时应避免压力过大，需定时放松，以免造成缺血或坏死。

（5）必要时遵医嘱注射破伤风抗毒素，伤口深污染重者同时肌内注射气性坏疽抗毒血清。

知识链接

止血带止血方法：是四肢较大动脉出血时救命的重要手段，其他止血方法不能达到止血目的时，方可使用。如使用不当可出现肢体缺血、坏死，以及急性肾衰竭等严重并发症。

（1）充气止血带：如血压计袖带，其压迫面积大，对受压迫的组织损伤较小，并容易控制压力，放松也方便。

　　（2）橡皮止血带：可选用橡皮管，如听诊器胶管，它的弹性好，易使血管闭塞，但管径过细易造成局部组织损伤。操作时，在准备结扎止血带的部位加好衬垫，以左手拇指和示指、中指拿好止血带的一端，右手拉紧止血带围绕肢体缠绕 1 周，压住止血带的一端，然后再缠绕第 2 周，并将止血带末端用左手示指、中指夹紧，向下拉出固定即可。还可将止血带的末端插入结中，拉紧止血带的另一端，使之更加牢固。

　　（3）绞紧止血法：如无橡皮止血带，可根据当时情况，就便取材，如三角巾、绷带、领带、布条等均可，折叠成条带状，即可当作止血带使用。上止血带的部位加好衬垫后，用止血带缠绕，然后打一活结，再用一短棒、筷子、铅笔等的一端插入活结一侧的止血带下，并旋转绞紧至出血停止，再将短棒、筷子或铅笔的另一端插入活结套内，将活结拉紧即可。

（陈　东）

实训五　心 肺 复 苏

　　【案例】　刘某，男，55 岁，以高血压 5 年，头痛 1 天为主诉入院，夜间护士查房时发现患者突然意识不清，呼之不应，颈动脉搏动消失，胸廓无起伏，立即给予心肺复苏。

　　【实训目的】

　　1. 恢复患者有效循环和呼吸功能。

　　2. 恢复全身的血氧供应。

　　【操作步骤】

　　1. 护理评估

　　（1）评估患者的病情、意识状态，有无活动义齿。

　　（2）判断患者有无呼吸及颈动脉搏动。

　　（3）判断患者有无颈部损伤。

　　［解释语］"刘先生，刘先生，您怎么了？您能听到我说话吗？"

　　2. 实施步骤

　　（1）轻拍患者双肩并大声呼唤，确认患者有无意识。

　　（2）就近求助，立即通知医师。

　　［解释语］"张医生，快来抢救，20 床患者无意识。记录抢救时间 2018 年 2 月 18 日 0：40。"

　　（3）中指、示指移至喉结旁开 1～2cm 处触摸患者颈动脉 5～10s，同时观察患者胸廓有无起伏。

　　（4）使患者去枕、仰卧于硬板床上或地面，保持头、颈、躯干在同一轴线上，双手放于身体两侧，解开衣领、腰带，暴露患者胸腹部。

　　（5）站在或跪于患者一侧。如果是软床，患者肩背下垫按压板。

　　（6）定位：示指和中指并拢沿患者肋缘处上行至剑突上两横指，或两乳头连线的中点（此方法限男性和小儿），即为在胸骨中下 1/3 交界处。双手重叠，掌根置于定位处，上手扣住下手，指尖翘起不接触胸壁。

　　（7）上半身前倾，双肘关节伸直，借助上半身的力量垂直向下用力按压。

　　（8）按压深度为 5～6cm，儿童为 5cm，婴儿为 4cm，按压频率为 100～120 次/分，按压与放松时间之比为 1：1。连续有效按压 30 次。

（9）清除口腔、呼吸道分泌物和异物，取出活动义齿。

（10）判断颈部有无损伤。

（11）开放气道方法有三种：①仰头抬颏法，一只手置于患者前额，用力向后按压，另一只手的示指和中指托起下颏，将颏部向前抬起。②托颌法，怀疑或颈椎损伤时使用此法。用无名指钩住下颌关节，双手将下颌向前向上提拉，不能抬颈。③仰头抬颈法，一只手抬起患者颈部，另一只手以小鱼际部位置于患者前额，使其头后仰，颈部上托。

（12）人工呼吸：①口对口人工呼吸法，将纱布或隔离膜置于患者口鼻，一只手小鱼际压住患者额头，用拇指和示指捏住鼻孔，另一只手向上提颏开放气道。双唇包住患者口部，不留空隙，吹气使胸廓扩张，吹气完毕松开捏紧鼻孔的手指，让患者被动呼出气体。频率为 10 次/分，6 秒/次，连续有效吹气 2 次，通气量为 500～600ml/次。②口对鼻人工呼吸法，使用仰头抬颏法开放气道，同时用举颏的手将患者口唇闭紧，双唇包住患者鼻部吹气，适用于口腔严重损伤或牙关紧闭的患者。③口对口鼻人工呼吸法，双唇包住患者口鼻吹气，20 次/分，适用于婴幼儿。

（13）按压与人工呼吸之比为 30∶2。

（14）连续 5 个循环后判断复苏效果。心肺复苏有效指标：①颈动脉恢复搏动，平均动脉压大于 60mmHg；②自主呼吸恢复；③瞳孔缩小，对光反射存在；④面色、口唇、甲床和皮肤色泽转红。

（15）密切观察患者病情变化，进一步行高级生命支持。

（16）使患者取舒适体位，头偏向一侧，整理用物，洗手，记录抢救时间、过程、生命体征等。

［解释语］"恢复心跳和呼吸时间：2018 年 2 月 18 日 1∶10。"

"刘先生，您现在感觉怎么样？这样躺着舒服吗？请您不要紧张，我和医生就在您身边，您有什么需要请告诉我。"

3. 护理评价

（1）患者是否置于硬板床或地面。

（2）患者的口腔呼吸道是否有异物。

（3）患者颈部是否有损伤。

（4）患者心肺复苏是否有效。

4. 健康宣教

（1）心肺复苏成功后向患者及其家属解释操作目的、疾病观察及护理要点。

（2）指导患者及其家属患者应头偏向一侧，防止呕吐物误吸。

（3）安慰患者情绪，进一步行高级生命支持。

5. 注意事项

（1）患者仰卧，立即抢救，避免因搬动延误抢救时机。

（2）按压部位要准确，确保按压频率、深度正确，用力均匀。每次按压要保证胸廓充分回弹，尽可能持续不间断按压，如果不得以间断，间断时间不能超过 10s。

（3）按压时保持肩、肘、腕在一条直线，手掌根部不能离开患者胸壁。

（4）人工呼吸前应先清除患者口腔、呼吸道分泌物和异物，取出活动义齿，以免义齿脱落坠入气道。

（5）判断脉搏 5～10s。

知识链接

自动体外除颤器使用步骤：

（1）开启自动体外除颤器，打开自动体外除颤器的盖子，依据视觉和声音的提示操作（有些型号需要先按下电源）。

（2）给患者贴电极，在患者胸部适当的位置上，紧密地贴上电极。通常而言，两块电极板分别贴在右胸上部和左胸左乳头外侧，具体位置可以参考自动体外除颤器机壳上的图样和电极板上的图片说明。

（3）将电极板插头插入自动体外除颤器主机插孔。

（4）开始分析心律，在必要时除颤，按下"分析"键（有些型号在插入电极板后会发出语音提示，并自动开始分析心律，在此过程中请不要接触患者，即使是轻微的触动都有可能影响自动体外除颤器的分析），自动体外除颤器将会开始分析心律。分析完毕后，自动体外除颤器将会发出是否进行除颤的建议，当除颤时，不要与患者接触，同时告诉附近的其他任何人远离患者，由操作者按下"放电"键除颤。

（5）一次除颤后未恢复有效灌注心律，进行5个周期心肺复苏。除颤结束后，自动体外除颤器会再次分析心律，如未恢复有效灌注心律，操作者应进行5个周期心肺复苏，然后再次分析心律，除颤，心肺复苏，反复至急救人员到来。

（陈　东）

实训六　洗　胃　法

【案例】　王某，女性，25岁，汉族，初中文化，农民，1h前与爱人发生争吵，一气之下口服"安定"20片，被家人发现送至急诊科就诊，现患者神志清楚，步态不稳，头晕乏力、恶心欲吐。查体：T 36.0℃，P 88次/分，R 14次/分，BP 100/60mmHg。诊断：急性中毒。遵医嘱立即洗胃。

【实训目的】

1. 清除胃内毒物或刺激物，减少毒物吸收。

2. 为特殊检查和手术做准备。

3. 减轻胃黏膜水肿，预防感染。

【操作步骤】

1. 护理评估

（1）评估患者的病情，了解中毒患者服入毒物的名称、剂量及时间。

（2）了解患者的意识状态、生命体征等。

（3）观察患者口鼻黏膜有无炎症、损伤，有无活动义齿。

（4）了解患者的心理状态及对洗胃的耐受能力、合作程度。

［解释语］"您好！我是您的责任护士张××，请问您叫什么名字？"……"您现在感觉怎么样？"……"我现在遵医嘱给您洗胃。洗胃就是从鼻腔或口腔插管到胃内，通过洗胃机，灌入1：（15 000～20 000）的高锰酸钾，把残余的药物吸出来，减少药物的吸收，减轻症状。插胃管过程可能会有一点不舒服，我会尽量轻柔一些，请您按我的指导进行配合，以减轻您的不适。在操作过程中你有什么不适，请您及时告诉我，或举手示意我停止操作。先让我检查一下您的瞳孔和口鼻腔情况，您看可以吗？"……"瞳孔等大正圆，对光反射存在，鼻腔无炎症、水肿、瘢痕、息肉，鼻中隔无偏曲，口腔黏膜完整，无破损、红肿，无活动义齿。请您稍作休

息，我去准备用物。"

2. 实施步骤

（1）洗胃

1）洗手，戴口罩，备齐用物，携用物至床旁。

2）核对患者床头和腕带的姓名、床号，洗胃液的名称，有活动性义齿则取下。

3）连接洗胃机电源，打开洗胃机，检查洗胃机的性能后关闭电源。

4）安抚患者，协助患者取左侧卧位，昏迷患者则使其去枕平卧，头偏向一侧。

5）将治疗巾置于患者颌下，弯盘放在口角旁。

6）检查并打开洗胃包。检查胃管是否通畅，测量胃管插入长度并标记，一般成人插入长度为 55~60cm（前额发际至胸骨剑突处或由鼻尖经耳垂至胸骨剑突处的距离），并润滑胃管前端 15~20cm（插入长度的 1/3）。

7）按鼻饲法经口腔插入胃管（昏迷患者则用左手将患者头托起，使下颌靠近胸骨柄，缓缓插入胃管至预定长度）。

8）确认胃管是否在胃内（3 种方法，先抽胃液，如未抽到胃液，再用其他 2 种方法验证）。确认胃管在胃内后，用胶布固定。

9）根据需要用注射器抽取胃内容物，送检。

10）将已配好的洗胃液倒入水桶内。连接胃管和自动洗胃机导管，使药管的另一端放入洗胃液桶内；污水管的另一端放入空桶内，胃管的另一端与已插好的患者胃管相连。打开电源开关，调节药物流速。

11）按"手吸"键吸出胃内容物；再按"自动"键洗胃，直至洗出液澄清无味为止。

12）洗胃过程中，密切观察患者生命体征、病情变化及洗出液的色、味、量、性状，观察洗胃机运转情况，如有无堵塞。

13）如洗出液澄清无味，则按"关机"键停止操作。

[解释语]"王××，现在感觉怎么样呢？您的洗胃操作已经结束，现在可以拔出胃管了，您能理解并配合我拔管么？""可以。""我拔管时会尽量轻柔的，请您配合我做深呼吸就可以了，你看可以吗？"

（2）拔管

1）分离胃管和洗胃机导管。

2）轻轻揭去固定的胶布，用纱布包裹近鼻孔处的胃管，嘱患者深呼吸，在患者呼气时拔管，边拔管边用纱布擦拭，拔到咽喉处快速拔出。

3）清洁患者口鼻、面部，擦去胶布痕迹，撤去治疗巾。

4）协助患者漱口，取舒适卧位，整理床单位。

5）按"自动"键，反复冲洗三管（药管、胃管、污水管）后，将各管取出，待仪器内水完全排尽，按"停机"键关机。

6）处理用物，洗手，做记录。

[解释语]"王××，胃管给您顺利拔出了，您现在感觉有腹痛或其他不舒服吗？""没有。""您先平卧，头偏向一侧，以防呕吐引起误吸，暂时不要吃东西，如有不适或者需要帮助时及时告诉我，呼叫器放在您的枕旁，谢谢您的配合！您还有什么需要帮忙的吗？这样躺着舒服吗？我会经常过来看您的，您先好好休息。"

3. 护理评价

（1）患者是否出现黏膜损伤。

（2）患者的胃管是否在胃内。

（3）患者胃管是否通畅。

（4）患者洗胃过程中是否出现不适。

4. 健康宣教

（1）洗胃前，向患者解释操作目的和配合要点。

（2）洗胃后，评估患者的病情，并告知患者。

（3）拔管后，告知患者进食的原则及具体做法。

（4）评估患者的身体机能，并做心理疏导。

5. 注意事项

（1）评估患者中毒情况，如时间、途径、毒物种类、性质、量及是否有呕吐现象。

（2）准确掌握洗胃适应证和禁忌证。①适应证：非腐蚀性毒物中毒，如有机磷、催眠药、重金属类、生物碱及食物中毒等；②禁忌证：强酸、强碱中毒、肝硬化伴食管胃底静脉曲张、胸主动脉瘤，近期有上消化道出血及胃穿孔、胃癌等。

（3）急性中毒先采取口服催吐法，必要时进行洗胃，以减少中毒物的吸收。

（4）插管时动作应轻柔，避免损伤食管黏膜或误入气管。

（5）选择合适的洗胃液，当中毒物不明时应选用温开水或生理盐水，待毒物性质明确后，再采用合适的对抗剂洗胃。

（6）保持每次灌入量与吸出量的基本平衡，每次灌入量不宜超过 500ml。

（7）洗胃过程中密切观察患者面色、生命体征、瞳孔变化及洗出液的色、味、量、性状，观察洗胃机运转情况，如有无堵塞。

（8）洗胃后注意患者胃毒物清除情况，中毒症状有无缓解。

（9）有针对性地做好心理疏导。

（10）非急救时洗胃应在饭后 4～6h 或空腹时进行。

知识链接

常用洗胃液：

洗胃液的温度一般为 25～38℃，温度过高会使血管扩张，血液循环加速，从而促使毒物吸收。

（1）温水或生理盐水：对原因不明的急性中毒者，首先应抽出胃内容物送检验，然后选用温开水或生理盐水洗胃，待毒物性质确定后，再采用对抗剂洗胃。

（2）高锰酸钾溶液：为强氧化剂，一般浓度为 1：（15000～20000），常作为急性巴比妥类药物（硫酸钠导泻）、氰化物（3%过氧化氢引吐）、敌敌畏、敌百虫、苯酚、异烟肼（硫酸钠导泻）中毒的洗胃液。但对农药 1605、1059、4049 的中毒，禁止采用高锰酸钾溶液，因高锰酸钾可使其氧化成毒性更强的物质。

（3）碳酸氢钠溶液：一般浓度为 2%～4%，常用于有机磷农药中毒，能促使其分解而失去毒性。但敌百虫中毒时禁用，因敌百虫在碱性环境中毒性能变得更强。砷（砒霜）中毒也可用碳酸氢钠溶液洗胃。

（4）鞣酸：一般浓度为 1%～3%，常用于重金属、生物碱中毒，具有沉淀毒物的作用。

（陈 东）

参 考 文 献

陈孝平，汪建平，2013. 外科学. 8 版. 北京：人民卫生出版社.

崔焱，张玉侠，2017. 儿科护理学. 6 版. 北京：人民卫生出版社.

符海英，陈军，韩宙欣，2016. 内科护理. 西安：第四军医大学出版社.

高血压联盟（中国），国家心血管病中心，中华医学会心血管病学分会等，2014. 2014 年中国高血压患者教育指南. 中国医学
    前沿杂志，6（3）：78-110.

葛均波，徐永健，2013. 内科学. 8 版. 北京：人民卫生出版社.

郭加强，吴清玉，2005. 心脏外科护理学. 2 版. 北京：人民卫生出版社.

黄显凯，2009. 急诊医学. 2 版. 北京：人民卫生出版社.

黄燕，2015. 妇科护理手册. 2 版. 北京：科学出版社.

贾建平，陈生弟，2014. 神经病学. 7 版. 北京：人民卫生出版社.

江载芳，申昆玲，沈颖，2015. 诸福棠实用儿科学. 8 版. 北京：人民卫生出版社.

姜小鹰，2012. 护理学综合实验. 北京：人民卫生出版社.

焦卫红，王丽芹，裴晓霞，2014. 儿科护理教学查房 2 版. 北京：人民军医出版社.

李冰，陆柳雪，李丹，2015. 护理技能操作标准与语言沟通. 2 版. 北京：人民军医出版社.

李乐之，路潜，2017. 外科护理学. 6 版. 北京：人民卫生出版社.

李维棣，何荣华，2012. 急救护理学. 2 版. 西安：第四军医大学出版社.

李小寒,尚少梅，2017. 基础护理学. 6 版. 北京：人民卫生出版社.

李小萍，2008. 基础护理学. 北京：人民卫生出版社.

刘芳，杨莘，2017. 神经内科重症护理手册. 北京：人民卫生出版社.

芦良花，张红梅，臧舒婷，2017. 实用急诊急救护理手册. 河南：河南科学技术出版社.

吕探云，2011. 健康评估. 2 版. 北京：人民卫生出版社.

马燕兰，严清红，2017. 专科护理教案. 北京：科学出版社.

茅清，李丽琼，2014. 妇产科学. 7 版. 北京：人民卫生出版社.

蒙雅萍，李玲，2016. 护理学基础实训与学习指导. 北京：人民卫生出版社.

孟庆义，2009. 急诊护理学. 北京：人民卫生出版社.

莫洁玲，朱梦照，2013.妇产科护理学. 北京：人民卫生出版社.

钱火红，朱建英，刘燕敏，等，2017. 外科护理教学查房. 2 版. 北京：人民军医出版社.

石小毛，2016. 儿科护理手册. 北京：人民卫生出版社.

孙玉梅，张立力，2017. 健康评估. 4 版. 北京：人民卫生出版社.

王吉耀，2017. 住院医师规范化培训内科示范案例. 上海：上海交通大学出版社.

王伟民，译，2011. 神经外科重症监护. 北京：人民卫生出版社.

王卫平，毛萌，李廷玉，2013. 儿科学. 8 版. 北京：人民卫生出版社.

王玉香，史良俊，2016. 儿科护理（临床案例版）. 武汉：华中科技大学出版社.

肖卫国，2017. 内科学. 2 版. 上海：上海科学技术出版社.

谢幸，苟文丽，2013. 妇产科学. 8 版. 北京：人民卫生出版社.

熊云新，叶国英，2014. 外科护理学. 3 版. 北京：人民卫生出版社.

叶志霞，皮红英，周兰姝，2016. 外科护理. 上海：复旦大学出版社.

尤黎明，吴瑛，2012. 内科护理学. 5 版. 北京：人民卫生出版社.

尤黎明，吴瑛，2017.内科护理学. 6 版. 北京：人民卫生出版社

于洋，2017. 健康教育在重症肌无力患者中的临床应用研究. 中西医结合心血管病电子杂志，5（16）：144.

袁爱华，2012. 护理专业实验教程. 北京：中国医药科技出版社.

张波，桂莉，2012. 急危重症护理学. 北京：人民卫生出版社.

张波，桂莉，2017. 急危重症护理学. 4 版. 北京：人民卫生出版社.

张宏玉，蔡文智，2014. 助产学. 北京：中国医药科技出版社.

张美琴，邢爱红，2014. 护理综合实训. 北京：人民卫生出版社.

张伟英，叶志霞，2017. 外科护理查房. 2 版. 上海：上海科学技术出版社

赵继宗，周定标，2014. 神经外科学. 3 版. 北京：人民卫生出版社.

郑彩娥，李秀云，2014. 康复护理技术操作规程. 北京：人民军医出版社.

郑修霞，2012. 妇产科护理学. 5 版. 北京：人民卫生出版社.

中华医学会，2012. 临床诊疗指南：创伤学分册. 3 版. 北京：人民卫生出版社.

中华医学会儿科学分会呼吸学组疑难少见病协作组，国家呼吸系统疾病临床医学研究中心，2018. 儿童支气管扩张症诊断与治疗专家共识. 中华实用儿科临床杂志，33（1）：21-27.

中华医学会呼吸病学分会哮喘学组，2016. 支气管哮喘防治指南（2016 年版）.中华结核和呼吸杂志，39（9）：1-24.

中华医学会心血管病学分会，中国康复医学会心血管病专业委员会，中国老年学学会心脑血管病专业委员会，2013. 冠心病康复与二级预防中国专家共识. 中华心血管病杂志，41（4）：267-275.

中华医学会心血管病学分会，中华心血管病杂志编辑委员会，2015. 急性 ST 段抬高型心肌梗死诊断和治疗指南. 中华心血管病杂志,43（5）：380-393.

周芬，2017. 探讨循证护理对重症肌无力危象、并发症及预后的影响.现代护理，15（22）：93-94.

朱大乔，丁小萍，2016. 内科护理查房. 2 版. 上海：上海科学技术出版社.

附录　常用护理测量表

附表 1　患者日常生活活动（ADL）能力评定表

科室		姓名	年龄		房—床号		住院号	
Barthel 指数评定量表			日期	日期	日期	日期	日期	
项目	内容说明	分值						
进食	完全独立	10						
	需部分帮助	5						
	需极大帮助	0						
洗澡	完全独立	5						
	需部分帮助	0						
修饰	完全独立	5						
	需部分帮助	0						
穿衣	完全独立	10						
	需部分帮助	5						
	需极大帮助	0						
控制大便	可控制	10						
	偶尔失控	5						
	完全失控	0						
控制小便	可控制	10						
	偶尔失控	5						
	完全失控	0						
如厕	完全独立	10						
	需部分帮助	5						
	需极大帮助	0						
床椅转移	完全独立	15						
	需部分帮助	10						
	需极大帮助	5						
	完全依赖	0						
平地行走	完全独立	15						
	需部分帮助	10						
	需极大帮助	5						
	完全依赖	0						
上下楼梯	完全独立	10						
	需部分帮助	5						
	需极大帮助	0						
总分								

续表

Barthel 指数评定量表			日期	日期	日期	日期	日期
项目	内容说明	分值					
自理能力等级	重度依赖(≤40分)						
	中度依赖(41~60分)						
	轻度依赖(61~99分)						
	无须依赖(100分)						
责任护士签名							

注：各项目评定时填写具体数字；自理能力等级一栏以"√"填写；当班责任护士在8h内完成每一次的评定

附表2　0~10数字疼痛量表

0~10数字疼痛量表（numeric rating scale,NRS）

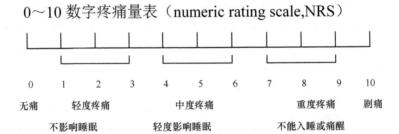

| 0 | 1 | 2 | 3 | 4 | 5 | 6 | 7 | 8 | 9 | 10 |

无痛　　　轻度疼痛　　　　　中度疼痛　　　　　重度疼痛　　　剧痛

不影响睡眠　　　　轻度影响睡眠　　　　不能入睡或痛醒

备注：此方法在0~10共11个点，表示从无痛到剧痛，由患者根据自己的疼痛程度打分。数字越大表示疼痛的强度越大。0无痛；1~3轻度疼痛；4~6中度疼痛；7~9重度疼痛；10剧痛。

附表3　成人压疮危险（Braden）评估表

科室：　　　　房－床号：　　　　姓名：　　　　年龄：　　　　住院号：

评分内容	评估计分标准				日期	日期	日期	日期	日期	日期	日期
	1分	2分	3分	4分							
1. 感知能力 对压力所致不适的反应能力	完全受限：由意识水平下降、用镇静药后或体表大部分痛觉能力受限所致患者对疼痛刺激无反应	大部分受限：对疼痛刺激有反应，但不能用语言表达，只能用呻吟、烦躁不安表示，或有感觉障碍，身体一半以上痛觉或感受不适能力受损	轻度受限：对指令性语言有反应，但不能经常用语言表达不适；或有1～2个肢体感受疼痛能力或不适能力受损	无损害：对指令性语言有反应，无感觉受损							
2. 潮湿程度 皮肤暴露于潮湿中的程度	持续潮湿：每次移动或翻动患者时几乎总是看到皮肤被分泌物、尿液等浸湿	常常潮湿：皮肤频繁受潮，床单至少每班更换1次	偶尔潮湿：皮肤偶尔潮湿，床单需每天额外更换1次	罕见潮湿：皮肤通常是干的，床单按常规时间更换							
3. 活动能力 身体活动的程度	卧床：被限制在床上	坐椅子：不能步行活动，不能耐受自身的体重和(或)必须借助椅子或轮椅活动	偶尔步行：白天偶尔步行但距离非常短，大部分时间卧床或坐椅子	经常步行：室外步行每天至少2次，室内步行至少每2小时1次（在白天清醒期间）							
4. 移动能力 改变和控制体位的能力	完全不能移动：在无人帮助下患者不能改变身体或四肢的位置	非常受限：偶尔能轻微改变身体或四肢位置，但不能经常改变或独立地改变体位	轻微受限：能经常独立地进行微小的四肢或身体的移动	不受限：不需要协助就能完成较大的和经常的体位改变							

续表

评分内容	评估计分标准				日期	日期	日期	日期	日期	日期	日期
	1分	2分	3分	4分							
5. 营养摄取能力	非常差： （1）从未吃过完整一餐，很少能超过所提供食物的1/3 （2）每天吃2餐或蛋白质较少的食物 （3）摄取水分较少或未将汤类列入日常补充食谱 （4）禁食和(或)一直喝清流质或静脉输液>5天	可能不足： （1）罕见吃完一餐，一般仅能吃完所提供食物的1/2 （2）蛋白质摄入仅为日常量（约150g） （3）偶尔吃完加餐或少量流质或管饲饮食	充足： （1）大多数时间能吃完>1/2所供食物 （2）每天蛋白质摄入量约200g （3）偶尔少吃一餐，但常常会加餐 （4）鼻饲或全胃肠外营养期间能满足大部分营养需求	富： （1）每餐均能吃完或基本吃完 （2）从不少吃一餐 （3）每天通常吃≥200g优质蛋白质（如肉、鱼、蛋等） （4）不要求加餐							
6. 摩擦力和剪切力	存在问题： （1）需要协助才能移动患者 （2）移动患者时皮肤与床单表面没有完全托起 （3)患者坐床上或椅子时经常出现向下滑动 （4）肌肉痉挛、强直性收缩或躁动不安时会产生持续存在的摩擦力	潜在问题： （1）很费力地移动患者 （2）在移动患者期间，皮肤可能有某种程度的滑动去抵抗床单、椅子、约束带的阻力 （3）在床上或椅子中大部分时间能保持良好的体位，偶尔有向下滑动	不存在问题： （1）在床上或椅子上能够独立移动 （2）移动期间有足够的肌力完全抬举身体及肢体 （3）在床上或椅子上所有时间内都能保持良好的体位								
总分											
评估者											

注：Braden 评估表有 6 个指标，其中感知能力、活动能力、移动能力，主要测量高强度和长期压力对压疮形成的危险程度；潮湿程度、营养摄取能力、摩擦力和剪切力，主要评估组织对压力的耐受性。总分为23分，15~18分为低度危险，13~14分为中度危险，10~12分为高度危险，≤9分为极高度危险

附表 4 Morse 跌倒量表（MFS）

科室：　　　　床位：　　　　姓名：　　　　性别：　　　　年龄：　　　　住院号：

内容	分值	评分			
1. 最近 3 个月内有无跌倒记录	无＝0□ 有＝25□				
2. 第 2 个医疗诊断	无＝0□ 有＝15				
3. 行走辅助（步行时是否需要帮助）	没有、卧床休息、坐轮椅、护士＝0□ 拐杖、手杖、助行器＝15□ 家具＝30□				
4. 静脉输液	无＝0□ 有＝20□				
5. 步态/移动	正常、卧床休息、不能移动＝0□ 虚弱＝10□ 受损伤（严重虚弱）＝20□				
6. 精神状态	正确评估自我能力＝0□ 忘记限制＝15□				
零风险 □　　　低风险 □　　　高风险 □		总分			
评估者：		评估日期			

注：6 项累计总分 0～24 分为零风险，24～45 分为低风险，≥46 分为高风险